中成药｜处方点评的理论与实践

主　编　金　锐　张　冰

副主编　王宇光　薛春苗　韩永鹏

编　者（以姓氏笔画为序）

丁海欧(民航总医院)

于景娴(北京市海淀区妇幼保健院)

王　焱(北京中医药大学第三附属医院)

王　蕾(北京市房山区妇幼保健院)

王宇光(北京交通大学社区卫生服务中心)

曲　馨(北京市羊坊店医院)

朱振宇(北京市房山区中医医院)

刘　敏(首都医科大学附属北京世纪坛医院)

刘　颖(北京大学第三医院)

吴　华(首都医科大学附属北京朝阳医院)

张　冰(北京中医药大学)

张文涛(北京市中西医结合医院)

陈　菲(首都医科大学宣武医院)

陈　静(首都医科大学附属北京潞河医院)

林南星(中国中医科学院望京医院)

林景怀(中国科学院中关村医院)

金　锐(首都医科大学附属北京世纪坛医院)

赵艳欣(北京市甘家口社区卫生服务中心)

姜婷婷(北京中医药大学第三附属医院)

都姣娇(北京市中西医结合医院)

韩永鹏(北京市中西医结合医院)

甄　霞(首都医科大学附属北京世纪坛医院)

薛春苗(北京中医药大学东直门医院)

人民卫生出版社

图书在版编目（CIP）数据

中成药处方点评的理论与实践／金锐，张冰主编
. -- 北京：人民卫生出版社，2018
ISBN 978-7-117-27473-9

Ⅰ.①中… Ⅱ.①金… ②张… Ⅲ.①中成药-处方
法 Ⅳ.①R286

中国版本图书馆 CIP 数据核字(2018)第 225583 号

人卫智网	www.ipmph.com	医学教育、学术、考试、健康，购书智慧智能综合服务平台
人卫官网	www.pmph.com	人卫官方资讯发布平台

中成药处方点评的理论与实践

主　　编：金　锐　张　冰
出版发行：人民卫生出版社(中继线 010-59780011)
地　　址：北京市朝阳区潘家园南里 19 号
邮　　编：100021
E - mail：pmph @ pmph. com
购书热线：010-59787592　010-59787584　010-65264830
印　　刷：北京铭成印刷有限公司
经　　销：新华书店
开　　本：710×1000　1/16　印张：27.5
字　　数：499 千字
版　　次：2019 年 1 月第 1 版　2025 年 3 月第 1 版第 7 次印刷
标准书号：ISBN 978-7-117-27473-9
定　　价：65.00 元

打击盗版举报电话:010-59787491　E-mail:WQ @ pmph.com
（凡属印装质量问题请与本社市场营销中心联系退换）

颜　序

　　中成药是我国医药学遗产的重要组成部分之一,它是我国医学发展过程中的产物。由于中成药疗效可靠、服用方便,所以为中医药人员所乐用。然而,由于目前中成药品种的快速增长,也带来一些问题。例如,中成药里有不少根据历代著名方剂原方制成的品种,为临床医务人员所熟知;但也有不少中成药是经验方,或者古方化裁而来,或为新研制的品种,其组方和功效,一般医务人员不很熟悉和了解,有可能造成错用。又如,有一些中成药的名字相近,而组方不一,当然主治证也就有了区别,给临床使用带来不便,也易引起差错。还有一些医务人员随意增加中成药的使用剂量,这样一方面造成了药材的浪费,另一方面也容易造成过量中毒。很早之前我就注意到,日本中医界对中药的用量普遍比我们要小,能达到同样的治疗效果,值得我们借鉴和注意。总之,中成药虽然很好,但临床使用是需要规范的。

　　北京中医药大学有一个专业叫做"临床中药学",主要研习中药和中成药的临床合理使用,以及与处方用药的医生进行沟通交流的方法,学科带头人是我的弟子张冰教授。她告诉我,现在药房工作的药学工作者,也会对医生处方上的中药或中成药的治疗合理性进行评价,确保患者使用这个中药汤剂或中成药是安全、有效的。我认为这样的工作是十分有意义的,因为药学工作者对中成药的成分、功效和适应证等,都是十分熟悉的。如果医生因为不了解新研制中成药的组成而开错了药,或者因为不注意而出现了过量用药,都会得到及时的纠正,这样就保障了最广大患者的切身利益。所以,我非常支持药学工作者在保证药材质量、准确调配药品的同时,掌握这样一项新技能。

　　《中成药处方点评的理论与实践》就是对这样一种新技能的系统介绍,是学习这种新技能的教科书。全书详细介绍了中成药处方合理性评价的理论和方法,既有对中成药成分、功效特点和适应证的介绍,也有对临床超量使用中成药的历史溯源,还有对传统配伍禁忌的现代认识,内容十分丰富。同时,

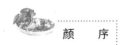

书中还总结了数十个临床常用中成药的成分、功效、用量、疗程、毒性等信息，为具体的合理用药提供参考，是一本难得的佳作！

　　书稿付梓，欣然作序！

国医大师、首都国医名师、国家级非物质文化遗产项目传承人

全国首批老中医药专家学术经验继承工作指导老师

北京中医药大学终身教授

颜正华

丁酉年大年初七于家中

赵　序

安全用药不仅包括西药，也包括中药。庆大霉素可以造成药物性耳聋，沙利度胺可以造成海豹肢儿，而清开灵注射液也会造成小儿严重不良反应，曾经的龙胆泻肝丸也有导致肾损伤和继发肿瘤的风险。所以，无论中药还是西药，安全用药是永恒的目标。实现这个目标，药师在医疗健康保障体系中的作用和位置不可替代。

保卫健康就像一场战争，需要医、药、护职责互补、协同作战。而在药物治疗方面，药师应该发挥更大作用。无论是处方、医嘱审核，患者教育，还是药师门诊或医师-药师联合门诊，都是药师参与药物治疗决策的体现。2009年，第一届紫禁城国际药师论坛启幕，针对医改新形式，我们探讨了药师应该承担哪些社会责任、药师的角色该如何定位、药师的工作该如何转变、药师的工作技能如何快速提升等现实问题。至今，紫禁城国际药师论坛已经连续举办十届，我们很高兴地看到药师的工作越来越得到社会的认可。2016年起，北京市医院管理局设立总药师委员会，在中药质量与合理使用等7个专业领域，通过整合市属医院的资源促进医药协同发展。在风云变幻的新形势下，中药师不能缺"为"，也不能缺"位"，有为才能有位，应加强理论知识和业务能力的训练，勇担新形势下药学服务各项工作的责任。

金锐博士是有建树的临床药师，张冰教授是资深的中医药教育工作者，也是优秀的临床医师和临床药师。他们对于中药安全用药具有科学、客观的见解。这本《中成药处方点评的理论与实践》就是他们和其团队长期工作经验和心得的总结。该书首先是一本教科书，通过引用大量的文献资料，为中成药处方点评的必要性提供了理论依据，同时针对所发现的问题进行详细分析和总结，并有针对性地提出规范和建议，无论是适应证、用法用量、重复用药这些一般性的内容，还是中医辨证、寒热并用这些具有浓厚中医药理论特色的内容，都能够给予客观的分析，是十分可贵的学习资料，可以为药师迅速良好开展工作提供指导。同时，该书还是一本工具书，包含了80个常用中成药的历史来源、组方方解，以及说明书/超说明书的适应证、用法用量、疗程、不良反应等信息，为更加全面地认识中成药疗效和副作用提供了翔实参考。

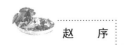
美中不足的是,书中未对文献证据的可信度进行分类和讨论。但瑕不掩瑜,广大读者必将从这本书受益良多!感谢张冰教授和金锐博士的辛勤工作!

中国健康促进基金会医药知识管理(MKM)专项基金专家委员会主任委员

紫禁城国际药师论坛执行主席

首都医科大学药学院临床药学系主任

北京市医院管理局总药师

首都医科大学附属北京天坛医院药学部主任

赵志刚

2018 年 9 月 19 日

梅 序

随着中药不合理应用及中西药不合理配伍日渐增多,中药制剂引发的不良反应尤为突出。如何保证临床用药安全、有效,防止和最大限度减少中药不良反应,促进临床合理用药,保障患者用药安全,已成为社会各界关注的焦点。因此,中药临床药学这一学科应运而生。从目前国内现状看,中药临床药学包括中药师深入临床查房、中药师开展药历书写、中药不良反应的监测与干预、中药处方点评、中药煎服法与临方炮制、中药药物经济学与中药循证药学等工作。其中,处方点评作为对不合理用药进行的一种干预方法,对于确保药物的合理使用发挥了积极而重要的作用。但是由于处方点评制度是一项全新的制度,尚无国际、国内的标准和经验借鉴,不同单位点评深度和水平参差不齐。中药处方点评难度更大,且无科学化、系统化中药处方点评标准参考,与临床工作的要求存在一定距离。从2013年起,我曾经先后在深圳、广州、天津和南京等地做了多场"中药处方点评实施要点探讨"的专题学术报告,对处方用药的辨证施治原则、剂量、时间、联合用药、特殊人群等进行探讨。5年过去了,今天看到金锐博士和张冰教授主编的《中成药处方点评的理论与实践》一书,对中成药处方点评的诸多问题进行了释疑与进一步解读,我倍感欣慰!

本书紧扣原国家卫生和计划生育委员会《医院处方点评管理规范(试行)》要求,从用药不适宜处方类型入手,对适应证点评、遴选药品点评、用法用量点评、重复用药点评、联合用药点评等中成药处方点评的普遍内容,都进行了现状分析、问题剖析和原因解读,并给出了点评的参考建议,有利于刚刚进入中药处方点评领域的药师了解基本的点评技能和点评知识。在论述各部分内容时,作者旁征博引,不仅参考文献百余篇,而且对《中国药典》《中华人民共和国药典·临床用药须知》《实用临床中药学》《方剂学》《中成药临床应用指导原则》《中药新药临床研究指导原则》等权威指南、著作中的相关资料进行整理挖掘。同时,也对超剂量用药、寒热并用、十八反十九畏等点评争议项提出了自己的认识和建议。这些内容,对深化和推动中成药处方点评的发展十分有益。另外,本书还在下篇对近百个常用中成药的点评参考资料进行整理,包括中成药来源及方解、说明书及超说明书适应证、说明书及超说明书用法用量、典型的重复用药品种、特殊人群用药安全性等内容进行详细陈述,为广大一线药师提供了翔实有据的参考资料,方便一线药师在处方点评时使用。

最后,中药处方点评是中药临床药师的基本技能,也是一项长期持久的临床药学工作,做好这项工作任重道远! 本书为中成药处方点评工作提供了进一步讨论的契机,其价值不言而喻,希望更多的中药师掌握中成药处方点评技能!

中药临床药学重点学科带头人

中药临床药学专业创新教材建设指导委员会主任委员

中华中医药学会李时珍学术研究会副主任委员

广州中医药大学附属中山中医院教授

梅全喜

2018 年 9 月

自　序

　　玄妙幽微，自古难知；夫唯难知，渐成人之所好。《庄子》曰："北冥有鱼，其名曰鲲。鲲之大，不知其几千里也；化而为鸟，其名为鹏。鹏之背，不知其几千里也"。大鱼乎？巨鸟乎？日月星辰天地乎？此事难知，然探旨阐发者，数数然也。余自幼好远望星空、近观生物，立志求学于天文地理，时尝玩味于虫兽草木，亦复如是。故而求学之途漫漫，虽世皆重术轻道、唯务名利权豪，更有挟洋自重、数典忘祖之势，余仍复归于岐黄本草。

　　业医以来，时时以校训诚勉，勤求博采，厚德济生，不敢自是。然时过境迁，西学东渐，每每览于医家之诊，听闻医治之事，则愈加慨叹于严峻之势。何也？华夏五千年，道儒法医兵，虽元清陆沉，但大道尚在。其于修身治病之理，天人相应，阴阳调和，知犯何逆，随证治之。又有寒热温平之药，酸苦甘辛，真伪修合，取天地之偏，以偏纠偏，此谓中医。然今人远古久矣，不明阴阳，不知常妄，以欲竭其精，以耗散其真。不能高瞻远虑，明思审辨，而反以中医为妄，群起笑之攻之。嗟夫！朝菌不知晦朔，蟪蛄不知春秋，此之谓也。另有言曰："习方，其简也；穷经，其烦也"。今之医远古亦久矣，故疏于经而重于方，疏于理而重于验，或虚实不辨，遇咳嗽而概用之；或审病不详，见心脑而全通之；或功效不察，图速效而重复之；或寒热不分，见所欲而叠加之，凡此种种，不一而足。然人之所系，莫大于生死，医乃小道，圣人慎之，此之谓也。

　　《太平惠民和剂局方》曰："人居五行四气，病生暑湿风寒，药分三品七情，性有温平冷热；凡于行用，不得差殊；庶欲立方，便须凭据；疗之合理，病无不痊"。所谓合理，盖药病相投耳，当与医之大小、药之贵贱无关。是故假名权之位、谬制方之意、贵难得之货、求远邦之药，皆不可谓合理。更有服此医之方，又添彼医之药，一而二，二而三；或有服去热之剂，又增凉下之品，二而三，三而四，既未考离合利害，又不能斟酌其宜，也不可谓合理。故余博观约取，叙合理之理；厚积薄发，汇诸药之要。

　　余自知才疏学浅，蒙昧寡陋，若能以些许粗鄙之言，稍明药理，抛砖引玉，诚所愿也！

小金药师

戊戌年六月十三

前　言

2010年，《医院处方点评管理规范（试行）》颁布实施，规定了处方点评的基本目的、内容和方法。自此之后，处方点评工作正式成为医院药学人员的基本职责之一，成为规范处方行为、保障医疗质量、促进合理用药的重要措施之一。这些年来，处方点评的标准不断发展完善，处方点评的价值也愈加受到重视。

中成药处方合理性评价作为处方点评工作的组成部分，也经历了初步发展，至今已形成了一些共识。但是，由于中医药学理论的独特性和中药合理用药领域的若干争议问题，中成药处方合理性评价的许多内容（例如超量用药、重复用药、寒热并用等）仍然缺少标准、缺乏深度。实际上，中成药作为固定组方的成方制剂，无论从组方思路和成分配伍，还是从药品说明书和药品标准来看，其适应证、禁忌证、功效特征和不良反应等都是较为客观的、明确的，临床使用有据可循，规范处方有法可依。因此，探索确定中成药处方合理性评价的客观标准和基本共识，不仅十分重要，而且科学可行。本书尝试从这一角度出发，遵循中药治疗特点，立足当前处方点评现状，综合古今临床文献和学术认识，对中成药处方合理性评价的基本内容、常用方法和存在问题进行了梳理与深度解读，并汇编了80个常用中成药的处方点评信息，旨在为中成药处方合理性评价提供更为科学合理的参考资料。

本书分为上、下两篇。上篇为理论篇，包括中成药处方适应证点评、用法用量点评、重复用药点评、十八反十九畏配伍禁忌点评、特殊人群（妊娠期妇女、老年人和儿童）选用中成药点评、疗程与用药时长点评、寒热并用点评、中成药与西药联用点评的目的、基本方法和现状，分析了存在的问题并进行深度解读，最后给出点评建议。下篇为实践篇，汇总了临床80个常用中成药的实用点评标准与参考信息，包括药品名称、制剂规格、药物组成、方剂来源、组方特点、说明书及超说明书适应证信息、说明书及超说明书用法用量信息、说明书及超说明书疗程信息、重复用药信息、不良反应及禁忌

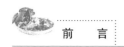
证信息、十八反十九畏及相互作用信息和现代研究信息,为点评工作提供技术支持。全书最后附有已出版的两个中成药处方点评专家共识,供点评工作参考。

　　由于编者水平有限,在编写过程中不可避免地存在一些错误与纰漏,敬请指正!

编　者
2018 年 11 月

编写说明

　　本书分为上、下两篇。上篇介绍了中成药处方点评的一般方法,对处方用药的适应证、禁忌证、用法用量、疗程、相互作用等点评事项进行深入解读,下篇汇总了临床 80 个常用中成药的实用点评标准与参考信息,供处方点评人员临证使用。

　　下篇中成药项下的体例及内容说明如下:

　　【药品名称】中成药的通用名称,即在《中国药典》《中华人民共和国卫生部药品标准·中药成方制剂》等卫生行政主管部门颁布的药品标准中使用的药品名称。收录内容包括同一命名方式、相同组方配伍的不同剂型的中成药。

　　【制剂规格】中成药单包装或最小包装的制剂规格,依照"药品名称"中所列的不同剂型的中成药顺序书写。

　　【药物组成】中成药的组方药味信息。

　　【方剂来源】中成药的历史出处和来源。

　　【组方特点】中成药组方配伍的特点,即君、臣、佐、使配伍方式,并重点对其中的君、臣药进行详细解读。

　　【说明书及超说明书适应证信息】中成药说明书规定的适应证,同时列举文献来源的超说明书适应证信息,包括同证异病、经验治疗等。超说明书适应证的描述方式为病证名称(第一作者、病例数、剂型及用法、单次用量、给药频次、疗程)。

　　【说明书及超说明书用法用量信息】中成药说明书规定的用法用量,同时列举文献来源的超说明书用法用量信息,包括儿童用量、外用法等。

　　【说明书及超说明书疗程信息】中成药说明书规定的疗程,或者列举文献来源的疗程信息,包括治疗不同病证时的疗程。

　　【重复用药信息】列举可能出现的重复用药组合,并从适应证、配伍组成、毒性成分的角度进行分析。同时,根据自主研发的中成药联合用药智能评价模型(版本 1.1)计算重复用药得分(默认为足量联用)。得分越高,判定为重复用药的支持度越高。

　　【不良反应及禁忌证信息】中成药说明书规定的不良反应和禁忌证,同时

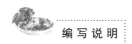

列举文献来源的不良反应报道和禁忌证信息。

【十八反、十九畏及相互作用信息】列举联用时违反十八反、十九畏的中成药信息。同时描述中成药说明书规定的相互作用信息,包括不宜联用的药物等。

【现代研究信息】列举文献来源的中成药或其中君、臣药的现代药理学研究报道。

【主要参考资料】列举主要的参考资料,包括药品说明书,近年来公开发表的法律法规、专著、期刊文章或国家卫生行政主管部门的相关通报等。

目 录

上篇 理 论 篇

第一章　中成药处方点评概述…………………………………… 1
第二章　中成药处方适应证点评………………………………… 4
　第一节　适应证点评的目的和基本方法………………………… 4
　第二节　适应证点评的现状和问题……………………………… 4
　第三节　适应证点评的深度解析………………………………… 5
　第四节　适应证点评的参考建议………………………………… 10
第三章　中成药处方用法用量点评……………………………… 16
　第一节　用法用量点评的目的和基本方法…………………… 16
　第二节　用法用量点评的现状和问题………………………… 16
　第三节　用法用量点评的深度解析…………………………… 17
　第四节　用法用量点评的参考建议…………………………… 21
第四章　中成药重复用药点评…………………………………… 25
　第一节　重复用药点评的目的和基本方法…………………… 25
　第二节　重复用药点评的现状和问题………………………… 25
　第三节　重复用药点评的深度解析…………………………… 30
　第四节　重复用药点评的参考建议…………………………… 32
第五章　中成药十八反、十九畏配伍禁忌点评………………… 37
　第一节　十八反、十九畏配伍禁忌点评的目的和基本方法…… 37
　第二节　十八反、十九畏配伍禁忌点评的现状和问题………… 38
　第三节　十八反、十九畏配伍禁忌点评的深度解析…………… 38
　第四节　十八反、十九畏配伍禁忌点评的参考建议…………… 45
第六章　妊娠期人群选用中成药点评…………………………… 50
　第一节　妊娠期人群选用中成药点评的目的和基本方法…… 50
　第二节　妊娠期人群选用中成药点评的现状和问题………… 50
　第三节　妊娠期人群选用中成药点评的深度解析…………… 51

第四节　妊娠期人群选用中成药点评的参考建议 ……………… 57

第七章　老年人群选用中成药点评 …………………………… 62
第一节　老年人群选用中成药点评的目的和基本方法 ……… 62
第二节　老年人群选用中成药点评的现状和问题 …………… 62
第三节　老年人群选用中成药点评的深度解析 ……………… 63
第四节　老年人群选用中成药点评的参考建议 ……………… 70

第八章　儿童选用中成药点评 ………………………………… 77
第一节　儿童选用中成药点评的目的和基本方法 …………… 77
第二节　儿童选用中成药点评的现状和问题 ………………… 77
第三节　儿童选用中成药点评的深度解析 …………………… 78
第四节　儿童选用中成药点评的参考建议 …………………… 84

第九章　中成药疗程和用药时长点评 ………………………… 88
第一节　疗程和用药时长点评的目的和基本方法 …………… 88
第二节　疗程和用药时长点评的现状和问题 ………………… 88
第三节　疗程和用药时长点评的深度解析 …………………… 89
第四节　疗程和用药时长点评的参考建议 …………………… 98

第十章　中成药寒热并用点评 ………………………………… 102
第一节　寒热并用点评的目的和基本方法 …………………… 102
第二节　寒热并用点评的现状和问题 ………………………… 102
第三节　寒热并用点评的深度解析 …………………………… 103
第四节　寒热并用点评的参考建议 …………………………… 108

第十一章　中成药与西药联用点评 …………………………… 113
第一节　中成药与西药联用点评的目的和基本方法 ………… 113
第二节　中成药与西药联用点评的现状和问题 ……………… 113
第三节　中成药与西药联用点评的深度解析 ………………… 114
第四节　中成药与西药联用点评的参考建议 ………………… 120

下篇　实　践　篇

一、解表剂 ……………………………………………………… 127
1. 感冒清热颗粒（胶囊、软胶囊、口服液） ……………… 127
2. 双黄连口服液（颗粒、胶囊、软胶囊、合剂、糖浆、片） …… 129
3. 银翘解毒丸（胶囊、软胶囊、颗粒、片、合剂） ………… 132
4. 连花清瘟胶囊（颗粒） …………………………………… 134
5. 藿香正气水（口服液、合剂、颗粒、胶囊、软胶囊、丸、片） …… 137
6. 防风通圣丸（颗粒） ……………………………………… 144

7. 玉屏风颗粒(胶囊、滴丸、口服液) …………………… 147

二、泻下剂 …………………………………………………… 151

8. 麻仁润肠丸(软胶囊) ……………………………… 151

9. 苁蓉润肠口服液 …………………………………… 153

三、清热剂 …………………………………………………… 155

10. 一清胶囊(软胶囊、颗粒) ………………………… 155

11. 蓝芩口服液(颗粒) ………………………………… 160

12. 板蓝根颗粒(胶囊、片、口服液、滴丸、软胶囊、糖浆) … 163

13. 牛黄解毒片(丸、胶囊、软胶囊) …………………… 166

14. 清热解毒颗粒(胶囊、软胶囊、片、口服液) ……… 169

15. 龙胆泻肝丸(片、胶囊、颗粒、口服液) …………… 173

16. 夏枯草片(颗粒、口服液、胶囊、膏) ……………… 177

17. 葛根芩连丸(片、胶囊、颗粒) …………………… 180

18. 复方黄连素片 ……………………………………… 183

四、温里剂 …………………………………………………… 185

19. 附子理中丸(片、口服液) ………………………… 185

五、止咳化痰平喘剂 ………………………………………… 189

20. 二陈丸(合剂) ……………………………………… 189

21. 牛黄蛇胆川贝液(胶囊、软胶囊、滴丸) …………… 191

22. 复方鲜竹沥液 ……………………………………… 193

23. 小儿肺热咳喘口服液(颗粒) ……………………… 196

24. 固本咳喘片(颗粒、胶囊) ………………………… 198

六、开窍剂 …………………………………………………… 200

25. 清开灵口服液(片、颗粒、胶囊、软胶囊、滴丸) …… 200

26. 安脑丸(片) ………………………………………… 204

七、固涩剂 …………………………………………………… 207

27. 缩泉丸(胶囊) ……………………………………… 207

28. 泻痢固肠丸 ………………………………………… 209

八、补益剂 …………………………………………………… 210

29. 补中益气丸(大蜜丸、水丸、浓缩丸、颗粒) ……… 210

30. 人参健脾丸(片) …………………………………… 218

31. 参苓白术丸(颗粒、散) …………………………… 220

32. 复方阿胶浆 ………………………………………… 224

33. 生血宁片 …………………………………………… 227

34. 生脉饮(颗粒、胶囊) ……………………………… 229

35. 百合固金丸(片、口服液) ·· 232

36. 六味地黄丸(颗粒、胶囊、软胶囊、口服液、片、滴丸、膏) ········ 235

37. 桂附地黄丸(片、胶囊、口服液) ································ 245

38. 强肾片(颗粒) ·· 249

九、安神剂 ··· 251

39. 枣仁安神液(颗粒、胶囊) ······································ 251

40. 百乐眠胶囊 ·· 254

41. 安神补脑液(片、颗粒) ·· 257

42. 活力苏口服液 ·· 259

十、活血化瘀剂 ··· 262

43. 复方丹参滴丸(片、丸、胶囊) ································ 262

44. 脑心通胶囊 ·· 273

45. 麝香保心丸 ·· 277

46. 稳心颗粒 ·· 280

47. 益心舒胶囊(片) ·· 283

48. 心脑欣胶囊(丸) ·· 285

49. 芪苈强心胶囊 ·· 287

50. 银丹心脑通软胶囊 ·· 290

51. 消栓通络胶囊(片、颗粒) ···································· 292

52. 大黄䗪虫丸(片、胶囊) ·· 295

53. 丹红注射液 ·· 299

54. 苦碟子注射液 ·· 303

十一、理气消导剂 ··· 307

55. 加味逍遥丸(颗粒、胶囊、口服液) ···························· 307

56. 保和丸(颗粒、口服液) ·· 310

十二、祛风剂 ··· 313

57. 培元通脑胶囊 ·· 313

58. 松龄血脉康胶囊 ·· 315

59. 肿痛安胶囊 ·· 318

十三、祛湿剂 ··· 321

60. 独活寄生合剂(颗粒、丸) ······································ 321

61. 眩晕宁片(颗粒) ·· 323

62. 瘰清片(胶囊) ·· 326

十四、化浊降脂 ··· 328

63. 血脂康胶囊 ·· 328

十五、外科用药 ……………………………………… 331

　　64. 胆宁片 …………………………………………… 331

　　65. 迈之灵片 ………………………………………… 334

　　66. 康复新液 ………………………………………… 337

　　67. 裸花紫珠片(胶囊、颗粒) ……………………… 340

十六、妇产科 ………………………………………… 343

　　68. 少腹逐瘀胶囊(颗粒) …………………………… 343

　　69. 益母草颗粒(胶囊、片、口服液、软胶囊、膏) … 346

　　70. 乌鸡白凤丸(颗粒、胶囊、片、口服液) ……… 349

十七、五官科(眼耳鼻喉)用药 …………………… 352

　　71. 六神丸 …………………………………………… 352

　　72. 鼻渊通窍颗粒 …………………………………… 358

　　73. 石斛夜光丸(颗粒) ……………………………… 361

十八、骨伤科用药 …………………………………… 363

　　74. 虎力散胶囊(片) ………………………………… 363

　　75. 根痛平片(颗粒、胶囊、丸) …………………… 366

十九、肿瘤科用药 …………………………………… 368

　　76. 西黄丸(胶囊) …………………………………… 368

　　77. 小金丸(胶囊) …………………………………… 372

　　78. 百令胶囊 ………………………………………… 376

二十、中西药复方制剂 ……………………………… 382

　　79. 维 C 银翘片(颗粒、软胶囊) ………………… 382

　　80. 消渴丸 …………………………………………… 386

附录 ……………………………………………………… 391

　附录一　中成药临床合理用药处方点评北京共识 ……………… 391

　附录二　北京地区基层医疗机构中成药处方点评共识报告(2018 版) …… 401

上篇　理　论　篇

第一章

中成药处方点评概述

　　处方点评是国家卫生健康委员会2007年《处方管理办法》和2010年《医院处方点评管理规范(试行)》中明确要求开展的处方监督审核工作,目的是为了规范处方行为、保障合理用药和提高医疗质量。这种回顾性的处方合理性评价方式实现了对处方质量和用药合理性的监督检查,减少了由于处方开具不规范、处方用药不适宜而引起的药害事件和医疗事故,保障了老百姓的用药有效与安全。因此,开展处方点评及其基础上的合理用药专项工作,既是国家卫生行政主管部门的要求,也是老百姓安全合理用药的基本保障,是各级各类医疗机构的医疗质量重点工作。

　　处方点评作为医疗机构合理用药工作的一部分,已经形成了比较系统的工作机制。一般来看,各医疗机构会根据自身情况,在药事管理与药物治疗学委员会下形成工作流程和奖惩制度,具体工作也多采取"主管院长主抓、医务处或门诊办牵头、药剂科主管"的模式,按月点评。根据要求,点评结果往往会进行公示,并附有相应的绩效考核和奖惩措施。由于处方点评工作是回顾性的合理性评价,未来方向应该是向前置的处方审核发展,同时规范点评标准,并与医保报销工作相连接,使得药学合理性评价发挥更大的作用。

　　处方点评工作在形式上涵盖所有医疗机构,在内容上涵盖中西药。除了上述提到的行政文件,2012年,北京市卫计委发布了《北京市医疗机构处方专项点评指南(试行)》,对不合理处方进行解读,并形成了万古霉素、抗肿瘤药物、中药注射剂、抗感冒药等12类专项点评意见,为规范处方点评工作提供指导。近几年,北京市医管局将处方点评作为下辖医疗机构的绩效考核内容,采取"统一标准、统一点评"的形式,定期进行处方合格率的监管和督导工作,尽可能明晰了合理处方与不合理处方的界限,取得很好的效果。

　　中医药是中华民族的传统瑰宝。自新中国成立以来,我国始终坚持"中西医并重"的卫生发展战略,鼓励医生和患者采取传统中医药的方式与方法防病治病,其中即包括中成药治疗。近年来,由于中成药的品种数量快速增加,中成药的临床应用也更为频繁,患者联合用药品种多,也存在不少的不合理用药。所以,中成药处方点评也十分必要。

从基本内容看,中成药处方点评与西药基本相同,适应证、用法用量、特殊人群用药遴选、重复用药、寒热并用、中西药相互作用、配伍禁忌等内容,均为中成药处方点评所涵盖。其中,由于目前现状,中成药的处方点评不仅需要考虑传统中医药理论的内容,还需要顾及现代医学的概念。例如,适应证点评中,需要考虑现代医学疾病名作为诊断是否适宜。用药遴选点评中,需要考虑中药对肝肾功能的影响。相互作用点评中,也需要从药物代谢动力学角度,考虑中成药之间是否会有不良的相互影响等。

从实施范围看,中成药处方点评已经在全国各级各类医疗机构开展起来,无论是中医院、中西医结合医院还是综合医院,无论是三级医院、二级医院还是社区卫生服务中心(站),都已经开展了中成药处方点评工作。很多地区(例如北京)的处方点评工作,已经从医疗机构的院内点评,发展为横跨不同医疗机构的联合点评和区域点评,采用统一的标准,对不同医疗机构的处方进行点评和绩效考核。

从点评依据看,中成药处方点评的首要依据,是药品说明书。但由于说明书本身或多或少地缺少必要信息,所以,《中国药典》《中华人民共和国药典临床用药须知》以及相关教材、临床指南、专著、文献、专家共识等资料,也逐渐进入了中成药处方点评的证据库。所以,中成药处方点评的依据来源广泛,但与此同时,怎样使用好这些证据?不同证据之间怎样权衡和取舍?将是下一步重点讨论的问题。

从人员资质看,中成药处方点评的人员应该为具有较高职称和工作水平的(临床)中药师,也可由具有相关工作经验的中医师或西药师担任。目前来看,由于专业的中药师数量少、分布不足,故诸多医疗机构的中成药处方点评均由中医师或西药师担任。但药师与医师对处方合理性评价的思考角度不同,西药师也不能很好地理解中医药理论。因此,这种点评模式有待改善。

从难易程度看,与西药点评相比,中成药处方点评更加具有挑战性。这种挑战性不仅来自于点评所需信息远远超出说明书内容,来自于对中医辨证论治理论的敏感性,来自于见仁见智的临床经验和界限意识,而且来自于药师作为点评第一责任人,通过运用各种各样可得或不可得的知识和资料,在有限的处方信息条件下,作出一个符合患者治疗收益最大化的处方用药合理性评价时所具备的决策力。所以,做好中成药处方点评并不容易。

更为严峻的是,由于中医药传统理论体系本就较为复杂,也存在一些争议问题。所以,中成药处方点评不可避免地会存在很多固有难点。例如,重复用药的判定、超说明书剂量用药的评估、寒热并用的认识等。同时,现代医学知识也越来越多地渗透在中成药临床使用的过程中,弱化了传统中医药理论的指导性地位,也造成了一定的认知误差。诸如此类因素,给中成药处方点评蒙上了一层阴影,也招来了一些猜忌和质疑:要么质疑中成药治疗的科学性和合理性,要么猜忌点评药师的中医理论水平和辨证论治能力。实际上,中医药体系的价值毋庸置疑,而下工、粗工不合理用药的情况也古已有之,"无规矩不成方圆",缺少标准和要求,是医疗行业的大忌。

实际上,暴露的问题也正提示了重点。在中医药基本理论的指导下,针对这些问题,掌握现状、理清脉络、剖析实质并给出切实可行的点评建议就显得十分重要。"千锤百炼,方得始终",正是一次次针对难点、焦点问题的辨析与深度研究,促成了中成药处方点评框架体系的不断完善与升级,最终成为规范和促进临床合理用药的专业技术保障。

2018 年 3 月,由首都医科大学附属北京世纪坛医院、首都医科大学附属北京友谊医院、首都医科大学附属北京中医医院、中日友好医院等数十家北京三甲医疗机构参与的《中成药临床合理用药处方点评北京共识》正式发布。2018 年 9 月,由北京市卫计委社区处方点评工作组中药学组牵头,北京市二十余家二级、三级医院和社区卫生服务中心参与的《北京地区基层医疗机构中成药处方点评共识报告(2018 版)》正式出版。这些专家共识和学术指南的发布,在一定时期内和一定程度上,为中成药处方点评和处方审核提供了技术指导,规范了行业发展。

处方点评工作,在国内药师职业发展进程中具有里程碑式的意义。围绕着处方点评的专业技术工作,提升了药师参与真正临床诊疗的能力,锤炼了一批又一批具备较高理论素养和实践能力的药师,形成了能够与临床医护人员、患者深度沟通交流,并表达药学意见的药师队伍。这支药师队伍的潜力,就是未来中国药师发展的高度。在这支药师队伍里,中药师不能缺席,也不能缺位,而是应该用更加理性的认识、更加努力的积累,赢得中医药发展的一片天。

第二章

中成药处方适应证点评

第一节　适应证点评的目的和基本方法

适应证是药物治疗的目标疾病、综合征或机体状态。中成药适应证点评的目的是评价处方诊断是否与药物治疗的目标病证(包括疾病、综合征或机体状态)相符合。

由于中成药的健康产出特点,中成药处方适应证的表述形式较为多样,主要包括以下几种:①中医证名:例如六味地黄丸的适应证为肾阴虚证、逍遥丸的适应证为肝郁脾虚证等;②中医病名+中医证名:例如双黄连口服液的适应证为风热感冒、小活络丸的适应证为风寒湿痹等;③现代医学疾病名+中医证名:例如复方丹参滴丸的适应证为冠心病气滞血瘀证、牛黄降压丸的适应证为高血压肝火上炎证;④现代医学疾病名(特殊品种):例如血脂康胶囊的适应证为高脂血症、消渴丸的适应证为 2 型糖尿病。不同的表述形式适用于不同的中成药,同一个中成药可以几种表述形式并存。

中成药处方适应证点评的基本方法为以中成药说明书"功能主治"内容中的证型名称、相应症状名称或疾病名称及其等价医学概念为依据,考察处方诊断中是否含有上述病证表述,有时还需要参考相关学科的治疗指南、专家共识和临床文献。适应证点评的结果可以根据不同情况分别归类为用药不规范处方中的"临床诊断书写不全"、用药不适宜处方中的"适应证不适宜"和超常处方中的"无适应证用药"。

第二节　适应证点评的现状和问题

从目前的点评现状看,适应证不适宜是许多医院点评中成药处方时发现的主要问题之一,对于其发生的原因,很多药学点评人员倾向于将此问题与西医师开具中成药联系起来,认为西医师不了解中医辨证论治是关键因素。

但是仔细归纳后,实际原因可能更为深刻和复杂。例如各医疗机构的点评范围与标准不尽相同,对相关概念的理解也有所差异:在有些点评为适应证不适宜的处方中,药品适应证与诊断存在较大背离,例如诊断为糖尿病、胆囊炎而开具血糖康胶囊,诊断为滴虫阴道炎而开具红金消结胶囊,诊断为头痛而开具根痛平片,诊断为胸痹而开具麦味地黄丸;而在另一些点评出的处方中,药品的基本治疗方向是正确的,不相符的仅仅是病性或病位,例如诊断为风寒感冒而开具银翘解毒液,诊断为腰痛、湿热下注等而开具主要清肝胆湿热的克癀胶囊,以及更加普遍的诊断为咳嗽、感冒而未加辨证的用药情形。所以,虽然同属于适应证不适宜的范畴,但是不适宜的原因各有不同、不适宜的程度各有轻重,甚至还存在"名义"不适宜而实际合理的情形,理应挖掘深层次的原因。

根据 2015 年版《中华人民共和国药典临床用药须知:中药成方制剂卷》,中成药的合理使用包括辨证论治、辨病论治、辨证辨病相结合三部分内容。这种分类法符合中成药目前的使用现状与实际,也与当前中成药说明书中中西医概念的混合使用相一致。具体来看,这种概念拆分出 3 种不同的适应证适宜的理想情形。其一,从辨证论治角度看,中医证型信息应该相符,包括八纲辨证、脏腑辨证、六经辨证、卫气营血辨证等方法,例如风寒感冒开具感冒清热颗粒、暑湿感冒开具藿香正气水、少阳证开具小柴胡颗粒、肾阴虚证开具六味地黄丸等;其二,从辨病论治角度看,针对一些证候属性区分度不强的西医疾病,疾病信息应该相符,例如糖尿病开具消渴丸、高脂血症开具血脂康胶囊等;其三,结合以上两个角度,西医疾病与中医证型信息均应相符,例如冠心病气滞血瘀证开具复方丹参滴丸、冠心病气阴两虚证开具滋心阴口服液等。综上可知,适应证适宜的中成药处方一定是符合上述某一种情形的;而由于各种因素导致不符合以上情形的中成药处方,可能就会被判定为适应证不适宜。

那么,中成药处方适应证不适宜的本质是什么、造成临床处方适应证不适宜的可能原因是什么、药品说明书在其中起到了怎样的作用,这些问题需要进一步的深度分析。

第三节　适应证点评的深度解析

探讨中成药处方适应证点评的问题离不开对患者病证特征、中成药功效特征的分析对比,而药品说明书则是帮助临床医师寻找两者关系的桥梁。要想深度解析中成药适应证点评这一话题,离不开对这几个方面的分析。

一、药品说明书功能主治存在"放大/缩小"的情况

1. 说明书功能主治项内容被"放大"的情况

中成药说明书是临床处方点评的重要依据,在某些情况下甚至是唯一依据,而其中功能主治项内容是适应证适宜性点评的主要参考资料,其重要性毋庸置疑。然而,由于中医药独特的治疗学特点和中西医尝试融会贯通的当前现状,这一关键性参考资料不可避免地存在一些问题。从源头上看,中成药说明书的功能主治项是"药品生产厂家在充分的动物药效学实验及临床人体试验的基础上确定的,并经药品监督管理部门审核后才允许刊印"的内容,其最初的设计方向基本上取决于药品生产企业的意愿。但是,由于种种原因,这种适应证的设定存在或多或少的问题,并进一步导致了说明书功能主治的"放大"。

2011 年,一份来自于原国家食品药品监督管理局药品审评中心的意见显示,中药新药申报过程中存在的最主要的问题就是"适应证定位范围过宽",经常"包括了不同发病机制、不同临床表现的多种疾病或一类疾病的多种情况"。例如有些中成药片面地套用微观药理学的研究结果,将中药的清热解毒作用与化学药物的抗菌、抗病毒作用等同起来,将具有清热解毒作用的中成药与治疗发热和感染性炎症等同起来。而实际上,除了清热解毒法外,中医治疗外感发热的经典方剂还有桂枝汤、小柴胡汤等;一些具有虚寒证特点的感染性高热,清热解毒法治疗无效,改用温热性的补虚药物后却起到了退热的效果,即同病异治。所以,直接将感染性炎症写入清热解毒中成药的功能主治中,就会将一些非热毒证纳入进来,造成功能主治的"放大"和临床治疗的失误。类似情况还有直接将"冠心病心绞痛"列入说明书而未明确其分类分期(稳定型、不稳定型、心肌梗死型等)等。

同时,即使考虑辨证论治的因素,从更为深层次的角度看,已上市的中成药普遍存在适应证宽泛、个性不突出的问题。例如许多治疗气虚血瘀型心绞痛的中成药,虽然其处方组成和制剂工艺各异,但其疗效评价和功能主治却鲜有差异,难以区别化以指导临床合理用药。在这个问题上,吕氏认为"由于在治疗中缺乏足够的特异性,任何针对一种证候的中药,不可能在所有伴有该证候的患者身上发生作用"。所以,很多中成药的功能主治内容在宽泛的目标证型方向之外,似乎缺少疗效的独特性和针对性,也即在一定程度上"放大"了药品的功效范畴。

2. 说明书功能主治项内容被"缩小"的情况

与此同时,另一种也许更容易被药师所理解的问题是,中成药说明书功能主治项存在被"缩小"的问题,即从异病同治的角度看,中成药的实际使用

范围要大于说明书功能主治项标明的内容。这是因为，随着中成药有效成分和药理机制研究的开展，越来越多的类似信息进入说明书功能主治项内容中；而为了保证中药新药临床试验和药效评价的顺利开展，适应证人群也会更为仔细地纳入和排除，很多时候会选择某一种特定疾病的相关证型作为主要适应证。于是，一方面是现代医学相关概念不恰当地引入，"放大"了中成药的适应证范围；而另一方面选择特定病证作为主治方向，又"缩小"了中成药的适应证范围。

　　一般认为，辨证论治是中成药的最主要的治疗特色之一，而同样的证候可以出现在不同的疾病中；于是，不同疾病的同一证型可以用组成和功效相似甚至相同的中药复方治疗，也即异病同治。然而，由于前述原因，中成药说明书功能主治项只能包含一部分病证信息，限制了中成药的使用。例如脑得生片以活血化瘀见长，临床治疗除了说明书中列入的眩晕中风（肢体不用、言语不利及头晕目眩），脑动脉硬化、缺血性脑中风及脑出血后遗症见上述症状外，还可治疗由血瘀引起的其他疾病，并不限于说明书提到的范围。也就是说，中成药说明书适应证存在被"缩小"的问题，除了说明书标明的主治外，通过分析组方药性和配伍特征，还可以用于其他一些符合功效特点的病证。

　　另外，传统中医药博大精深，除了现有掌握的基本药物的功效外，不排除还存在一些经验治疗方或专病专方，以及对于传统复方的新挖掘。实际上，作为我国第一部成药药典和成药配方范本的《太平惠民和剂局方》，也是汇集传统经方、各家效方、历史验方和外来番方而成的集大成者，虽少有配伍理论的阐释，却多有临床实践的经验。所以，与说明书功能主治项内容相比，中成药实际的临床应用范围和方法可能要广泛得多。也正因为这样，各种文献报道的中成药新用途才会屡见不鲜。例如乌鸡白凤丸除了补气养血、调经止带外，还有治疗慢性肝炎、血小板减少性紫癜、再生障碍性贫血、胃下垂、隐匿性肾炎、神经性耳鸣、前列腺增生的临床报道。而《中成药新用途》《常见病中成药新用法》等专门介绍中成药新功用的专著也都一版再版，凸显出中成药大量"超说明书适应证用药"的真实现状。

二、固定组方的中成药难以真正适应复杂多样的患者病情

　　从临床治疗的合理有效来看，中成药固定的组方和剂型在为临床使用带来便捷的同时，也在一定程度上"牺牲"了随证加减的灵活性。于是，历史上诸多医家对宋代的《太平惠民和剂局方》颇有微词，例如朱丹溪认为"《局方》制药以俟病"，阻碍了新理论的发展。这种说法虽然有些言重，却也值得临床注意。时至今日，这个问题仍然存在。由于生存环境和生活条件的变化，人

群的疾病谱也发生了变化，并且随着现代医学对于人体的多重干预，患者的病情也呈现出越来越复杂和多样的趋势。客观地讲，这种变化对中成药的发展未必是一件好事。因为与日益复杂的病情相比，中成药一成不变的功效特征就显得不适宜了。于是，在各种复杂疾病的治疗过程中，中成药"适应证不适宜"的情况若隐若现。

一些学者很早就意识到，由于疾病的复杂性，中成药在临床应用时或多或少会出现"药不对证"而造成治疗失误。例如前面提到的脑得生片可以用于治疗由血瘀引起的缺血性脑中风、脑血栓后遗症等疾病。但是，这几种疾病不仅有血瘀证的表现，更有脏腑气血阴阳虚损及风、痰的因素，还会存在各证候之间的演变转化，故除了当前单纯表现为血瘀证的患者外，其他患者单独使用该药均不妥当。而且，临床少有在中成药的基础上随证加减汤剂的治疗方案，而中成药联用也存在着不完全匹配和药味重复的无奈。从这个角度看，中成药是否真正适应患者的病情需要，答案似乎没那么简单。对于这个问题，宋氏认为中成药使用过程中并不能体现中医药理论根据病情变化调整药味的原则，说明书中也不能提示成方的药增药减、温服热服等内容，为临床安全使用留下隐患，存在诸多"缺陷产品"的特征。

对于中成药功效特征的相对单一，还有一个不能忽视的原因，即中成药新药研发存在的"同质化"现象。这种同质化表现在2个方面：其一，中成药新品种存在过度集中的倾向，例如针对当下心脑血管病的防治热潮，许多生产企业都开发了独家品种。据任氏统计，该类中成药遥遥领先于其他病种用药，占比达36%。其二，属于同一大类的中成药，在组方配伍、功能主治、药品名称上十分相似，不同药品之间的相同大于相异，尤其表现在通用名包含相同单字、功能主治项的异名同证现象等。总之，受到中成药研发和生产的"同质化"特征的影响，现有上市品种的功效特征相对单一，限制了真正创新、实用的开发思路，不能满足患者复杂病情的需要。

三、处方诊断信息存在中西医学词汇的混用和各种隐性语言

处方诊断内容也是适应证适宜性判断的重要信息，《处方管理办法》规定，药师应当对处方用药与临床诊断的相符性进行审核，而处方诊断信息是审核的重要依据。如果诊断信息不规范，例如无临床诊断或临床诊断不完整，就会对药师审核处方造成困难。从目前几个中成药处方点评结果来看，诊断信息不规范或不完整的处方占全部书写不规范处方的20%~50%。也就是说，实际处方点评时，这些处方无法准确地根据诊断信息判定其用药的适应性是否适宜。对于这部分处方，如果点评为适应证不适宜，就会出现"假阳

性"的情况;如果点评为适宜,就得承担"假阴性"的风险。例如诊断为"感冒"开具双黄连口服液,但经辨证后发现患者为虚寒感冒,则应该属于适应证不适宜;又如诊断为"前列腺增生"开具右归胶囊,如果辨证为肾阳虚型,也应该属于适应证适宜。同时,还有中西医学病症词汇的混用和联用问题,更是增加了点评判定的难度。所以,临床处方诊断信息对于用药的适应证适宜性判定是非常关键的,理论上看,中西药处方应书写各自不同的规范诊断,中成药处方的诊断项应该书写中医病名加辨证分型而不是西医病名,这不失为一个良好的解决途径。

另外,处方诊断信息的隐性语言也是点评时需要关注的一个方面。从流行病学角度看,疾病的发生与发展有其特定的分布规律和病因特点,流行病学研究为疾病的诊断和治疗提供资料,也为处方点评提供了一定的依据。例如 2013 年《中国儿童普通感冒规范诊治专家共识》中明确提出儿童感冒中病毒的病原学地位突出,各种病毒占比之和达 60% 以上,症状明显的患者应以对症治疗为主,且明确警示这种普通感冒是儿科容易滥用抗菌药物的疾病。所以,仅仅诊断为"感冒"的儿科处方直接开具抗菌药物是不适宜的。又如近年来的临床资料显示,长期使用含蒽醌类成分(大黄、番泻叶、芦荟等)的中药治疗便秘可能会导致大肠黑变病,长期服用蒽醌类泻药的人群平均发病率高达73%,两者密切相关。同时,平均患者年龄均在 50 岁以上,且发病率随着年龄增加而增加。所以,临床上为年龄超过 50 岁且诊断为"便秘""习惯性便秘"的患者直接或连续开具含蒽醌类成分的泻下药,应该属于适应证不适宜或遴选药品不适宜的情况。从中医学角度看,老年便秘的证型应以虚证为主,单纯使用清热泻下的大黄类方并不合理,也属于适应证不适宜。综上所述,适当地借鉴这些流行病学的研究结果,寻找处方诊断的隐性信息,也可以为适应证适宜性点评提供参考和帮助。

除了以上几点外,还有一些临床实践存在的影响因素,从某种程度上看也与我国当前医疗卫生事业发展的特殊阶段有关。其一,当前我国卫生人才资源仍然相对不足,尽管大部分患者对接受医疗服务抱有不满,但是从医师角度看,他们的工作量和工作压力已经很大了。调查显示,至少 70% 的医师感觉自己工作负荷大、工作压力大、工作满意度低,医务工作者自身的健康状况也不容乐观。在这种高强度、满负荷的工作环境下,出现疏忽和差错几乎是不可避免的。如果主要精力放在斟酌为患者选药用药方面,可能处方诊断信息的完整书写就考虑的比较少。其二,部分医师精于疾病诊断而疏于药品治疗,不了解中医药基本治疗学理论,不熟悉药品的适应证型和相应症状,加之中成药"处方类同而名称不同、名称类同而处方不同"的情况很多,增加了药品不对证使用的风险。坦率地讲,这种情况可能在西医师处方中成药时出现,也同样可能在中医师处方中出现。其三,临床诊疗过程中,一些患者出于种种原因,会主动要求医师开某些中成药。如果医师同意为其开具的话,可能要么漏写诊断、要么通过药品的功能主治反向补充诊断信息,从而造成诊断与药品的功能主治不相符。另外,还有一些诸如手写处方字迹问题、机打处方字符显示限制问题等,均可能造成药品适应证"看起来"不适宜的情况出现。

第四节 适应证点评的参考建议

既然影响中成药适应证适宜性的因素如此之多,那么,处方点评时应该依据怎样的标准,又应该把握怎样的尺度呢。结合目前工作实际,至少应该关注以下几个方面:

一、认清适应证点评的首要性

《医院处方点评管理规范(试行)》中,"适应证不适宜"位列用药不适宜处方的第一条,其重要性不言而喻。一方面,如果处方药品根本不适合患者的病情,那么用法用量、相互作用等都"免谈";另一方面,相对而言,此项点评的判定规则还是较为清晰和明确的,点评为"适应证不适宜"的处方容易得到临床认同。所以,此类问题一直是处方点评的重点,也理应得到临床药师处方审核和点评的重视。在 2014 年上半年北京市医院管理局对所属 21 家医院的西药处方集中点评活动中,适应证点评也是重头戏,并最终推动形成了多项规范临床诊断的标准,例如无感染诊断而开具抗菌药物,无痛风或高尿酸血症诊断而开具别嘌醇,单纯诊断为恶心而开具枸橼酸莫沙必利,无多个诊断(早醒、入睡困难、焦虑、失眠等)而合用 2 种苯二氮䓬类药物等。中成药处方点评也应借鉴此类成熟经验,针对最基本的适应证问题,拟定遵循中成药治疗学特色的点评方案,开展集中点评并总结经验,逐步形成点评规范。

二、区分"诊断书写不全""无适应证用药"与"适应证不适宜"

《医院处方点评管理规范(试行)》的不合理处方中,有 3 处与适应证有关的条款,分别是归属为不规范处方的第十条"开具处方未写临床诊断或临床诊断书写不全的"、不适宜处方的第一条"适应证不适宜"和超常处方的第一条"无适应证用药"。很多药师在点评过程中对这几条难以区分,认为像诊断为"糖尿病"而开具血脂康胶囊的处方似乎归为哪一类都可以。实际上,这 3 种情况还是有些差异的,而这种差异源于对用药错误的主观性和严重性的区别对待。根据《北京市医疗机构处方专项点评指南(试行)》的解释,"无适应证用药"的实质属于主观上的滥用药物和过度医疗,即患者疾病无须用药的情况下使用药物;而"未写临床诊断或临床诊断不全"的实质可能属于工作疏忽,并无主观上选药用药的不当,处方药品也是适合患者使用的;而余下的情形可能就属于"适应证不适宜"的范畴了,即在临床无过度医疗主观意向、无诊断书写主观失误的前提下,选取的药品不适合患者的疾病治疗和病情改善的情况。在处方点评中,应尽可能区分这些不同的处方行为,精准点评。

三、规范中成药处方的诊断信息

规范诊断信息有利于适应证适宜性的准确判定与点评,减少不合理处方。针对当前中成药处方的诊断信息存在缺少中医证型诊断、中西诊断混用的情况,很多学者提出了规范化的方法。

(1)从技术上看,中成药处方的诊断应标明中医病名和(或)中医证名,参考资料宜选择国家标准《中医病证分类与代码》(GB/T 15657—1995)、《中医临床诊疗术语疾病部分》(GB/T 16751.1—1997)和《中医临床诊疗术语证候部分》(GB/T 16751.2—1997)。2014年7月国家中医药管理局和全国中医标准化技术委员会发布了以上国家标准修订版的征求意见稿,对以上标准进行了修订。少数品种可依据《中华人民共和国药典临床用药须知》的要求,标注西医病名即可,例如消渴丸、血脂康胶囊。

(2)从管理角度,应加强针对西医师开具中成药的管理,除了少数证型选择性不强的品种外,其他中成药品种理论上均应在经过相应的培训考核合格后,才能具有相应的药品处方权,并应至少在诊断中标注相应的中医证名。同时,采取限制处方权限、限制处方药品种类或限制处方药品数量的方法,避免中成药不辨证使用的情况。

(3)在用药教育方面,为了便于理解和认同,在针对西医师的合理用药培训时,诊断用症状和体征的设定宜精简和提炼,而不宜直接引述大段的中医诊断语言和标准。首都医科大学宣武医院高利教授通过病证结合将脑梗死简化分为三期四型,并配套以相应医院制剂和中成药治疗的方法,十分值得学习和借鉴。

四、制定符合临床用药实际的中成药分类及亚分类方法

从全局角度看,为了便于药品信息和药品处方的管理,必须要进行药品的分类。与西药不同,中成药的分类一直存在多种方法和各种争议,包括组成分类法、病证分类法、功效分类法、剂型分类法、笔画分类法和混合分类法等,不同方法各有利弊。还有更为创新的传统方剂与中西医结合分类法、外

感用药-脏腑用药-专科专病用药合并多级功效分类法,以及参照以往国家标准并完善的中成药医学分类等。在适应证方面,中成药分类后至少要解决以下2个问题:

(1)体现不同临床科室的病证治疗范围,为处方品种类型的权限管理提供支持,以避免"大跨度"的药不对证。

(2)体现同一大类不同中成药之间的共性和个性,方便医师合理选用,方便医院避免组成、功能、主治相似度均很高的中成药品种的过度配备,增加不同功能主治侧重点的药品配备,以避免重复用药和不合理联用的情况。从这一点看,笔者赞同采用更为符合临床用药实际的后几种分类法,实现纲举目张的中成药分类和亚分类。

五、拟定各中成药品种的"大适应证"与"大禁忌证"范畴

前已述及,中成药说明书功能主治项存在"放大"和"缩小"的问题,现代医学疾病概念和药理机制研究成果的引入,一方面忽略了"同病异治"的辨证论治原则,另一方面阻碍了"异病同治"的整体治疗特色。所以,应首先在不考虑现代医学认知的前提下,明晰中成药所治疗的中医病证范畴,遵循辨证论治和药性配伍理论,适当地延伸说明书功能主治项的内容,并结合文献病例报道,形成既符合理论逻辑又确有临床实效的功能主治参考资料。同时,应尽可能拓展和设定不适合中成药治疗的禁忌证范围,明确哪些病证或病情阶段不适合用该药品治疗,提示误治的不良后果。然后,合理引入现代医学概念和药理机制研究成果,强调必须要结合疾病诊断和患者症状进行分类用药,通过"主症"实现"主证"。最后,加强符合现代医学认知的病证结合的中药合理用药临床研究,注意区分疾病的不同病理类型、不同进展时期、不同恢复阶段的有效性和安全性,通过临床循证依据支持合理用药。综合以上内容,从药师角度,拟定中成药临床应用的"大适应证"与"大禁忌证"范畴,以患者病证与药品的"药证相符"为核心,保证安全合理用药。从这一点看,似乎应该支持那些超说明书适应证内容的合理用药,而调整那些"符合"说明书适应证内容的不合理用药。

六、规范中成药说明书及建立药品未注册用法相关法律法规

中成药说明书是医疗侵权纠纷时的基本证据,也是医疗机构中成药处方点评的基本依据,但其现实内容却始终差强人意,诸多内容表述不清晰或未提供有效信息。因此,很多学者建议应督促药品生产企业尽快根据最新信息更新、修订原有说明书内容,并根据最新指南规范说明书语言,加强药品说明

书的严格审核。同时,超说明书用药的法律问题一直是医学界的"心病",也一直是医疗机构药事管理的难点,中成药也不例外。一方面,根据未经卫生行政部门或药品监督管理部门批准通过的治疗共识和专家经验进行用药,存在合法性风险;另一方面,医学治疗一直就是权衡利弊的决策过程,超说明书用药在带来风险的同时,可能也是最适合的治疗选择,有其合理性。这些内容再加上药品生产企业的利益追求,构成了现阶段超说明书用药的现实复杂性。所以,国家相关部门应尽快出台"药品未注册用法"的法律法规,保障患者、医师和药师三方的利益。

主要参考文献

[1] 林秀珠,林芸茹,张志峰.我院门诊中成药处方用药分析[J].中国药物滥用防治杂志,2013,19(5):299-310.

[2] 胡翠云,吴华.我院2013年门诊不合理中成药处方分析[A];第十三届全国青年药师成才之路论坛暨抗肿瘤药物合理应用与临床药学实践国家级继教会议论文集[C].2014.

[3] 高杨,庄伟,姜德春.宣武医院中成药门诊处方不合理用药调查分析[J].中国中医药信息杂志,2011,18(5):98-99.

[4] 国家食品药品监督管理总局.如何看药品的标签和说明书?[EB/OL].http://www.sda.gov.cn/WS01/CL0114/23642.html.2006-5-10/2015-1-22.

[5] 刘炳林.从临床角度看中药新药适应症的定位[J].中药新药与临床药理,2011,22(2):226-227.

[6] 庄洁,张利民.对中成药说明书功能主治项内容表述方式的思考[J].中国中药杂志,2001,26(7):502-505.

[7] 马献青,刘金竹.发热辨证失误分析[J].中国医刊,2000,35(4):50.

[8] 中华医学会.临床诊疗指南-心血管分册[M].北京:人民卫生出版社,2009.

[9] 张莉,张俊华,郑文科,等.上市后中成药个性识别方法的探索[J].中华中医药杂志,2013,28(5):1316-1320.

[10] 吕爱平.中药现代化发展新要求——应重视中药适应症和中药药效评价的研究[J].首都医药,2003,10(3):27-30.

[11] 任军民,巩向丽.几种中成药老药新用综述[J].中国医药导报,2007,4(22):95.

[12] 李世文,康满珍.中成药新用途[M].北京:人民军医出版社,2003.

[13] 兰水中,王士才,廖仰平.常见病中成药新用法[M].北京:人民军医出版社,2010.

[14] 熊宁宁,罗玫,蒋萌,等.中药临床试验的适应证候设计与疗效评价[J].中国临床药理学与治疗学,2003,8(6):715-717.

[15] 宋民宪,梁萍,李婷.从缺陷产品角度评我国现有的中成药标准[J].医学与法学,2013,5(5):52-55.

[16] 王凯良,周大振.中成药科研和生产中的几个倾向性问题[J].中成药研究,1983,9:37.

［17］任萃文,张霞.中成药在心脑血管疾病治疗中的应用现状[J].科技创新与应用,2012（20）:320.

［18］刘双良.中成药管理和应用中存在的几个问题[J].中国药事,2005,19（5）:266-267.

［19］刘兴昌,白晓菊,梁茂新.中成药医学分类存在问题和对策[J].中国药品标准,2014,15（2）:91-93.

［20］林芸竹,张伶俐.规范处方诊断书写以保障合理用药[J].现代临床医学,2007,33（S2）:271-273.

［21］张志琴.某院中成药处方书写规范性调查分析[J].中国医药科学,2012,2（5）:165,172.

［22］段永红.1696张门诊中成药处方点评与分析[J].中国医院用药评价与分析,2014,14（2）:166-168.

［23］栾伟,古今,尹红.我院中成药处方的审核和点评[J].临床药物治疗杂志,2013,11（4）:59-62.

［24］陆权,安淑华,艾涛,等.中国儿童普通感冒规范诊治专家共识（2013年）[J].中国实用儿科杂志,2013,28（9）:680-686.

［25］马春玉.蒽醌类泻药与大肠黑变病临床研究[J].中国社区医师（医学专业）,2011,13（3）:7-8.

［26］贾非,李国栋.大黄的合理应用及其与大肠黑变病的关系[A].中医肛肠理论与实践——中华中医药学会肛肠分会成立三十周年纪念大会暨二零一零年中医肛肠学术交流大会论文汇编[C].2010:431-433.

［27］曹颖.大肠黑变213例临床分析[J].中国现代药物应用,2009,3（24）:83-84.

［28］王庆利,陈金亮,刘翠报.中药治疗大肠黑变病36例[J].中国中医基础医学杂志,2009,15（11）:879,881.

［29］宋良贞,刘玉东,谢金洲.大黄致大肠黑变病[J].山东中医杂志,1994,13（11）:517.

［30］吴秀云,朱亚南,孙宏伟,等.医生工作负荷、工作满意度及人力配置认知意向调查[J].中国卫生事业管理,2007,23（1）:23-24.

［31］陶婧婧,高星,袁素维,等.北京市改革试点公立医院医务人员工作状况研究[J].上海交通大学学报（医学版）,2013,33（6）:717-723.

［32］赖丽娜,杨柳,卢薇薇,等.北京某三甲综合医院医务人员健康及工作状况调查[J].现代医院管理,2011,9（3）:58-60.

［33］刘跃林.中成药发展存在的一些问题[J].国际医药卫生导报,2000（5）:8.

［34］唐蕾,韦炳华,何秋毅,等.超说明书用药的现状和及其法律风险[J].中国药房,2014,25（45）:4225-4228.

［35］张伶俐,李幼平,曾力楠,等.15国超说明书用药政策的循证评价[J].中国循证医学杂志,2012,12（4）:426.

［36］知心.打医疗官司谁出示证据[J].全科护理,2003,1（1）:9.

［37］广东省药学会.药品未注册用法专家共识[S].2010-03-18.

［38］国家中医药管理局,全国中医标准化技术委员会.关于公开征求《中医病证分类和代码（修订版）》（征求意见稿）等4项国家标准意见的通知[EB/OL].http://www.cacm.org.cn/coboportal／portal／channel＿bzh. ptview？ funcid ＝ showContent&infoLinkId ＝ 41444&infoSortId ＝ 52133.2014-07-25／2015-02-05.

［39］黄礼媛,韩培海,高利.高利教授中西医结合治疗脑卒中思路感悟［J］.中西医结合心脑血管病杂志,2013,11(8):1012-1014.

［40］丁彬彬,张军平.中成药的分类方法浅析及思考［J］.时珍国医国药,2010,21(2):511-512.

［41］王停,荆鲁,高学敏.中成药分类方法的现状与思考［J］.北京中医药大学学报,2003,26(5):19-21.

［42］杨晓平,黄晓春.我院药剂科探索中成药分类管理的实践与思考［J］.中国实用医药,2014,9(6):254-255.

［43］赵文光,詹若挺,杨昱.基于临床用药的中成药分类探究［J］.世界科学技术-中医药现代化,2012,14(2):1357-1362.

［44］周祖萍,刘洋志,邵寅.某院 212 种口服中成药处方药说明书调查［J］.药物流行病学杂志,2012,21(8):393-395.

［45］翁舜章,陈文波,林振礼,等.217 种中成药说明书存在问题的调查分析［J］.中成药,2002,24(12):968-970.

［46］张莉.药品说明书存在的不足与价值分析［J］.临床合理用药,2013,6(10):78.

［47］于峰.建议对药品说明书严格审查［J］.中国药师,2009,12(9):1303-1304.

［48］刘利军,肖龙华,王津雨,等.我国超说明书用药规制环境研究［J］.中国医药导刊,2014,16(6):1101-1102.

［49］刘艺平,江沛,李焕德,等.超说明书用药的法律剖析［J］.药学服务与研究,2014,14(1):10,13.

第三章

中成药处方用法用量点评

第一节 用法用量点评的目的和基本方法

用法用量是指药物临床使用时采取的给药方式和给药方案,给药方式包括口服、外用、静脉滴注、含服、舌下含服、滴眼、纳肛等,给药方案包括单次用量、每日给药频次、每日用量等。中成药处方用法用量点评的目的是评价处方用药的给药方式和给药方案是否符合治疗所需。

中成药处方用法用量点评的基本方法为以中成药说明书"用法用量"内容中的给药方式、单次用量、每日给药频次为依据,考察处方中的相关信息是否与其相符。很多时候,需要根据单次用量和给药频次计算每日用药量,并将其作为用法用量点评的考察指标之一。如果存在用法错误、频次错误、单次/单日用量过大或不足的情况,则点评为用法用量不适宜。

目前,医疗机构对于中成药能否超说明书剂量使用存在不同意见,故点评标准依各医疗机构或卫生主管部门而定。

第二节 用法用量点评的现状和问题

按照《医院处方点评管理规范(试行)》,用法用量不适宜是处方合理性评价的点评标准之一,中成药用法用量不适宜的情况在点评结果中也经常出现。目前来看,对于中成药用法用量合理性的点评标准存在两种趋势:一种是以药品说明书或医保要求为标准进行点评,不进行特别说明;另一种是主要关注含毒性饮片或成分的中成药和中药注射剂的超说明书用法用量情况,其他药品则不特别说明。同时,各医院不合理处方的比例和组成也有一些差异。这些情况说明,中成药处方点评的标准和尺度尚不明确,而业内在药品的超剂量使用上似乎也存在一些"默许"的共识,但对含毒性饮片的中成药和中药注射剂管控较严。从现实情况来看,这样做是正确和明智的。

但是,没有形成标准和规范的中成药超剂量使用评价仍然存在一些问题。例如对中成药的治疗学特点认知不足,在中成药处方点评时缺少尺度意识;或是对中成药处方点评抱消极态度,否定其现实意义等。实际上,中成药作为中医药理论指导下辨证用药的重要组分,无论其偏性大小和毒性有无,均应有治疗的下限剂量(有效性)和上限剂量(安全性)。所以,追溯、分析并讨论中成药超说明书剂量用药的相关因素,尝试寻找用药剂量的上、下限及其影响因素,有助于提出切实可行的合理性评价标准和尺度。

第三节　用法用量点评的深度解析

一、中成药现代常用量与传统经方用量存在一定差异

一直以来,中药饮片处方剂量始终是业内最具争议的问题之一。一方面,坚持现有习用量以及《中国药典》的限定范围似乎是正确选择;另一方面,一些学者则认为中药经方原剂量远大于现代常用量,"中医不传之秘在于量""重剂起沉疴"的事实也毋庸置疑。以《伤寒杂病论》收载的小柴胡汤方为例,按照国内较为公认的柯氏等根据中国国家博物馆相关文物资料的核算(东汉张仲景用药量为1斤合今之250g,1两合今之15.625g,1斗合今之2000ml,1升合今之200ml),并与《方剂学》教材小柴胡汤、《中国药典》(2015年版)中成药小柴胡颗粒的内容相比较后,可以发现,从饮片日使用量上考察,《伤寒论》原方记载的小柴胡汤用量远高于现代常用量,也高于中成药小柴胡颗粒换算后的饮片用量(表3-1);即使考虑到水煎次数和制剂工艺的问题,按照二次水煎增加溶出度的估算方法,传统用药量也高于现代常用量至少1倍以上。张氏曾系统对比《伤寒论》收载的98首传统汤剂和2008年各级中医杂志上发表的154首现代复方汤剂,发现现代汤剂在药味数比《伤寒论》汤剂明显增多的前提下,每日用量仍然平均下降了23%左右,体现出单味中药用量的显著减少。所以,现代中药常用量可能低于传统用量,而现代复方明显增加的药味数、多药配伍和多次煎煮是否能平衡这种用量的降低,仍有待于深入研究。

实际上,当今许多临床医师已经认识到中药处方用量偏小的问题,并推动临床用量的合理化。全氏认为中医处方用药不能一贯追求四平八稳,而应根据疾病的种类、病情的轻重、个体的差异、药物的品性等合理设定用量,其将《伤寒论》一两折合约15g的方法应用于临床,使用30~45g的黄连降血糖,取得了良好的临床疗效和安全性。另外,附子、人参、白术、升麻、黄芪、甘草、地龙等饮片也都存在超药典剂量的有效使用。同时,陈氏也研究发现,介于

原载用量与现代药典规定用量之间的中间剂量,既能取得比药典剂量更好的疗效,又基本不逊于原载用量的药效。综上所述,理论上,中药的现代用量少于传统经方用量,实际上,也存在许多增加剂量而获效的临床实际情况,故中成药的说明书用量确实存在偏小的可能性。

表 3-1　小柴胡汤古今用法用量对比

	《伤寒论》	柯氏换算量	《方剂学》	小柴胡颗粒
柴胡	八两	124.8g	24g	150g
人参	三两	46.8g	9g[a]	56g[a]
黄芩	三两	46.8g	9g	56g
甘草	三两(炙)	46.8g	9g	56g
大枣	十二枚(劈)	36.0g	4 枚	56g
半夏	半升(洗)	45.0g	9g[b]	56g[b]
生姜	三两(切)	46.8g	9g	56g
服法	以水一斗二升,煮取六升,去滓,再煎取三升,温服一升,日三服	每日 1 剂药,煎 1 次,分 3 次服用	采取传统煎煮 1 次,分 2 次服法;或煎煮 2 次,合并分 2 次服	前 5 味加水煎煮 2 次合并浓缩,加入姜半夏、生姜的 70%乙醇渗漉液,加入适量的蔗糖制颗粒 1000g。规格为 10g/袋。一次 1~2 袋,一日 3 次
日总用量(以药材计)	393.0g		约 78.0g	15~30g
日总用量(溶出校正)	176.9g		35.1~58.5g	<15~30g

注:a:现代一般用党参;b:现代一般用姜半夏

二、药材质量和疗效的下降可能为中成药用量提供了"上升区间"

2006 年 5 月《首都医药》杂志以"焦点关注"的大篇幅报道了中成药疗效下降的现状和原因,展示了现阶段中成药质量和疗效方面存在的问题。可能是缺乏科学的质量标准,也可能是缺少有效的监管方法,中成药的不合格情况始终存在,而这也已经成为中药现代化发展面临的最大问题之一。据不完全统计,中成药质量和疗效下降的原因包括药材来源纷乱、药材以次充好、药材种植不规范、药材采收不适时、加工储运不当、药材炮制不规范,还包括地区习用品等诸多方面。现代研究显示,以上任何环节出现问题均可导致最终的中成药质量下降,轻则影响临床疗效,重则产生毒副作用。例如不同地区地黄中有效成分梓醇的含量相差巨大(河南武陵 0.81% 与浙江仙居 0.001%),采用化学肥料催生种植的黄芪外表肥壮而内在有效成分低,柴胡的地上茎掺入根以次充好,采用未经炮制的生三棱代替醋制三棱入药等。同时,在中成药的生产、储存等过程中也存在一定的问题,如不按标准生产工艺进行生产、低限投料、掺入杂质、包装过于简陋、储藏条件未达标等,进一步增加了中成药质量和疗效下降的可能性。所以,中成药整个生产过程中存在过多的风险点以及未对存在的风险点进行全面监管,造成现阶段的质量和疗效下降,并影响临床有效性和安全性。

实际上,我国在传统草药制剂的现代研究和开发上大多处在传统中成药阶段,与欧洲草药制剂和日韩汉方制剂相比,我国的中成药质量管控和疗效保证方面均未能有所突破。德国的银杏叶制剂"金纳多"享有世界声誉,通过 100 余年的研发,发现了最佳成分配比:银杏黄酮 24%、萜类内酯 6%(3.1%银杏内酯+2.9%白果内酯)、银杏叶酸含量<5μg/g,并通过 27 个提取工艺专利保证了产品的安全有效。而我国的银杏叶制剂虽然在规格项上也标明了银杏黄酮与萜类内酯的含量比,但不同企业产品的银杏黄酮含量差异较大,陶氏研究发现只有近一半产品符合含量要求,且主要成分比例亦有较大差异。单药提取物制剂尚且如此,含有多种药材的中成药质量和疗效的不均一性和不稳定性更是难以避免。所以,中成药质量与疗效的下降和波动可能已经成为影响药品用法用量的一个直接原因。不可否认,在为了保证临床取效的前提下,医师适当加大处方用量或调整用法用量是完全有可能的。

三、药品说明书用法用量项有待于规范

《中成药非处方药说明书规范细则》规定,中成药说明书上必须注明药品名称、成分、性状、功能主治、规格、用法用量、不良反应、禁忌、注意事项、药物相互作用、贮藏、包装、有效期、执行标准、批准文号、说明书修订日期和生产企业。多项研究显示,中成药说明书的多项内容存在不规范信息。其一,"不良反应""禁忌""药物相互作用"和"注意事项"这 4 项的内容经常缺失或为无效信息,有统计显示 164 件中成药说明书中前 3 项的标注率不到 50%,这还不包括标注为"尚不明确"的情况;其二,"功能主治"项用语及措辞不规范,不

能够体现中医辨证施治的特色,有些过分夸大、面面俱到,有些随意增加现代药理学内容,易造成滥用误用的倾向;其三,"用法用量"项大多只标注成人一般用法用量,没有根据患者的年龄、体质、病情轻重等主要情况分别说明和解释,这不能反映中医辨证论治和三因制宜的治疗原则;其四,说明书更新和修订的周期过长,药品上市后的再评价工作尚不规范,许多药品未能及时随着大规模人群的使用反馈以及不良反应案例的积累而修订说明书信息,更新周期过长。

所以,中成药说明书信息的规范性还有待于加强,而这种说明书信息不规范的现状似乎在一定程度上也反映了说明书之外用法的"合理性"。就用法用量来看,说明书用法用量是在原方临证经验及药品上市前动物实验和临床试验的基础上发展而来的,需要在上市后的药品再评价中分析其有效性和安全性,并针对不同的患者群进行补充修订,才能更好地指导临床使用。例如很多化学药品的说明书已经基本能够根据不同年龄、不同肝肾功能(氨基转移酶水平、肌酐清除率)患者及不同给药途径(静脉注射、肌内注射)的情况分别设定用量,甚至还对初次用量和维持用量进行详细说明,增强可操作性。与此相比,强调辨证用药的中成药说明书的"用法用量"项却简单得多,这不仅不利于临床有效应用和实际操作,也影响其作为处方点评合理性标准的权威性。

四、临床存在大量真实的超说明书剂量用药现象

就目前中成药的实际使用现状来看,有调查显示医院开具的中成药存在 $10\% \sim 30\%$ 的说明书之外用法,儿科甚至高达 50%,而其中有很大一部分为用法用量的调整。门诊用药咨询中心的反馈意见也发现,大量非处方(OTC)中成药在患者自我药疗过程中也存在一定程度的超量使用情况。通过检索中国知网(CNKI)数据库,笔者注意到许多常用中成药存在说明书之外的用法,而相当一部分为超剂量使用而收获有效性和安全性的案例(表 3-2),包括治疗感冒的感冒清热颗粒、连花清瘟胶囊,治疗失眠的枣仁安神液,具有心脑血管保护作用的复方丹参滴丸、心脑欣胶囊,以及常用补益药六味地黄丸、河车大造胶囊等。从简单计算的超量百分比上看,多数情况在 50% 左右甚至更高,而且很多情况下患者还联用了其他药品。实际上,临床医师在实际临床诊疗过程中,可能会发现某些患者在特定的疾病阶段使用较高剂量的药品后表现出的良好效果,经反复验证和实践后,形成关于特定品种的超说明书用药经验。从目前临床实际情况来看,中成药的说明书外用法存在一定的普遍性,适合这种情况的中成药可能还不止一两种,需要临床药师加以关注。同时,中成药使用的"极量"概念较为缺乏,除了含有毒性饮片的药品外,其他很多品种并未明确限定绝对不能超过的剂量阈值,这也是点评需要尺度的原因之一。

表 3-2　一些中成药超剂量使用的文献证据

中成药	文献适应证、用量	说明书用量	原量倍数	来源
摩罗丹 （邯郸药业）	慢性萎缩性胃炎 2~3 丸/次，3 次/日	1~2 丸/次，2 次/日	50%~350%	郭喜军等
枣仁安神液* （同仁堂）	颅脑损伤后遗症 2 支/次，2 次/日	1~2 支/次，1 次/日	100%~300%	杨华堂等
活力苏口服液* （地奥集团）	失眠 10ml/次，2 次/日	10ml/次，1 次/日	200%	詹淑琴等
脑心通胶囊 （陕西步长）	冠心病高脂血症 6 粒/次，3 次/日	2~4 粒/次，3 次/日	50%~200%	高志钧等
血脂康胶囊* （北大维信）	糖尿病肾病 0.6g/次，3 次/日	0.3~0.6g/次， 2 次/日	50%~200%	魏娜等
复方丹参滴丸* （天士力）	糖尿病视网膜病变 15 粒/次，3 次/日	10 粒/次，3 次/日	50%	邓辉等
西黄丸* （同仁堂）	乳腺癌化疗 3g/次，3 次/日	3g/次，2 次/日	50%	金娟等
心脑欣胶囊* （三普药业）	眩晕、动脉供血不足 2 粒/次，3 次/日	2 粒/次，2 次/日	50%	牛晓亚等
六味地黄丸* （同仁堂）	高血压性肾病 6g/次，3 次/日	6g/次，2 次/日	50%	刘淑君等
加味消遥丸 （同仁堂）	乳腺增生 1 袋/次，3 次/日	1 袋/次，2 次/日	50%	史丽民等
感冒清热颗粒* （同仁堂）	流行性感冒 1 袋/次，3 次/日	1 袋/次，2 次/日	50%	夏本立等
河车大造胶囊* （黄山制药）	肿瘤化疗患者 4 粒/次，3 次/日	3 粒/次，3 次/日	33%	许继平等
连花清瘟胶囊* （以岭药业）	单纯疱疹病毒性角膜炎 5 粒/次，3 次/日	4 粒/次，3 次/日	25%	谢友良
黄葵胶囊 （江苏苏中）	肾病综合征 6 粒/次，3 次/日	5 粒/次，3 次/日	20%	武文斌

注：* 表示在治疗过程中还存在药物联用的情况

第四节　用法用量点评的参考建议

一、树立中成药使用剂量的上、下限理念

中成药使用剂量的上限和下限概念是临床安全性和有效性的集中反映，

能够作为中成药处方点评的基本依据。首先,中成药用量的上、下限范围应该大于或等于说明书的剂量范围。一般来说,下限可以采用说明书剂量的最小值或是根据年龄折算的特殊人群(儿童、老年人等)用量,而上限可以采用说明书剂量的最大值或是根据药品上市后再评价数据、文献报告或临证经验得到的可靠的超说明书用量。药品说明书明确规定药品使用极量的,或毒理学试验提示安全剂量范围的,或国家药品不良反应监测中心明确提示最大量的,应根据这些信息设定上限。其次,每个药品都应根据其实际情况确定用量的上、下限,相似药物组成和功能主治的中成药应该有相似的用量上、下限。最后,中成药用量的上、下限不是一成不变的,可能还受到药品质量和剂型的影响。中成药作为一种现代制剂,除了药物成分外,赋形剂、矫味剂、防腐剂等辅料成分甚至内包装因素都会对患者产生潜在影响,在剂量折算或增加用量时也应一并考虑。

二、区别管理低风险药品和高风险药品

不同的中成药由于药品组成和制剂工艺的不同,最终的功能主治和剂型也有所不同,其潜在不良反应风险的高低也不同。采用高风险药品和低风险药品区别管理的策略,有助于在遵循中医药治疗特色的基础上,最大限度地保证临床疗效和防范不良反应。有些中成药如骨伤科中成药、活血化瘀类中成药含有多种毒性饮片,包括川乌、草乌、马钱子、水蛭、土鳖虫等,这些药品的药性、偏性以及潜在的毒性会比较剧烈和明显,在临床使用时对患者证型和机体状态的选择性更强,在不对证使用时也更容易出现不良反应。所以,这些中成药属于高风险药品,对于此类药品宜严格按照说明书用法用量使用,不应随意超量或联用类似药物。而对于一些临床常用的由经方化裁而来的性效平和或偏性较小的药品,例如一些补益类、理气理血类药品,可以在合理的情形下适当放宽剂量上限。另外,中药注射剂由于采用静脉直接给药的方式,原则上应严格按照说明书用法用量使用。

三、尝试针对不同适应证采取等级化剂量

为了增强面对临床复杂患者病情的剂量灵活性,以及提高临床使用的可操作性,许氏等援引清代医家余霖的说法,建议将中药剂量分为大、中、小 3 个剂量等级,并根据不同的病证或病情选择应用,也即根据适应证细化药典用量。例如《中国药典》(2015 年版)在槟榔的"用法与用量"项除了记载 3~10g 的一般用量外,还标出了"驱绦虫、姜片虫 30~60g"的用量。中成药也有一些剂量细化的例子,例如金水宝胶囊,说明书记载其用于"肺肾两虚、久咳虚喘、神疲乏力、不寐健忘、月经不调;慢性支气管炎"时用量为一次 3 粒,一日 3 次;

而用于慢性肾功能不全患者时为一次 6 粒，一日 3 次；后者的给药剂量是前者的 2 倍。又如六味能消胶囊，说明书记载其用于治疗便秘、胃脘胀痛时为一次 2 粒，一日 3 次；而用于治疗高脂血症时为一次 1 粒，一日 3 次；后者的给药剂量是前者的一半。类似于此类的说明书用法用量可操作性显然较强，也有利于判定处方的合理性。

四、提倡用法用量的尺度意识不等于随意改变用法用量

最后需要注意的是，提倡中成药用法用量的尺度意识不代表可以随意改变用法用量。任何说明书外的用法用量均应有合理的治疗学逻辑、厚实的传统临床经验和密切的疗效监测作支持，有条件的还应提供循证医学证据。实践是检验真理的标准，中成药超说明书用量的合理性应在临床实践中不断更新认识，也应与中药饮片临证剂量问题的科学规范解决共同发展。作为一名点评药师，应该熟悉中医药治疗学特征，了解中药临床药学面临的特殊问题，把握好中成药处方点评的标准和尺度。

主要参考文献

［1］柯雪帆，赵章忠，张玉萍，等.《伤寒论》和《金匮要略》中的药物剂量问题［J］.上海中医药杂志，1983，5（12）：36.

［2］国家药典委员会.中华人民共和国药典（2015 年版，一部）［S］.北京：中国医药科技出版社，2015.

［3］陈少芳.关于《伤寒论》经方用量问题的探讨［J］.中华中医药杂志，2011，26（10）：2223-2225.

［4］孙守祖.中草药煎剂煎服次数之实验［J］.云南中医杂志，1982，3（3）：33.

［5］张琦，华浩明.《伤寒论》汤剂及其余现代汤剂用量的比较研究［J］.河南中医，2010，30（3）：209-213.

［6］仝小林，刘文科，焦拥政.论经方用量策略［J］.中医药导报，2012，18（8）：1-3.

［7］姬航宇.《伤寒论》本源药物剂量探索［D］.北京中医药大学，2009.

［8］许真真.药典及相关教科书规定附子剂量与临床实际用量的差别分析［J］.实用医药杂志，2013，30（5）：440-441.

［9］靳婷，高军.中成药疗效下降原因揭秘［N］.首都医药，2006（5）：13-17.

［10］郝近大，谢宗万.药材地区习用品对中成药质量的影响.中成药，1995（2）：48.

［11］王国强，王晓舰，黄正明.中成药疗效下降原因分析［J］.中国药物应用与监测，2008，5（3）：53-55.

［12］杨剑.影响中成药质量的因素及对策［J］.中国医院药学杂志，1998，18（12）：561-562.

［13］洪坦，周红梅.金纳多对中国植物药发展的启示［J］.中医中药，2007，4（35）：98-99.

［14］陶巧凤.不同厂家的银杏叶片黄酮含量的比较与分析［J］.中国现代应用药学杂志，

1999,16(1):47-48.

[15] 周跃华.3种已上市中成药中指标成分量的状况分析及思考[J].中草药,2008,39(7):1115-1116.

[16] 张举良.几种常用中成药的"说明书之外的用法"[J].中国医药导报,2010,7(16):237-238.

[17] 文友模.416份病历中成药应用情况的调查分析[J].中国医药指南,2012,10(30):422-423.

[18] 张伶俐,李幼平,黄亮,等.四川大学华西第二医院儿科门诊处方超药品说明书用药情况调查[J].中国循证医学杂志,2011,11(10):1120-1124.

[19] 郭喜军,李恩复.摩罗丹治疗慢性萎缩性胃炎肠上皮化生200例疗效观察[J].北京中医药大学学报,1994,17(1):33-35.

[20] 杨华堂,崔修生,孙志强,等.刺五加片加枣仁安神液治疗颅脑损伤后综合征664例[J].中国中西医结合杂志,1994(增刊):331.

[21] 詹淑琴,王玉平,高利,等.活力苏口服液治疗失眠的疗效观察[J].北京中医药,2008,27(10):789-790.

[22] 高志钧,魏芳.脑心通治疗冠心病高脂血症40例[J].医学理论与实践,1996,9(3):122-123.

[23] 魏娜,常万松,薛迪中,等.血脂康对早期糖尿病肾病患者氧化应激的影响[J].中国全科医学,2012,15(6C):2085-2087.

[24] 邓辉,金明,苑维,等.复方丹参滴丸治疗早期糖尿病视网膜病变的临床观察[J].中国中医眼科杂志,2005,15(2):72-74.

[25] 金娟,李志鸿.西黄丸联合化疗治疗乳腺癌30例[J].中华中医药杂志,2010,25(5):715-716.

[26] 牛晓亚,许有慧.心脑欣胶囊治疗椎-基底动脉供血不足眩晕33例[J].中医杂志,2011,52(16):1422-1423.

[27] 刘淑君,顾奔.六味地黄丸辅治高血压性肾病4例[J].中国水电医学,2005(6):365-366.

[28] 史丽民,姚劲松,王英,等.加味消遥丸配合乳腺病治疗仪治疗乳腺增生疗效观察[J].山东医药,2010,50(32):70-71.

[29] 夏立本,石静,贾娜,等.抗病毒口服液和感冒清热颗粒预防甲型H1N1流感的效果观察[J].人民军医,2010,53(9):645-646.

[30] 许继平,应栩华,王华庆,等.河车大造胶囊对肿瘤化疗药增效作用的研究[J].1995,10(6):17-20.

[31] 谢有良.连花清瘟胶囊辅助治疗单纯性疱疹病毒性角膜炎30例[J].中医杂志,2013,54(16):1415-1416.

[32] 武文斌.黄葵胶囊对肾病综合征患者肾小管的保护作用[J].中国医药导报,2008,5(34):58-59.

第四章

中成药重复用药点评

第一节　重复用药点评的目的和基本方法

重复用药是指临床药物治疗方案中存在过度、冗余的同功效治疗药物，可能会应造成某种过度治疗的情况。《中成药临床应用指导原则》明确提出，功效相同或基本相同的中成药原则上不宜叠加使用。所以，中成药重复用药点评的目的是考察处方中是否存在 2 个或 2 个以上中成药属于过度的、冗余的、叠加的相同功效治疗药物。

中成药通常组方配伍复杂，少则三五种，多则数十种，成分和功效重叠的情况不可避免。这种重叠可以是合理的或可忽略的，也可以是不合理的或可造成不良后果的，所以需要甄别。同时，随着中成药品种的快速增加，一些高发慢性病的治疗用药品种非常集中，再加上很多人喜欢购买非处方药自行服用，所以重复用药点评十分重要。

中成药处方重复用药点评的基本方法为以药品说明书"成分""功能主治"内容为依据，结合药品功效分类、传统衍生方和临床经验认识，从功效/功效分类、适应证/适应证等价病证概念、成分个数/成分占比/成分君臣佐使地位、是否含有特殊组分、是否属于衍生方等角度，评价处方中两个联用的中成药是否属于相同功效的重复叠加治疗以及是否存在不良后果。如果属于重复叠加治疗或很可能引起不良后果，则点评为重复用药。3 个及 3 个以上的中成药联用时重复用药点评也是分解为两两组合来评价。

第二节　重复用药点评的现状和问题

《医院处方点评管理规范（试行）》明确指出重复用药是主要的用药不适宜情况之一，重复用药的处方属于不适宜处方。《北京市医疗机构处方专项点评指南（试行）》指出，重复用药的常见情况有同一种药物重复使用、药理作用相同的药物重复使用、相同作用机制的同类药物合用。结合中成药临床应用的基本特征,中成药的重复用药问题也成为医疗机构处方点评的重点之一。从目前的点评现状来看,各医疗机构采取的评价联合用药是否重复的标准不尽相同,实际点评过程中发现的重复用药处方占全部不合理处方的比例也有较大差异。例如,黄氏以"同一处方中同时使用2种或2种以上组方基本相同或功效相似的中成药"为标准,发现重复用药的百分比为45.7%;高氏以"同时使用2种以上组方基本相同的药物治疗1种疾病"为标准,发现重复用药的百分比为20.4%;付氏则关注"有毒成分中成药重复使用",发现重复用药的百分比为11.01%。

所以,无论从《北京市医疗机构处方专项点评指南(试行)》的细则说明,还是目前各医疗机构采用的点评标准,或是实际的重复用药点评结果均可看出,在中成药处方点评过程中,不同处方点评采取的方法或评价的标准差异较大。这一方面反映出临床"重复用药"概念所对应的实际药品联用情况的多样性和复杂性,另一方面反映出中成药重复用药的评价方法和评价标准也有待于规范。只有先划定重复用药的含义与范围,合理性讨论才有意义,也容易达成共识。所以,中成药重复用药点评的最大问题是缺少理论和实践层面的共识。

一、以适应证为判别关注点

适应证是药物治疗的目标疾病或缓解的目标症状。中成药的适应证即功能主治项内容,通常以中医证型的形式展现,有一部分也会出现西医疾病。比较两种中成药的适应证是否相同或相似,是处方点评判定重复用药的主要依据之一,也是评价用药合理性的主要依据之一。但是仔细考察后,笔者发现即使简单地判断适应证是否相同,也存在许多不同的情况。

其一,中医和西医适应证均完全相同。例如同时开具感冒清热颗粒与感冒清热胶囊治疗感冒。查询国家药品监督管理部门的数据查询网站可知(本文涉及的非处方中成药说明书信息均出自此数据库),两者的功能主治完全相同,仅剂型和规格不同,属于重复用药。又如处方分析经常提到复方丹参滴丸与速效救心丸的重复联用问题,从说明书信息看,复方丹参滴丸的适应证为"用于气滞血瘀所致的胸痹……冠心病心绞痛见上述证候者",而速效救心丸的适应证为"用于气滞血瘀型冠心病,心绞痛",两者无论从西医的疾病范畴还是中医的证型均完全相同,属于重复用药。

其二,中医或西医适应证中至少有1项需要等价转换,这种转换可能是在症状与疾病之间,也有可能是在疾病与中医证型之间,情况较为复杂。例如,徐氏提到双黄连胶囊与蒲地蓝消炎胶囊的联用属于重复用药是因其均治疗上呼吸道感染,从说明书信息看,蒲地蓝消炎胶囊的功能主治为"清热解毒,抗炎消肿。用于疖肿、咽炎、扁桃体炎",其中的咽炎和扁桃体炎属于上呼吸道感染;而双黄连胶囊的功能主治为"清热解毒。用于风热感冒发热,咳嗽,咽痛",将其内容等价转换后,可知单纯的风热感冒类似于一种上呼吸道病毒感染,而出现发热、咳嗽和咽痛的症状又可能是继发细菌感染的表现,两种情况均与上呼吸道感染密切相关,再加之两药的主要功能均为清热解毒,故属于重复用药。

二、以组方药味为判别关注点

除了比较适应证是否重复外,组方药味是否重复也是判定重复用药的主要依据之一,并且直接带来中药组分的超剂量使用风险。在实际操作过程中,就 2 个中成药而言,这种重复用药的评价方法也存在不同的侧重点,例如可以考察重复的药味数目及重复的药味数目占全部药味的百分比,也可以考察重复的药味是否是君药、剂量多少、是否具有较强的毒性或烈性等特殊因素。

其一,主要以重复药味的"全或无"概念进行判断。即存在相同药味(至少 1 味)就判断重复,不存在相同药味就判断为不重复,不进行具体药物的考察。例如苏氏以是否"存在相同的单味中药"为依据进行点评,发现了强肾片与尪痹颗粒(熟地黄)、柏子养心丸与杞菊地黄丸(茯苓)、肾炎康复片与六味地黄口服液(山药、地黄、泽泻)、降糖舒与参芪降糖颗粒(黄芪、枸杞子、五味子、地黄、山药)等联用存在重复用药的情况,但并不区分不同联用药品的具体重复数目和药物。杨氏将含有 1 种或多种相同成分的中成药归类,当联用其中 2 种药品时即判定为重复用药。例如保儿安颗粒、参苓白术颗粒、健胃消食口服液、乐尔康糖浆之间存在成分的重叠,同时开具属于重复用药。

其二,在药味重复的基础上,增加考虑重复药味的数目、药物的毒性或烈性、重复药味的君臣佐使地位等其他因素来进行判断。例如在重复药味的数目方面,侧重于考虑重复药味数目多或重复药味数目百分比高的联用情况,比较极端的例子有百令胶囊和金水宝胶囊联用(100%)、脉血康胶囊、脑血康胶囊和活血通脉胶囊联用(100%),复方丹参滴丸和丹七片联用(66.7%)等。也有以 50% 为界限进行重复用药判定的尝试。同时,重点考虑毒性饮片或毒性成分联用情况,侧重于点评重复的药味中含有毒性或药性峻烈的药材的联用情形。例如,付氏总结了现有常用含有川乌、草乌、马钱子、蟾酥、雷公藤、细辛、朱砂、全蝎等毒性饮片的中成药,将同时开具含相同毒性饮片的 2 种中成药即判定为重复用药。

三、以功效类别为判别关注点

在适应证评价和组方药味评价的基础上,一些学者提出可以将药物分类作为判断重复用药的基本依据,即在合适的药物分类和归类基础上,同一类中成药同时使用就属于重复用药。例如以《中华人民共和国药典临床用药须知：中药成方制剂卷》的药品分类为标准,认为属于同一小类的中成药同时使用属于重复用药,如同时开具同属于辛温解表类中成药的表实感冒颗粒和风寒感冒颗粒属于重复用药。

实际上,不仅是《中华人民共和国药典临床用药须知》,国家卫生健康委员会和国家中医药管理局出台的一系列指导性文件(如《国家基本药物临床应用指南·中成药》《中成药临床应用指导原则》)、各地医疗保险用药目录(如《北京市基本医疗保险药品目录》)以及中成药相关专著(如《中成药学》《中成药临床合理使用读本》《新编中成药合理应用手册》)等均有类似的分类体系,理论上均可作为重复用药的辅助评判依据。同时,各医院在具体实施处方点评时,应从本地区的实际药品品种出发,并结合本医院的用药经验及循证医学结果,制定更加实用的药品处方集;同时也可以对各种评判依据中的不同分类方式进行比较分析,形成符合本医院的更加合理的重复用药评价标准。采用此方法进行重复用药的评价及判断有以下优点：

(1)中成药的功效是连接适应证和组方药味的桥梁,科学合理的功效类别划分是适应证信息和组方药味信息的综合反映,即大部分归属为同一类别的中成药往往具有相似的组方,适应证也基本一致。所以,此法也就成为适应证评价和组方药味评价的“升级版”。

(2)目前已经有几个较为成熟的中成药分类方法,反映了较为权威的国内用药经验和专家共识意见,便于临床药师快速获取丰富的信息,制定重复用药评价标准。

(3)此方法的最终操作形式是判断若干个联用药品中是否具有处在同一类别的药品,可以不涉及中医药专业概念,可以由不了解中医药专业知识的药师进行评价,拓宽了处方点评的准入门槛,也为未来的人工智能点评模式提供了逻辑思路。但是,此方法也存在一定的风险：其一是假阴性风险,即2个含有相同组分药味的中成药,如果分属于不同的类别,则不会判断为重复用药;其二是假阳性风险,即在组方药味完全不同、或药物使用量原因、或涉及单组分中成药等存在联用合理性的情形下,简单归类并判断为重复用药的方法就不太适宜。

四、以是否含有特殊组分（毒、烈性饮片或化学药物）为判别关注点

一般认为，重复用药带来的直接风险是导致药物性效的超高限表达，并直接体现在药物或药物组分的超量使用上。所以，如果中成药含有毒性或药性峻烈的中药组分，或者是含有明确最高安全剂量的化学药物成分，就会在重复用药时增加不良反应发生的风险。因此，含有特殊组分中成药的重复用药一直是处方点评的重要关注点。这种特殊组分的含义至少包括毒、烈性饮片及化学药物。

实际上，毒、烈性饮片的重要意义已经在药味重复的环节中提到，由于这些组分的强烈的性效作用，使得重复使用存在较大的安全风险。除此之外，另一大类含有化学成分的中成药与他药联合使用时也存在较大的安全风险，涉及抗感冒药、补虚药、止咳平喘化痰药、降压药、消化系统用药、糖尿病用药、心脑血管用药和五官科用药八大类，包括维 C 银翘片、感冒清胶囊、鼻炎康片、止咳祛痰颗粒、珍菊降压片、血脂康胶囊、消渴丸等百余种。文献报道显示，假如这些药物与含有相同化学成分的西药联合使用，会增加发生不良反应的风险。例如感冒清胶囊与白加黑联用导致解热镇痛成分对乙酰氨基酚超量并造成肝损伤，鼻炎康片与马来酸氯苯那敏联用增加头晕、口干、乏力等不良反应，消渴丸与格列本脲片联用造成低血糖等。因此，含有特殊组分（毒、烈性饮片或化学药物）的中成药与其他药物的联用是重复用药处方点评的主要关注点之一。

五、以是否属于衍生方为判别关注点

还有一种基于衍生方的中成药重复用药判定法，即通过判断两个中成药是否属于衍生方关系来判定，如果属于衍生方关系，则判定为重复用药。例如六味地黄丸与杞菊地黄丸联用、二妙丸与四妙丸联用、牛黄清火丸与牛黄上清丸联用等，均属于衍生方联用，存在成分和功效的重复。实际上，这种以衍生方为基础的判断法综合了成分和功效两种因素，属于衍生方的两个中成药虽然功效有所侧重，但是成分大部分相同，甚至完全包含，功效上也具有同向性。如此一来，最合适的用药一定是根据患者病情选择其中更为适用的一个，而不是两者联用。

需要注意，随着现代中成药品种的增加，"衍生方"的概念也应该进行更新，越来越多的从药品名称上看无任何衍生词汇的中成药，实际上却存在衍生方关系，例如安脑丸与安宫牛黄丸、生脉饮与益心舒胶囊、银黄颗粒与双黄连口服液等。究其原因，很多现代中成药可能在研发配方时就吸取了传统经

典名方的底方,在其基础上加减而来,但药品名称却是全新的。临床药师应该注意总结这些现代衍生方,在处方点评时关注这些中成药的联合用药。

六、其他方法

除了上述列出的 5 种主要方法外,也有一些医疗机构的重复用药判定更为宏观和粗放。例如有些医疗机构将处方药品的数目作为重要的评价指标,只要治疗同一类疾病的中成药超过 3 种,即认定为重复用药。如对于感冒咳嗽的患者,同时开具感冒清热颗粒、强力枇杷露和祛痰止咳颗粒的处方即为重复用药,不考虑其中具体的成分和功效信息。又如也有些医疗机构将处方中的中成药与西药同时加以考虑,如果西药开具了化痰药,则中成药再开具化痰止咳药即为重复用药。

第三节 重复用药点评的深度解析

一、正视重复用药不同判别方法之间的利弊优劣

显而易见,上述现有重复用药的判断方法各有依据又各有利弊,有些判别方法易于操作但不够精确,例如功效分类法、衍生方法;有些判别方法较为精准但难以掌握,例如适应证法、药味君臣佐使组成法;还有一些方法可能会贯穿在其他方法之中,例如考虑重复成分是否为毒、烈性饮片,考虑重复用药的安全性风险,考虑同时使用的药品数目等。无论如何,单一方法对于重复用药的判定总是"顾此失彼",每一种方法既有可取之处,又有不足之处。

二、非二分法和整合考量可能是重复用药点评的未来

正因为这些判定重复用药的方法各有利弊,所以最好的方式就是采用综合评价方法。简单来看,在评价两个中成药的联用是否属于重复用药时,宜从适应证、组方药味、特殊组分、功效类别、衍生方等角度逐一分析,相同或重复的项目越多,重复用药的可能性就越高;相同或重复的项目越少,重复用药的可能性就越低。这样就可以实现最大限度的合理化判别。例如两个中成药具有重复但不完全相同的功效,但是组方药味完全不同,那么判定为重复用药的可能性就低;又如两个中成药仅具有一个重复药味,但是属于毒性中药,那么判定为重复用药的可能性就高。所以,综合考量是更为合理的点评方式。

与此同时,对于重复用药的认定结果也不宜设置为"是"或"不是",而是应该采取更为灵活的计分制。为什么要这么做呢? 就是因为中成药的组方

配伍较为复杂,联用后更为复杂,面对这么复杂多样的联用情况,单纯从重复或不重复的角度来分类太过粗放,不够精细。也就是说,同样都是重复用药,也许这一组重复用药会造成中毒,而另一组重复用药可能仅仅为过度医疗。或者说,存在着为数不少的联用组合,既可以判定为重复用药,也可以不判定,存在模棱两可、见仁见智的情况。所以,对于重复用药结果的描述,我们建议采取药品不良反应的评价策略,不是简单的"是/非"二分,而是从"很可能""可能"等多个类别,或者直接采取计分法进行评价,得分越高,重复用药的可能性越大。针对不同的点评结果采取不同的应对策略,这才是更为科学合理的做法。

三、注意用法用量对于重复用药判定的影响

在中成药重复用药的判定中,处方药品的用法用量也是影响因素之一。例如六味地黄丸与知柏地黄丸属于衍生方,成分存在完全包含关系,功效接近(前者滋肾阴,后者滋肾阴降火),重复用药的可能性很大。但是,假如处方中两者都是一天1次,六味地黄丸早上吃,知柏地黄丸晚上吃呢,显然这种交替服药的治疗方案不属于重复用药,原因在于日暴露量并没有增加。当然,六味地黄丸和知柏地黄丸是比较极端的例子,但是在实际临床治疗中,的确存在功效接近但各有侧重点的两种中成药交替服用或间断服用的经验案例,值得关注。所以,在重复用药的判定中,要注意对联用中成药用法用量的考察。

四、中成药重复用药与相须相使配伍思维具有一定关系

中药七情配伍是处方遣药的基本指导原则,现存最早的中药学专著《神农本草经》中即有"药有阴阳配合、子母兄弟……有单行者、有相须者、有相使者……凡此七情,合和视之"的记载,并延续至今。现在一般认为,相须是指两种功效类似的药物配伍应用,可以增强原有功效;而相使也存在类似的增效作用,辅药可以增强主药的疗效。从理论上看,相须、相使的配伍概念实际上表达了两种药物的协同增效概念,如果单从主要功效上看,似乎是在主要功效上的"重复用药"。或者说,中药相须配伍最常见的配伍机制为"两者共有的性能和功效特点雷同,呈现叠加效应"。那么,如果相须配伍体现着叠加和重复的含义,作为中药复方组合的中成药的重复使用门槛是否应该放宽。

实际上,随着研究和思考的深入,笔者发现,影响中成药存在重复使用倾向的也许不是相须、相使的本来内涵,而是现有的思维定势。多个针对中药七情配伍的专项研究表明,中药相须相使的内涵远不止"协同增效"这么简单,而是隐含有其他内容。这些研究认为,"相须配伍后的综合效力,不能视

为各组成药物功效强度的简单累加",且"教材中的相须、相使概念缺乏全面性和系统性,对于圆满解释中药的配伍关系和正确地指导配伍用药有一定的局限性"。而相须的概念应该强调"配伍药物的不可替代性"和"是否产生特殊的协同作用",还应该包含"雌雄、牝牡之间不可分离、相辅相生"的含义。

因此,虽然学术界对于中药相须、相使配伍的概念内涵和真实意义还存在争议。但至少有一点是明确的,现行相须、相使配伍的单一的"协同增效"思维定势很可能会影响临床医师处方中成药的联用方式,并可能导致重复用药倾向。

第四节　重复用药点评的参考建议

一、采用综合评价量表的方式进行重复用药可能性的评价

虽然国内重复用药的点评关注点各有侧重,但是从理论上看,综合所有关注点的处方审核显然更全面,即重复用药判别条件应该组合化。也就是说,在判断多个联用药物是否存在重复用药时,宜逐一考察适应证是否重复、考察处方药味是否重复(尤其对于特殊组分)、考察是否处于同一功效分类,纳入所有结果进行综合评价。这样既能对安全风险较高的含毒、烈性饮片或化学成分的中成药严加管控,又能对治疗同一适应证的不同组方思路的中成药联用给予灵活处理,提升点评的科学性。实际上,这种判别条件的组合化已经体现在诸多处方点评结果中。例如朱氏发现川芎茶调颗粒与通天口服液的重复用药问题,认为两者的药物组成相近(均含有川芎、白芷、羌活、细辛、防风、薄荷、甘草),且均含有毒性成分细辛,会增加不良反应风险;曾氏发现连花清瘟胶囊、清热解毒口服液和板蓝根颗粒的重复用药问题,认为三者的功效均为清热解毒类,且均含有板蓝根、连翘、金银花、石膏等成分,属于重复用药。

因此,重复用药宜采用组合化的判别条件进行分析,其纳入的考察指标除了以上谈到的4个关注点外,还应包括联合用药的品种数、联合用药的给药途径、重复药味的次数以及患者的病情复杂程度等。在此基础上,借鉴评分量表方法,笔者尝试给出中成药重复用药的7项判别条件和点评标准(表4-1)。根据量表,可以方便地对中成药重复用药情形进行初步的综合评价。根据经验,得分>4分的中成药联用组合其重复用药的可能性很大,再结合患者的病情和具体药物可以进行最终判断。

表 4-1　中成药重复用药点评量表

编号	项目	方法	得分=-1	得分=0	得分=1	得分=2
1	适应证指标	根据说明书信息,考察药品之间的适应证是否相同或相似	否	不清楚	是	/
2	药味数目指标	根据说明书信息,考察药物组成之间相同的药味数目	无	重复1~2味	重复3~5味	重复5味以上
3	功效类别指标	根据权威参考资料,考察药品是否属于同一功效类别	否	不清楚	是	/
4	特殊成分指标	根据说明书信息,考察药物组成之间是否含有相同的毒、烈性饮片或化学药物组分	/	否	/	是
5	药品数目指标	涉及以上任一项重复信息的药品数目	/	无	2种	3种及以上
6	给药途径指标	涉及以上任一项重复信息的药品是否为同一给药途径	否	/	是	/
7	患者病情指标	患者的年龄及病情复杂程度	/	/	中老年,病情单一	青壮年,病情单一

注:得分在4分以上即为重复用药,得分越高说明重复用药带来的安全风险越高

二、了解临床实践的重复用药案例,把握点评尺度

在临床实际用药过程中,中成药的质量、用法用量、注意事项等多个环节均可影响最终的有效性和安全性,也是重复用药发生与发展的伴生因素。理论上讲,临床医师在处方用药过程中,可能会发现两种或多种功效基本相似的中成药联合使用比单独使用的效果更好的案例,逐渐积累形成用药经验。通过在中国知网检索临床常用中成药联合用药的正面作用文献,笔者发现了一些重复用药的临床实践案例(表 4-2)。这些案例就是临床用药经验的提炼总结,虽然所采用的治疗方案多少有一些重复用药的"嫌疑"(依表 4-1 评价,得分介于 3~5 分),但是临床实践却指向了有效性和安全性的结果。其中,清热解毒类中成药和活血化瘀类中成药出现的频次较高,在标示出这些药品的作用特征之外,也提示临床药师在处方点评时需把握一定的尺度。

表 4-2　临床实践中的中成药重复用药案例

编号	疾病类型	使用药品	说明	文献
1	病毒性角膜炎	双黄连注射剂（静脉滴注） 板蓝根注射剂（结膜下注射+滴眼）	适应证重复 同一功效类别	李瑞恒
2	复发性口疮	双黄连注射剂（静脉滴注） 愈疡合剂（黄连、白花蛇舌草等，口服）	药味重复 适应证重复	郑宏冰
3	青春期矮小症	知柏地黄丸（知母、黄柏等，口服） 大补阴丸（熟地黄、知母等，口服）	药味重复 同一功效类别	周芳
4	冠心病心绞痛	脑心通胶囊（丹参、红花等，口服） 丹红注射剂（丹参、红花，静脉滴注）	药味重复 适应证重复	徐林东
5	短暂性脑缺血	脑心通胶囊（丹参、水蛭等，口服） 血塞通片（三七总皂苷，口服）	适应证重复 同一功效类别	叶开升
6	疱疹性咽峡炎	小儿热速清颗粒（水牛角等，口服） 清开灵注射剂（水牛角等，静脉滴注）	药味重复 适应证重复	刘新
7	心绞痛	通心络胶囊（人参、水蛭等，口服） 养心氏片（人参、延胡索等，口服）	适应证重复 药味重复	吴秀云
8	失眠	复方枣仁胶囊（酸枣仁等，口服） 参芪五味子片（酸枣仁、黄芪等，口服）	药味重复 同一功效类别	刘彦
9	高血脂	血脂康胶囊（红曲，口服） 阿托伐他汀、辛伐他汀等（口服）	适应证重复 存在特殊成分	王淑红 刘春霞
10	痤疮	丹参酮胶囊（丹参提取物，口服） 一清胶囊（大黄、黄连等，口服）	适应证重复 患者病情单一	毛虎
11	急性咽炎	维 C 银翘片（金银花、连翘等，口服） 银黄颗粒（金银花、黄芩等，口服）	药味重复 适应证重复	吴俊贤
12	脑梗死后遗症	注射用血栓通（三七总皂苷，静脉滴注） 通心络胶囊（人参、水蛭等，口服） 银杏叶片（银杏叶提取物，口服）	适应证重复 重复品种较多	朱尚峰

主要参考文献

［1］黄咏红,杨燕荘.某院门诊中成药不合理处方调查与分析［J］.今日药学,2013,23（5）:
297-298.

［2］高悦.门诊中成药处方退药原因分析及讨论［J］.中国当代医药,2012,19（25）:177-178.

[3] 徐永青,胡金林.我院门诊中成药电子处方使用情况统计分析[J].中国药物滥用防治杂志,2012,18(3):157-159.

[4] 苏国彬,刘旭生,翁俊雄,等.慢性肾脏病门诊口服中成药应用现状调查与分析[J].中国中西医结合杂志,2011,31(8):1074-1079.

[5] 杨逆.某院儿科门诊中成药处方调查分析[J].中国医学工程,2013,20(9):182-183.

[6] 梅全喜,曾聪彦.含西药组分中成药的特点及使用注意事项[J].中国药房,2008,19(6):470-473.

[7] 彭艳.含化学成分的中成药与西药配伍应用引起不良反应情况分析[J].临床合理用药,2013,6(12C):2-3.

[8] 凌美,武谦虎.门诊中成药处方1034张调查分析[J].临床合理用药,2012,5(8B):149-150.

[9] 曾蔚欣,金锐,鲁红,等.中成药处方分析与合理用药[J].中国医院用药评价与分析,2013,13(9):777-779.

[10] 胡小勤.中药相须配伍增效机制探讨[J].中华中医药杂志,2012,27(7):1896-1898.

[11] 唐德才.论相须相使之内涵[J].南京中医药大学学报,1996,12(6):11-13.

[12] 周祯祥.相须、相使浅识[J].中医药学报,1989(2):54.

[13] 姜开运.论相须与相使[J].辽宁中医杂志,2008,35(11):1659-1660.

[14] 仇伟,虞舜.相须新解[J].吉林中医药,2007,27(8):55-56.

[15] 李瑞恒,孙煦.双黄连联合板蓝根治疗病毒性角膜炎[J].华西药学,2010,25(12):2213.

[16] 郑宏冰.双黄连注射液联合愈疡合剂治疗复发性口疮56例[J].实用中医药杂志,2001,17(11):16.

[17] 周芳,侯春光.知柏地黄丸加大补阴丸联合赖氨酸治疗青春早期矮小女童的临床研究[J].中国中医药科技,2012,19(3):204-206.

[18] 徐林东,刘连友,周湘忠,等.丹红注射液联合步长脑心通治疗慢性稳定型心绞痛观察[J].江西医药,2008,43(9):923-925.

[19] 叶开升,金曼,陈明显.脑心通联合血塞通、阿司匹林治疗短暂脑缺血发作临床观察[J].海峡药学,2011,23(8):105-107.

[20] 刘新.小儿热速清颗粒联合清开林注射液治疗小儿疱疹性咽峡炎临床研究[J].中医学报,2014,29(3):442-443.

[21] 吴秀云.通心络与养心氏联合治疗冠心病心绞痛临床观察[J].中国医药导报,2009,6(28):79-80.

[22] 刘彦.镇静安神药联合复方枣仁胶囊治疗失眠症37例[J].中医杂志,2009,50(增刊):131-312.

[23] 工淑红,赵国安,金培印,等.辛伐他汀和血脂康联合治疗急性冠脉综合征疗效及安全性[J].新乡医学院学报,2009,26(6):587-590.

[24] 刘春霞,范晓青,武忠英.阿托伐他汀联合血脂康片治疗早期不稳定型心绞痛临床观察[J].中国药物经济学,2014,9(6):60-62.

[25] 毛虎,毛玉辉,梁广智.丹参酮、一清胶囊联合治疗84例痤疮疗效观察[J].中国现代

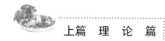

医学杂志,2004,14(6):146.

[26] 吴俊贤,陈俊琦,张少群,等.维 C 银翘片和银黄含片治疗急性咽炎疗效观察[J].陕西中医,2012,33(8):955-957.

[27] 朱尚峰,张迁,金跃春.血栓通联合通心络胶囊、银杏叶片治疗脑梗死后遗症的临床观察[J].广西医学,2009,31(10):1447-1448.

第五章

中成药十八反、十九畏配伍禁忌点评

第一节 十八反、十九畏配伍禁忌点评的目的和基本方法

十八反、十九畏是传统中医理论对不良药物相互作用的总结概括,这些中药联用后会发生药效冲突或毒性增强,不利于临床治疗,属于配伍禁忌的一种情况。中成药十八反、十九畏配伍禁忌点评的目的是评价处方中联用中成药的组成成分是否违反十八反、十九畏配伍禁忌。

传统十八反歌诀如下:

本草明言十八反

半蒌贝蔹及攻乌(半夏、瓜蒌、贝母、白蔹、白及反乌头)

藻戟遂芫具战草(海藻、大戟、甘遂、芫花反甘草)

诸参辛芍叛藜芦(人参、沙参、丹参、玄参、细辛、芍药反藜芦)

传统十九畏歌诀如下:

硫黄原是火中精,朴硝一见便相争(硫黄畏朴硝)

水银莫与砒霜见,狼毒最怕密陀僧(水银畏砒霜,狼毒畏密陀僧)

巴豆性烈最为上,偏与牵牛不顺情(巴豆畏牵牛子)

丁香莫与郁金见,牙硝难合京三棱(丁香畏郁金,牙硝畏三棱)

川乌草乌不顺犀,人参最怕五灵脂(川乌、草乌畏犀角,人参畏五灵脂)

官桂善能调冷气,若逢石脂便相欺(官桂畏赤石脂)

大凡修合看顺逆,炮爁炙煿莫相依

中成药处方十八反、十九畏配伍禁忌点评的基本方法为以药品说明书或收录组方配伍的药品标准(如《中国药典》《中华人民共和国卫生部药品标准·中药成方制剂》等)为依据,考察处方中联用中成药的药品成分之间是否属于十八反、十九畏配伍禁忌所描述的情况。如果存在这种情况,则点评为存在十八反、十九畏配伍禁忌。

第二节　十八反、十九畏配伍禁忌点评的现状和问题

中成药十八反、十九畏配伍禁忌点评所面临的基本问题是:假如两个中成药分别含有被传统配伍禁忌理论(十八反、十九畏)认为是相反配伍的两味中药,那么这两种中成药是否可以联合使用。目前,大多数意见认为,中成药联合使用也应遵循上述原则,违反十八反、十九畏理论的配伍用药应当属于不合理用药;但与此同时,也有一些意见表示,十八反、十九畏素有争议,临床使用不绝对禁止但应谨慎。实际上,中医药界对此问题始终存有争议,甚至近乎形成了不应拘泥于这些传统配伍理论的"共识",并专设国家"973"课题进行科研攻关。所以,笔者认为,承认争议可能是开展中成药合理用药和做好中成药处方点评的第一步。这种争议不仅来自于反药同用的安全、有效性方面的两种观点,还包括中成药在制剂工艺、药材含量、辅料加工等方面与传统中草药汤剂煮水共煎的差异。因此,有必要对十八反、十九畏理论的历史溯源、历代认知、现代研究、临床案例等进行全面回顾和深度解析,评估这种配伍禁忌理论对于中成药这类成方制剂药物的适用性和不适用性,为中成药处方点评提供数据支持和思考。

第三节　十八反、十九畏配伍禁忌点评的深度解析

前已述及,中成药十八反、十九畏配伍禁忌点评存在争议,这种争议体现在支持点评和反对点评的证据都很多、声音都很大。现将支持点评的正方观点和反对点评的反方观点列举如下。

一、正方:多组资料证实十八反、十九畏配伍的安全风险

1. 权威法典《中国药典》明确提示上述配伍禁忌

作为我国药品领域的法典及保证药品质量和临床疗效的最高规定,《中国药典》一部中明确规定了十八反、十九畏的相关配伍禁忌内容,例如在川乌、制川乌、草乌和制草乌的【注意】项下标示"不宜与半夏、瓜蒌、瓜蒌子、瓜蒌皮、天花粉、川贝母、浙贝母、平贝母、伊贝母、湖北贝母、白蔹、白及同用",在甘草和炙甘草的【注意】项下标示"不宜与海藻、京大戟、红大戟、甘遂、芫花同用",在人参的【注意】项下标示"不宜与藜芦、五灵脂同用",在细辛的【注意】项下标示"不宜与藜芦同用",在硫黄的【注意】项下标示"不宜与芒硝、玄明粉同用",在巴豆和巴豆霜的【注意】项下标示"不宜与牵牛子合用"等。虽然措辞为"不宜"而不是"不能",但是在现阶段未明确哪些情况能、哪些情况不能的条件下,还是应避免使用。同时,作为处方或医嘱点评的药师

来讲,很多时候不能直接了解患者信息,也难以全面掌握患者病情,从谨慎用药的角度看,应避免将视为传统配伍禁忌的药物联合使用。

另外,从权威地位和法律地位来看,药典作为我国药品领域科学性、先进性、规范性和权威性的代表,理应给出最符合科学事实和现实情况的建议。既然药典标明"不宜"联用,说明在联用和不联用的对比权衡上,还是以不联用为基本主张,以不宜联用为可获取最大安全用药效益的基本建议,理应得到临床医师和药师的遵循。同时,从法律法规的角度看,如果发生医疗纠纷,《中国药典》是首要的法律证据和参照资料。所以,《中国药典》明确标注和提示的内容是要严肃考虑的。正因为如此,即使在中成药的配伍联用过程中,如果存在反药同用的行为,也应该将其视为配伍禁忌,属于不合理用药。

2. 相反、相畏是中药七情配伍的重要组成,定有其临床价值

从现存最早的本草著作《神农本草经》(以下简称《本经》)开始,七情配伍就成为中药联用的指导性理论并延续至今,包括单行、相须、相使、相畏、相杀、相恶、相反7个方面。七情配伍理论从配伍后的功效变化角度,概括了中药临床配伍联用的7类基本规律和基本用法。其中,相反是指两种药物合用能产生或增强毒性反应或副作用,原则上属于一种绝对禁止的配伍情况,其代表性的例子就是十八反和十九畏(与《本经》相畏的含义已有不同,十九畏的主要内涵也为相反)。根据《本经》的记载,临床配伍用药应谨记"相须、相使者良,勿用相恶相反者。若有毒宜制,可用相畏相杀;不尔,勿合用也"。这种基本思想一直指导中药的临床配伍使用。

从配伍理论的发生学背景可知,不同中药联合使用时一定会出现或减毒增效、或增毒减效的联用反应,理应有相适配的毒性理论来指导临床实践。所以,药物配伍后出现药效降低甚至毒性增加的现象是真实存在的。而十八反、十九畏理论正是在中医药理论框架内,结合实践经验而形成的避毒减毒理论,违反这些传统理论用药会增加发生不良反应的风险。通过检索中国知网,反药同用发生不良反应的案例时有报道,例如半夏与川乌、草乌配伍使用后出现面部麻木、头晕心悸,贝母与乌头配伍使用后出现头晕、视物模糊,党参与藜芦配伍使用后出现呕吐、心悸,甘遂与甘草配伍使用后出现肌无力,丁香与郁金配伍使用后出现腹痛伴呕吐等,均提示了此类安全风险。所以,相反关系是中药配伍使用的基本关系和基本规律之一,历代公认的十八反、十九畏禁忌应该在中草药或中成药的配伍使用中加以注意。

3. 反药配伍增毒的物质基础和药理机制正得到越来越多的阐明

围绕着十八反、十九畏的科学实质,国内的专家学者展开了角度多样的现代研究,涉及化学物质基础、药理作用机制、药物代谢途径、物理化学现象等诸多领域,在一定程度上揭示了反药配伍增毒的机制原理,或是发现了一些很有价值的线索。例如在物质基础研究方面,王氏、陈氏等采用 UPLC/Q-TOFMS 方

法,发现与单煎合并液相比较,乌头-半夏反药配伍后的合煎液中毒性成分乌头碱、中乌头碱及次乌头碱的含量显著增加;甘草-芫花反药配伍后芫花中二萜类毒性成分溶出增加,且溶出量随配伍时甘草比例的升高而升高等。盛氏等发现人参与藜芦配伍水煎后人参皂苷的含量降低,可能是由于藜芦中的某些成分与人参皂苷发生了化学反应造成的。在性效作用研究方面,姚氏、丁氏等发现丹参的肝肾保护作用会因配伍藜芦而减弱,甚至还会诱发显著的肾脏损害;海藻促进肠道运动的功效会在配伍甘草后受到明显抑制;甘草还可以通过抑制CYP3A2 而使甘遂有毒成分的代谢减慢,增加发生毒性反应的风险等。同样,隶属于十九畏的人参-五灵脂、三棱-芒硝等反药药对也有类似的致毒增毒机制研究。总之,对于十八反、十九畏的现代研究方兴未艾,许多反药同用致毒增毒的机制已经得到初步阐明,中药配伍禁忌的研究思路和技术体系框架也相对成熟。在中成药的临床应用时,应紧跟学术前沿,积极借鉴和参考这些基础研究成果,认真对待十八反、十九畏等配伍禁忌理论。

4. 中成药不良反应呈多发和高发态势,不应忽视传统配伍禁忌理论

近年来,随着中成药品种和使用量的增加,中成药不良反应事件呈高发和多发态势。据《国家药品不良反应监测年度报告(2017 年)》统计,中药不良反应占全部报告的 16.1%,比 2012 年有所上升,这其中包含中成药和中药注射剂的数据。同时,《健康报》《中国医药报》等专业媒体也对中成药的不良反应进行了报道,突出反映了中成药在临床使用过程中,由于不对证使用和不合理联用而造成的不良反应和毒副作用,并直接将违背十八反、十九畏列为发生不良反应的原因之一。同时,目前市场上的中成药品种有几千种之多,医疗机构经常使用的也都在百余种,很多医师对中成药的药味组成并不熟悉,也就难以进行配伍禁忌的判断,为用药安全留下隐患。所以,在当前中成药存在许多滥用误用的大背景下,重视传统配伍禁忌理论,关注含毒性饮片中成药的联合使用,有利于中成药不良反应的防范。表 5-1 统计了临床使用时容易忽视的存在潜在反药同用的中成药联合使用情况,处方点评时应视为违反配伍禁忌。

表 5-1　存在潜在反药同用的中成药联用情况

序号	含有反药的中成药品种	可能出现联用的病证特征
1	川乌、草乌或附子:大活络丸、尪痹颗粒、强力天麻杜仲胶囊、骨刺消痛片、追风透骨丸、附子理中丸、盘龙七片、芪苈强心胶囊、虎力散胶囊、附桂骨痛胶囊、右归丸、金匮肾气丸、小金胶囊等 贝母、半夏或瓜蒌:川贝枇杷糖浆、羚羊清肺丸、通宣理肺丸、复方鲜竹沥液、蛇胆川贝液、消渴丸、十味玉泉片、渴乐宁胶囊等	素有风寒湿痹,或脾肾阳虚,或乳腺增生患者近期外感,出现咳嗽等症状;或糖尿病患者出现风湿痹痛症状等

续表

序号	含有反药的中成药品种	可能出现联用的病证特征
2	海藻、芫花或甘遂:心通口服液、祛痰止咳颗粒等 甘草:橘红痰咳颗粒、通宣理肺丸、镇咳宁胶囊、香砂养胃丸、朱砂安神丸、川芎茶调颗粒等	冠心病患者近期外感,出现咳嗽等症状;或近期胃部不适、或近期睡眠不佳;两种止咳药联用等
3	川乌、草乌或附子:同上 犀角:安宫牛黄丸、牛黄清心丸、牛黄降压丸、石斛夜光丸、安脑丸等	素有风寒湿痹,或脾肾阳虚患者出现神昏眩晕、高血压或脑血管病等
4	郁金:胆乐胶囊、胆宁片等 丁香:苏合香丸、紫雪散、六应丸、妙济丸等	患有慢性胆囊炎的患者出现昏迷、中暑症,或热毒证等
5	芒硝:防风通圣丸等 三棱:开胸顺气丸、金嗓散结丸、跌打丸、痛经宝颗粒等	声带息肉患者,外伤患者,或痛经患者出现荨麻疹、便秘等外寒里热证表现等
6	人参:人参健脾丸、参苓白术散、补肾益脑胶囊、通心络胶囊、参松养心胶囊、麝香保心丸、肠泰合剂、定坤丹等 五灵脂:小金胶囊、少腹逐瘀颗粒、痛经宝颗粒等	患有妇科病或乳腺增生的患者出现脾肾阳虚证,或合并冠心病等;两种治疗月经不调的中成药联用等

二、反方:多种证据提示十八反、十九畏可能并不完全适用于中成药

1. 传统配伍禁忌理论因循守旧,且混有数字迷信和哲学演绎的成分

尽管十八反、十九畏已经成为中药配伍使用的指导原则并纳入历版教材,但追根溯源,上述配伍禁忌理论的形成发展过程中或多或少地存在数字迷信和哲学演绎的成分。

其一,根据文献学的研究成果,敦煌出土的《本草经集注》(以下简称《集注》)残卷记载了198味药物的七情,其中记载有与当今几乎无异的相反药内容,只是数目不是18种而是16种,也有19种之说。而"十八反"这个词最早记载于五代后蜀韩保升的《蜀本草》中转引前世本草对《本经》中配伍关系统计的一段话,即"三百六十五种,有单行者七十一种,相须者十二种,相使者九十种,相畏者七十八种,相恶者六十种,相反者十八种,相杀者三十六种"。后世医家张从正据此制作了"十八反歌诀",才使得十八反内容得以广泛流传。但随着历代医家经验的积累和药物种类的增加,符合"相反"认识的药物实际上又不止18种,据王氏统计已有80余种,例如明清时期的《本草纲目》《本草

41

蒙筌》《景岳全书》等专著均列举了大量不在十八反歌诀之内的反药药对,例如河豚反防风、川芎反藜芦等。但是,为了符合"十八反"之数,后世本草往往会进行较为随意的删减。所以,十八反理论具有明显的"遵经泥古"的机械性,表现出一些因循守旧和数字迷信的痕迹,实际上"早就没有固定的数量含义,乃是中药配伍禁忌的代词而已"。

其二,对于十八反歌诀中"诸参辛芍叛藜芦"的"诸参",在《集注》中称为"五参",即人参、沙参、玄参、紫参和丹参。梁氏认为,"五参"的称谓与《本经》中的"五芝""五色石脂"及《素问》中的"五泄""五虚""五色痢""五脏咳"等概念如出一辙,是阴阳五行向配伍禁忌理论的渗透,充满了逻辑演绎的哲学气息,很可能是五行配属的推理结果。而后世更是陆续新增了西洋参、太子参、党参、华山参等10种参,似乎只要名称中有一个"参"字,无论亲疏远近,都要进入与藜芦相反的队伍,都要面临不宜与藜芦配伍的结果。这显然是受到"诸参"一词的影响,存在偶然因素和人为因素。所以,传统配伍禁忌理论存在哲学演绎和比附的成分,诸多内容的科学性和权威性有待于商榷。

2. "相反"的真正含义也许不是"生毒"而是"不效",也难以厘清相反配伍的真实意义

前已述及,十八反、十九畏理论的形成发展过程中混有哲学演绎的成分,存在偶然和人为因素,更为严重的是,"相反"的真正含义也许都因此而发生改变。王氏认为,相反属于不良配伍毋庸置疑,但历代对其后果的认识却经历了一系列变化:至少从唐代开始,反药同用的后果已经由《集注》中陶弘景定义的"药理既昧,所以不效"进展为"共则杀人",而后世医家更多地直接将相反配伍定义为毒副作用增加。承认概念错配的证据还有很多,例如李时珍等总结的相反是可以利用的"怒性""霸道"或"相反相激"等强烈作用,有学者将相反界定为"妨害治疗",或将其定位为"在处理某些痼疾的场合必须合之"的配伍行为等,甚至甘遂的一种炮制品就是用甘草水炮制。所以,"相反"配伍的真正内涵可能原本就不仅仅是"绝对禁忌"的意义,而更多强调了治疗作用的消失,或是产生了只适合于特定机体状态的强烈作用。

关于相反配伍与毒副作用的关系,还有一种更为合理的学术观点,即反药配伍致毒的重要原因可能是药物自身就具有较强的毒性偏性。例如在十八反的配伍中,除了甘草-海藻药对外,其余配伍关系均至少含有1味毒药,还有像乌头-半夏、细辛-藜芦这样毒药与毒药的配伍。那么,在缺少还原性分析思维的古代,在单独使用乌头、藜芦、甘遂、芫花都易使人中毒甚至死亡的事实下,是怎样确定中毒的原因是配伍而非这些药物本身呢。实际上,对于有毒药物组合后不良反应的推定,要么与自身毒性有关,要么与两药毒性叠加

有关,似乎才是更为合理的思维逻辑。而且,反药同用的不良反应也印证了这一点,例如半夏与川乌配伍、贝母与乌头配伍后出现的面部四肢麻木、头晕心慌的症状表现,与单用乌头中毒时几无差异。因此,反药配伍致毒增毒的原因也许用药物自身的毒性就能解释,配伍可能只是"配角"。

　　3. 十八反、十九畏从来不是临床选药用药的绝对禁区

　　无论是历代医家的用药经验和本草专著,还是现代医学的临床实践和诊治指南均显示,十八反、十九畏从来就不是临床选药用药的绝对禁区。许多学者在系统综述反药同用的临床案例方面做了很多有益的工作,查找了数十部中医专著,收集了近 2000 篇临床案例,并对《中国药典》《中华人民共和国药典临床用药须知》《国家基本药物中成药制剂品种目录》等国家规范进行研究,形成了大量二次或三次文献,积累了许多成功的反药同方经验(表 5-2)。

表 5-2　反药同用的临床案例总结

反药同方	经典案例
乌头配伍半夏	《金匮要略》赤丸方,《太平惠民和剂局方》如圣饼子、骨碎补丸,《证治准绳》白附饮,《外台秘要》大鳖甲汤、水症丸,《中国药典》庆余辟瘟丹,《中华人民共和国药典临床用药须知》双虎肿痛宁、参茸黑锡丸,乌头半夏方
乌头配伍瓜蒌	《普济方》大黄芪酒,附子瓜蒌方
乌头配伍贝母	《太平惠民和剂局方》金露丸,《中华人民共和国药典临床用药须知》筋痛消酊,肺积胶囊
乌头配伍白蔹	《千金要方》镇心丸、风痹散,《中国药典》阳和解凝膏、安阳精制膏、少林风湿跌打膏
甘草配伍海藻	《疡医大全》内消瘰疬丸,《医宗金鉴》海藻玉壶汤、通气散坚丸,《证治准绳》昆布散,《中华人民共和国药典临床用药须知》消核片,《国家基本医疗保险、工伤保险和生育保险药品目录》宫瘤宁颗粒
甘草配伍甘遂	《金匮要略》甘遂半夏汤,《千金要方》陷胸汤,双甘散(兽药),甘遂甘草方
甘草配伍大戟	《千金要方》制厚朴汤、大投杯汤,《中国药典》周氏回升丸,加味大戟散(兽药)
甘草配伍芫花	《千金要方》大五饮丸、大金芽散
藜芦配伍人参	《千金要方》鸡鸣紫丸,《圣济总录》犀角丸
藜芦配伍玄参	《普济方》凝水石酒

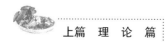

续表

反药同方	经典案例
藜芦配伍细辛	《医方考》通顶散,《普济方》乌头摩风膏
藜芦配伍芍药	《普济方》二提金箔
硫黄配伍朴硝	《太平惠民和剂局方》如圣胜金铤
牵牛子配伍巴豆	《太平惠民和剂局方》丁香丸,巴豆牵牛子方(兽药)
丁香配伍郁金	《太平惠民和剂局方》木香分气丸,《春脚集》十香返魂丹,《中国药典》庆余辟瘟丹、通窍镇痛散、十香返生丸,丁香郁金方
川乌配伍犀角	《摄生众妙方》大活络丹,《太平惠民和剂局方》摩挲丸
三棱配伍芒硝	《中国药典》木香槟榔丸,三棱芒硝方(兽药)
肉桂配伍赤石脂	《胎产心法》胎产丸,《太平惠民和剂局方》熟干地黄丸、泽兰丸,《景岳全书》女金丹,《中国药典》女今丸、补脾益肠丸,《国家基本药物目录》追风壮骨膏、胎产金丸
人参配伍五灵脂	《温病条辨》化癥回生丹,《校注妇人良方》定坤丹,《东医宝鉴》人参芎归汤,《中华人民共和国药典临床用药须知》养胃宁胶囊、妇科回生丸

4. 药物基源、炮制制剂、剂量配比等因素限制了传统配伍禁忌向中成药领域的延伸

即使十八反、十九畏理论是无懈可击的,但由于当前中成药有关药物基源、炮制制剂、剂量配比等与原有理论背景不同的因素,将分别含有反药药对组分的中成药联用直接视为配伍禁忌也是有问题的,将十八反、十九畏理论直接向中成药领域延伸也是有阻碍的。

其一,药物基源因素。十八反歌诀中未提及同一药物的不同基源品种,而只是记录了简化的药名,为近现代随意扩大相反配伍埋下隐患,出现了"大戟不分京、红均战草,芍药不分赤、白均叛藜芦,贝母不分川、浙,甚至土贝母均攻乌头的怪现象"。实际上,现有已知存在错误的药物基源包括红大戟、北沙参、北细辛不应纳入十八反,百合科贝母、毛茛科芍药似乎也与古时不同。

其二,炮制制剂因素。暂且不论甘遂、海藻的炮制古法问题,仅从当前中成药配伍的使用形式与传统中药煮水共煎的使用方法之间,差异就十分显著。现代研究揭示,群药共煎时的增溶、沉淀、化合等反应影响了指标性有效成分的溶出,并最终造成临床效/毒的差异,而反药配伍增毒与煮水共煎时发生的表面活性剂作用、酸碱成盐反应、成分复合及化合现象密切相关。然而,无论颗粒剂、胶囊或口服液,中成药的配伍基本不会出现这些内容,其潜在的相互作用只能通过体内药物代谢、受体竞争等方式实现。

其三,剂量配比因素。现代研究显示,反药配伍时的不同配比对其毒性表达影响很大,不同的剂量配比其毒性作用强弱不同,甚至还有效/毒的差异。例如王氏的研究显示,甘草海藻4:1配伍对肝脏组织功能的氧化-抗氧化平衡未产生明显影响,而甘草海藻1:2和1:4配伍则对肝脏有损伤作用,出现氨基转移酶升高等。但是,与中药汤剂处方不同,大部分中成药各组成药物之间的含量配比未知,导致无法准确计算反药配伍的剂量比,甚至对大体趋势也无法估计。这也是阻碍传统配伍禁忌理论进入中成药领域的重要原因之一。

总之,现代中成药配伍联用时涉及的药物基源、炮制制剂和含量配比因素,再加上辅料、外用内服、服药时间等诸多差异,使其与传统煮水共煎的形式不同,也就限制了传统配伍禁忌理论的应用。实际上,从目前的文献来看,明确提出中成药违背十八反、十九畏理论进行联用而导致不良反应事件,并将其原因归为反药配伍因素的临床报道尚未找到。因此,中成药配伍禁忌不宜完全照搬十八反、十九畏的内容,而是应探讨固定剂型和使用方式下的特殊情况,并分析各种可能的影响因素。

第四节　十八反、十九畏配伍禁忌点评的参考建议

前面的内容从正方支持和反方质疑的角度,围绕着"中成药处方点评是否应坚持遵循十八反、十九畏配伍禁忌理论"这一论题,分别展开多个不同方面的论述。基于以上内容,笔者认为似乎可以达成一些共识,并为处方点评提供一些具体的操作方案。

一、客观认识十八反、十九畏理论的"粗"和"精",并选择性采纳

综合前面的各种观点可知,十八反、十九畏是历史上最重要的配伍禁忌理论,发源早、传承久,历代均以其为处方遣药的重要参考。但是,从中医药发展到今天的视角看,由于其受到阴阳五行哲学思维的渗透较多,理论表述方式的主观性和机械性特征还是比较明显的。同时,古往今来采用反药同方治疗疾病的临床案例不胜枚举。因此,基本上可以认为,与中药药性理论形成和表达过程的复杂性特征一样,十八反、十九畏理论的真正内涵被哲学外衣所包裹,需要辩证地认识和分析。最后,与传统配伍水煎相比较,中成药剂型、剂量、辅料、工艺等方面的差异更是增加了中成药配伍的复杂性。因此,笔者认为,中成药处方点评完全按照十八反、十九畏理论进行配伍禁忌的判

定可能是不妥的,应遵循合理逻辑和可信证据,"去粗取精"地加以运用。具体来看:

(1)对于一些主观性较强的内容,处方点评标准应不予采纳。例如"诸参"的认定,不宜在没有调查研究的前提下外推,可暂时采用宋以前的文献记载,以人参、沙参、玄参、苦参和丹参为原版;又如白及的认定,认为"及"不是指白及,而是与"俱"一样的虚词,也有现代研究似乎印证这一点;还有药物基源的认定问题等。

(2)对于一些毒药与毒药配伍的反药同用情况,或现代研究证实其"致毒增毒"机制主要为体内相互作用的反药配伍,还有未列入"十八反、十九畏"但临床确有增毒现象的药物联用情况,宜列为需要密切关注的配伍使用范畴,可进行较为严格的处方点评策略。

(3)对于介于两者之间的情况,可以根据各医疗机构的实际情况和既往经验,选择性地进行点评。同时,无论采取何种方式,均应该与临床保持密切联系,有条件的可以对临床实践的中成药反药同用患者进行追踪与随访,积累临床资料进行分析。

二、无论是否配伍反药,均应重视毒性中药饮片和含毒性饮片中成药的合理使用

越来越多的研究认为,十八反、十九畏配伍禁忌理论最大的问题和缺陷在于难以厘清反药配伍使用后出现的不良反应,究竟是毒性饮片自身的问题,还是配伍的原因。实际上,从学术研究和机制探索的角度看,阐明毒性作用是否与反药配伍后的血药浓度、组织代谢、受体环境等变化有相关性是十分重要的;但从临床角度看,无论是否配伍,患者使用毒性饮片或含毒性饮片的中成药时,都需要适应证、机体状态、用法用量、煎煮方式、宜忌事项等方面的匹配与明确,病情和症状的改善程度需要密切监测,出现不良反应后的解救措施也需要提前告知,以保证安全性和有效性。在此方面,很多医疗机构进行了有益尝试,例如王氏针对占比较广和容易出现反药配伍的骨伤科中成药,设计了干预药品使用的标准操作规程,汇编了临床安全合理用药的操作指南等。

另外,近年还发现了很多未进入十八反、十九畏的类似于"相反"关系的药对配伍,例如麝香的中枢兴奋作用可增强莽草、马钱子的急性毒性,延胡索与马钱子配伍增强毒性,各种含汞药物(如朱砂、轻粉、升药)与含碘药物(如海藻、昆布)配伍产生游离汞而致毒等。还有现代研究已阐明含毒性成分的毒性中药的应用,例如马兜铃、千里光、土三七等,也应该在临床实际工作包括中成药的联合使用中给予重点关注,而不仅仅限于十八反、十九畏。

三、尝试中成药配伍联用处方权限和点评策略的分类管理

在目前中成药存在较大程度的滥用和误用的现实情况下,可以采用处方权限管制或者处方药品数量管制的方法进行管理,保证中成药的安全使用。例如一些医疗机构将单张处方口服中成药数量限制在 2 种的方法就是有益的尝试。同时,可以限定具有中成药处方权限的医师条件,例如限定为仅能由中医师开具,或是仅能由副高级职称以上的西医师开具,或是仅能由参加过中成药合理用药专项培训或继续教育培训并取得结业证书的西医师开具等。就中成药配伍联用而言,可以区别中医师和西医师进行管理,例如对于中医师给予更宽松的配伍自由而对于西医师给予更严格的品种管制。同时,宜实行差异化的点评策略,不仅如前所述对涉及配伍禁忌的 3 种不同处方设定不同的点评方法,而且也宜对配伍后具有潜在致毒增毒作用的药品联用进行区别对待,可以模仿 Medscape 数据库对于化学药物相互作用的管理模式,将不良相互作用分为禁忌(contraindicated)、严重-选择使用(serious-use alternative)、明显-密切监测(significant-monitor closely)、不明显(minor)4 类进行等级化管理和指导临床。总而言之,无论是处方权限还是点评方案,均宜采用差异化的区别对待策略,以适应传统配伍禁忌的复杂情况和各自医疗机构的实际情况。

主要参考文献

［1］王豫辉,孟菲,李学林.6 家"三甲"医院中成药使用状况分析[J].中国药房,2011,22(43):4100-4102.

［2］陈仲康.我院五年来中药处方点评回顾[C].中国药学会医院药学专业委员会.《医院处方分析合作项目》全国年会论文集,2012.

［3］唐蕾,韦炳华,何秋毅,等.超说明书用药的现状及其法律风险[J].中国药房,2014,25(45):4225-4228.

［4］杨言军.乌头配半夏致中毒 1 例分析[J].甘肃中医,1999,12(4):12.

［5］户战亭.乌头与贝母配伍中毒 1 例[J].北京中医药大学学报,1996,19(3):27.

［6］唐玉仲.党参与藜芦配伍反应 2 例[J].湖南中医杂志,1993,9(4):47,51.

［7］喻鑫.甘遂花致肌无力 1 例报告[J].陕西中医,1995,16(12):545.

［8］武秀峰,时银英.丁香、郁金同用出现不良反应 1 例[J].现代中医药,2008(2):71.

［9］王超,王宇光,梁乾德,等.UPLC/Q-TOFMS 分析十八反乌头半夏配伍化学成分的变化[J].药学学报,2010,45(10):1301-1306.

［10］陈艳琰,钱大玮,尚尔鑫,等.基于化学成分相互作用探讨芫花与甘草配伍禁忌的机制[J].药学学报,2012,47(8):1043-1048.

［11］盛伟,张语迟,王淑敏,等.人参与藜芦配伍后人参皂苷类成分煎出量变化研究[J].中

国药房,2010,21(15):1417-1418.

[12] 姚凝.丹参与藜芦配伍对小鼠肝脏及肾脏的影响[J].中药材,2014,37(3):482-484.

[13] 丁爱华,华永庆,洪敏,等.海藻与甘草反药组合对大鼠离体回肠收缩及小鼠小肠推进功能的影响[J].中华中医药杂志,2014,29(1):87-90.

[14] 代方国,罗仁,王宇光,等.甘遂配伍甘草对大鼠肝脏 CYP3A2 影响[J].第四军医大学学报,2005,26(10):951-953.

[15] 庹芹.基于化学成分变化及体内代谢的中药配伍机制研究进展[J].山东中医杂志,2013,32(11):850-853.

[16] 段金廒,张伯礼,范欣生,等.中药配伍禁忌研究思路与技术体系框架[J].世界科学技术-中医药现代化,2012,14(3):1537-1546.

[17] 宿树兰,段金廒,李文林,等.基于物质基础探讨中药"十八反"配伍致毒/增毒机制[J].中国实验方剂学杂志,2010,16(1):123-129.

[18] 王乐民.我国中成药说明书为何难见不良反应[N].健康报,2006-04-17.

[19] 苗兴朝,孟庆远.尽快明确中成药不良反应[N].健康报,2014-07-16.

[20] 王泽议.口服中成药安全使用不容忽视[N].中国医药报,2014-06-03.

[21] 徐亚静.莫让治病变致病[N].中国医药报,2010-02-09.

[22] 雷素华,刘康.探讨避免不合理使用中成药造成意外不良反应的应对措施[J].四川中医,2009,27(4):50-51.

[23] 张春华,李琛.中成药不良反应常见原因及合理应用探讨[J].河北中医,2013,35(2):273-274.

[24] 张渊盛.试论古代文献于十八反药对的认识观[J].世界中西医结合杂志,2008,3(9):503-505.

[25] 王家葵,沈映君.十八反质疑[J].中国中药杂志,1998,23(3):177-180.

[26] 凌一揆,林森荣.对中药十八反、十九畏的文献考察[J].上海中医药杂志,1982(1):24-27.

[27] 刘智,张大方.中药十八反的历史考证[J].中国药师,2008,11(4):462-463.

[28] 梁茂新.中药十八反猜想[J].中华中医药杂志,2011,26(6):1258-1260.

[29] 林娜.藜芦反"诸参"考[J].中国中药杂志,1989(10):48-50.

[30] 高晓山,陈馥馨,刘林祥,等.中药十八反的新含义——妨害治疗[J].中国中药杂志,1992(12):754-756,761.

[31] 高晓山.甘草水制甘遂与中药十八反[J].中成药研究,1981(4):24-25.

[32] 凌一揆,林森荣.对中药十八反、十九畏的文献考察(续)[J].上海中医药杂志,1982(2):21-23,37.

[33] 李文林,范欣生,段金廒,等.中药十八反的现代临床应用数据分析与思考[J].中国实验方剂学杂志,2010,16(5):231-235.

[34] 刘佳,钟赣生,王茜,等.2010 年版《中国药典》一部中含十八反十九畏药对的成方制剂收录情况及临床应用分析[J].中国实验方剂学杂志,2011,17(4):213-217.

[35] 王茜,钟赣生,刘佳,等.《药典临床用药须知·中药卷》(2005 年版)中含反药药对成方制剂收载情况与分析[J].北京中医药大学学报,2011,34(1):27-30,72.

［36］王茜,钟赣生,刘佳,等.《国家基本药物中成药制剂品种目录》(2004年版)中含反药配伍成方制剂的收载情况及其配伍规律研究［J］.中华中医药杂志,2011,26(5):1082-1086.

［37］周健,虞舜."十八反"不反［J］.光明中医,2009,24(10):1983-1985.

［38］刘源.乌头半夏合用治疗类风湿性关节炎15例的临床综合观察［J］.中国中药杂志,1991,16(2):121-122.

［39］冯占荣,金东明.金东明教授伍用附子半夏瓜蒌治咳喘验案［J］.吉林中医药,2011,31(9):893-894.

［40］刘世荣,王俊娥.肺积胶囊治疗肺癌的临床研究［J］.山东中医杂志,2005,24(2):84-85.

［41］李晓佳,王瑜,郭浩,等.反药同方之方剂现代临床应用研究［J］.辽宁中医药大学学报,2011,13(10):64-66.

［42］李怡文,钟赣生,柳海艳,等.《国家基本医疗保险、工伤保险和生育保险药品目录》含十八反十九畏药对的成方制剂及临床应用分析［J］.中国实验方剂学杂志,2013,19(9):353-357.

［43］王天益.中兽医临症应用反药方例［J］.中兽医科技资料,1977(3):28-31.

［44］姚保泰.二甘粉外敷曲泉穴消除肝硬化腹水二例报告［J］.山东中医学院学报,1985,9(4):39-40.

［45］张德明,张正文,白挨前,等.三个"反药"制方的临床应用［J］.中兽医医药杂志,1989(4):46-47.

［46］王天益.中药十九畏在兽医临证中的应用［J］.西南民族学院学报·畜牧兽医版,1986(2):60-66.

［47］沈士荫,董淑侠.中药配伍禁忌药物在临床上的应用［J］.中医药学报,1988(5):23-24.

［48］欧阳菊.丁香配郁金治疗虚寒性胃痛32例［J］.实用中医药杂志,2006,22(2):79.

［49］王健,薛长松.十八反研究中的药材同一性［J］.中医药学报,1999(1):63-64.

［50］王宇光,高月.中药十八反药理毒理研究进展［J］.中国实验方剂学杂志,2003,9(3):60-63.

［51］张碧玉,张丽璇.浅谈中药汤剂与剂型改革［J］.海峡药学,2004,16(2):81-82.

［52］仝燕,王锦玉,冯伟红,等.冠心Ⅱ号方单煎与合煎对主要有效成分的影响［J］.中国实验方剂学杂志,2007,13(6):24-26.

［53］周赟,田亦平,孙桂萍.中药颗粒免煎剂与传统煎剂用于妇科盆腔炎疗效比较［J］.现代中西医结合杂志,2009,18(35):4369-4370.

［54］王昕,姚凝,刘建鸿,等.甘草与海藻配伍对小鼠肝脏的毒理作用及氧化-抗氧化平衡研究［J］.时珍国医国药,2012,23(4):879-880.

［55］周健.论《神农本草经》十八反药无白及［J］.四川中医,2009,27(4):39-40.

［56］潘雪梅,房德敏,周永梅,等.含毒性成分中成药骨科合理应用干预体系初探［J］.天津药学,2010,22(3):49-50.

［57］孔祥文,王宇光.骨伤科中成药临床用药参考(内部资料)［S］.北京中医药大学第三附属医院,2014:10.

第六章

妊娠期人群选用中成药点评

第一节　妊娠期人群选用中成药点评的目的和基本方法

　　妊娠期人群属于特殊人群,治疗药物选择时需考虑其对母亲正常怀孕分娩和胎儿正常生长发育的影响。中成药妊娠期人群遴选点评的目的是考察处方中是否存在影响母亲正常怀孕分娩或胎儿正常生长发育的中成药。

　　中成药处方妊娠期人群遴选点评的基本方法:

　　(1)以药品说明书或《中华人民共和国药典临床用药须知》等收录临床使用指导意见的药品标准为依据,考察妊娠期妇女处方中是否含有标识为"妊娠期妇女禁用""妊娠期妇女忌用""妊娠期妇女不宜使用"等明确提示不宜用于妊娠期妇女的中成药。如果有,则点评为妊娠期患者遴选药品不适宜。

　　(2)以《中国药典》《中药学》教材等收录单味中药临床使用指导意见的权威参考资料为依据,考察妊娠期妇女处方中成药的组成中是否含有妊娠禁用或忌用中药。如果有,则点评为妊娠期患者遴选药品不适宜。

　　由于中药妊娠期安全用药尚处在发展阶段,诸多风险信息尚不明确,也不宜单凭传统各家经验用药。所以,妊娠期遴选中成药的合理性评价存在以下两大盲区和争议地带:一方面,妊娠慎用药是否能用、什么情况下能用、使用时应该注意什么和监测什么,这些信息尚不清楚;另一方面,从现代胚胎毒理、遗传毒理角度看,很多中药的安全使用范围也未划定。因此,中药妊娠期安全用药是正处在不断发展、完善中的新兴学科领域,处方合理性评价也应多关注前沿信息。

第二节　妊娠期人群选用中成药点评的现状和问题

　　从目前的点评现状来看,妊娠期人群的药品遴选点评尚未规范化实施,许多医疗机构的中成药处方点评报告中不包含此项内容，只有一部分处方点评工作记载了此项内容。其中，有些研究只是列出了妊娠期用药的禁忌注意事项，提示含毒性较强或药性峻烈成分的药品为妊娠禁用药，而通经祛瘀、行气破滞类药品为妊娠慎用药；另一些研究列举了临床真实案例及具体品种，例如妊娠期禁用金莲清热颗粒、忌用龙血竭胶囊等；也有学者对此问题进行深入讨论，汇总分析了全院妊娠期患者的中药处方，并将妊娠禁忌纳入中成药处方点评的实施要点之一等。总体来看，中成药的妊娠期药品遴选或妊娠禁忌问题还未得到普遍重视。

除了妊娠期合理用药监管的重要性认识不足、药师审方能力和处方点评制度的规范化亟需提高外，关于该问题还存在更为深层次的难点，即妊娠期妇女究竟应该怎样使用中药。例如面对大量的妊娠禁用/慎用药记载但却"有故无殒，亦无殒也"的治疗理念，应该怎样认知；又如有些属于妊娠禁忌却还成功用于妊娠期妇女疾病治疗的药物，临床应该怎样把握尺度；再如禁用与慎用又该怎么区别和掌握。不可否认的是，在临床实际越来越复杂的今天，任何药害事件的发生都有来自于药品、机体和用药等多个方面的影响，单纯依靠说明书信息来判定合理性是不够的。所以，除了遵照说明书妊娠期注意事项内容外，还有很多工作能做。

第三节　妊娠期人群选用中成药点评的深度解析

前已述及，关于妊娠期妇女合理使用中药的问题，仍然存在大量难点和争议问题。具体到中成药妊娠期人群遴选点评角度，我们至少需要明确以下几个方面。

一、古今文献记载了大量妊娠禁忌药物，但"有故无殒，亦无殒也"的理念似乎鼓励着临床创新实践

毋庸置疑，妊娠禁忌药是客观存在的。早在《神农本草经》中就有牛膝、瞿麦等药物能够"堕胎"的记载，但并没有明确的"妊娠禁忌"名称。唐代以后，多数妇产科专著及本草开始论及"妊娠禁忌药"，但对于最先著录妊娠禁忌药的书，有些研究认为是《妇人大全良方》和《指南总论》，也有些认为是《卫生家宝产科备要》。发展至明清时期，《本草纲目》载录妊娠禁忌药84种，而《珍珠囊补遗药性赋》中的妊娠服药禁歌则流传最广。实际上，中药对妊娠期妇女有不良影响的文献记载就是从《神农本草经》的"堕胎"药开始的，并一脉相承地延续和拓展，从宋代起为了提升其重要性，防止对妊娠患者误投或过投攻伐性药品而更名为"妊娠禁忌药"，并以歌诀的形式强化传承。目前，《中

药药性论》收集整理得到的妊娠禁忌药已达716种，许多药物都有多部文献支持。

时至今日，妊娠禁忌药已经进入了历版《中药学》《临床中药学》教材，并根据临床实际分为禁用药和慎用药两类。其中，禁用药多属于剧毒药，或药性作用峻猛之品，或堕胎作用较强的中药，例如雄黄、斑蝥、麝香等；而慎用药则主要是一些活血化瘀药、行气导滞药、攻下药和温里药，例如红花、大黄、附子等。与此同时，历版《中国药典》也收录了多种妊娠禁忌的成方制剂，且更加细化地分为禁用、忌用和慎用3类。据王氏统计，《中国药典》（2010年版）收载成方制剂与单味制剂共1062种，在【注意】项下标注妊娠期妇女禁忌品种的总计355种，几乎占33.4%。其中，禁用品种117种，包括牛黄解毒片、关节止痛膏、七厘散等；忌用品种74种，包括云南白药、地榆槐角丸、桂枝茯苓胶囊等；慎用品种144种，包括木香顺气丸、强肾片、前列安通片等。

谈到妊娠期使用中药，不能不提到著名的"有故无殒"理论。此理论始见于《素问·六元正纪大论》，原文为"黄帝问曰：妇人重身，毒之何如？岐伯曰：有故无殒，亦无殒也。帝曰：愿闻其故何谓也？岐伯曰：大积大聚，其可犯也，衰其大半而止，过者死"。关于这段话的解释，"重身"即妊娠期妇女，"毒之"即使用峻利药，虽然对"故"字有疾病、沉疴痼疾、原因3种释义，但较为公认的基本含义为"即使药性峻猛，只要有相应病证并且药证相符，仍然可以在妊娠期使用这些药物且不会出现危险；但也需掌握用法用量，适可而止，不可过度使用"。秉承这种治疗理念，很多中药甚至是妊娠禁忌药也被用于妊娠期疾病的治疗。据王氏等统计，经方始祖张仲景《金匮要略》"妊娠病篇"现存原文12条，载方9首，其中8首用到妊娠禁忌药或慎用药，例如附子汤证之用附子、干姜人参半夏丸证之用半夏、当归芍药散证之用川芎、桂枝茯苓丸证之用牡丹皮和桃仁等，而且该篇的当归散（当归、芍药、川芎、白术、黄芩）和白术散（白术、川芎、蜀椒、牡蛎）被认为是安胎养胎的常用方，且黄芩、白术的安胎功效可能正是出于此。随着这些药物在妊娠期疾病治疗中的广泛应用，一些药物甚至已经形成了一定的用药经验和共识，对于妊娠期妇女用药后的足月胎儿分娩和生长智力发育情况也有所考察，例如法半夏用于治疗妊娠恶阻、附子用于缓解妊娠期畏寒中冷、大黄用于治疗妊娠期阳明腑实，以及活血化瘀药用于妊娠期血瘀诸证等。

当然，"有故无殒"理论除了在提示妊娠期可以使用中药甚至是药性峻烈的中药外，还强调了用法用量，即所谓的"衰其大半而止"。也就是说，对于妊娠期人群来讲，药物的药力达到祛除大半病邪即可，不可过度。很多学者根据临床实践经验，总结出一系列保证"无殒"的治疗原则。例如时氏认为妊娠期使用中药应掌握有病治病当机立断、辨明虚实方药对证、用量适当掌握法度、了解药理确保无殒 4 类原则。胡氏认为达到"有故无殒"应重视方药对证、用药轻缓、衷中参西、滑胎体质和妊娠早期谨慎用药等几个方面。总之，大量文献报道显示出在"有故无殒"理论指导下，妊娠期使用中药甚至是禁忌中药的临床实际，而且很多病例报告都提及对于胎儿生产和生长发育的随访情况，从一定程度上反映了其有效性和安全性。

二、药食同源中药可能是妊娠期人群应对轻度不适的首选

从更为广泛的视角来看，与妊娠期使用中药的风险性并存的是，日常生活的很多食材从某种程度上看也属于中药，或是药食同源的药物。2002 年 3 月国家卫计委发布了《关于进一步规范保健食品原料管理的通知》，规定了 87 种既是食品又是药品的药材名单，包括山药、山楂、姜、枸杞子、菊花、枣、昆布（海带）、木瓜、黑芝麻、蒲公英、蜂蜜、花椒、龙眼肉（桂圆）、紫苏叶、紫苏子、白扁豆、胖大海、金银花等。2014 年 11 月又发布了《按照传统既是食品又是中药材物质目录管理办法》（征求意见稿），又新增了人参、芫荽（香菜）、玫瑰花、粉葛等 15 种，其中还包括 8 种凉茶原料或调味品，即布渣叶、夏枯草、当归、山奈、西红花、草果、姜黄和荜茇，其中在人参项下标注"妊娠期妇女、哺乳期妇女及 14 周岁以下儿童不宜服用"。对于这些列入目录的药食两用食材，应该是"具有传统食用习惯，正常食用未发现对人体健康造成任何急性、亚急性、慢性或者其他潜在性危害，符合应当有的营养要求"。

显然，妊娠期妇女肯定服用过多种上述药食两用食材，很多品种甚至是经常服用或妊娠期妇女推荐服用，包括姜、枣、黑芝麻、海带、蜂蜜等，并且是以十分自然的方式融入日常饮食生活中。不仅如此，食疗方法还是妊娠期妇女应对不可避免的身体不适的首选方案，例如感冒初起时的葱姜粥、咽痛口干时的冰糖梨水、便秘时的蜂蜜梨水、胸闷气滞时的紫苏汤等。研究显示，从敦煌遗书中的妇产科古医方开始，药食同源就作为重要的制方原理以达到"食助药力、药助食威"的治疗效果；其后近 2000 多年食疗调理胎产疾病的历史，逐渐形成了单一食疗、先食后药、先药后食、药食并用的治疗特色。针对 176 首妊娠食疗方的系统分析显示，妊娠食疗首重补血调气且多佐以清热类药食同源药材，妊娠病的调治则重视脾肾二脏的培补，食疗方多配伍简单且顾护胃气；其中出现频次最高的前 10 位食物为粳米（普通大米，主产于东北，长宽比<2，煮后黏性大）、糯米、鲤鱼、鸡蛋、鸡肉、赤小豆、黑豆、猪肉、山药、冬瓜，出现频次最高的前 10 位药物为生姜、苎麻根、陈皮、胡椒、生地黄、白术、熟地黄、葱白、艾叶、山药。所以，部分中药（至少包含大部分药食两用药材）在妊娠期正常服用的安全性是基本有保证的，也可以作为一些疾病轻症的治疗首选。

三、多组证据指向了妊娠期服用中药的危险性或未知风险

除了文献记载以外,多组临床报道和现代研究证据均指向了妊娠禁忌药的安全性问题。其中,重要的证据来自于终止妊娠这种治疗性的案例。例如,孙氏采用由当归、丹参、红花、桃仁、三棱等组成的复方,水煎后用白酒送服,成功进行早期妊娠流产 56 例。又如,丁氏在血府逐瘀汤的基础上自拟催经止孕汤,对 182 例早期妊娠妇女进行终止妊娠,有效率为 90.1%。随着现代医学药物流产(口服米非司酮配伍米索前列醇)和人工流产的普及,中药更多的是作为辅助药加以运用,但其组方仍然是采用活血化瘀类药物为主,例如生化汤、破瘀清宫方等。

同时,也有一些发表在非学术性或学术性期刊上的非治疗性药害事件报道。例如 1 例因异位妊娠服用中药流产未成功而转向中药保胎的患者,最后导致胎儿先天性痴呆;18 例患者服用中药"保胎、转胎"但却导致流产、死胎或先天性心脏病患儿。又如有报道转引其他研究表明,妊娠期妇女因滥用减肥茶和感冒茶会导致畸胎。其他案例包括妊娠期妇女因便秘服用芒硝和润肠片仅 1 次就导致流产、因咽痛咽痒泡服胖大海 4 天后导致流产、服用妇科千金片加高锰酸钾坐浴 3 天后导致流产等。除此之外,还有一些先天性畸形儿的临床报道,虽然未明确提及因中药所致,但是均表明母亲怀孕期间服用过"不明"中药,包括连体双胎畸形、先天性软骨发育不全等。

更为严峻的是,这种安全性担忧正在扩大至所有中药,而不仅仅是限于妊娠禁忌药。一项 2014 年的最新系统综述显示,截至 2013 年 4 月 15 日,有 3338 篇中药治疗妊娠期妇女各类疾病的临床文献,除去可能使用活血化瘀药的引产外,余下包括涉及妊娠早产、不孕不育、免疫障碍、高血压、糖尿病等方面的治疗文献近 3000 篇。其中治疗先兆流产频次最高的前 10 位中药分别为白术、菟丝子、续断、阿胶、桑寄生、黄芪、白芍/赤芍、当归、甘草和黄芩。尽管临床试验数量并不少,但是超过 90% 的研究未纳入安全性指标。因此,该研究认为中药对于妊娠期母亲和胎儿的潜在不良作用未知,但并非没有风险。另一些直接针对妊娠期应用中药安全性的研究也表明,临床试验数据不足以用于分析这个安全性问题;而动物实验虽然显示出妊娠期使用中药导致的不良妊娠结局比较常见(尤其在妊娠早期应用时),但安全性或危险性的结论仍然不能确定,仍亟需提供有说服力的中药/中成药妊娠期使用的安全性证据。

四、妊娠期合理使用中药缺少精细化、具体化的指导原则

1. 妊娠期使用中药的安全性分级体系尚未形成

20 世纪 60 年代的"海豹儿"事件唤醒了全世界对妊娠期用药安全性的重视,妊娠期用药也成为医药科学重点关注的内容之一。现代医学认为,由于

药效学及药动学方面的特点,妊娠期用药可能会对胎儿造成不良作用,而药物的脂溶性、药物的剂量或接触时间、药物和受体的亲和力、用药时的胎龄等因素会影响这种不良作用的强弱。1979 年,美国食品药品监督管理局(Food and Drug Administration,FDA)根据药物对胎儿的危险性将其划分为 A、B、C、D 和 X 5 个等级(表 6-1),成为世界卫生组织和多数国家采用的参考标准。一般情况下,可选用 A、B 类药物,谨慎选用 C、D 类药物,禁用 X 类药物(美国 FDA 已经于 2015 年调整药品说明书上关于妊娠分级的描述,新增了更为实用和指导性的内容)。另外,妊娠期用药的基本原则还包括:①孕期可用可不用的药物尽量少用,单药有效时避免联用,用疗效肯定的老药而不用安全性未知的新药;②根据孕周时间决定是否用药,妊娠早期不用 C、D 类药物,如果治疗能推迟,应推迟至妊娠早期之后;③小剂量有效时不用大剂量,应通过调整剂量降低药物可能的损害程度;④严格注意用药疗程,注意及时停药;⑤如果妊娠早期使用过明显致畸的药物,或病情急需不得不使用肯定对胎儿有危害的药物时,应终止妊娠。但是,目前妊娠期使用中药尚未形成与之类似的分级体系和具体指导原则。

表 6-1　美国 FDA 妊娠期用药安全性 5 级分类及代表药物

类别	定义	代表性药物
A 类	在有对照组的研究中,妊娠 3 个月的妇女未见到对胎儿危害的迹象(也没有对其后 6 个月内危害性的证据),可能对胎儿的影响甚微	氯化钾、维生素 D、甲状腺素、制霉菌素(阴道用)等
B 类	在动物繁殖性研究中未见到对胎儿的不良影响,但未在妊娠期妇女中进行对照研究;或在动物繁殖性研究中发现有副作用,但并未在妊娠 3 个月的妇女中得到证实(也没有对其后 6 个月危害性的证据)	青霉素、阿莫西林、阿卡波糖、对乙酰氨基酚、二甲双胍、克拉霉素、利多卡因、美罗培南等
C 类	动物实验证明对胎儿有危害性(致畸或胎儿死亡等),但并未在妊娠期妇女中进行;或尚无对妊娠期妇女及动物进行研究。只有在权衡对妊娠期妇女的益处大于对胎儿的危害之后,方可选用	阿司匹林、氨氯地平、奥美拉唑、贝那普利、地塞米松、骨化三醇等
D 类	有对人类胎儿危害性的明确证据,但在妊娠期妇女用药后有绝对益处时(如严重疾病或死亡威胁且选用其他药物无效),仍然要用	地西泮、环磷酰胺、黄体酮、四环素、秋水仙碱等
X 类	在动物或人类的研究表明其可致胎儿异常,应用这类药物显然是无益的	沙利度胺、利巴韦林、华法林、阿托伐他汀、艾司唑仑等

2. 妊娠前、中、后期使用中药的风险差异尚未足够认识

与传统中医药的妊娠禁忌药和"有故无殒"理论相比较,现代医学对于妊娠期用药的毒性和风险的认识更为详细,并且根据胎儿生长发育的不同时间段对于药物敏感性的差异,划定了用药风险更高的妊娠早期。一般而言,前3个月是胎儿组织器官分化形成的关键时期,用药更应谨慎。实际上,作为以有效成分群及其复杂相互作用为药效物质基础的中药,也至少应遵循这种用药理念,避免在妊娠早期应用。韩氏的研究表明,虽然在临床上很少观察到妊娠禁忌药半夏的致流产作用,但在致畸敏感期毒性的动物实验中,生半夏混悬液和水煎液给予孕鼠10天后会对胎仔发育产生不良影响。

3. 妊娠期中药用法用量的科学化和规范化问题仍需努力

中药的性效表达与其使用量密切相关,随着用量的增加,药效作用增强的同时,其安全性风险也在累积;而对于妊娠期妇女这样一个特殊人群来说,用量问题更为敏感。但是,传统"有故无殒"理论只是给出了定性的"衰其大半而止"的观点,缺乏实际操作性。而且,《中国药典》记载的用量为一般用量,中成药也未标明妊娠期用量的参考。例如妊娠期以大黄为君药的临证复方就有10g后下、15g后下、30g共煎等多种情况。所以,妊娠期中药用法用量亟需科学化和规范化的表达,至少应积累各种准确数据,并警示可能会产生致畸、致流产作用的剂量阈值。

4. 妊娠禁用、忌用和慎用之间的模糊定义

除了以上局限性和规范化的问题外,仅就妊娠禁忌药的禁用、忌用和慎用的定义来看,也存在一些模糊之处。从单字意思来看,"禁"为禁止,"忌"为认为不适宜而避免,"慎"为小心谨慎。似乎从严格角度,禁用最严格、忌用类似,而慎用则次之。但是从目前的使用来看,不同学者对其有不同认识。例如,刘氏认为禁用和慎用的区别在于能否有效地改善妊娠期妇女的病情或有无其他安全有效的替代品、慎用药也"可能或肯定可以对胎儿造成一定危害"。而赖氏则以"妊娠期妇女能用""妊娠期妇女不能用""妊娠期妇女慎用"来区分不同中成药的安全性等级。以上情况亟需规范和统一,并引入现代生殖毒理学研究成果,提高临床可操作性。

5. 其他复杂因素对于妊娠期安全使用中药的影响

如果以更为广阔的思维来看,还有很多影响妊娠期安全使用中药的复杂因素。例如中成药说明书中妊娠用药的安全提示和警示语欠缺,研究显示不到40%的中成药说明书有明确的妊娠用药注意事项,且其中还有许多描述不规范、不一致的现象。又如中药材种植栽培过程中农药、化肥的使用,生长环境中土壤、水质的重金属含量,以及掺假、掺伪等非药物治疗性因素,也可能

会对胎儿造成不良影响。还如一些不完全合理的妊娠期妇女用药知识在广播、电视、网络、微信等平台或亲友之间传播，甚至是公共媒体上对于中药安全与不安全、有效与无效的夸大和争论，都会影响患者选药用药的意愿程度和谨慎程度。诸如此类，也是不可忽视的影响因素。

第四节　妊娠期人群选用中成药点评的参考建议

一、构建妊娠期人群使用中药的"大安全性"分级体系

综合以上主流认识，笔者认为，开展妊娠期妇女使用中药合理性评价的基本问题，就在于从纷繁复杂的妊娠用药认知现状中理出头绪，筛选出安全和不安全的中药，并逐步构建妊娠期用药的"大安全性"等级体系。笔者认为，大约可以分为以下几类：

（1）禁用药物。经规范实验证实药物或其中的某一类化学成分具有较显著的致畸、致突变或致死胎作用，或是古今公认的毒性饮片。此类药物使用后直接会对胎儿甚至母体的健康发育造成不可逆转的不良影响，故不论证型如何，此类药物应禁用。但是，可以作为妊娠期妇女有生命危险时的抢救用药使用，且应在使用后终止妊娠。

（2）忌用药物。此类药物具有明显的"堕胎"、致流产作用的药物，但却可能并不具有致畸、致突变的毒性，例如大部分药性强烈的活血化瘀类药物，以及历代用于终止妊娠的其他药物。此类药物使用后最明显的作用即是致流产，较少有其他方面的不良影响。

（3）慎用药物。此类药物不具有禁用药那种强烈的毒性或明显的致畸作用，也不具有忌用药那种强烈的致流产作用，但却具有传统意义上的活血化瘀、破气消滞、清热泻下、辛温走窜等功效，可能影响胎儿的正常发育，故需在病情允许的情况下对证谨慎使用。

（4）药食两用药物。此类药物的安全性较高，生活中常作为食材或调味料，例如粳米、大葱、生姜、紫苏等，平时即可适当服用，在出现感冒、便秘等轻度不适时可作为首选。

（5）"灰色地带"药物。此类药物处于禁用慎用药物与药食同源药物之间，既不是药食同源药材，也没有证据证明其生殖毒性或致流产作用，需要根据新的临床认识或实验证据不断定位，例如多数补益中药等。同时，这种安全性也可以根据不同孕周、不同年龄、不同炮制、不同剂型等条件进一步细化。例如某些药物在妊娠前3个月属于禁用而在中、晚期属于慎用，某些药物的口服剂型属于慎用而静脉注射剂型则属于忌用等。

落实在处方点评流程中,应针对不同安全性等级的药物设定不同的点评策略。对于含禁用药物或忌用药物的中成药处方,可直接判定为违反妊娠禁忌证用药;对于组成为多数慎用药或总体功效为慎用方向功效的中成药处方,可结合诊断、用法用量、可替代药品等信息综合评价;如果出现"灰色地带"药物,还需要结合患者病情、孕周、既往用药史等综合评价。

二、尽可能从"辨证、辨量、辨毒"角度开展全覆盖的点评

除了构建妊娠期人群使用中药的安全性等级体系外,在具体的处方点评过程中,需要熟悉常见中成药的"证、量、毒"信息,并以此为切入点进行处方合理性评价。其一,"辨证"是指分析评价处方信息与中成药说明书的适应证、禁忌证信息是否相符。如果说明书标注"妊娠期妇女禁用/忌用",或说明书未标注但是组方包含属于前述"禁用/忌用药物"的中成药,则直接判定为遴选药品不适宜;如果说明书标注"妊娠期妇女慎用",或说明书未标注但是组方包含属于前述"慎用药物"的中成药,则应从诊断、用法用量等信息严格审核,除非有明确显示"疾病治疗必需且无其他可替代药品"的证据,否则可判定为不合理用药。其二,"辨量"是指分析评价处方信息与中成药说明书的用法用量信息是否相符,包括单次用量、日次数、疗程等。如果说明书有妊娠期妇女专用剂量的,以专用剂量为准;如果无专用剂量的,不应超过最大量,并以取效的最小量为佳。在疗程方面也应特别注意,不宜长时间连续使用,且在使用1或3天后评价病情或症状的改善情况。其三,"辨毒"是指分析评价中成药是否含有毒性饮片。理论上看,毒、烈性饮片应针对癥瘕积聚较重的病情,且对胎儿造成不良反应的风险较高,不应在病情较轻或有更合适、更安全的替代中成药的情形下使用。

妊娠期人群用药事关重大,应作为医疗机构处方点评和合理用药持续改进的重要内容,开展全覆盖的处方点评,确定各个中成药品种的安全性等级,摸清每个医师的处方行为习惯,寻找并干预不合理用药,保证妊娠期安全合理用药。有条件的医院应加强针对妊娠期安全使用中药的科学研究,总结经验,提供临床切实可用的证据和建议。

三、尽快实现从事后点评向事前审核和用药教育的转变

实际上,无论处方点评多么及时和精准,其仍然属于一种事后的用药干预模式,最终的临床效果需要在下一次开具处方时通过医师主动的纠错行为得到体现,这是与事前处方审核最大的不同之处。事前处方审核可以在患者取药用药之前就阻断不合理处方的传递途径,对药师审核工作的速度和准确性要求都更高,但却更为有效。另外,患者用药教育也是合理用药工作的重

要组成部分,相关药学服务的效果也很显著。随着国民文化水平和学习能力的不断提高,其参与自身疾病治疗和健康管理的意愿和深度都逐渐增加,也学会从多种媒体或途径了解合理用药知识,即所谓"学习型患者"。实际上,笔者始终认为,没有人比患者自己更关心自身用药的安全有效,改变患者的合理用药理念至少应与改变医师的合理处方行为同等重要,而开展广泛而有效的合理用药教育、传播安全用药知识则是医院药师的重要工作之一,是临床药学研究的重要方向之一。所以,要积极推动处方事后点评向事前审核(面向医师)和用药教育(面向患者)的转变,借鉴现有的信息化和智能化手段,提高药师干预处方和用药教育的能力。

从另一个角度看,妊娠期人群发生用药错误的代价很高。与成年人超剂量用药导致的恶心、便秘等轻度不适相比,如果妊娠期妇女使用了包含"禁用/忌用药物"的中成药、或不对证使用了包含"慎用药物"的中成药、或长期食用存在质量问题的药食两用食材,都可能造成胎儿的不健康生长发育,或是带来不可逆转的不良后果。所以,妊娠期安全用药也许更加需要事前的审核干预和广泛的患者教育。

四、加强科学研究并促进成果及时转化临床

中药妊娠禁忌药的歌诀流传了很久,但其自身存在缺陷而批判性地继承创新较少,导致现代意义上的中药妊娠禁忌科学解读和临床指导较为缺乏。简单地讲,即传统妊娠禁忌理论已经不能胜任中药妊娠期临床应用指导原则的要求,不能满足临床医师对于中药妊娠期选药用药指南建议的需要。所以,从更为规范和全面的角度开展中药妊娠期安全合理用药的科学研究,进行传统妊娠禁忌理论的合理解读与现代拓展,对于临床工作具有重要意义。从科学研究的角度来看,至少应包含以下几个方面:

(1)传统妊娠禁忌药的科学实质研究阐明中药禁用药、忌用药和慎用药的原理及临床使用注意事项。

(2)中药致畸、致突变、致死胎等生殖毒性研究从生殖毒理和遗传毒理角度进行安全性的阐释。

(3)开展妊娠期使用中成药安全性和有效性的循证医学研究,收集不同等级、不同类别的临床证据并系统分析。同时,科学研究应立足于临床,并及时转化临床,而不只是追逐超前理念、拼凑先进技术。例如在某个中药应用于妊娠期妇女的基本安全性问题尚未解决之前,不宜过多研究其治疗某个孕产期疾病的分子生物学机制,除非两者之间有密切关联。综上所述,面对中药的复杂情况和争议现状,应积极开展相关科学研究,并推动科研立项和成果"落地",为处方点评提供证据支持,为合理用药提供参考建议。

主要参考文献

［1］郭慧娟,刘建安,刘莉莉,等.孕妇用药现状、需求及药学服务效果分析[J].中国药房, 2010,21(26):2490-2492.

［2］史丽娟.2010—2012年西安医学院附属宝鸡医院门诊中成药处方点评[J].中国医院用 药评价与分析,2015,15(1):120-122.

［3］齐永刚.我院开展中成药处方点评工作的实践与探讨[J].中医药管理杂志,2011,19 (2):158-159.

［4］许跃群,陈丽争,潘敏.我院门诊中成药处方分析[J].海峡药学,2014,26(12):223-224.

［5］吴惠妃,叶秋明,陈剑苗.基于某院处方对妊娠期中药临床应用的分析[J].中国药房, 2014,25(11):972-974.

［6］梁茂新.妊娠禁忌药源流[J].中医药学报,1988,16(2):3-4.

［7］王庆林,程友斌.2010版《中华人民共和国药典》妊娠禁忌相关中成药品种变化统计与 分析[J].中国中医药信息杂志,2011,18(10):100-101.

［8］孙济民.早期妊娠运用中药流产56例[J].湖北中医杂志,1982,4(6):43.

［9］张亚静.药物流产联合破瘀清宫协定方终止早孕疗效观察[J].中医药临床杂志,2014, 26(7):706-707.

［10］肖铭.孕妇服用中药须慎之[J].婚育与健康,1996,4(1):24.

［11］程树元.孕妈咪,中药不是你的"朋友"(一)[J].家庭中医药,2003,11(7):61.

［12］张文科.胖大海致流产1例[J].陕西中医,1992,13(10):473.

［13］刘新秀,郑宗英,林新霖,等.B超诊断胸腹联体双胎畸形1例[J].上海医学影像杂 志,2003,12(3):239.

［14］张清华,张秀清,薛虹,等.先天性软骨发育不全症1例[J].中国计划生育学杂志, 2003,12(8):497.

［15］LI L,LEUNG PC,CHUNG TK,et al.Systematic review of Chinese medicine for miscarriage during early pregnancy.Evid Based Complement Alternat Med,2014,2014:753856.doi:10. 1155/2014/753856.

［16］WANG CC,LI L,SAN LAU CB,et al.Pregnancy outcomes,embryonic and fetal development in maternal exposure to Chinese medicine.Birth Defects Res C Embryo Today,2013,99 (4):275-291.doi:10.1002/bdrc.21050.

［17］WIEBRECHT A,GAUS W,BECKER S,et al.Safety aspects of Chinese herbal medicine in pregnancy-re-evaluation of experimental data of two animal studies and the clinical experi- ence.Complement Ther Med,2014,22(5):954-964.doi:10.1016/j.ctim.2014.08.005.

［18］张川,张伶俐,陈力,等.妊娠期用药调查研究的系统评价[J].中国药学杂志,2012,47 (11):858 862.

［19］胡晓华.试论《黄帝内经》"有故无殒,亦无殒也"[C].第九次全国中医妇科学术研讨 会论文集,2009:420-424.

［20］王娜,吕田尧,宋卓敏.从《金匮要略·妇人妊娠病脉证并治》用药看"有故无殒"[J].

山东中医药大学学报,2009,33(3):196-197.

[21] 褚玉霞.《金匮要略》妊娠病篇学术思想浅析[C].全国第八次中医妇科学术研讨会论文汇编,2008:72-73.

[22] 陈林兴,苗晓玲,张良英.半夏在妊娠恶阻中的应用[J].云南中医学院学报,1997,20(4):30-31.

[23] 董斌传.妊娠期运用大黄举隅[J].中医药研究,1996,13(1):44-45.

[24] 南振军.活血化瘀药在妊娠病中应用体会[J].陕西中医学院学报,2000,23(1):22.

[25] 时燕平,夏桂成.浅谈对妊娠"有故无殒亦无殒"的认识[J].湖北中医杂志,1998,20(5):23-24.

[26] 丛春雨.敦煌遗书中妇产科古医方的学术特点[J].中国医药学报,1996,11(3):8-10.

[27] 刘爱玲,雷虹,谭溶.中医妇科食疗方法与效用探讨[J].新中医,2012,44(8):5-6.

[28] 郭红娟.妊娠期食疗保健的中医文献研究[D].扬州大学,2011.

[29] 童荣生.妊娠和哺乳期患者治疗临床药师指导手册[M].北京:人民卫生出版社,2011.

[30] Carl.P Weiner,Catalin Buhimschi.妊娠哺乳期用药指南[M].2版.孙路路主译.北京:人民军医出版社,2014.

[31] 杨先本,董世伦.对《内经》"有故无殒"原则之再认识[J].泸州医学院院报,1993,16(3):187-188.

[32] 韩佳寅,易艳,梁爱华,等.中药生殖毒性研究思路和方法[J].药学学报,2014,49(11):1498-1503.

[33] 冯化驯."有故无殒亦无殒也"临床考实[J].河南医学院学报,1981,16(3):494-496.

[34] 刘艳.妊娠期妇女使用中药的风险评估[J].中外医疗,2008,27(26):166.

[35] 赖安妮.妊娠期、哺乳期妇女可选哪些中成药[J].家庭中医药,2005,13(3):18-19.

[36] 陈莲珍,李海涛,赵蕊.妊娠禁用及慎用中成药调查研究[J].中国药学杂志,2009,44(24):1946-1948.

[37] 金锐,孟庆莉.怀孕妈妈生病了,该不该吃药呢?[DB/OL].http://bjgrh.com.cn/show.asp?NewsID=8876,2015-01-08/2015-03-13.

第七章

老年人群选用中成药点评

第一节　老年人群选用中成药点评的目的和基本方法

　　老年人群属于特殊人群,治疗药物选择时需考虑老年人的体质及病证(病理生理)特点,避免药物加重原有病证或损害脏腑功能。中成药老年人群遴选点评的目的是考察处方中是否存在不适合老年人体质或病证(病理生理)特点的中成药。

　　一般认为,年龄超过60岁者为老年人。中成药说明书往往不会在禁忌证项下明确标识"老年患者禁用",只有少部分中成药说明书(例如明目上清丸)会标注"年老体弱者忌用"。所以,老年患者遴选中成药点评时,需要从功效、成分、诊断、疗程、相关病证的流行病学依据等多个角度进行分析。

　　中成药处方老年人群遴选点评的基本方法:

　　(1)以药品说明书或《中华人民共和国药典临床用药须知》等收录临床使用指导意见的药品标准为依据,考察老年患者处方中是否含有标注"老年人禁用""年老体弱者忌用"等明确提示不宜用于老年患者的中成药。如果有,则点评为老年患者遴选药品不适宜。

　　(2)以中医体质学、中医内科学、中医老年病学、相关病证的诊疗指南和研究文献为依据,考察处方诊断所示老年患者病证的证型特点,重点关注虚证或虚实夹杂的可能性。同时,以药品说明书或《中国药典》等药品标准为依据,考察老年患者处方中药品的功效是否符合证型特点、药品成分是否含有老年人禁用成分、药品使用的用法用量和疗程是否超出治疗需求等。如果有,则点评为老年患者遴选药品不适宜或用法用量不适宜。

第二节　老年人群选用中成药点评的现状和问题

　　目前,中成药处方点评工作中有关老年人群遴选药品不适宜的点评分析情况各不相同。首先,许多中成药处方点评并未将针对特殊人群的"遴选药品不适宜"纳入常规点评结果,而更多是从适应证、用法用量、联合用药等方面讨论处方的不适宜类型。其次,有些医疗机构的处方点评分析中有遴选药品不适宜的项目,但是具体内容却不涉及老年人群,而更多的是高血压患者不宜选用麻黄制剂、糖尿病患者不宜选用含糖制剂等特定疾病人群的选药问题,或是一些证型选择不当的错误。当然,也有一部分处方点评工作明确地在遴选药品不适宜项目中提及老年人、妊娠期妇女、儿童等特殊人群的合理用药问题,也提出了"酌情减量"的用法用量经验。但是,从整体上看,老年人群用药遴选问题似乎尚未进入中成药处方点评的常规项目,只有少数医疗机构开展了专项点评,针对此类点评问题的深度研究更是缺少。

然而,这样的工作现状无论与我国的基本国情,还是与中医老年病学的快速发展都是极为不符的。关注过二孩政策的学者应该很清楚,目前我国不仅已经是世界上老年人口最多的国家,而且人口老龄化趋势还在加剧。据统计,2010 年我国 60 岁以上人口占比为 13.2%,这一比例到 2049 年会增加至 31.0%;与此同时,老年人的慢性病患病率也在逐年攀升,60 岁以上的老年人已成为许多医疗机构门诊处方患者的主体人群之一,部分医院甚至达到了40%~50%,加之市场上大量治疗或缓解老年慢性病中成药品种的出现,老年人群已经成为中成药消费的毫无争议的主力军。此外,中医老年病研究领域大量有关老年人合理用药的理论和临床研究未能引起点评药师的重视,大量有关各个中成药品种的对照研究或病例报告未能纳入处方点评知识库,造成了用药合理性评价深度的欠缺。所以,中成药处方点评工作应该加强针对老年人群选药用药合理性的评价,并将首要的药物选择问题纳入"遴选的药品不适宜"点评项下,规范点评标准和尺度。

第三节　老年人群选用中成药点评的深度解析

一、老年人的病理生理特点决定了其选药用药的特殊性

1. 现代医学的认识

从现代医学角度看,老年人(亚太地区标准为 60 岁及 60 岁以上的人群)机体的各系统组织结构及生理生化功能出现了一系列变化,改变了药物在体内的吸收、分布、代谢、排泄过程,这种改变不仅会引起药效作用的差异,而且会增加不良反应风险。所以,针对老年人群的用药遴选十分必要。简要地看,老年人的脑重量降低、记忆能力减退、心脏收缩功能减低、血液有高凝和微血栓形成的趋势、呼吸道黏膜功能降低、肺组织萎缩、消化酶分泌量减少、

肠道推进型蠕动减弱、肝脏代谢酶活性降低、肾血流量和肾小球滤过率降低、内分泌激素水平普遍下调,由此引起老年人在药物吸收(对主动转运药物的吸收减少,对被动转运药物的吸收不变)、分布(水溶性药物的分布容积减小,脂溶性药物的分布容积增加,与血浆蛋白结合率高的药物游离型浓度升高)、代谢(肝脏的药物代谢速度减慢)和排泄(经肾排泄药物的清除半衰期延长)方面的差异,进而导致药物不良反应风险的增加。

因此,现代医学认为老年人选药用药的原则主要包括:

(1)根据病症和药物特点选药。明确用药指征选药而不宜贸然使用,并尽可能选择安全性高、副作用小的药物。例如便秘等可以不首选用药而以多食纤维素和调整饮食习惯为好等。

(2)选择合适的剂量和服药时间。老年人用药宜从小剂量开始,根据肾脏清除率调整剂量和给药时间间隔,并根据药物和疾病特点采用饭前/饭后、早晨/夜晚区别化给药策略。

(3)精简联用药物,提高依从性。为避免不良反应,应尽可能减少联合用药的种类,一般不超过3~4种。简化治疗方案还能增强老年人服药的依从性,避免漏服、多服、错服等用药错误事件。

2. 中医学的认识

中医学对于衰老的认识始于《黄帝内经》。《素问·上古天真论》记载女子"五七,阳明脉衰,面始焦,发始堕"、男子"五八,肾气衰,发落齿槁";《灵枢·天年》记载"四十岁,五脏六腑、十二经脉皆盛大以平定,腠理始疏,荣华颓落,发颇斑白,平盛不摇,故好坐"。由此可知,中医学认为人的衰老始于发育的鼎盛时期,在生命的全盛时期(一般认为40岁)后,由于机体受到内外环境诸多复杂因素的影响,五脏六腑的功能减退并随之带来一系列生理变化,包括心主血运、肺主呼吸、脾主运化、肝主疏泄、肾主藏精等功能的失常,以及气血津液循环的失调。在这样的生理学特征之下,老年人发病后也具有自身的病因病机特征,主要包括:

(1)五脏虚损,虚证为多。老年人脏腑功能虚损,尤其以脾肾之虚为主要内因,导致一病未已,他病又生;一脏有病,又累及他脏。

(2)气血两亏,正虚易感。老年人阴阳失调,气、血、津液均有不足,易招致外邪侵袭而发病。

(3)兼证常见,多痰、多瘀、多风。老年人脾肾俱虚,水湿停留易成痰饮,气滞痰阻易成血瘀,受邪化热易致风动,故老年病多痰、多瘀、多风。

(4)情志易伤,肝气郁结。老年人由于多个方面的因素易造成情志变化,加之肝失柔养,每遇精神刺激后易导致气机逆乱,进而导致多脏器紊乱。

针对以上病证特点,在老年人群选药治疗方面应注意老年人患病多虚实夹杂,治疗宜攻补兼施,从补脾肾虚衰入手,从祛痰湿血瘀着眼,气血同调以达到治疗效果。即使采用攻邪的战略,也应注意药性宜平、药量宜轻,以免损伤正气。同时,注意合并证与兼并证的治疗,注意调整情志因素。除此之外,还应首顾胃气,注意顾护脾胃,或是见"情"知脏,重视情志治疗等治疗理念。总之,针对老年人群的疾病治疗应遵循由其辨证特点决定的通则规律,着眼于脏腑已虚而痰瘀日增的病证特征,运用攻补兼施、虚实同调的治法治则,恰当合理地进行治疗,而不宜一味地强攻滥补。

二、利用现有中成药目录,圈定老年人群宜用品种

既然老年人群的疾病治疗宜采用攻补兼施的原则,那么只要明确各个中成药品种的组方和功效特点(攻邪方/补虚方/攻补兼施方),就能从大体方向上评估其用于老年人群相应病证治疗的适宜性。但是,由于上市中成药的组方往往较为复杂,多数中成药的组方配伍与传统代表性的攻邪或补虚方剂区别较大,故在其功效特点的判定上,一般是参照说明书功能主治项内容,或参照现有中成药分类目录,或通过组方药味的功效进行分析。可用的参考资料包括《中华人民共和国药典临床用药须知:中药成方制剂卷》《中成药临床应用指导原则》《国家基本药物目录》《北京市基本医疗保险药品目录》等国家和地方性的指导性文件,以及《方剂学》《中成药学》等教材。综合以上信息,筛选出特定病证范围内的具有补虚或攻补兼施特点的中成药品种,可以认定为老年人群治疗的理论宜用品种,并为药品遴选提供一定参考。以常见的老年感冒、老年便秘和老年失眠为例:

(1)老年感冒:感冒是老年人一年四季中最常见的肺系表证(上呼吸道疾病)。由于老年人的抵抗力较弱,感冒后往往迁延难愈,或进展为慢性肺系疾病,或加重原有的慢性病,所以应得到足够重视。老年人群普通感冒的辨证分型治疗时,除了划分为一般的风寒表证和风热表证外,还应格外重视老年人群正气虚弱和气血不足等病理生理特点,重视扶正解表法的运用。表7-1列举了常见的扶正解表复方或中成药。

表7-1 用于老年感冒治疗的代表性方剂或中成药

序号	来源和依据	药品*
1	《方剂学》	败毒散、参苏饮、麻黄细辛附子汤、加减葳蕤汤
2	《中成药学》	参苏丸、人参败毒胶囊
3	《中华人民共和国药典临床用药须知》	参苏丸(胶囊)
4	《中成药临床应用指导原则》	玉屏风颗粒(口服液)、参苏丸(胶囊)

续表

序号	来源和依据	药品*
5	《国家基本药物目录》	玉屏风颗粒
6	《北京市基本医疗保险药品目录》	玉屏风颗粒（丸、袋泡剂、胶囊）、表虚感冒颗粒、参苏丸（胶囊、片）

注：*摘自于各资料中的"扶正解表"类内容

（2）老年便秘：便秘也是老年人常见的脾胃病证，很多患者数日大便1次，排便时又欠畅顺，不仅对生活质量有很大影响，也容易引起患者的负面情绪。同时，大便长期排解困难也会继发其他疾病，并可诱发高血压、冠心病患者的心脑血管意外。老年便秘的病因病理主要包括气虚、阴亏、浊滞和寒凝4个方面，治疗也分别在黄芪汤、润肠丸、麻仁丸和济川煎的基础上加减，与单纯使用苦寒清热泻下的治疗思路不同。表7-2列举了常见的治疗虚证或虚实夹杂型便秘的复方或中成药，从药物组成上看，也是多用补益药而少用泻下药。

表7-2 用于老年便秘治疗的代表性方剂或中成药

序号	来源和依据	药品*
1	《方剂学》	麻子仁丸、济川煎、黄龙汤
2	《中成药学》	通便灵胶囊、麻仁丸、麻仁润肠丸、麻仁滋脾丸
3	《中华人民共和国药典临床用药须知》	通便灵胶囊、苁蓉通便口服液、麻仁胶囊（软胶囊、丸）、麻仁润肠丸、麻仁滋脾丸、通幽润燥丸、便秘通、增液口服液
4	《中成药临床应用指导原则》	苁蓉通便口服液、麻仁润肠丸（软胶囊）、麻仁滋脾丸、便通胶囊（片）
5	《国家基本药物目录》	麻仁润肠丸（软胶囊）
6	《北京市基本医疗保险药品目录》	麻仁润肠丸（胶囊、软胶囊）、便通胶囊（片）、苁蓉润肠口服液、通便灵胶囊、麻仁丸（胶囊）、麻仁滋脾丸、苁蓉通便口服液、降脂通便胶囊、滋阴润肠口服液

注：*摘自于各资料中的"润下""润肠通便""温下""攻补兼施"类内容

（3）老年失眠：失眠是老年人常见的心系病证，又称"不寐"，常伴有头晕、萎靡乏力、记忆力减退等症状。60岁以上的老年人发生睡眠障碍的比例很高，而且呈与衰老同步的增龄式加剧现象。老年人失眠多以内因引起的虚证为主，常见病因有情志郁结、心脾两虚、心肾不交、痰热内扰、气血瘀滞等，治疗也分别是在酸枣仁汤、归脾汤、交泰丸、温胆汤、血府逐瘀汤的基础上加减。表7-3列举了常见的从虚证论治的治疗失眠的复方或中成药。

表7-3　用于老年失眠治疗的代表性方剂或中成药

序号	来源和依据	药品*
1	《方剂学》	天王补心丹、酸枣仁汤
2	《中成药学》	/（未分类）
3	《中华人民共和国药典临床用药须知》	柏子养心丸（片）、安神补心丸（胶囊、颗粒）、养血安神片（糖浆、丸）、抗脑衰胶囊、安神胶囊、枣仁安神胶囊（液）、养阴镇静片、益心宁神片、夜宁糖浆（颗粒）、安神补脑液、脑乐静、七叶神安片、紫芝多糖片、养心定悸膏（口服液）、安神健脑液、脑力静糖浆、眠安宁口服液、北芪五加片、乌灵胶囊、健脑胶囊（丸）、活力源口服液、健脑安神片、益脑胶囊、五味子糖浆、滋肾宁神丸、天王补心丸、神衰康颗粒、五加参精、刺五加脑灵液、强力脑清素片
4	《中成药临床应用指导原则》	天王补心丸（片）、养血安神丸、柏子养心丸（片）
5	《国家基本药物目录》	天王补心丸（片）、柏子养心丸、枣仁安神颗粒（胶囊）、乌灵胶囊
6	《北京市基本医疗保险药品目录》	柏子养心丸（片、胶囊）、天王补心丸（丹、片）、安神补心丸（胶囊）、安神补心颗粒（片）、清脑复神液、枣仁安神液（颗粒、胶囊）、心神宁片、刺五加脑灵液、益心宁神片、参芪五味子片（颗粒、胶囊）、活力苏口服液、七叶神安片、养血安神丸（糖浆、片）、养血安神颗粒、益脑胶囊（片）、九味镇心颗粒、百乐眠胶囊、舒眠胶囊（片）、复方枣仁胶囊、安神健脑液、乌灵胶囊、安神补脑液（片、颗粒、胶囊）、甜梦胶囊（口服液）、补脑安神胶囊（片）、精乌胶囊

注：*摘自于各资料中的"滋养安神""养血宁心""补益心脾""补益心肾""补脾益肾""养心安神""益气养血安神""补肾安神"类内容

三、收集总结老年人常见疾病的中成药治疗经验

除了在以上规范、指南和教材中列举的根据一般情形下老年患者正气虚

衰合并多痰多瘀证型特点而推定的适宜复方或中成药外,随着中医老年病学的发展和各类中成药品种的大量涌现,真正临床使用的中成药品种及实际案例更多。由于整体观、辨证观和"治未病"的理念,中医在老年人群疾病的治疗方面具有独特的优势,而中成药因其服用简单、携带方便、口感较好的特点,更是受到老年患者的青睐。实际上,中成药在老年病的治疗中已经具有不可替代的重要地位,收集整理老年人群不同病证的治疗经验和循证文献,受试者均为老年人,能够明晰特定病证条件下的选药用药实际,有利于药品遴选适宜性的判断。以前述的老年感冒、老年便秘和老年失眠为例:

（1）老年感冒:从临床报道来看,专门针对老年感冒的临床研究不多（表7-4）,适宜品种除了前面提到的参苏丸、玉屏风散外,还包括纯粹的补虚药补中益气丸。

表7-4　老年感冒治疗临床案例汇总

序号	中成药	病证描述+例数	有效率	文献
1	参苏颗粒	风寒感冒,100 例	91.0%	随机对照研究
2	玉屏风颗粒	气虚证,24 例	79.1%	随机对照研究
3	补中益气丸*	气虚感冒,50 例	100%	病例系列分析
4	参果老年感冒颗粒	气虚肺热型,115 例	97.4%	随机对照研究

注:* 同时联用其他药物

（2）老年便秘:从临床报道来看,治疗老年便秘的中成药品种很多（表7-5）,尤以苁蓉通便口服液、芪蓉润肠口服液、麻仁润肠丸的出现频次最高。由此可知,补法和补益药在老年便秘治疗中具有重要地位。

表7-5　老年便秘治疗临床案例汇总

序号	中成药	病证描述+例数	有效率	文献类型
1	便通胶囊	便秘,100 例	94.0%	随机对照研究
2	保肾片	习惯性便秘,60 例	95.0%	病例系列分析
3	便可通片	功能性便秘,13 例	92.3%	随机对照研究
4	便秘通颗粒	便秘,43 例	90.7%	随机对照研究
5	便通口服液	习惯性便秘,34 例	91.2%	随机对照研究
6	补中益气丸*	功能性便秘,75 例	90.7%	随机对照研究
7	参芦胶囊	便秘,39 例	96.7%	病例系列分析
8	车前番泻颗粒*	功能性便秘,116 例	94.8%	随机对照研究

续表

序号	中成药	病证描述+例数	有效率	文献类型
9	苁蓉通便口服液	便秘,35 例	94.3%	随机对照研究
10	苁蓉通便丸	习惯性便秘,65 例	92.3%	病例系列分析
11	胆宁片*	慢性便秘,33 例	症状评分	随机对照研究
12	扶正润肠丸	气血两虚便秘,36 例	86.1%	随机对照研究
13	腑通肠润颗粒	便秘,47 例	93.75%	会议摘要
14	复方芦荟胶囊	功能性便秘,29 例	症状评分	病例系列分析
15	复方锁阳口服液	便秘,42 例	85.7%	非随机对照研究
16	归丹沙棘胶囊	便秘,34 例	94.1%	随机对照研究
17	归芪润肠颗粒	功能性便秘,40 例	95.0%	非随机对照研究
18	金匮肾气丸	便秘,39 例	90.0%	病例系列分析
19	六味地黄丸*	功能性便秘,56 例	100.0%	病例系列分析
20	六味地黄软胶囊*	功能性便秘,52 例	92.3%	随机对照研究
21	六味安消胶囊	便秘,43 例	92.0%	随机对照研究
22	六味能消胶囊	功能性便秘,30 例	100.0%	随机对照研究
23	麻仁软胶囊	功能性便秘,80 例	85.0%	病例系列分析
24	麻仁润肠丸*	功能性便秘,35 例	100.0%	随机对照研究
25	四磨汤口服液*	便秘,30 例	86.7%	随机对照研究
26	芪蓉润肠口服液	习惯性便秘,79 例	89.9%	病例系列分析
27	生血宁片	功能性便秘合并贫血,106 例	92.5%	病例系列分析
28	首乌润肠口服液	便秘,88 例	90.8%	随机对照研究
29	舒通口服液	慢运输型便秘,60 例	100.0%	病例系列分析
30	小麦纤维素颗粒	功能性便秘,30 例	96.7%	病例系列分析
31	一清胶囊*	慢传输型便秘,45 例	88.9%	随机对照研究
32	脂必妥胶囊	便秘合并骨折伴高脂血症,50 例	72.0%	病例系列分析

注:* 同时联用其他药物

（3）老年失眠:从临床报道来看,用于老年失眠治疗的中成药品种也很多（表7-6),其功能主治特点也各不相同,有些作用于肝脾,有些作用于心肾。但从一般规律上看,还是离不开正虚血瘀这个基本病证规律。

表 7-6　老年失眠治疗临床案例汇总

序号	中成药	病证描述+例数	有效率	文献
1	归脾丸*	失眠,26 例	92.3%	病例系列分析
2	百乐眠胶囊	失眠,20 例	75.0%	随机对照研究
3	安神补脑液	失眠,50 例	74.0%	随机对照研究
4	参松养心胶囊	失眠,82 例	症状评分	随机对照研究
5	参乌健脑胶囊	慢性失眠,60 例	91.7%	随机对照研究
6	复方酸枣仁颗粒	失眠,50 例	54.0%	随机对照研究
7	健脑宁颗粒	失眠,30 例	93.3%	随机对照研究
8	七叶神安片*	失眠,42 例	症状评分	随机对照研究
9	肉蔻五味丸	失眠,31 例	87.1%	随机对照研究
10	乌灵胶囊	失眠,36 例	86.0%	随机对照研究
11	消栓口服液	顽固性失眠,26 例	76.9%	病例系列分析
12	心神宁片*	失眠,40 例	92.5%	随机对照研究
13	血府逐瘀口服液	失眠,30 例	83.3%	随机对照研究
14	养血清脑颗粒	失眠,80 例	93.7%	随机对照研究
15	夜宁胶囊	顽固性失眠,120 例	93.3%	随机对照研究
16	益眠达片	失眠,36 例	症状评分	随机对照研究
17	益心舒胶囊*	失眠合并糖尿病,45 例	86.7%	随机对照研究
18	枣仁安神胶囊	失眠,60 例	症状评分	随机对照研究
19	珍枣胶囊	阴虚火旺失眠,33 例	87.9%	随机对照研究

注:*同时联用其他药物

第四节　老年人群选用中成药点评的参考建议

客观地讲,老年人群使用中成药的处方点评事项和点评内容很多,包括药品选择、用法用量、联用禁忌、用药依从性等诸多方面,但首要问题还是药品的选择。如果选择安全对证的药品,就相当于间接扩大了安全有效用量的浮动空间,服药后症状的持续改善也会增加用药依从性;而如果选择不对证的药品,就会缩小安全性与有效性之间的剂量窗口,增加不良反应风险。在中医药"同病异治"的治疗现实中,这种根据老年人病证特点的用药选择显得更为重要。所以,药品的遴选理应成为老年人群用药的首要点评内容之一。结合一般认识,笔者提出以下建议:

一、认清社会老龄化趋势,重视老年人群用药遴选

无论从特殊人群的安全合理用药角度、中成药的主力消费人群角度、用

药风险和不良反应预防角度，还是从全社会医疗费用收支均衡的角度，老年人用药遴选都是一个十分重要的问题，值得各医疗机构开展专项点评和专项监管。许多老年患者对于传统中医中药有自然的好感，但在选药时却难以根据证型和症状特点选药，往往容易受到广告营销、病友推荐等影响，或是直接向西医师提出希望服用中成药的需求，增加"药不对证"的风险。同时，老年人群的各脏腑功能处于衰退状态，机体对于药效作用的适应性反应能力不足，放大了不对证药品对于疾病恢复过程的延缓和扰乱，也容易发生不良反应事件。另外，老年人群常伴有多种疾病，多种联用药物之间容易发生相互作用，不仅增加经济负担，频繁服药还会降低依从性，影响生活质量，甚至诱发药源性疾病或加重原有病情。加上社区对于老年人群的关注普遍不够，专业的养老托老服务也远未规范成熟，故其难以发现各种不合理的用药问题。所以，医疗机构应当特别关注老年人群的用药问题，至少应重视其药物治疗方案的确定和适宜药品的遴选。作为合理用药全过程的中、下游环节，药师也应从自身角度出发严把质量关，在处方审核和处方点评过程中做好老年人群用药遴选的监督评价工作。

二、明确中成药用于老年患者的特色优势，警惕用药不当引发的"蝴蝶效应"

中医药用于老年患者疾病的治疗具有很多优势。例如中医讲究整体观，能够从独特的视角将不同部位的症状联系起来，从整体阴阳调和、气血通畅的角度认识疾病；讲究辨证观，能够区别对待老年患者与一般成年患病的不同病证特点，从而采用更适合老年患者的药物；讲究组方配伍，能够根据老年患者个体化的病证特征选方组药，并根据病情变化不断调整配伍以达最合适的疗效；讲究"治未病"思想，从未病先防和既病防变角度，更加全面纵向地把握患者的疾病发展过程，防止并发症的发生；讲究"百花齐放"，可以通过汤剂、中成药、药浴、针灸、推拿、气功等多种方法缓解病情，有利于提高依从性，缩短病程，提高患者的生活质量。作为简便廉验的代表，中成药也继承了很多中医药的老年病治疗优势，应大力挖掘其在"治未病"环节的潜能。

应清醒地认识到，老年人正气日衰，一次治疗失误很可能造成不可恢复的后果，并引发"蝴蝶效应"般连锁的衰退加速。例如如果不注意大多数老年便秘患者脾肾同虚的病证特点而长期服用苦寒类泻下药，短期由秘转泻，长期则更加依赖此类药物，更加不能自主排便；并间接损伤脾阳而造成正气更虚的不良后果，引发食欲下降、乏力、精神减退、易外感等表现，或诱发现代医学上的大肠黑变；这又可能导致对于促胃动力药物、感冒药的额外需求，而精神和身体活动能力的下降对于骨骼肌肉功能的维持、心理情志认知等又会产生影响,大肠黑变的潜在癌变特征又增加了这一部分的治疗需要等。如此发展,必然造成病情的加重与并发症的泛滥。反过来,如果关注其最开始的药品遴选,改为以脾肾同补的养通方为主进行上述患者的便秘治疗,就能最大限度地延缓脏腑功能的衰退,防范并发症的发生。因此,老年患者使用中成药的药品遴选是首要的合理用药环节。

三、持续收集各种证据,拟定老年患者各病种推荐用药和不推荐用药

临床实践的患者千差万别、病情发展千变万化,中成药上市后的质量疗效需要进一步的再评价,还要考虑地区习用和喜用品种的问题。所以,在把握老年人群疾病正虚多痰多瘀的理论病证特征的基础上,针对具体疾病、具体证型的治疗,还需要进一步收集药品上市后临证使用的文献报道证据,以更有针对性地了解药品的治疗学特征。前面部分已经分别汇总了老年感冒、老年便秘和老年失眠的指南规范品种和临床文献报道,基本可以看出,除了老年感冒外,老年便秘和老年失眠的治疗用中成药品种丰富,临床报道也较多,便于临床医师选药用药。同时,系统性的总结也能够为药师审核和点评处方提供资料支持。

实际上,通过对国内指南、规范和临床报道的梳理汇总,可以逐渐积累老年人群特定疾病治疗的推荐中成药品种。例如表7-1和表7-4所列举的中成药可以作为老年感冒治疗和预防的推荐品种之一,包括参苏丸、玉屏风颗粒等;表7-2和表7-5所列举的中成药可以作为老年便秘治疗的推荐品种之一,包括芪蓉润肠口服液、麻仁润肠丸、便通胶囊等;表7-3和表7-6所列举的中成药可以作为老年失眠治疗的推荐品种之一,包括枣仁安神液、乌灵胶囊等。并可以根据不同中成药的治疗特点,进一步明确更为匹配的适应证人群。同时,证据库也要随着临床实践的发展不断更新,纳入质量更高的研究结果。

四、把握基本判定原则,切实合理地保障老年患者用药安全

简而言之,老年人群虚实夹杂的病证特点和攻补兼施的药物治疗通则为中成药品种遴选提供了技术支持,也为老年人群处方合理性评价提供了基本原则。虽然临床实际情况复杂多变,但是这种治疗通则仍然能够传递一些可用于个体患者治疗方向判断的"底限"信息,再加上现代医学对于老年患者合理用药的认识,笔者认为可从以下几个方面进行药品遴选适宜性的点评:

(1)"诊断明确"原则。老年人群是药物不良反应的高发人群,多种药物联合使用还会增加这种风险。因此,无论是西药还是中成药,均应遵循明确

指征用药。落实到中成药处方点评环节,可以严格审查药品的适应证与处方诊断是否一致,不一致时宜视为不合理用药。例如 68 岁女性患者单纯诊断为"感冒"后开具清开灵胶囊,建议视为药品遴选不适宜。

(2)"虚实兼顾"原则。对于具有"同病异治"特点的常见病证的治疗,应遵循前述证据库的信息,选择适合老年人群病证治疗通则规律的中成药。落实到中成药处方点评环节,未选择具有补虚或攻补兼施功效特点中成药的老年人群处方应视为不合理用药,除非诊断明确标明所属证型为各种实证。例如 65 岁男性患者诊断为"便秘"后开具清实热的一清胶囊,建议视为药品遴选不适宜。

(3)"分类管理"原则。由前述内容可知,不同病证治疗领域的中成药种类和数目不同,例如老年感冒的专用药很少,但老年便秘和老年失眠的专用药就较多。所以,老年感冒的药品遴选就显得更为重要。落实到中成药处方点评环节,可适当放宽对于老年失眠处方的管理,而重点加强对老年感冒处方的管理。当然,这种管理是相对的,也应该与各医疗机构的药品处方集结合起来。

主要参考文献

[1] 史丽娟.2010—2012 年西安医学院附属宝鸡医院门诊中成药处方点评[J].中国医院用药评价与分析,2015,15(1):120-122.

[2] 杨永莲,黄敏.2012 年门诊中成药处方点评分析[J].临床合理用药,2013,6(10B):172-173.

[3] 张凌云.对某院中成药门诊处方点评与分析[J].中国医院药学杂志,2012,32(22):1847-1849.

[4] 韩洁,邹金凯,刘蕾.2011—2012 年我院门诊中成药处方点评与分析[J].中国药物应用与监测,2014,11(1):45-48.

[5] 林秀珠,林芸如,张志峰.我院门诊中成药处方用药分析[J].中国药物滥用防治杂志,2013,19(5):299-301.

[6] 李建珍.门诊中成药不合理处方 136 张分析[J].中国乡村医药杂志,2013,20(21):44-45.

[7] 邹路琦,尹迪,郭斌.我国人口老龄化对卫生服务的影响[J].医学与社会,2014,27(9):36-38.

[8] 胡德波,邹力.我院门诊中成药临床用药调查分析[J].中药与临床,2014,5(4):28-29,32.

[9] 周文泉,李祥国.实用中医老年病学[M].北京:人民卫生出版社,2000.

[10] 张舜波,游秋云.浅谈老年病的中医病因病机及治则治法[J].中医文献杂志,2013(2):42-45.

[11] 顾维超.中医老年病证治[M].南京:江苏科学技术出版社,1991.

[12] 唐已婷,王利敏,赵歆.融中医情志学说建构老年病医学模式的探讨[J].北京中医药大学学报,2012,35(8):513-516.

[13] 田金洲.中医老年病学[M].天津:天津科学技术出版社,1994.

[14] 彭亿海.参苏冲剂治疗老年寒性感冒(附100例疗效分析)[J].新中医,1987(8):54.

[15] 李银丹.补中益气解表法治疗老年气虚反复感冒的临床研究[D].长春中医药大学,2013.

[16] 刘兴武.补中益气丸加味治疗老年气虚感冒50例[J].浙江中医杂志,1994(10):444.

[17] 张琼,苗青,张燕萍,等.参果老年感冒颗粒治疗老年体虚感冒(气虚肺热证)的多中心、随机、双盲、对照试验[J].中国临床药理学与治疗学,2013,18(9):1019-1024.

[18] 胡明.便通胶囊治疗老年便秘100例临床观察[J].中国中药杂志,2008,33(2):187-188.

[19] 苏全胜,林勇,金黑鹰,等.保肾片治疗老年习惯性便秘患者60例疗效观察[J].中成药,1998(3):27.

[20] 蔡光先,刘柏炎.便可通片治疗老年功能性便秘39例[C].第七次全国中西医结合虚证与老年病学术会议论文摘要集,2003:2.

[21] 欧艳娟.便秘通颗粒治疗老年便秘临床观察[J].中国现代医生,2008,36(1):67.

[22] 刘昌汉,张培娟,申庆亮.便通口服液治疗老年习惯性便秘[J].前卫医药杂志,1995,12(4):245.

[23] 鞠海燕.补中益气丸加西沙比利治疗老年功能性便秘75例[J].中国中医药现代远程教育,2013,11(23):74.

[24] 李小飞.参芦胶囊治疗老年性便秘30例[J].中国疗养医学,2010,19(7):661.

[25] 徐永强.车前番泻颗粒联合莫沙必利治疗老年功能性便秘116例[J].医药导报,2012,31(6):756-757.

[26] 丁小涵,张健,王艳春.苁蓉通便口服液治疗老年便秘疗效观察[J].中国误诊学杂志,2009,9(31):7609-7610.

[27] 刘汝安,王卓.苁蓉通便丸治疗老年习惯性便秘65例[J].中国民间疗法,2009,17(5):19.

[28] 刘璐璐.胆宁片联合莫沙必利治疗老年慢性便秘33例疗效观察[J].海军医学杂志,2014,35(3):226-227.

[29] 张晓华.扶正润肠丸治疗老年便秘36例临床观察[J].四川中医,2012,30(1):74-75.

[30] 张晓园,安彦军.腑通肠润颗粒治疗老年便秘的临床观察[C].第二十五届全国中西医结合消化系统疾病学术会议论文集.中国中西医结合学会消化系统疾病专业委员会,2013:1.

[31] 裴雪峰.复方芦荟胶囊改善老年功能性便秘患者症状评分观察[J].中国老年保健医学,2013,11(5):45-46.

[32] 刘莹.复方锁阳口服液治疗老年慢性便秘42例[J].陕西中医,2011,32(9):1184-1185.

[33] 桑吉群佩,赵献超,赵正平,等.归丹沙棘胶囊治疗68例老年性便秘的临床观察[J].中西医结合研究,2012,4(6):310-311.

[34] 赵文,魏明.归芪润肠颗粒治疗老年功能性便秘40例疗效观察[J].国医论坛,2014,29(4):24.

［35］文金明.金匮肾气丸合麻子仁丸治疗老年便秘 39 例［J］.使用中医药杂志,2009,25
　　　(6):99-100.

［36］惠铭先.丽珠肠乐联用六味地黄丸治疗老年功能性便秘 56 例疗效观察［J］.河南职工
　　　医学院学报,2008,20(2):168-169.

［37］李艳花,张元震,董泗芹.六味地黄软胶囊治疗老年功能性便秘 52 例［J］.山东医药,
　　　2005,45(17):77.

［38］陈静,黄之杰,张毅,等.六味安消胶囊治疗老年便秘 43 例疗效观察［J］.西南国防医
　　　药,2009,19(6):615-616.

［39］魏小果,石玉萍.六味能消胶囊治疗老年功能性便秘 30 例［J］.中国中西医结合杂志,
　　　2003,23(6):464.

［40］唐黎群.麻仁软胶囊联合沉香化气胶囊治疗老年功能性便秘 80 例疗效分析［J］.中国
　　　中医药科技,2012,19(5):460-461.

［41］张维平.麻仁润肠丸联合莫沙必利治疗老年功能性便秘 35 例观察［J］.实用中医药杂
　　　志,2012,28(5):388.

［42］胡景芝.培菲康联合四磨汤治疗老年便秘的临床观察［J］.中国社区医师·医学专业,
　　　2012,14(9):206.

［43］赵洪霄.芪蓉润肠口服液治疗老年习惯性便秘 79 例［J］.吉林中医药,2012,32(11):
　　　1137-1138.

［44］徐伟光.生血宁片对老年贫血合并功能性便秘的治疗作用［J］.中国医药科学,2012,2
　　　(3):103-104.

［45］张吉楼,陈琼香,牛柱琛.首乌润肠口服液治疗老年便秘 88 例［J］.医学理论与实践,
　　　1995,8(2):72-73.

［46］刘国军.舒通口服液治疗结肠慢运输型便秘 60 例疗效观察［C］.中国肛肠病研究心得
　　　集,2011.

［47］后梅,李华,黄红.小麦纤维素颗粒治疗老年功能性便秘的临床观察［J］.中国老年保
　　　健医学,2010,8(6):17-18.

［48］周志强,王京军,孙占学.一清胶囊配合润燥止痒胶囊治疗慢传输型便秘 45 例［J］.中
　　　医临床研究,2012,4(1):48-49.

［49］张波,李相臣,李荣先.脂必妥胶囊对老年患者便秘缓解作用 50 例临床观察［J］.内蒙
　　　古中医药,2013(10):39-40.

［50］李振华,龚翌.艾司唑仑加归脾丸治疗老年失眠症 26 例［J］.人民军医,2009,52
　　　(8):521.

［51］王振富,彭进才,王鲁宁.百乐眠胶囊治疗老年人失眠的疗效观察［J］.中国实用内科
　　　杂志,2006(S2):109-110.

［52］崔艳茹.补肾活血方治疗老年功能性失眠 62 例［J］.吉林中医药,2010,30(2):140.

［53］张新平,张莉萍,孙树芳.参松养心胶囊干预老年失眠症的临床应用［J］.中国中医基
　　　础医学杂志,2009,15(1):64-65,71.

［54］郭丰义,沈玉莲,郭建峰.参乌健脑胶囊治疗老年慢性失眠 60 例［J］.中国实验方剂学
　　　杂志,2014,20(12):230-233.

［55］陈菡,史国兵,赵庆春,等.复方酸枣仁颗粒治疗失眠症患者的临床疗效观察［J］.中国药物经济学,2014(2):58-60.

［56］林莹莹,邵敏明,黄年斌.健脑宁神颗粒治疗老年慢性失眠30例［J］.中国中医药现代远程教育,2013,11(16):8-10.

［57］赵黎军,李晶晶,费建惠.七叶神安片联合佐匹克隆治疗老年失眠症的对照研究［J］.海峡药学,2011,23(5):130-131.

［58］陈建军,邬至平,王苑华.肉蔻五味丸治疗老年失眠症临床观察［J］.中国药师,2010,13(11):1634-1635.

［59］李亚明,潘永福.乌灵胶囊治疗老年失眠症［J］.中国新药与临床杂志,2006,25(4):289-291.

［60］牛振华,刘润来.消栓口服液治疗老年顽固性失眠26例［J］.中成药,1993(11):46.

［61］张建安,何英.心神宁片加针刺治疗老年失眠症40例效果观察［J］.社区医学杂志,2013,11(1):30-31.

［62］程晶晶,何大江.血府逐瘀口服液治疗老年失眠症30例观察［J］.浙江中医杂志,2013,48(3):178.

［63］王娜,刘华玲.养血清脑颗粒治疗老年失眠及其伴随症状80例临床研究［J］.中国医药指南,2013,11(21):689,727.

［64］丁青龙,过伟,施建安,等.夜宁胶囊治疗老年人顽固性失眠症的临床疗效分析［J］.中国现代药物应用,2008,2(10):15-16.

［65］胡卫东,汪涛,高永喜,等.益眠达片治疗老年失眠症36例临床观察［J］.中国疗养医学,2014,23(8):694-696.

［66］王凌芬,苏敬文,柳宁,等.益心舒胶囊合用脉血康胶囊治疗老年糖尿病患者失眠的疗效观察［J］.中西医结合心脑血管病杂志,2014,12(12):1505-1507.

［67］甘建光,田国强,秦国兴.枣仁安神胶囊治疗老年性失眠症的疗效及血液流变学研究［J］.中国中药杂志,2013,38(2):273-275.

［68］韩旭,李七一,郭宏敏,等.珍枣胶囊治疗阴虚火旺型老年失眠患者33例临床研究［J］.中医杂志,2014,55(2):125-128.

［69］李丽华.老年患者的中成药应用［J］.中国临床保健杂志,2007,10(6):663-664.

［70］罗艳,刘皈阳,马建丽,等.老年患者中成药用药风险及解决策略［J］.中国药业,2014,23(20):96-98.

［71］赵新乡.治疗老年疾病应科学使用中成药［J］.中国中西医结合杂志,2014,34(4):493-495.

［72］胡德波,邹力.我院门诊中成药临床用药调查分析［J］.中药与临床,2014,5(4):28-29,32.

［73］方榕,赵璇,胡晓娟.245例中成药不良反应报告分析［J］.长江大学学报(自然版),2014,11(36):105-107.

［74］郑秀华,夏忠诚.浅谈中医药治疗老年病的优势［J］.中国老年保健医学,2007,5(5):44-45.

［75］朱元民.蒽醌类泻药与大肠黑变病［J］.中华消化杂志,2004,24(5):314-315.

第八章

儿童选用中成药点评

第一节　儿童选用中成药点评的目的和基本方法

　　儿童属于特殊人群,治疗药物选择时需考虑其对儿童正常生长发育的影响。中成药儿童患者遴选点评的目的是考察处方中是否存在儿童不适用或影响儿童正常生长发育的中成药。

　　中成药处方儿童人群遴选点评的基本方法:

　　(1)以药品说明书或《中华人民共和国药典临床用药须知》等收录临床使用指导意见的药品标准为依据,考察小儿处方中是否含有标识为"儿童禁用""小儿忌用"等明确提示不宜用于儿童的中成药。如果有,则点评为儿童遴选药品不适宜。

　　(2)参考老年患者遴选点评的方法,通过对小儿体质病证特点与处方用药功效成分特点的对比分析,考察处方中成药或成药组分是否适用于儿童,参考依据包括中医儿科学、中医体质学和药品说明书等。如果不适用,则点评为儿童患者遴选药品不适宜。

第二节　儿童选用中成药点评的现状和问题

　　目前,针对儿童用药合理性评价的中成药处方分析和点评工作并不太多,评价指标和一般结果也不尽相同。其中,大部分工作主要是针对一段时间内儿童医院中成药处方的处方分析工作,包括统计用量最多的中成药、用量最多的药品剂型、单张处方的平均用药品种数、不同科室处方中成药的处方数和病例数等,也有进行儿童剂型与成人剂型的品种比较,或者是拟定中成药的 DDD 值并进行经济学分析等,这些工作反映出儿童广泛使用中成药的临床现状。除此之外,也有一些真正的处方点评工作,展示了儿童不合理使用中成药的基本情况。例如北京儿童医院全年随机抽取的 2400 张门急诊中成药处方中,最常见的不合理处方类型分别为适应证不适宜(27.9%)、临床诊断书写不规范(26.2%)、遴选药物不适宜(21.7%)、重复用药(9.7%)和用法用量不适宜(5.2%)。其中,前2位的问题又与中医证型诊断不规范和漏写诊断有关。又如天津儿童医院全年分层随机抽取的1200张门急诊中成药处方中,最常见的不合理处方类型分别为临床诊断不规范(66.3%)、用法用量不适宜(19.5%)、适应证不适宜(7.8%)、疗程不适宜(3.5%)和联合用药不适宜(1.4%)。其中,单次剂量偏大、门诊处方用药超过7天、同时开具多种同类功效的中成药是常见问题。另外一些相关研究也提示类似结果。由此可见,儿科中成药处方的不合理比例还是比较高的。

除此之外,还有两类研究数据也可参考。其一是综合医院开展的针对儿科全部药品超说明书用药的专项调查工作。其中,四川大学华西第二医院门诊儿科处方超说明书用药的发生率为75.59%,其中最常见的类型是药品说明书未提及儿童用药信息(35.57%)、超说明书适应证用药(25.44%)和超说明书剂量给药(25.31%)。北京大学人民医院门诊儿科处方超说明书用药的发生率为38.15%,其中最常见的类型是超说明书剂量用药(28.43%)、超说明书给药频次用药(26.9%)和药品说明书未提及儿童用药信息(23.86%)。另外,北京大学第三医院门诊儿科处方的超说明书用药数据分析也显示了类似结果。在这些超说明书用药中均有中成药的"身影",甚至中成药已经成为与呼吸系统用药并列第一的最常见的超说明书用药品种类型。其二是针对小儿中药饮片处方的点评分析工作显示,目前仍然存在单张处方用药味数偏多、部分毒性药材用量偏大、处方剂数偏多等问题。

所以,无论从儿科中成药处方点评反映出的直接信息,还是从儿科超说明书用药(包含中成药)现状反映出的间接信息,甚至从儿科中药饮片处方分析工作的角度(体现出中医儿科用药习惯),均提示了儿童使用中成药的处方合理性问题和安全性风险,并且亟需深入分析。

第三节　儿童选用中成药点评的深度解析

一、儿童合理用药和处方点评的首要目标——安全性

实际上,从人类认识和使用药物的历史上看,曾经由于缺乏科学认识而发生过一些严重的儿童药害事件,引起了医药界的警惕。例如在19世纪末的西方国家,婴儿用的出牙粉,幼儿用的轻泻剂和驱虫药,还有软膏、尿布漂洗粉都含有甘汞(氯化亚汞),导致长时间接触这些药物的儿童出现肢端疼痛、盗汗、口腔发炎、牙龈肿胀等严重不适症状,甚至死亡。自此之后,汞制剂的

危害逐渐被认识。目前,虽然汞制剂的危害已经得到公认,但类似药害事件的潜在风险仍然存在。例如2007年上海医药有限公司华联制药厂在注射用甲氨蝶呤的生产过程中,现场操作人员将硫酸长春新碱尾液混于注射用甲氨蝶呤药品中,导致多批次的药品被长春新碱污染。当这些被污染的甲氨蝶呤用于白血病患儿的治疗时,就对患儿的中枢神经系统造成严重损害,出现下肢疼痛、乏力和行走困难等表现,全国累积受害人群达130多人。又如曾经的山西疫苗事件和近期的山东疫苗事件等。这些案例表明,安全性是儿童合理用药的首要关注目标,无论是从儿童特殊的生长发育阶段的角度看,还是从民族健康繁衍的角度看,保障儿童用药安全是合理用药的重要内容。

具体到中药领域,中成药导致的儿童药害事件也不少见。且不说因为儿童对于铅、汞等重金属和其他化学成分有特殊的易感性,使得含有铅粉、密陀僧、朱砂等成分的中成药面临很严峻的使用形势;单就一些组成普通的中成药甚至是小儿专用中成药,从中国知网收录的文献来看,也存在一些不良反应事件或不合理用药导致的药害事件(表8-1)。虽然这些文献只是粗略地描绘了事件概要,也未分析因果关系,但仍然能给我们提供一些警示信息。例如从这些涉事药品的组方来看,不仅有六神丸(含有蟾酥、麝香、雄黄、冰片等)、健儿丸(含有巴豆、雄黄、苦杏仁等)、小儿麻甘颗粒(含有苦杏仁、麻黄等)这样含有毒、烈性饮片的中成药,也有玉屏风颗粒(黄芪、白术、防风)、小儿扶脾颗粒(白术、陈皮、山楂等)这样的平性药物。从治疗目的看,大部分药品用来治疗小儿普通感冒、咳嗽、食积等常见病。从不适症状表现来看,大部分属于皮肤过敏反应,但也有房室传导阻滞和肠套叠这样的严重药害反应。从用法用量来看,大多数涉事药品说明书并未标注不同年龄段的剂量范围,服药方法也并未进行酌情减量。例如3例儿康宁糖浆的不良反应案例,虽然患者的年龄从2~10岁不等,但用法用量均为10ml/次,3次/日。从不良反应发生率来看,苏氏的研究显示小儿麻甘颗粒存在约10%的腹泻发生率,并且需要药物治疗。由此可见,儿童使用中成药的安全风险是存在的,但不同药物造成的药害事件轻重程度有差异,影响用药安全的因素也较为复杂。

表8-1 儿童使用中成药出现不良反应或药害事件的案例报道

序号	药品名称	功能主治	不适症状及患者年龄	文献来源
1	儿康宁糖浆	益气健脾,消食开胃	过敏性紫癜(10岁);过敏性皮炎(2岁、9岁半)	孟洪霞 张丽君
2	玉屏风颗粒	益气固表止汗	大小便失禁(3岁)	方建国
3	健儿丸	破积驱虫,开胃进食	回结型肠套叠(10个月)	郑丽英

序号	药品名称	功能主治	不适症状及患者年龄	文献来源
4	小儿麻甘颗粒	平喘止咳,利咽祛痰	腹泻(445/4610 例,约 9.65%)	苏洽玉
5	六神丸	清凉解毒,消炎止痛	惊厥+房室传导阻滞(3 个月)	胡怡云
6	小儿宝泰康颗粒	解表清热,止咳化痰	皮肤过敏反应(5 岁)	张绍屏
7	小儿定喘口服液	清热化痰,宣肺定喘	恶心(4 岁 8 个月);皮肤瘙痒(3 岁 7 个月)	管鸽
8	小儿扶脾颗粒	健脾胃,助消化	急性荨麻疹(2 岁)	张燕
9	小儿热速清口服液	清热解毒利咽	皮疹(10 岁)	曹国建

二、中、西医学对于儿童安全用药的理论认识

1. 传统中医药理论的认识

传统中医药理论对于小儿安全用药的认识是明确的,但具体内容较为复杂,也存在一些不理想之处。一方面,由于三因制宜的需要,小儿幼稚娇嫩的特殊机体状态确实需要在处方选药时谨慎,但专门针对小儿的选药用药方法尚未成体系,现有的指导原则都是合并在毒性理论、配伍禁忌理论和妊娠禁忌理论内的一般性内容。另一方面,虽然历代小儿病处方中从不禁用大黄、人参、半夏、朱砂、犀角等毒、烈性饮片,但是都有其所对应的病证特点、用法用量、停药调护等特殊内容,甚至在很早以前小儿是否该用"金石药"本身就是一个学术争议话题。遗憾的是,这些内容并没有得到很好的整理和总结,以至于在现行的《中医儿科学》教材中,基本看不到关于儿童安全合理用药原则、方法和最新研究进展的系统论述和独立章节,而这些都是临床安全合理用药所亟需的内容。笔者整理了历代中医儿科专著对于小儿安全用药的散在论述,从中可以看到儿童谨慎选药用药的重要意义。

(1)《小儿药证直诀·序》:"脏腑柔弱,易虚易实,易寒易热,又所用多犀、珠、龙、麝,医苟难辨,何以已疾?""又目见庸医妄施方药而杀之者,十常四五,良可哀也"等。

(2)《小儿病原方论·养子十法》:"九者勿服轻朱,轻粉下痰损心气,朱砂下涎损神气。二味相和,虽下痰涎,其性寒冷,损心损神,亦不可独用也。若儿胎受壮实,服之软弱也。若儿胎受怯弱,服之易伤也。新生婴儿下胎毒,坠痰涎,多致损害,皆是轻、朱二味之所误也"。

（3）《活幼口议·议投药》："若以重剂投于雏,或以峻药投于贵,直不可混淆而设,造次而施。合以通利者,审问扶而下之,当用益补者,察详按而调之,孰谓恣妄之有耶? 所谓不可攻击者,曰虚曰幼,曰娇曰重;不宜冒致者,曰久曰闭,曰冗曰竟"。

（4）《幼科发挥·小儿正诀指南赋》："大抵小儿易为虚实,调理但取其平,补泻无过其剂。尤忌巴牛,勿多金石。辛热走气以耗阴,苦寒败脾而损胃"。

（5）《幼科铁镜·九恨》："一恨动用牛黄、竹沥、贝母为除痰要药,痰有寒热,热痰见此,真似滚汤泼雪。寒痰见此,竟是雪上加霜,不论寒热,概投儿服""一恨必用柴胡退烧。烧热有表里之殊,柴胡专属解表之味,脾虚肾虚、气血两虚诸烧热亦用柴胡"。

（6）《幼幼集成·凡例》："后人误以为婴儿为一团阳火,肆用寒凉,伤脾败胃""而幼科所用毒劣之方,令其暗损真元,阴伤荣卫,即侥幸得生,而精神已耗,一生虚怯,莫可补救,况复不生者多。兹于劫夺之方,毒劣之味,概行删去,而易以反正逆从之治,无辜赤子,或可免含冤于九地"。

（7）《幼科释谜·凡例》："芽儿脏气未全,不胜药力,周岁内,非重症,勿轻易投药,须酌法治之。即两三岁内,形气毕竟嫩弱,用药亦不可太猛,峻攻骤补,反受药累"。

（8）《儿科醒·总论》："凡于小儿之病,更宜加意培植,保护元气。不可妄用攻伐之剂,以贻人夭札之祸也""至于用药之法,宁勿药毋过剂,宁轻毋重,毋偏寒,毋偏热,毋过散,毋过攻。须遵内经邪之所凑、其气必虚之训,时以保护元气为主。知乎此,于婴儿延医之道,思过半矣"。

2. 现代医学及药学的认识

现代医学对于儿童用药原则的研究虽然也存在很多未知的内容,但是总体而言是更为详细的。从内容形式上,现代儿科学对于儿童用药的甄别遴选、给药途径、给药剂量甚至心理安抚原则等都有相应说明;从药品类别上看,不同药效类别的药物也有其相应的治疗原则;从用法用量上看,就计算儿童单次或单日用量的方法,就有根据年龄、体重等不同的折算方法。这些内容都是在儿童疾病治疗的临床实践中需要明确的信息。例如《儿科学》教材中关于儿童用药原则的论述主要包括以下几点:

（1）小儿药物治疗特点,例如药物在组织内的分布因年龄而异、小儿对药物的反应因年龄而异、肝脏解毒功能不足、肾脏排泄功能不足,同时需注意某些疾病的先天性遗传因素。

（2）药物选择原则,包括儿童选择抗生素、肾上腺皮质激素、退热药、镇静止惊药、镇咳止喘药、止泻药与泻药以及新生儿用药的基本原则和主要问题。

（3）给药方法原则,包括口服法、注射法、外用药和其他方法（雾化、灌肠）

等给药方式对于儿童的适用性。

（4）药物剂量计算的方法，包括按体重计算、按体表面积计算、按年龄计算、从成人剂量折算等具体方法，以及具体使用时根据患者病情和用药目的的调整原则等。

同时，国家专门出台了《中国国家处方集·化学药品与生物制品卷》的儿童版，不仅采用大量篇幅论述儿童合理用药的相关事项，包括儿童解剖生理、儿童药效学、儿童药动学、儿童用药剂量等，而且对于各个儿童常见病种的药物治疗方案进行规范和指导，为儿童疾病的合理用药提供参考。其中关于抗感染药物、退热药物、镇咳化痰止喘药物、泻药和止泻药的论述，其精细化选药的思路和方法可见一斑。特摘录如下：

（1）抗感染药物：儿童易患感染性疾病，且多为急性感染，病情变化快，故抗感染药物较常应用。应根据不同病种、病情轻重、年龄大小等选择用药。如临床已肯定诊断为病毒感染（如麻疹、风疹、流感等），可选用抗病毒药物或某些中草药制剂，而不用抗菌药。认为应用抗菌药物可预防继发细菌感染的看法并无依据。滥用抗菌药，可因各种不良反应给患儿造成不良后果。如氨基糖苷类药物对儿童有明显的耳毒性和肾毒性，其中新霉素和卡那霉素对听神经的毒性最大；四环素类药物可导致儿童牙齿黄染及牙釉质发育不良，不可用于 8 岁以下的小儿；喹诺酮类药物对骨骼发育可能产生不良影响，应避免用于 18 岁以下的未成年人；新生儿应用氯霉素可能出现灰婴综合征等。因此，儿童用抗菌药必须慎重考虑适应证和不良反应。开始时根据患儿的临床症状、体征及有关的实验室检查结果进行经验用药，待细菌培养和药敏试验结果出来后，有针对性地选用抗菌药。通常以应用 1 种抗菌药为宜，但如感染严重亦可联合用药。

（2）退热药物：一般选用对乙酰氨基酚和布洛芬，疗效确切，相对安全。特别是布洛芬的解热镇痛效果强、不良反应小，但用量不宜过大。

（3）镇咳、祛痰、止喘药：咳嗽有清除呼吸道分泌物的作用。小儿呼吸道狭窄，发炎时黏膜肿胀，渗出物较多，容易引起呼吸道梗阻而出现呼吸困难。因此在呼吸道感染（尤其是肺炎）时，应多用祛痰药，口服或雾化吸入，如氨溴索口服液；少用镇咳药，尤其要慎用作用较强的镇咳药（如可待因）。一般对于咳嗽严重、引起小儿精神紧张或影响休息时才用镇咳药。小儿哮喘提倡局部吸入 β_2 受体激动药，必要时也可用茶碱类，但新生儿和婴儿慎用。

（4）泻药和止泻药：婴儿便秘应先调整饮食，如奶内多加糖或喂食蜂蜜，膳食中增加蔬菜、水果等。偶尔可用栓剂，如甘油栓、开塞露、肥皂条等。仅在十分必要时才用缓泻药。婴儿腹泻时应予以饮食疗法、控制感染及体液疗法等，或辅以双歧杆菌或乳酸杆菌制剂，以调节肠道的微生态环境；不宜首选止泻药,因为用药后腹泻虽可减轻,但肠道毒素吸收增加,可使全身中毒症状加重。儿童腹泻口服补液治疗是有效的,同时早期恢复进食,应用益生菌能缩短腹泻病程。

三、儿童安全合理使用中药的根本原则与未来趋势

综上所述,鉴于儿童特殊的生长发育阶段以及药品使用现状,应尽快规范儿童安全合理使用中药的原则和方法,保障合理用药。笔者认为,儿童用药的根本原则包括两层含义。第一层含义是明确是否用药的问题。在确定是否开始药物治疗时,要与疾病危害进行权衡:如果疾病已经危害到患儿正常的生长发育时,必须用药予以缓解和治疗;而如果疾病危害程度有限,甚至只是机体适度地表现出防御性症状时,则务必考虑用药的必要性。所谓"宁勿药毋过剂",就是这个道理。第二层含义是明确怎样用药的问题。如果已经确定用药,那么在具体的给药方案上,应该尽可能采用单一药物、低剂量和短疗程的治疗方案,降低药物的影响作用和不良反应风险,同时还需要考虑儿童的依从性和心理状态。针对此类问题,李氏提出儿科疾病应遵循"临床诊治疾病与促进儿童成长相结合",治疗方案应注重最佳方案原则、安全无害原则和痛苦最轻原则;张氏、郑氏等提出"中医儿科用药再研究刻不容缓"的倡议以及建立中医儿科特殊学术基础的建议。高氏则是以麻黄为例,讨论麻黄在治疗小儿风寒感冒、咳嗽痰喘、水肿、泄泻、疹出不畅、走马牙疳、阴疽痰核、惊风疼病、遗尿等病证时的净选炮制、用法用量和配伍原则的特殊性,论证建立小儿用药体系的必要性和可行性等,都是很好的尝试。

与此同时,要实现儿童使用中药的合理性评价,离不开科学、客观的专业医药知识作为支撑。但从目前情况来看,该领域的相关药学知识主要还是传统毒性理论、配伍禁忌理论等内容,从现代毒理学和发育毒理学角度的认知较少。实际上,由于中医药独特的治疗学理论以及传统临床应用经验,使得很多中药新药的开发者忽视了中药新药安全性评价,这其中就包括儿童用药的安全性评价。所以,很多中成药其实并无更多或更全面的儿科人群用药的安全性信息,也不像西药那样具有很详细的成人药效学和药动学数据可供参考,而是存在很多毒性研究的盲点。这种"尚不明确"的安全性信息给儿科用药带来很多风险,阻碍了儿童合理使用中药评价体系的建立,甚至会让已经察觉到的苗头因得不到更充分的佐证和说明而溜走。所以,此类现代毒理学和发育毒理学的研究一定是未来的发展趋势,而刻板追求传统认识、盲目低估最新成果的做法是不提倡的。可喜的是,原国家食品药品监督管理总局药品审评中心已于 2015 年年底发布了《中药儿科用药非临床安全性评价的一般考虑》和相关要则,国内学者也详细介绍了儿科用药发育毒性研究指标设

定及中药安全性评价的特别关注点,为该领域的发展提供了指导原则。作为药师,也应尽可能注意搜集和了解中药发育毒理学研究的最新进展,并在中成药处方点评时予以考虑。

第四节 儿童选用中成药点评的参考建议

1. 点评选药是否适宜

儿童合理使用中成药的首要问题就是药品遴选是否适宜的问题,包括"是否应该用药""用哪一个药"和"用多少种药"这3个层次的问题。其一,不同儿童疾病的药物治疗需求不同,有些疾病需要立即治疗,而有些疾病并不一定需要用药,或者可能只是生长发育过程的"第三态",甚至对于某些儿童疾病本质的认识都可能存在误解,例如对于一般情况下的小儿发热和新生儿黄疸。所以,点评选药是否适宜的首要环节是考察药物治疗的必要性。其二,如果确定药物治疗,则需要从安全性角度进行药物遴选,尽可能不选择含有毒性饮片、烈性饮片和具有潜在发育毒性饮片的中成药,慎用苦寒药和金石药,对以往医家提出的竹沥、贝母、柴胡等饮片也要警惕,尽可能选择适应证相符度高、药味数目少的中成药品种。同时,需严格遵循中医药基本理论用药,区分不同中成药的药性特征和功效侧重点。例如同样都是外感风热的治疗用药,小儿咽扁颗粒与小儿豉翘清热颗粒的功效侧重点即不同,前者侧重于咽喉肿痛,而后者侧重于清热导滞,对外感兼停食的效果更好。其三,从医嘱整合的角度看,如果存在联合用药,还需要对药品联用的合理性进行评估。一般而言,除非临床指南明确规定,否则儿童用药品种数越少越好。

2. 点评用法用量是否准确

儿童使用中成药用法用量点评包括两个方面。其一是用法和给药途径。中成药以内服和外用为主:内服用法上,正常进食的儿童用法与成人相似,不能正常进食固体食物的婴幼儿需要口服液体制剂的药物或者将固体制剂(如颗粒剂、泡腾片、分散片等)在给药前临时配制成液体形式。外用途径给药在儿科也很常见,外洗、湿敷、外涂等均是常见用法,还有中成药雾化吸入的方式等。中药注射剂用于儿童的不良反应报道多见,故不建议将注射给药作为儿童使用中药的首选,需要在严格指征和身体条件的情况下选用。这些给药途径和用法的信息均要反映在处方上,以指导患者合理用药,同时还需要考虑儿童易哭闹、脾胃功能弱等影响因素,选择最恰当的给药途径和时间。其二是单次用药剂量和日用药频次,传统理论均有"量儿大小加减"的原则,临床应用中应尽量采取说明书要求的儿童用量,如果说明书未提示儿童用量,则对于药性平和的中成药可以采取大致换算或年龄换算的方法,而对于具有一定毒、烈性的中成药建议采取体重换算或体表面积换算的方法,不应直接采取成人剂量;如果不确定用量,应尽可能采取少量给药加密切监测的方案。在日给药频次的确定上,一方面要参考药品说明书的要求,另一方面也要考虑儿童病情程度、脾胃功能和起居饮食时间来确定,未来有条件时应根据儿童特殊的药动学数据进行调整,确保用药的有效性和安全性。

3. 点评疗程是否合理

除了选药和用法用量两个方面外,疗程也是儿童应用中成药所需要关注的重要因素之一。原因在于,一方面小儿稚体娇嫩,病情变化快,今天用的药可能到明天就不适宜了,所以需要一个随证权变的原则,这种情况造成疗程的不确定性;另一方面有些家长存在中药无毒副作用的错误认识,在未经医师或药师的知晓和监督下,自行给孩子长期服用某些并不安全的中成药,轻则损伤脾胃功能,重则发生药害事件。例如儿童长期使用含朱砂、雄黄、密陀僧等毒性矿物药的中成药时,哪怕这些毒性饮片在全方中所占的比重很小,也存在中毒的风险。所以,疗程问题也是儿童合理使用中成药的重要内容之一。在中成药处方点评时,要注意疗程信息是否符合疾病治疗的一般规范以及是否根据儿童的病情特点进行调整。

4. 其他点评事项

除此之外,儿童应用中成药的处方点评还需要考虑处方书写的规范性、中西药物联用等内容。随着中药现代化的不断发展和临床资料的不断积累,处方点评的内容和侧重点也应不断调整,以适应临床合理用药的需求。

主要参考文献

[1] 路静华,付萍.中成药在儿科门诊的应用分析[J].儿科药学杂志,2002,8(2):59-60.

[2] 魏悦.天津市儿童医院门、急诊中成药处方分析[J].儿科药学杂志,2014,20(1):43-45.

[3] 朱正怡,叶伟峰,李春梅,等.儿科医院中成药的应用状况调查[J].西北药学杂志,2010,25(3):229-230.

[4] 钱丹,李智君,成琳.儿科医院中成药的应用状况[J].中国现代药物应用,2014,8(13):236-237.

[5] 刘辽,杨代喜,古真.儿童医院2011年至2012年儿科口服中成药应用分析[J].中国药业,2014,23(21):72-74.

[6] 王彦青,张艳菊,马津京.中成药处方抽样点评分析[J].北京中医药,2013,32(9):696-697.

[7] 林桂锋,杨樱,何小敏,等.儿科门诊中成药的使用情况调查与分析[J].中国处方药,2015,14(5):33-34.

[8] 高艳,魏悦,林宏,等.2014年天津市儿童医院门诊中成药的处方分析[J].现代药物与临床,2015,30(10):1289-1292.

［9］ 李英,黄琳,于芝颖,等.北京大学人民医院儿科门诊超说明书用药调查与分析［J］.中国新药杂志,2014,23(10):1218-1222.

［10］ 王海滢,刘芳.北京大学第三医院儿科门诊超说明书用药调查与分析［J］.中国医院用药评价与分析,2011,11(2):184-186.

［11］ 周小建,施宜农,徐虹.2013 年我院儿科门诊中草药处方用药情况调查［J］.临床合理用药,2015,8(3):1-2.

［12］ 王小英,卢焯明,周艳,等.6000 张中医医院儿科门诊中药饮片处方药分析［J］.中国医院用药评价与分析,2015,15(8):1057-1060.

［13］ 张揆一.20 世纪十大药害启示录［J］.健康大视野,1997,5(3):60-61.

［14］ 含汞药物,良药还是毒药?［DB/OL］.青年网,2013-6-17/2016-7-13.http://qnw.cc/yssc/54558.html.

［15］ 瘦船夫的博客.十大药害事件［DB/OL］.新浪博客,2010-6-20/2016-7-13.http://blog.sina.com.cn/s/blog_684865640100irue.html.

［16］ JAMES VB.Difference in sensitivity of children and adults to chemical toxicity:the NAS panel report.Regulatory Toxicology and Pharmacology,2000(31):280-285.

［17］ ROBERT JS.Pesticides and infant risk:is there a need for an additional safety margin? Regulatory Toxicology and Pharmacology,2000(31):267-279.

［18］ 陈晓,张春娜.低浓度慢性铅接触对儿童的影响［J］.江西中医学院学报,2000,12(3):109-110.

［19］ 刘艳红.铅对儿童神经系统毒性作用的研究进展［J］.中国特殊教育,2006,13(67):62-65.

［20］ 孟洪霞,张爱霞,刘敏.儿康宁致过敏性紫癜 1 例［J］.滨州医学院学报,2000,23(3):272.

［21］ 张丽君,武广云.儿康宁致药物性皮炎 2 例［J］.交通医学,1999,13(1):141.

［22］ 方建国,王文清.服玉屏风颗粒致小儿大小便失禁 1 例［J］.中国中药杂志,1999,24(10):635.

［23］ 郑丽英.口服健儿丸致肠套叠 1 例［J］.实用医技杂志,2003,10(2):117.

［24］ 苏洽玉.口服小儿麻甘颗粒致小儿腹泻的临床分析［J］.科技创新导报,2007,4(35):194.

［25］ 胡怡云,卜长庆.六神丸致小儿房室传导阻滞 1 例报告［J］.甘肃中医,1998,11(4):30.

［26］ 张绍屏.小儿宝泰康颗粒口服致过敏 1 例［J］.中国民族民间医药杂志,2006,15(82):307-308.

［27］ 管鸽.小儿定喘口服液致不良反应 2 例报告及分析［J］.生物技术世界,2015,9(4):113.

［28］ 张燕.小儿扶脾颗粒致急性荨麻疹 1 例［J］.实用中医药杂志,2010,26(9):657.

［29］ 曹国建,阮学东.小儿热速清口服液致皮疹 1 例［J］.药物流行病学杂志,2001,10(1):49.

［30］ 王卫平.儿科学［M］.8 版.北京:人民卫生出版社,2013.

[31] 中国国家处方集编委会.中国国家处方集(化学药品与生物制品卷·儿童版).北京：人民军医出版社,2013.

[32] 李义庭.临床诊治儿童疾病的伦理原则[J].中国医学伦理学,1997,10(5):39-40.

[33] 张东风.中医儿科用药再研究刻不容缓[N].中国中医药报,2013-7-1,002版.

[34] 郑庆海.中医儿科历史文献研究[D].黑龙江中医药大学,2008.

[35] 高修安.中医儿科的发展应重视小儿用药体系的建立——从麻黄看儿科用药的特殊性[J].中国中西医结合儿科学,2009,1(5):436-439.

[36] 孙祖越,周莉,韩玲.儿科用药非临床安全性评价要则及中药评价的特殊性[J].中国药理学与毒理学杂志,2016,30(1):13-20.

[37] 黄芳华,朱飞鹏,笪红远,等.中药儿科用药非临床安全性评价的一般考虑[J].中国新药杂志,2015,24(24):2779-2781.

[38] 周莉,孙祖越.儿科用药发育毒性研究指标设定及中药安全性评价的特别关注点[J].中国药理学与毒理学杂志,2016,30(1):21-28.

[39] 梁雪茵.我院儿科用药不良反应特点研究[J].临床合理用药,2012,5(6C):10-11.

[40] 欧阳露,肖雨清,雷龙,等.儿科用药不良反应36例分析[J].医药导报,2009,28(2):264-265.

[41] 王晓萌.中国古代儿童用药警戒思想初探[C].北京中医药学会2013年学术年会论文汇编,2013:339-343.

[42] 金锐,王宇光,薛春苗,等.中成药处方点评的标准与尺度探索(八):疗程与用药时长问题[J].中国医院药学杂志,2015,35(22):1979-1985.

第九章

中成药疗程和用药时长点评

第一节　疗程和用药时长点评的目的和基本方法

　　疗程和用药时长是药物治疗方案的必要组成,是药物治疗长度、持久性和最终效果的衡量方式。中成药处方疗程和用药时长点评的目的是考察处方用药治疗的时间长度是否合适。

　　由于医保限制和多次开药问题,很多时候处方用药天数不能反映实际用药时长,所以中成药处方疗程和用药时长点评存在一定难度。

　　中成药处方疗程和用药时长点评的基础方法为:以药品说明书或《中华人民共和国药典临床用药须知》等明确标注有疗程信息的药品标准,以及《中药新药临床应用指导原则》和相关病证的治疗指南等标注有疗效评价时间点的资料为依据,考察处方用药疗程是否满足治疗需求。如果少于治疗所需时长,则点评为疗程不足;如果多于治疗所需时长,则点评为疗程过长。需要注意,同一中成药在治疗不同病证时的疗程往往不同,点评时要结合处方诊断信息。

第二节　疗程和用药时长点评的现状和问题

　　疗程点评属于"用法用量不适宜"项下的内容之一,包含疗程过长或过短的情形。很多学者已经在处方点评工作中关注中成药疗程问题,也发现了超疗程用药的不合理情况。例如将"点评是否超时间用药"作为中成药处方点评的实施要点之一,也有很多医疗机构的点评工作涉及用药疗程不合理的处方。但是,不同医疗机构对于"不合理"疗程的理解不同。一些医疗机构以《处方管理办法》第四章在开具处方时"处方一般不得超过7日用量;急诊处方一般不得超过3日用量;对于某些慢性病、老年病或特殊情况,处方用量可以适当延长"的规定为标准,判断中成药疗程是否过长,且以 30 天为适当延长的最后期限。另一些医疗机构则是从中药偏性角度出发,认为长期服用中药易造成机体阴阳失调,不利于疾病的治疗,并关注含毒性饮片中成药(如安脑丸)的用药时长问题。还有医疗机构从中药注射剂切入,依据《中成药临床应用指导原则》中"长期使用的,在每疗程间要有一定的时间间隔"的要求,点评中药注射剂的超疗程使用问题。

所以,中成药用药时长或疗程不合理的点评标准尚未统一,点评依据有待于完善。实际上,中成药的合理用药时长或疗程应该由患者的疾病情况和药物治疗特点决定,至少不宜完全等同于处方开具的管理要求或是医保报销的时限要求。所以,究竟应该怎样确定临床使用中成药的一般疗程和用药时长,并切实加以管控,这仍然是一个问题。

第三节 疗程和用药时长点评的深度解析

一、管控中成药临床疗程存在很多现实难度

1. 说明书疗程信息的缺失、个体化医嘱整合的忽视带来了实际管控困难

虽然疗程问题如此重要,但是在新药研发和临床诊疗过程中却经常被忽视。这种忽视体现在以下几个方面:

(1)许多中成药说明书明确规定了单次用量和每日次数,但却未能给出各适应证的用药疗程或最长用药时间的参考范围。

(2)医师在处方中成药时缺少可借鉴的参考范围,主要根据既往经验和指南文献,结合患者病情确定疗程,某些情况下缺少最初制订治疗计划的顶层设计。

(3)医嘱重整工作和个体化用药进展缓慢,通过单次处方难以全面把握患者的整体用药过程,疗程和用药时长问题容易被忽视。

(4)很多患者认为中药"起效慢、无毒副作用",长服久服的养生保健行为比较常见,造成对于疗程的忽视。

同时,以上因素又造成了药师审核用药时长的难点。一方面,对于已标明疗程信息的中成药,如骨友灵搽剂"14 日为 1 个疗程,间隔 1 周,一般用药 2 个疗程",即可据此进行用药疗程合理性的评价。假如医师处方骨友灵搽剂连续使用 3 周及 3 周以上,即为不合理。但是许多中成药说明书未标示以上信息,形成审核盲点。另一方面,即使标明疗程信息,不完善的个体化医嘱整合工作也成为阻碍。仍以骨友灵搽剂为例,其用法用量为"外用,涂于患处,热敷 20~30 分钟。一次 2~5ml,一日 2~3 次",其规格为每瓶装 100ml。假如

患者一天 2 次,一次 2ml,100ml 可以使用约 25 天,超出 14 天的疗程时长;假如患者一天 3 次,一次 5ml,100ml 可以使用约 7 天,重复 2 次开药后即超过 14 天疗程,而仅凭单次处方信息难以发现其总疗程是否超限。所以,真正的疗程管控存在很多实际困难。

2. 先期药品临床试验对疗程的关注和探索不够,甚至存在明显的缺陷

实际上,说明书中疗程信息的缺失归根结底还是有关方面对药品治疗学特点(包括适应证、有效性、安全性等)的研究不够,对先期临床试验的关注不够。药品临床试验是基于人体(患者或健康志愿者)的系统性研究,以证实或揭示试验药物的药效学作用、不良反应及其药动学特点,确定药物的安全性和有效性。药品临床试验数据作为新药审评的必需资料,理应为医师和患者在临床正确、合理地使用药品提供依据,并归纳总结到新药说明书中,这其中就应包括疗程。然而,从现阶段中成药说明书的规范性现状,以及近些年原国家食品药品监督管理总局药品审评中心的意见来看,目前存在一些涉及疗程方面的问题。

从药品审评中心的反馈来看,药物临床试验的疗程设定一直存在或多或少的问题。例如疗程与病程不协调(感冒药的疗程定得过长)、不注意观察疗程与疗效的关系(药物疗效不好时多疗程连续服用)、忽视停药后的观察(无视停药后的疗效追踪和长期服药的随访)等,都属于不恰当的疗程设置。又如化学药物多次给药后的治疗学特征研究一般是连续给药 7~10 天,这种方案能否直接照搬到中药新药多次给药的试验研究中仍有争议。再如一些含有毒性饮片中药新药的疗程设计存在缺陷等。痔血胶囊就是这样一个经典案例,由于其Ⅱ、Ⅲ期临床试验均以 7 天为疗程,而实际临床治疗痔疮一般需要 7 天以上或反复用药,于是造成了上市前未发现而上市后逐渐增加的肝损害反应。总之,许多药品上市前的先期临床试验对疗程的关注不够,缺少精细化和探索性研究,不利于指导合理用药。

二、中医"以平为期"和"药后调护"的传统带来疗程不确定性问题

除了以上问题外,更为本质的是,传统中医治则和中药服法理论对于用药时长的认识似乎与固定天数的"疗程"有所不同。其一,中医治则治法强调"以平为期不可过"的治疗原则,即所谓"大毒治病,十去其六;常毒治病,十去其七;小毒治病,十去其八;无毒治病,十去其九;谷肉果菜,食养尽之,无使过之,伤其正也。不尽,行复如法"。该论述虽然充满了主观性和模糊性内容,却也在一定程度上给出了各类治疗药物的停药指征、最大限量和疗效不佳时的补充治疗办法。其二,中药服法一直强调的"药后调护"内容也与用药疗程

密切相关。即医护人员应该观察患者用药后的出汗、二便、脉象、呼吸、呕吐等症状体征,并根据不同的反应作出停药或继续治疗的选择。例如表证若服药后微有汗出,热退身凉,宜立即停药,不必再服;若汗出而热不退,宜再给药。又如峻下通便药药力比较强烈,服1剂后就应密切观察大便情况,若大便不下或仅有数枚燥屎,宜间隔4小时后再服药;若燥屎后带有稀便,应停药。

虽然这些"以平为期"和"药后调护"的内容没有明确提出疗程的概念,但其关于停药时机选择的论述已经事实上决定了治疗时程,并明显表现为"随症停药"的特征。实际上,此类内容早在《伤寒杂病论》中就有过详细描述。根据由晋·王叔和撰次、宋·林亿校正、明·赵开美校刻的《伤寒论》版本,伤寒六经病代表性治疗方剂的服法原文中存有很多与随症停药相关的内容。例如服用桂枝汤"汗出病差,停后服,不必尽剂。若不汗,更服依前法""服一剂尽,病证犹在者,更作服。若汗不出,乃服至二三剂",提出了桂枝汤治疗的用药时长和停药时机。不仅如此,这种方法还普遍适用于很多以桂枝汤为底方的加减方中,例如在桂枝加葛根汤、葛根汤、麻黄汤后提示"余如桂枝法将息及禁忌",在桂枝加附子汤、桂枝去芍药汤、桂枝去芍药加附子汤等方后提示"将息如前法",而其他汗法方剂也可参照此法,也就实际上定义了一大类方剂的用药时长和停药时机。类似的情况还有大承气汤类方的"得下,余勿服"、栀子豉汤类方的"得吐者,止后服"、瓜蒂散类方的"不吐者,少少加,得快吐乃止"等。

三、收集总结各种资料,提供疗程参考信息

综前所述,医疗机构管控处方中成药的疗程存在很多实际困难,影响因素多样。为了解决这一问题,笔者尝试采取"一分为二"的方法。一方面,收集现有关于中成药使用疗程的参考资料,包括药品说明书、专业指南和临床文献等;另一方面,分析汇总与中成药治疗有关的合理停药信息,提出合理停药的概念。

1. 药品说明书提供的疗程信息

理论上看,药品说明书中有关疗程的内容是最为合适的用药参考,但很多药品说明书并未提及这一内容,中成药也不例外。研究显示,260份西药药品说明书中标明疗程的仅占24.6%,333个儿科非处方药(169西药和164中成药)说明书中标明疗程的仅占3.0%,而43份中药注射剂说明书中标明疗程的占41.9%。为了汇总可参考的疗程信息,笔者逐一查阅了常见345种口服和外用中成药的说明书信息,其中只有62种中成药的说明书标示了明确的疗程信息(表9-1),占18.0%。

表 9-1　常见 62 种中成药说明书的疗程信息

名称	说明书相关内容	名称	说明书相关内容
安替可胶囊	疗程 6 周	普乐安胶囊	1 个月为 1 个疗程
百合固金口服液	疗程 2 周	前列倍喜胶囊	20 天为 1 个疗程
百乐眠胶囊	14 天为 1 个疗程	强骨胶囊	3 个月为 1 个疗程
百令胶囊	慢性肾功能不全:疗程 8 周	散结镇痛胶囊	连服 3 个月经周期为 1 个疗程
保妇康栓	7~8 天 1 个疗程	三七通舒胶囊	4 周为 1 个疗程
鼻渊舒口服液	7 日为 1 个疗程	润燥止痒胶囊	2 周为 1 个疗程
参芪降糖颗粒	1 个月为 1 个疗程	生血宁片	30 天为 1 个疗程
柴银口服液	连服 3 天	十味龙胆花胶囊	疗程 7~14 天
丹灯通脑片	1 个月为 1 个疗程	血府逐瘀胶囊	1 个月为 1 个疗程
附桂骨痛片	疗程 3 个月;如须继续治疗,必须停药 1 个月后遵医嘱服用	四磨汤	成人疗程 1 周;新生儿疗程 2 天;幼儿疗程 3~5 天
灯盏生脉胶囊	2 个月为 1 个疗程,疗程可连续	枫蓼肠胃康颗粒	浅表性胃炎 15 天为 1 个疗程
独一味胶囊	7 日为 1 个疗程	苏黄止咳胶囊	疗程 7~14 天
茵莲清肝颗粒	急性甲型病毒性肝炎的 1 个疗程为 4 周;慢性乙型病毒性肝炎的 1 个疗程为 3 个月	通络祛痛膏	用于腰部、膝部骨性关节病 15 天为 1 个疗程;用于颈椎病(神经根型)21 天为 1 个疗程
防参止痒颗粒	疗程 1 周	胃苏颗粒	15 天为 1 个疗程
妇乐胶囊	1 个月为 1 个疗程	仙灵骨葆胶囊	4~6 周为 1 个疗程
复方鳖甲软肝片	6 个月为 1 个疗程	心达康胶囊	1 个月为 1 个疗程
龙心素胶囊	30 天为 1 个疗程	血滞通胶囊	4 周为 1 个疗程
复方苁蓉益智胶囊*	3 个月为 1 个疗程	养胃颗粒*	本品一般以 3 个月为 1 个疗程
复方丹参滴丸	4 周为 1 个疗程	鸦胆子油软胶囊	30 天为 1 个疗程
复方伤痛胶囊	疗程 10 天	益肾化湿颗粒	疗程 2 个月
骨通贴膏	7 天为 1 个疗程	荷丹片	8 周为 1 个疗程

续表

名称	说明书相关内容	名称	说明书相关内容
骨友灵搽剂	14 日为 1 个疗程,间隔 1 周,一般用药 2 个疗程	莉芙敏片	通常在连续服用 4 周后起效,建议疗程为 12 周
冠心舒通胶囊	4 周为 1 个疗程	治糜康栓	10 日为 1 个疗程
桂枝茯苓胶囊	前列腺增生的疗程 8 周,其余适应证的疗程 12 周	金花明目丸	1 个月为 1 个疗程,连续服用 3 个疗程
黄葵胶囊	8 周为 1 个疗程	痔康片	7 天为 1 个疗程
槐耳颗粒	肝癌的辅助治疗 1 个月为 1 个疗程;肺癌、胃肠癌和乳腺癌的辅助治疗时 6 周为 1 个疗程	鱼腥草滴眼液	治疗急性卡他性结膜炎,7 天为 1 个疗程;治疗流行性角结膜炎,10 天为 1 个疗程
金花清感颗粒	连服 3~5 日	迈之灵片	20 天为 1 个疗程,可长期服用
金芪降糖片	2 个月为 1 个疗程	脑安颗粒	4 周为 1 个疗程
金天格胶囊	1 个疗程为 3 个月	金振口服液	疗程 5~7 天
津力达胶囊	8 周为 1 个疗程	颈舒颗粒	疗程 1 个月
渴乐宁胶囊	3 个月为 1 个疗程	坤泰胶囊	2~4 周为 1 个疗程

注:* 未标注在【用法用量】项下

2.《中药新药临床研究指导原则》提供的疗程信息

实际上,药品说明书中的疗程设定受制于临床试验,临床试验相关规范对疗程设定的参考价值不可忽视。根据 2002 年《中药新药临床研究指导原则》的规定,疗程的确定需要考虑以下几点:①疾病的病因、病理、发生、发展和转归规律;②药理、毒理研究结果;③文献资料及临床经验;④药物作用特点等。笔者逐一查阅了该书各论 18 个系统 79 种病证的临床试验设计原则,发现其中 50 种病证有明确的推荐疗程内容(表 9-2)。除此之外,该书的【疗效判定】项内也有很多属于治疗药物监测范畴的用药时长信息,与疗程也有一定的相关性。

表 9-2　《中药新药临床研究指导原则》中 50 种病证的疗程信息

类别	病证	疗效指标	参考疗程信息
呼吸系统疾病	慢性支气管炎急性发作	症状及理化检查	一般为 10 天

类别	病证	疗效指标	参考疗程信息
	感冒	即刻退热效果/整体疗效	24 小时以内/3 天
心血管系统疾病	心力衰竭	症状体征、评分量表、理化检查等	一般 1 个疗程以 2~4 周为宜
精神神经系统疾病	偏头痛	头痛次数、持续时间、伴随症状等	不能短于 1 个月
风湿免疫系统疾病	系统性红斑狼疮	症状体征和理化检查	一般以 2~3 个月为宜
	类风湿关节炎	症状体征和理化检查	一般以 2~3 个月为宜
	强直性脊柱炎	症状体征和理化检查	以 2~3 个月为宜
	急性痛风性关节炎*	症状缓解	一般以 7 天为宜
消化系统疾病	慢性萎缩性胃炎	理化检查及特殊检查	不得少于 10 周
	慢性非特异性溃疡性结肠炎	综合疗效及结肠镜疗效	建议不少于 8 周
	痞满证	症状体征和理化检查	不少于 10 周
	病毒性肝炎	综合疗效	急性肝炎不超过 4 周,慢性肝炎不少于 3 个月
	消化性溃疡	溃疡愈合指标	建议为 4~8 周
泌尿生殖系统疾病	慢性肾炎	症状体征和理化检查	一般为 2 个月
	慢性肾衰竭	症状和理化检查	静脉制剂的疗程为 1 个月,其他制剂的疗程不少于 2 个月
	慢性前列腺炎(非特异性)	症状和前列腺相关检查	1 个月
血液系统疾病	白细胞减少症	症状体征和理化检查	一般以不少于 4 周为宜

续表

类别	病证	疗效指标	参考疗程信息
	慢性再生障碍性贫血	症状体征和理化检查	以 3 ~ 6 个月为 1 个疗程为宜
	特发性血小板减少性紫癜	症状体征和理化检查	以 4 ~ 8 周为宜
热病及其他	时行感冒	体温、舌脉象等症状	1 个疗程 3 日
肿瘤	肿瘤放化疗辅助用药	放化疗增效和（或）减毒作用	应以放化疗周期计算，化疗 21 ~ 28 天为 1 个周期，观察时间一般应为 2 个周期；放疗应观察 5 ~ 7 周，疗程最少不应少于 30 天
内分泌代谢系统疾病	甲状腺功能亢进（毒性弥漫性甲状腺肿）	症状体征和理化检查	建议为 8 ~ 12 周
	亚急性甲状腺炎	症状体征和理化检查	建议为 4 周
	糖尿病	症状及血糖相关指标	控制血糖药可定为 4 ~ 8 周，防治并发症药可定为 8 ~ 12 周，还可进行多疗程连续观察
妇科疾病	月经不调	症状体征和理化检查	以出血为试验目的，一般用药不少于 7 ~ 10 天；以调经为目的，其疗程一般连续观察 2 ~ 3 个月经周期
	盆腔炎	症状体征和理化检查	急性盆腔炎建议不少于 2 周，慢性盆腔炎建议不少于 4 周
	早期先兆流产	症状体征和理化检查	应不少于 2 周
外科疾病	初期乳痈（急性乳腺炎）	症状体征	以 5 ~ 7 天为宜

类别	病证	疗效指标	参考疗程信息
	慢性胆道感染、胆石症	症状体征和理化检查	慢性胆道感染 1 个疗程为 1 个月,发作期视病情变化而定;胆囊结石的溶石治疗,1 个疗程至少 9 个月
	痔疮	症状体征	最短不应低于 10 天
皮肤科疾病	寻常痤疮	症状体征	建议用于控制症状的疗程不超过 1 个月
	湿疮	症状体征	建议急性期以 1~2 周为 1 个疗程,慢性期以 2~4 周为 1 个疗程
	白疕	症状体征	进行期建议以 4 周为 1 个疗程,静止期建议以 8 周为 1 个疗程
眼科疾病	急性卡他性结膜炎	眼部症状为主	不宜超过 7 天
	原发性开角型青光眼	视力、眼压等指标	建议 3 个月为 1 个疗程
耳鼻咽喉口腔疾病	急鼻渊(急性鼻窦炎)	症状体征	建议不超过 10 天
	耳胀痛(急性非化脓性中耳炎)	症状体征	建议不超过 7 天
	复发性口疮	症状体征	单次发作疗程不超过 5 天
骨科疾病	外伤性骨折	症状体征	建议疗程为 4 周
	软组织损伤	症状体征	建议疗程不超过 2 周
	颈椎病	症状体征和理化检查	建议疗程不少于 3 周
	骨性关节炎	症状和 X 射线片	建议疗程为 4 周
	股骨头无菌性坏死	症状和 X 射线片	建议疗程为 3 个月
	骨质疏松症	症状体征和相关检查	建议疗程为 3 个月

续表

类别	病证	疗效指标	参考疗程信息
中医证临床研究	气虚证	症状及舌脉象	建议疗程不少于 4 周
	血虚证	症状及舌脉象	建议疗程不少于 4 周
	血瘀证	症状及舌脉象	建议疗程不少于 4 周
	肾阳虚证	症状及舌脉象	建议疗程不少于 4 周
	肾阴虚证	症状及舌脉象	建议疗程不少于 4 周
	肺气虚证	症状及舌脉象	建议疗程在 4 周以上

注：* 未收录在 79 种病证范围内的其他情况

3. 指南、医案、专著和临床研究文献提供的疗程信息

除此之外，各种学会指南、古今医案、专著和现代临床病例研究文献等也会提供参考疗程信息。例如 2012 年《中国成人失眠诊断与治疗指南》建议："失眠的药物治疗时程没有明确规定，应根据患者情况调整剂量和维持时间。小于 4 周的药物干预可选择连续治疗，超过 4 周的药物干预需重新评估，必要时变更干预方案或根据患者睡眠改善状况适时采用间歇治疗"。2013 年《中国慢性便秘诊治指南》建议："根据患者便秘特点选用容积性泻药、渗透性泻药、促动力药，疗程为 2~4 周"。虽然这些指南不是专门的中成药治疗指南，但是从疾病发生与发展的特点上看也具有一定的参考价值。

中医医案也是可能记载疗程和用药时长信息的参考资料之一，可以通过医案中记载的服用中药剂数或前后就诊时间差来估算。古代医家的医案记载多数比较简略，很多时候难以判断用药时长，但也有例外。例如《古今医案按》记载朱丹溪治疗闭经的案例，就明确在行文记载"以四物加附子，吴茱萸，神曲为丸，心凝误。次日再诊……知果误也……以三花神佑丸与之。旬日后，食稍进，脉渐出……半月而疟愈，经亦行"，其疗程为半个月。近现代医案多呈现类似于"现代病历"的特点，记载了详尽的就诊时间和用法，有利于估算疗程。

一些中药学或中成药学的专著也会提及疗程信息。例如《中国中成药优选》详细介绍了一些中成药的临床应用情况，其中包括较为详细的疗程信息。如治疗急性肾小球肾炎的肾炎解热片"10 天为 1 个疗程，连续用 3 个疗程"、肾炎消肿片"20 天为 1 个疗程，连服 3 个疗程"；用于乙肝病毒携带者治疗的复方树舌片"每 2 个月为 1 个疗程，检查后可开始下一个疗程"、灭澳灵"100 天为 1 个疗程"；治疗宫颈糜烂的子宫丸外用"4 次为 1 个疗程，未愈可继续用第 2、第 3 个疗程"、妇宁栓外用"连用 7 日为 1 个疗程"。并且以西医学疾病

名称分类,方便综合医院药师在处方点评时参考。

除此之外,以中成药为受试药品的各个临床研究也能为疗程和用药时长的确定提供参考。但不同类型临床研究的证据质量不同,根据循证医学的认识,随机对照试验以及基于随机对照试验的 meta 分析的证据等级最高,设有对照但未采用随机方法分组的病例对照研究和队列研究次之,无对照的病例系列和病例报告的证据等级较低,专家意见和描述性研究的证据等级最低。所以,在收集中成药临床文献并提取疗程消息时,要辩证地筛选和运用。

4. 其他合理停药信息

合理停药信息与药物疗程的含义本质相同,即药物治疗一段时间出现症状改善后停药,之前的连续服药天数即相当于治疗的疗程。但是,与固定天数的疗程相比较,合理停药属于一种个体化、随证式的疗程决策。通过前述内容可知,《伤寒论》中提供了很多属于"药后调护"的合理停药信息,可以根据患者的病情状态和用药后的实际改善情况设定更为个体化的疗程安排,将疗效最大化、风险最小化。这些合理停药信息理应得到继承与发展。香港浸会大学刘良教授在《中医临床安全与合理用药》中专辟"合理停药"一节阐述各类中药的合理停药信息,值得借鉴。例如泻下药"易伤正气,当得效即止,但得效要根据具体病情判断,一般以通便二、三次为度";化痰药"易伤正气及胃气;部分药物有毒或对肝功能有损害;部分麻醉镇咳定喘药有成瘾性,不可久服,易恋邪,中病即止"等。

另外,中成药不良反应信息也有助于合理停药,并间接提供疗程信息。例如清开灵口服液"服药 3 天症状无缓解,应去医院就诊";牛黄蛇胆川贝液"服药期间,若患者出现高热,体温超过 38℃,或出现喘促气急者,或咳嗽加重,痰量明显增多者应高医院就诊";生脉饮"服药 2 周或服药期间症状无改善,或症状加重,或出现新的严重症状,应立即停药并去医院就诊";清胃黄连丸"服药后大便次数每日 2~3 次者,应减量;每日 3 次以上者,应停用并向医师咨询";附子理中丸"本品中有附子,服药后如有血压增高、头痛、心悸等症状,应立即停药,去医院就诊"等。另外,也有一些中成药的相关专著也会提供停药信息,如《实用临床中药学(中成药部分)》介绍了一些中成药说明书未收载的停药信息。例如补中益气丸"服药期间出现头痛、头晕、复视等症,或皮疹、面红者,以及血压有上升趋势,应立即停药"。这些资料均有助于评价疗程的合理性。

第四节　疗程和用药时长点评的参考建议

综合以上认识和参考资料,本文尝试提出中成药疗程和用药时长点评的基本原则与尺度：

（1）从点评理念角度，必须树立中成药治疗的疗程观念，强调疗程是药物治疗全过程不可或缺、不可忽视的重要因素之一，并在临床实际工作中加以关注。实际上，疗程在西药临床药学工作中一直占有举足轻重的地位。例如在持续多年的抗菌药物专项整治活动中，疗程就是合理性评价的关键指标之一，并作为核心指标参与了多个场合的用药合理性评价研究。所以，医院药师应尽可能借鉴可参考的资料，开展中成药治疗的疗程合理性评价。

（2）从点评侧重角度，应考虑到当前由于全民养生而带来的大量自我药疗现状，增强对于中成药安全问题和药物警戒的重视，干预超疗程使用，包括未明确疗程的连续使用。对于含有毒性饮片的内服或外用中成药，以及含有已知致损伤成分（马兜铃、何首乌、千里光、朱砂等）的中成药，以及对于特定患者群体不适宜的中成药（例如 60 岁以上非实证便秘长期使用蒽醌类成分泻药），均应将疗程和用药时长作为合理用药的主要因素进行管控。钟氏等已经开始尝试采用交叉学科方法（如强化瓮过程方法）探索中药上市后的安全性结局与临床疗程的相关性，也体现了其重要性。

（3）从点评标准角度，中成药处方用药的疗程问题应该把握至少 2 个方面的内容。其一，综合目前现有的资料，从药品说明书、新药临床研究指导原则、学术指南、专著和临床文献等多个方面（例如表 9-1 和表 9-2 中的内容）寻找明确的疗程参考信息。如果出现信息冲突的，以药品说明书的疗程信息为准；如果未找到明确信息的，以组方、功效和适应证相似的其他中成药的疗程信息为参考。其二，从中成药的药物组成入手，结合现有资料，汇总提示其停药的有效性或安全性指征，分析可能的时间节点，为疗程和用药时长提供佐证参考。表 9-1 和表 9-2 提供了大量权威的参考资料，可以供药师直接使用。

（4）从点评尺度角度，建议按照不同治疗疾病的类别进行分类管理，发汗解表药和泻下药宜强调随证停药，慢性病管理用药的疗程或用药时长可适当放宽。建议按照不同患者群进行分类管理，儿童和老年人用药强调安全性指征，青壮年用药强调有效性指征，均不可随意增加疗程。但是，由于中成药的单次用量可能会有调整（包括医师调整和患者自行调整），实际用药疗程会短于或长于处方上显示的天数，点评时注意尺度。另外，门诊处方还会出现由于药品包装规格带来的疗程问题，即处方最小包装单位的药品所显示的用药天数可能会与疗程不一致等，这种情况也应区别对待。

（5）从点评技术角度，很多中成药的疗程问题并不在单张处方上显示出来，应尽可能通过医嘱整合工作获取更多的信息后进行点评。例如对筛选出的排名靠前的药品进行专项点评，通过追踪患者的取药记录，评价其是否存在超疗程使用的情况。信息化和大数据时代的到来，可以为整合患者用药信息提供帮助,在减轻医师工作量的同时,也能为药师评价处方合理性提供更多的智能支持,并最终为患者合理用药提供保障,是未来可预期的发展方向。

主要参考文献

［1］ 乔逸,徐焕春,常瑛,等.9204 张门诊处方抗肿瘤口服中成药合理性使用分析［J］.抗感染药学,2013,10（1）:70-73.

［2］ 刘荣,陈映红,孔昭琰.某院 2153 张门诊中成药处方分析［J］.中医药临床杂志,2013,25（7）:586-587.

［3］ 张雷.我院门诊中成药不合理用药处方分析［J］.中成药,2014,36（10）:2229-2231.

［4］ 范丽霞.我院中成药不合理用药分析［J］.当代医学,2011,17（18）:154-155.

［5］ 郭景仙,陈菲,庄伟,等.含毒性成分中成药安脑丸的合理应用［J］.中成药,2014,36（8）:1790-1792.

［6］ 卓宏.新药临床试验的目的和设计［J］.中国临床药理学杂志,2005,21（6）:478-481.

［7］ 吕媛.药物临床试验的目的与意义［N］.中国医药报,2010-6-29,B02 版.

［8］ 裴小静.对当前中药新药临床试验设计中试验目的的考虑［J］.中国临床药理学杂志,2009,25（2）:174-176.

［9］ 王北婴.中药新药临床研究及存在问题［J］.中药新药与临床药理,1992,3（4）:45-49.

［10］ 李攻成,张毅,翁维良.中药新药 I 期临床试验设计的几个问题［J］.中药新药与临床药理,2005,16（2）:79-81.

［11］ 王停,周刚.风湿、骨科、外科含毒性药材中药新药研制中需关注的问题［J］.中国中药杂志,2012,37（17）:2653-2655.

［12］ 裴小静,张磊.子宫内膜异位症中药新药研究需关注的几个问题［J］.中国新药杂志,2009,18（8）:686-687.

［13］ 吴萍,赵学军.重视中药 II 期临床试验的探索性研究［J］.中药新药与临床药理,2005,16（2）:82-83.

［14］ 訾明杰,高蕊,翁维良,等.中药新药临床试验伦理审查应关注的问题［J］.中国医学伦理学,2014,27（2）:183-185.

［15］ 谢瑛.浅谈《伤寒论》服药方法及药后调护［J］.浙江中医杂志,2011,46（6）:400-401.

［16］ 廖子君.浅析张仲景从患者服药后的反应指征测示疾病之转归［J］.天津中医,1992（2）:45-46.

［17］ 孔祥亮,杨学.仲景辨净欲愈证思想初探［J］.上海中医药杂志,2014,48（1）:27-29.

［18］ 汉·张仲景述;钱超尘等整理.伤寒论［M］.北京:人民卫生出版社,2005:26,42,43,46,63,72,75,92,94.

［19］ 李碧虹,张志豪,李学俊.260 份药品说明书的调查与分析［J］.中国实用医药,2011,6（19）:271-272.

［20］ 王欣,宋民宪.非处方药品说明书【用法用量】项的警示缺陷及责任主体分析［J］.中药与临床,2013,4（1）:53-57.

［21］ 李杨华,廖秋霞.43 份中药注射剂说明书的调查分析［J］.药物流行病学杂志,2012,21

（3）：130-132.

［22］郑筱萸.中药新药临床研究指导原则［M］.北京:中国医药科技出版社,2002:19.

［23］中华医学会神经病学分会睡眠障碍学组.中国成人失眠诊断与治疗指南［J］.中华神经科杂志,2012,45（7）:534-540.

［24］中华医学会消化病学分会胃肠动力组,中华医学会外科学分会结直肠肛门外科学组.中国慢性便秘诊治指南［J］.中华消化杂志,2013,33（5）:291-297.

［25］黄煌.医案助读［M］.北京:人民卫生出版社,2001:2-5.

［26］清·余震（纂辑）;苏礼,洪文旭,徐伟（整理）.古今医案按［M］.北京:人民卫生出版社,2007:347-350.

［27］田理,王飞.跟师学临床—中医临床医案解析［M］.北京:中国医药科技出版社,2013.

［28］田元祥,张星平,王天芳.中医名家诊断医案精选导读［M］.北京:人民军医出版社,2007.

［29］马辉,贾晓燕,徐磊.人均限定疗程和药物利用指数比较研究［J］.中国药房,2011,22（30）:2802-2805.

［30］欧定宏,黄婉群,龙启才.剖宫产产妇抗菌药物使用疗程的成本-效果分析［J］.中国药物经济学,2008,3（5）:13-18.

［31］薛艳,冯璜,周丽雅,等.根除幽门螺杆菌不同疗程及方案效果分析［J］.中国实用内科杂志,2012,32（9）:693-695.

［32］钟成梁,胡思源,谢雁鸣,等.基于强化瓮过程方法对中药上市后安全性结局与临床疗程相关性探讨［J］.中国中药杂志,2013,38（18）:2983-2986.

第十章

中成药寒热并用点评

第一节　寒热并用点评的目的和基本方法

中成药寒热并用是指同时使用以清热为主、具有较明显寒凉性的中成药和以温阳为主、具有较明显温热性的中成药的情况。中成药寒热并用点评的目的是考察在一般病证（非寒热错杂证）治疗时，评价处方中联用的中成药是否存在寒凉性中成药与温热性中成药的联用。

需要注意，寒热并用是传统中医药概念，一般是指在中药饮片组方配伍时同时使用比例相对均衡的寒凉性中药和温热性中药，是寒热错杂证的常见治疗方案。但是这种配伍方式是否适用于已有固定组方的中成药仍然存在争议，至少应该有明确的适应证限制和用法用量调整。所以，寒热并用一直是中成药处方点评的焦点和难点。

中成药处方寒热并用点评的基本方法为：以药品说明书"功能主治"内容中关于功效和主治证的描述（例如"温补""清热"），以及说明书"注意事项"内容中是否存在不宜联用的提示（例如"不宜同时服用温热性药物"）为主要参考，结合中成药组方用药的寒、热性趋势，评价处方中联用的中成药是否分别属于以清热为主、具有较明显寒凉性的中成药和以温阳为主、具有较明显温热性的中成药。同时，结合处方诊断和用法用量信息，评价寒热并用的合理性。如果属于一般病证下的寒、热性中成药的等量或足量联合用药，则点评为寒热并用的联合用药不适宜。

第二节　寒热并用点评的现状和问题

目前，中成药处方点评中关于寒热并用的内容并不多。根据涉及的具体点评药物，不合理的寒热并用主要包括以下 2 类：

（1）与感冒治疗相关的不合理寒热并用。很多处方点评均认为治疗风寒感冒的热性中成药不宜与治疗风热感冒的寒性中成药联用,例如感冒清热颗粒与银黄颗粒或双黄连口服液联用、午时茶与祛痰灵联用等。

(2)与中焦虚寒治疗相关的不合理寒热并用。中焦虚寒是一类明确需要温热类药物治疗的疾病,此类患者容易出现寒热药物并用的情况,例如温中散寒的附子理中丸与清热泻火的牛黄解毒片联用;治疗脾胃虚寒证的安中片与不宜用于脾胃虚寒者的健胃消炎颗粒合用时,属于寒热并用。

由此可知,现有处方点评中寒热并用的不合理用药主要集中在2类病证上,一类是感冒、咳嗽等具有明确寒热分型的病证。如果联用多个治疗药品,容易造成寒热并用的情况。例如在治疗感冒时,同时联用辛温解表药和辛凉解表药,就会出现这种情况。另一类是中焦虚寒等具有明确寒热属性的病证。针对该病证的治疗药物是温热性的,但如果患者合并有其他热性病证(例如风热感冒或热淋)而需要用寒凉性药物治疗时,也会发生寒热并用。所以,这2种寒热并用的情况是有所区别的,前一种情况下药物治疗的基本病证相同,而后一种情况属于两类病证的同时治疗。那么,这些寒热并用案例不合理的深层次原因是什么、寒热并用是否代表了寒热对立、有没有合理的寒热并用情况,尚需进一步讨论。

第三节 寒热并用点评的深度解析

前已述及,寒热并用在目前的中成药点评中并不多见,关于寒热并用是否合理的认识也不够深入。本部分尝试分析支持和反对寒热并用的两种观点,并对寒热并用的本质进行阐述。

一、否定寒热并用的思路

1. 寒热属性作为阴阳对立关系的经典代表,本就具有不相容的含义

寒热属性的对立关系是造成一般病证下寒热并用不合理认知的主要原因。众所周知,阴阳关系是中医药学诊疗体系的最基本的对立统一关系,寒热、水火、气血等概念是阴阳关系在人体疾病防治领域的理论投射,其中尤其以寒热关系首当其冲。所以,寒热属性与阴阳理论的联系最为紧密,寒热属性不仅用于认识疾病的病理本质,也用于界定中药的治疗特点,是贯穿中医药诊断和治疗的桥梁。但正是对这一重要概念,无论是从传统哲学和文化的认知角度,还是从当前中医基础理论教材的角度,寒热关系都被认为是阴阳哲学概念中对立关系的代表,而其他诸如互根、转化、自和关系等似乎与其无关。也就是说,一提起寒热,其背后的潜台词就是不相容、不两立和你死我活。因此,寒性药物与热性药物联合使用,就容易让人想起"寒热不相容"的

潜台词,也就形成了用药不合理的成见。甚至会认为,寒性药物与热性药物联用时会出现药性相互抵消的情况,自然也就损失了药效。

2. 寒热并用时某一方可能出现的药不对证问题,应该是其不合理的真正原因

实际上,如果要说一般病证的治疗上,寒热药物并用存在潜在不合理的原因可能并不是寒热药性不相容的问题,而是寒热药物的某一方可能出现的药不对证问题。例如给虚寒证患者使用寒热药物并用的复方,理论上看,其中的寒性药属于不对证用药;而如果给实热证患者使用寒热药物并用的复方,则也会出现热性药的不对证问题。所以,对于一般病证(非寒热错杂证),寒热并用一定会出现理论上的不对证用药情况,出现"寒者寒之,热者热之"的情况。而《伤寒论》中早就有过"桂枝下咽,阳盛即毙;承气入胃,阴盛以亡"的警训,无论是阳盛(热证)患者服用温热性的桂枝汤,还是阴盛(寒证)患者服用苦寒性的承气汤,都会发生危及生命的不良后果。也就是说,对于一般病证,寒热并用会出现药不对证的可能性,而与寒热药性相关的不对证用药会带来较为严重的不良后果,理应在临床用药时有所警惕。这一点应该是寒热并用属于不合理用药的主要原因。

二、肯定寒热并用的思路

1. 寒热并用是治疗寒热错杂证的常见配伍形式

除了一般病证外,临床复杂病证通常表现为寒热错杂或虚实夹杂的特征,需要相对复杂的治疗方案。对于寒热错杂证,寒热并用就成为了重要的组方形式。张仲景的《伤寒杂病论》中就包含了大量的寒热并用的治疗案例,几乎遍及六经各系,例如治疗太阳经寒热夹杂证的大青龙汤、桂枝二越婢一汤,治疗阳明经寒热夹杂证的麻黄连翘赤小豆汤、栀子生姜豉汤,治疗少阳经寒热夹杂证的小柴胡汤、半夏泻心汤,治疗少阴经寒热夹杂证的麻黄细辛附子汤,治疗厥阴经寒热夹杂证的乌梅丸等。国内研究方面,余氏、焦氏等从表寒里热证、上热下寒证、寒热互结等角度,分类论述了《伤寒杂病论》中的经典寒热并用方剂。同时,骆氏论述了这些寒热错杂证的病因和病机,认为寒热错杂证是脏腑生理病理因素、体质因素、感邪因素等几个方面的综合作用,而治疗寒热错杂证的大法不外乎温阳与清热并用、温散与清里并用、清上与温下并用等,均属于寒热并用之法。所以,寒热并用是治疗寒热错杂证的必需配伍形式,而《伤寒杂病论》是其主要理论依据。

2. 寒热并用后形成的纠偏、佐制和中和等特性是相反相成配伍的核心内容

相反相成配伍是中药组方配伍的主要方法之一,对于临床复杂病证具有

更好的组方效果,而相反相成配伍离不开寒热并用。正是因为寒热药物联用,才成就了相反相成配伍所达到的纠偏、佐制和中和效果。例如治疗湿热痢疾的芍药汤,在性寒的大黄、黄芩之外辅以辛热的肉桂,防止过寒伤中;又如治疗阳明温病的新加黄龙汤,在性寒的大黄、芒硝之外配以温热的姜汁,防止病势拒药;再如治疗心下痞证的半夏泻心汤,黄芩、黄连苦寒降泄清热,半夏、干姜辛温开结散寒,一降一升有助于消散痞满。所以,寒热并用后可能达成的佐制效果,对于很多复杂疾病是正确的优化配伍选择,具有广泛的临床应用空间。从明确标明寒热并用或寒热同调的治疗学文献来看,寒热药物并用至少在慢性浅表性胃炎、消化性溃疡、慢性胆囊炎、功能性消化不良、失眠、类风湿关节炎、过敏性鼻炎、复方性口疮、支气管炎等疾病的寒热夹杂型患者的治疗上具有较为成熟的临床应用经验。

三、寒热并用的本质问题

寒热并用的合理与不合理性问题是十分复杂的,远比简单的寒热抵消复杂得多。实际上,寒热思维是中医理论体系中连接阴阳理论与临床实践的最重要的对立统一规律,起源早、范围广、含义丰富、复杂度高,不仅遍布于现存最早的经典古籍,而且也是目前最新科研的焦点。这足以说明,寒热之间绝不仅仅是"寒者热之、热者寒之"这么简单,其概念的外延十分丰富。关于这一点,现代科学研究的结果实可佐证,众多研究者尝试寻找寒热证或寒热药性的"金指标",但始终未有圆满的结果。无论是从最初的甲亢/甲减患者的环腺苷酸和环鸟苷酸,到生理生化指标和信号通路,再到各种组学、细胞学和行为学研究,寒热本质问题就像是一个谜,至今未能完全解开。这也充分体现出寒热的复杂性。出于这种现状,笔者认为,认清寒热并用必须思考以下问题:

1. 寒热并用并不代表寒热对立

承认寒热并用并不代表寒热对立这一基本事实,是认清寒热并用问题的首要出发点。其一,寒热作为阴阳关系在医学中的延伸,无论是其选词用语的直观经验,还是其直接表述出的对抗性含义,这种对立关系几乎代表着寒热之间的全部内容。可以这样说,像寒热、水火这样的概念,实际上是放大了阴阳关系中的对立对抗性,而省略了互根、调和等其他内容。所以,寒热概念带给人们的直接思维印象就是对立和抵消,寒热药物的联合使用自然也就带来对立和抵消。其二,就药物的寒热属性来看,不同药物的寒热属性强度不同,有些药物属于大寒大热之性,而另一些药物的寒热偏性则比较弱。正因如此,中药四气五味中不仅仅有寒热,还有温、有凉,还有平性药。也就是说,虽然四气理论是比附春夏秋冬四季变化的理论产物,但是从真实本草记载中发现的多样的寒热属性强弱分类(大寒、小寒、微寒等)和不对称的药物种数来看,药物的寒热属性更多地还是反映了临床真实性效的差异,其多样性和层次性很丰富。其三,从现有的寒热药性与功效的关联关系来看,相同药性的不同中药所对应的功效是不一样的,正所谓"附子之热与干姜之热,迥乎不同",也即药性表达的多样性特点,而这种不同可能是药效作用性质、强度和靶位的全方位不同,并不简单是一维化的标识而已。因此,与寒热概念单方面承袭的对抗关系不同,寒热并用并不意味着寒热对立和抵消,其功效内涵和表征层次其实很丰富。

2. 寒热并用的提法自动忽略了药物的五味、归经等其他药性特征

实际上,寒热并用的提法本身就存在一些问题,即自动忽视了药物的五味、归经等属性。也就是说,当麻黄与石膏配伍时,从四气属性的角度看是寒热配伍,但从五味属性的角度看是苦辛甘配伍,从归经属性的角度看是肺胃经与膀胱经的共治。虽然学者们习惯于从四气的角度考虑问题,但不代表只能局限于四气来认知药物配伍机制。实际上,众所周知的"辛开苦降法"就是运用辛味和苦味的药物配伍来调理气机,通过侧重于药物五味的考虑来实现配伍效果。所以,单纯局限于药物配伍时四气的对立而忽视五味、归经等属性可能带来的优化效果,是片面的认知行为。同时,更进一步说,无论是从药性形成的多源性角度,还是从药性与功效关联性研究结果上看,中药功效与四气五味的相关性具有复杂的离合特征,并不是简单一一对应的,如果此功效来源于四气,则彼功效可能与五味的相关性更强。笔者的博士课题研究显示,通过对《神农本草经》的关联规则挖掘发现,中药四气五味属性之间存在明显的分布规律和功效方向,辛温组合、甘平组合和苦寒组合是独特的3种气味组合(气与味的强关联功效基本相同,定义为同向性气味组合),其他如甘寒、苦温等均属于由以上3种同向性气味组合搭配而来的气味组合(气与味的强关联功效完全不同,定义为异向性气味组合)。所以,辛与温(热)、苦与寒的强关联功效群是基本等价的,甚至在某种程度上看,具有苦温药性的中药本身就蕴含着寒和热两种属性。从这个角度看,过度强调寒热对立和寒热并用可能是没有必要的。

3. 中药饮片组方配伍后的整体调和作用让寒热并用更为复杂

除了不同的寒热药物本身所实际蕴含的丰富功效内涵和表征层次外,在实际临床治疗过程中,通过调整剂量和配伍组方,这种丰富的功效层次还可以得到更进一步的拓展和变化。实际上,配伍组方后中药的寒热药性表达,与本草记载的寒热药性可能是不一样的。也就是说,大黄与甘草、白术配伍时的寒性表达,可能并不是发挥本草所记载的寒性功效而是其他功效。所以,在中药药性科学研究领域,药性与药性表达一直是两个概念,同一中药不

同环境下的药性表达是不一样的,应该从处方整体性角度融合性地考虑其中某个药的治疗地位和功效表达,而不是认为某个药具有格格不入的药性特点。实际上,从量子力学和复杂网络的角度看,组方中药与所处的配伍环境绝对是一个整体而不是彼此分离的。理解了这一点,就更能明白寒热并用绝非简单的对立或抵消,而是复杂的调和。同时,像大队热药中增加一味寒药、大队寒药中增加一味热药这样的极不均衡配伍,实际上已经远离了对抗的本质;而这样的寒热并用复方如果用于单纯寒证或热证时,也就不能认为其中的个别寒药或热药存在药不对证的情况。

4. 中成药的固定组方特点使寒热配伍更为复杂

前已述及,寒热并用并不绝对意味着寒热对立,还包括五味配伍和反制调和的意图。实际上,这些内容都是以饮片配伍为前提的,在寒热中成药联用时究竟会有怎样的表现,更为复杂。原因在于,中成药是具有固定组方的成方制剂,这种固定组方自有其四气五味的配伍体系,整个组方要么活血之中有行气、要么清热之中有护胃、要么温补之中有清解,而且比例也是固定的。在这种已有的四气五味配伍体系的基础上再进行二次配伍,一方面需要谨慎地辨证与选药,另一方面中成药联用后整体药性表达的寒、热性趋势也更难评估。现阶段可行的做法可能是标识出寒、热性强的中药或中成药,在联用时仅关注这些特殊组分而忽略其他。未来应该会有考虑更多组方中药的更多维度的预测方法,或者是通过快速检测技术对最终的药性表达进行实验性评价。

5. 影响寒热并用的不确定性因素

除了以上因素外,还有一些临床复杂细节也会对寒热并用的认知产生影响,比如关于中药药性的争议、中药采收炮制和制剂生产的影响等。首先,中医药界对于一些中药的寒、热性始终存有争议。例如石膏的大寒之性,李氏、朱氏等从《神农本草经》和《本草纲目》的记载、临床用量较大的现实和用于小儿疾病的治疗经验,认为石膏性非大寒,而只是一味寒性药,甚至应该"正以微寒"。除此之外,一些临床常用中药例如人参、薄荷、丹参、枳实、益母草、姜黄等的寒热之性均有争议。由此可见,至少需谨慎讨论涉及以上中药的寒热并用。其次,中药的野生栽培、采收时令、炮制方法等环节对于最终直接供临床使用的中药饮片的药性均有影响,大量施肥的栽培品、不同的采收季节、炮制方法不适宜等诸多因素都会削弱中药的性效和药力,从而改变中药的寒热之性。所以,在评估中药复方是否存在寒热并用时,应该将上述因素考虑在内,甚至中成药的质量水平、掺假掺伪也会对评价寒热并用有影响。

第四节 寒热并用点评的参考建议

综上可知,寒热并用并不是简单的对立或抵消关系,其概念本身就体现了中医药理论的抽象性和复杂性,也蕴含着一些未知和争议。虽然这些内容都是基于中药复方角度对寒热中药并用的考察和分析,但对于中成药也有一定的可借鉴之处,同时中成药也具有一些不同于单味中药的特点。作为临床药师,在临床工作和处方点评时应了解这些内容,并尽可能地予以考虑。基于此,笔者认为,中成药处方寒热并用的合理性点评标准至少应该包括以下内容:

一、明确中成药的寒热之性及其强弱

中成药作为由多味中药配伍而来的成方制剂,其全方药性与任意组分中药的药性都不同,也不仅仅是简单的加和关系,而很可能是一种整体涌现性。所以,由不同寒热药性的中药组成的中成药的寒热之性究竟为何,本身就是一个争议问题,除了理论推测、经验认识和功效反推外,尚无其他成熟的客观评价方法。实际上,因为配伍本身的增效减毒目的,从传统理论上看,组成成药的每一味中药的药性已经被"调和"过了,尤其是对于那些寒、热性或毒、烈性比较明显的中药,其偏性已经有所缓解。所以,除了一部分经典组方(寒、热性较为明确)外,其他很多中成药的组方中包含了寒、平、热 3 类中药,其全方药性也是寒、平、热 3 种药性的复杂调和,作用于不同的机体状态后最终的寒热药性表征可能更为复杂。因此,明确中成药的寒热之性及其强弱,是中成药寒热并用点评的第一步。

笔者根据《实用临床中药学》的功效分类,列出了一般意义上的寒热偏性明显的中成药功效类别,以及寒热偏性不明显的中成药功效类别(表 10-1)。在寒热并用的处方点评时,宜重点考虑寒热偏性明显的中成药。

表 10-1 寒热偏性明显和不明显的中成药功效类别

序号	类型	功效类别
1	寒性明显	解表剂(辛凉解表),清热剂,祛暑剂,开窍剂(凉开),泻下剂(寒下),祛湿剂(清热利湿),祛痰止咳平喘剂(清化热痰),补益剂(补阴),蠲痹剂(清热通痹)
2	热性明显	解表剂(辛温解表),开窍剂(温开),泻下剂(温下),祛湿剂(温化水湿),祛痰止咳平喘剂(散寒化痰),补益剂(补阳),温里剂,蠲痹剂(祛寒通痹)
3	寒、热性不明显	和解剂,理气剂,止泻剂,治风剂,消导剂,活血剂,止血剂,固涩剂

二、摒弃寒热中成药绝对不能并用的局限认识

中药寒热并用并不只是意味着对立和抵消的关系,这种认识对于中成药一样适用。虽然很多中成药(例如上述和解剂、活血剂等)已经淡化了药品的寒热属性,而是强调其他功效作用,但是如果通过药效反推、功效分类等一些方法还原中成药的寒热属性之后,就能从现有的临床治疗文献中发现一些寒热并用的中成药联用案例。表 10-2 展示了一些寒热并用的中成药联用治疗案例,文献报道其有效性和安全性良好。这些案例中药品的寒热属性参考说明书功能主治、不良反应项内容以及相关专著如《实用临床中药学》《临床中药学》《中成药学》等。从这些散在的报道至少可以看出,寒性和热性中成药并非一定不能联用。

表 10-2　寒热并用的中成药联用案例报道

序号	治疗病证	联用的中成药情况	文献
1	特应性皮炎 未辨证	润燥止痒胶囊(寒凉性) 荆防颗粒(温热性)	蒋靖
2	手足口病 预防用药	板蓝根颗粒(寒凉性) 玉屏风颗粒(温热性)	马杰
3	胃溃疡伴焦虑 未辨证	加味逍遥丸(寒凉性) 胃康胶囊(温热性)	王小星
4	功能性便秘 未辨证	车前番泻颗粒(寒凉性) 芪蓉润肠口服液(温热性)	周璇
5	慢性前列腺炎 未辨证	三金片(寒凉性) 金匮肾气丸(温热性)	李文涛
6	急性盆腔炎 热毒壅盛+瘀毒内结	妇科千金片(寒凉性) 少腹逐瘀颗粒(温热性)	雷桂兰
7	胸痹	血府逐瘀汤(寒凉性) 冠心苏合香丸(温热性)	徐宏伟

三、关注寒热属性单纯且明显的特定药品或特殊病证阶段

沿着上述思路,宜重点审查寒热并用的处方,一方面是疾病的寒热属性明显且单纯,另一方面是药品的寒热属性明显且单纯。在这两种情况下,寒热并用会影响疗效又具有较高的安全性风险,一般是不适宜的。如果确需寒热并用,则需要明确这种寒热并用的意义和临床价值。同时,在考虑药品寒

热属性的同时,还需要考虑药物剂型和给药途径等与安全性有关的因素,诸如中药注射剂、草药提取物这一类与传统中药饮片和中成药不同的现代给药形式,宜给予重点关注。例如100例脑血管患者(热证66例,非热证34例)使用寒凉性中成药醒脑静注射液的回顾性研究显示,非热证组的不良反应发生率(11/34)高于热证组(4/66),非热证组的不良反应发生时间(用药2周内)早于热证组(用药2周以上)。醒脑静注射液用于急性脑梗死不同证型患者的疗效存在差异,用于痰热腑实证和风痰瘀阻证的疗效优于对照组,而用于风火上扰证、气虚血瘀证和阴虚风动证的疗效不如对照组。以上研究均提示,辨清寒热是醒脑静注射液用于急性脑血管病患者的首要问题,不存在寒热并用的空间。因此,对于此类寒热属性单纯且明显的特定药品和病证阶段,寒热并用是不适宜的。药师在用药合理性审查时,要多总结此类用药经验,及时发现不合理的寒热并用。

四、加强寒热并用的科学研究

处方点评作为药师保证用药合理性的工作内容之一,点评标准和合理性评价方法是这项工作的核心内容。如果用药合理性评价方法本身就存在争议,那经验性的处方点评是没有意义的,也缺乏临床真实情况的验证和反馈。笔者认为,这是处方点评尤其是中药处方点评需警惕的情况之一,也是处方点评尤其是中药处方点评应同时开展的工作之一,除了寒热并用外,还包括超说明书剂量用药、重复用药、十八反十九畏配伍禁忌等。所以,密切关注中医药基本理论的研究和共识前沿,加强寒热并用的科学研究,积累临床真实案例,从临床真实性的角度给予解释和分析,是应该与寒热并用处方点评同时开展的工作之一。

主要参考文献

[1] 高善荣,田佳鑫,张颖,等.中国中医科学院西苑医院感冒类中成药处方分析[J].北京中医药,2014,33(9):702-704.

[2] 薛建忠,于芝颖,李玉珍.门诊中成药处方调查与分析[J].中国医院药学杂志,2010,30(24):2116-2117.

[3] 汤大妹.2000张中成药处方配伍合理性分析[C].第十届江苏省药师周大会论文集,2010:205-206.

[4] 王新华.中医药学高级丛书:中医基础理论[M].北京:人民卫生出版社,2001:91-120.

[5] 汉·张仲景著;钱超尘,郝力山整理.伤寒论[M].北京:人民卫生出版社,2005:21.

[6] 刘敏,刘英锋.《伤寒论》寒热夹杂证的六经辨治[J].中华中医药杂志,2009,24(3):294-297.

[7] 余日新.《伤寒》《金匮》对寒热错杂证与寒热药并用法辨析[J].新中医,14(2):5-7.

［8］焦召华,李岩,郭健,等.《伤寒论》寒热错杂证用药规律初探［J］.四川中医,2012,30（6）:18-20.

［9］骆文斌,吴承玉.寒热错杂证的病因病机与治法探析［J］.中医药学刊,2005,23（12）:2229-2230.

［10］陈国谋.半夏泻心汤加减治疗寒热错杂型慢性浅表性胃炎40例［J］.河南中医,2010,30（6）:540-541.

［11］曹文.辛开苦降法治疗复发性口疮19例［J］.光明中医,2010,35（12）:2242-2243.

［12］韩慧.加减乌梅汤治疗虚实寒热错杂型失眠的临床研究［D］.山东中医药大学,2013.

［13］潘新.尪痹活动方治疗活动期类风湿关节炎寒热错杂型临床观察［J］.上海中医药杂志,2007,41（8）:48-50.

［14］金锐,张冰,刘小青,等.中药寒热药性表达模糊评价模式的理论与实验研究［J］.中西医结合学报,2012,10（10）:1106-1119.

［15］郑金生.药林外史［M］.桂林:广西师范大学出版社,2007:35.

［16］清·徐大椿著;万芳整理.医学源流论［M］.北京:人民卫生出版社,2007:35.

［17］JIN R,LIN Q,XUE CM,et al.Many-to-one mapping:the principle of Chinese medicinal property theory learned from strong association rules［C］.2013 9th International Conference on Natural Computation（ICNC）,2013:946.

［18］张冰,金锐,黄建梅,等.基于"三要素"的中药药性认知模式构建与实践［J］.中国中药杂志,2012,37（15）:2344.

［19］牟雪雁.中华传统医学和医药学相关理论的群子（量子）统计力学三参数理论诠释［D］.北京化工大学,2003.

［20］孟建宇.浅谈量子物理学与中医整体观［J］.中医杂志,2013,54（18）:1619-1620.

［21］常惟智,刘树民,卢芳.中药药性与功效关联性的研究分析及展望［J］.时珍国医国药,2009,20（3）:633.

［22］JIN R,LIN ZJ,XUE CM,et al.An improved association-mining research for exploring Chinese herbal property theory:based on data of the shennong's classic of materia medica［J］.Journal of Integrative Medicine,2013,11（5）:352.

［23］李学麟,柯声涛.石膏大寒乎？微寒乎？［J］.福建中医药,1995,26（2）:44.

［24］朱西杰,杨利侠,陈燕.石膏药性辨析［J］.山西中医,1998,14（2）:41-42.

［25］陈汉裕,陈凤丽.人参的寒温属性探讨［J］.光明中医,2014,29（4）:850-851.

［26］滕佳林,秦林,王加锋.枳实寒温属性探析［J］.山东中医杂志,2012,31（9）:619-623.

［27］商和儒,王鹏,赵允南.姜黄寒热药性考辨［J］.山东中医杂志,2011,30（7）:505-506.

［28］郭增平,王鹏,滕佳林,等.丹参寒热药性考辨［J］.山东中医药大学学报,2008,32（2）:139-140.

［29］蒋靖.润燥止痒胶囊联合荆防冲剂治疗特应性皮炎临床观察［J］.中国中西医结合皮肤性病学杂志,2009,8（6）:376.

［30］马杰,牛占田,崔宁,等.玉屏风与板蓝根联合应用预防手足口病的流行病学观察［J］.中外医学研究,2011,9（5）:23-24.

［31］王小星.胃康胶囊联合加味逍遥散治疗胃溃疡伴焦虑疗效观察［J］.四川中医,2014,

32(11):179-180.

[32] 周璇,卢敏.车前番泻颗粒联合芪蓉润肠口服液治疗老年功能性便秘 29 例[J].医药导报,2012,31(4):443-444.

[33] 李文涛,张仁义,刘相军.三金片、金匮肾气丸联合抗生素治疗老年慢性前列腺炎临床观察[J].中国性科学,2012,21(11):68-70.

[34] 雷桂兰,汪有新.妇科千金片联合少腹逐瘀颗粒治疗急性盆腔炎临床研究[J].河南中医,2015,35(11):2811-2813.

[35] 徐宏伟.血府逐瘀汤联合冠心苏合香丸治疗胸痹临床疗效的研究[J].中国保健营养,2012,22(9):3407.

[36] 林晓兰,张维,郭景仙,等.100 例醒脑静注射液临床辨证应用及安全性评价[J].北京中医药,2010,29(9):703-704.

[37] 李向荣,刘淑琦,何银辉.醒脑静注射液治疗急性脑梗死不同证型疗效差异研究[J].中国中医急症,2006,15(3):260-261.

[38] 金锐,王宇光,薛春苗,等.中成药处方点评的标准与尺度探索(一):超说明书剂量用药[J].中国医院药学杂志,2015,35(6):473-477.

[39] 金锐,王宇光,薛春苗,等.中成药处方点评的标准与尺度探索(二):重复用药[J].中国医院药学杂志,2015,35(7):565-570.

[40] 金锐,王宇光,薛春苗,等.中成药处方点评的标准与尺度探索(三):十八反、十九畏配伍禁忌[J].中国医院药学杂志,2015,35(11):969-975.

第十一章

中成药与西药联用点评

第一节　中成药与西药联用点评的目的和基本方法

中成药与西药联用是十分常见的用药现状,但由于两者分属于不同的医学体系,成分、功效、药理、毒理等药物属性存在理论隔阂,使得中成药与西药的联用大多依从于患者症状和疾病的协同治疗,而缺少治疗学上的融会贯通。因此,中成药与西药联用存在诸多不合理的情形。中成药与西药联用点评的目的是考察中成药与西药联用治疗方案是否存在药效叠加、药效冲抵、药物不良相互作用等不合理的情况。

中成药与西药联用的合理性评价是一个尚在探索解决中的话题,新的视角、成果和思考很多,处方点评也应不断更新知识,完善点评依据和规则。

中成药与西药联用点评的基本方法为:以药品说明书或《中华人民共和国药典临床用药须知》等收录临床使用指导意见的药品标准以及行业基本共识、相关专著、相关研究文献等资料为依据,考察患者同时使用的中成药与西药是否属于不宜联用的治疗组合。如果是,则点评为"联合用药不适宜"。一般来看,在传统中药的现代药理学解释的基础上展开中西药联用合理性评价的方法较为多见。

第二节　中成药与西药联用点评的现状和问题

与处方点评工作相比较,学者们对于中西药物联用问题的关注更早、范围也更广,并形成了许多有价值的临床经验。所以,现有文献资料中关于医疗机构处方涉及的中西药联用问题,只有小部分作为日常中成药处方点评结果的一项基本内容出现,而更多地是直接锁定中西药联用处方而开展的合理性评价工作,类似于专项点评的工作。根据这些专项点评结果的统计分析可知,中西药联用处方在门诊处方中的占比范围至少从 32.4%~87.1% 不等,而不合理联用处方在全部联用处方中的占比也从 0.9%～25.9% 不等,反映出不同医疗机构对于此问题的理解差异。

此外,中西药联用问题的认知差异还体现在不合理因素的分类方面。从现有文献资料所提到的不合理处方类型来看,王氏、吴氏等将其分为"降低药物疗效、产生或增加不良反应、重复用药"3 个方面,或者"重复用药、理化配伍禁忌、药理配伍禁忌"3 个方面,或者以"不易吸收降低疗效、酸碱中和影响疗效、药物之间产生抵抗、影响药物代谢、其他"5 个方面来概括。而马氏将不合理原因分为"形成难溶物、改变酸碱环境、改变酶的活性、产生毒性物质、产生拮抗作用降低疗效、药理作用相似并集中或诱发并发症"6 个方面。

由此可知,中西药联用合理性评价的分类方法也存在很大差异。这种复杂现状阻碍了处方审核和点评的统一规范,也不利于中西药合理联用的全面开展和深入探索。

第三节　中成药与西药联用点评的深度解析

实际上,中西药联用的复杂现状和发展困局,源于其自身合理性评价的方法学难题。即作为分属于不同医学体系、具有不同世界观和价值观、形成各自治疗学原理和理论、现阶段难以融会贯通的中药和西药,究竟应该用怎样的方法和原则来评价其联合使用的合理性或不合理性。坦率地讲,这种方法和原则的问题不解决,中西药联用的安全性和有效性也就难以得到根本性的保障,而更多是零散的病例和虚实难辨的结论。所以,综合现有资料,采用多角度的思维模式,分别明确中药联用和西药联用的指导原则,尝试探索中西药联用合理性评价的方法问题,是保证中西药安全有效联用的必然途径。下面主要介绍中西药联用的根本难题及三大相互作用途径。

其一,中药联用的方式方法和基本原则。受到中医药组方配伍理论的影响,中药治疗时的联用是十分自然的,相关指导原则也较为成熟,除了君臣佐使理论、七情配伍理论和传统配伍禁忌理论外,还涉及辨证论治理论和中药药性理论等。这些理论均可以作为联合用药合理性评价的方法和原则。例如 A 中药和 B 中药是否可以联合给予患者,一定是单用 A 或 B 不能顾全病证的各个方面或是存在不需要的副作用,而 A 和 B 联用后可以通过相须、相使增强疗效,或通过相畏、想杀减缓副作用,同时不产生相反等增加毒副作用的不良配伍等,这些也都是联合用药的基本条件。可以这样说,配伍联合用药是重要的中药临床治疗方式,所谓的"相互作用"可能正是中药治疗的精髓之一。

其二,西药联用的方式方法和基本原则。现代医学强调明确的微观对抗和调节机制,除了一部分固定复方制剂(如缓解感冒症状的酚麻美敏复方)和固定治疗方案(如根除幽门螺杆菌的三联或四联疗法)外,西药与西药的联用可能主要是针对不同疾病或症状用药时的叠加,或是长期指标管控用药与短期疾病治疗用药的叠加。所以,西药联合用药的方式似乎比较"被动"。相应地,西药与西药联合用药的合理性评价也主要是从药动学角度展开的相互作用评价,而无论是增加血药浓度的相互作用还是减少血药浓度的相互作用,都是临床的监测点和关注点。正因为如此,在现代医药体系中,"相互作用"一词通常隐含着"不安全"的含义。

所以,中药联用与西药联用的方式方法和指导原则是不同的。理论上看,只要能够顺利地将中药"西药化"或是将西药"中药化",就可以相应地采取西药联用或中药联用的方法来评价。但实际上,目前学术界已经不知不觉地做了很多中药"西药化"的工作,但完整性和整合度不够;而西药"中药化"的工作则很少见,也缺少临床经验和证据反馈的支持。在这种现状下,目前的中西药联用评价大多采用的模式为锁定单一目标成分(通常为西药),跟随观察其从药品状态、机体处置到最终起效过程中是否受到其他药物(通常为中药)影响的监测和评价方法,关注的也更多是安全性内容。

顺着这一思路,可以进一步对中西药物联用的相互作用进行分类,并根据不同类型的作用途径和作用特征寻找不同的合理性评价方法。这样做的优势在于,既能将中西药联用安全性的复杂内容分解为简单问题,有利于各类别内部的深入研究;又能将不同类型相互作用的评价方法和指导原则统合起来,形成处方审核或点评的判断标准。根据现有认识,笔者尝试将中西药联用的相互影响分为三大类相对独立的作用途径。

从理论上看,中西药联用后的相互影响可以分为直接影响和间接影响。其中,直接影响是指中药与西药联用后在体内或体外发生的直接接触的物理或化学反应,大多属于质变。间接影响是指两类药物联用后不直接接触发生作用,而是通过生物体这一中间媒介发生作用,可能是质变也可能是量变。具体来看,间接影响还可以根据不同的方式或阶段进行分类,一种方式是中药通过改变机体内环境状态而影响机体处置西药的过程(药物代谢动力学过程),包括影响药物的吸收、分布、代谢、排泄四大部分;另一种方式是药物的药动学过程未受到明显影响,而是通过最终药效或相关的生物学通路指标的协同或拮抗发生相互作用,或者为含有相似活性成分而形成的类似于"重复用药"的情形。实际上,中西药物联用的相互作用方式十分复杂,但大多数都可以分解为这几类最基本的方式及其加和。表11-1列出了这几类基本途径的定义和常见案例,并根据定义将其命名为"一类途径""二类途径"和"三类途径"。

表 11-1　中西药联用发生相互作用的 3 类可能途径及举例

类型	定义		举例
一类途径	体内或体外直接接触后的物理或化学反应		含朱砂的中成药(如朱砂安神丸)与溴化物合用生成刺激性的溴化汞而引起肠道毒副作用
二类途径	以药动学过程为中间媒介的相互作用	吸收	抗酸中成药(如胃宁散)通过改变胃液 pH 而减少阿司匹林、青霉素的吸收
		分布	含硼砂的中成药(如清音丸)增加氨基糖苷类抗菌药的脑组织分布浓度而增加耳毒性风险
		代谢	含呋喃香豆素成分的中药(如白芷、当归)通过抑制药物代谢酶的活性而降低地西泮的体内代谢
		排泄	含山楂的中成药(如大山楂丸)通过酸化尿液而增加阿司匹林在肾小管的重吸收,提高血药浓度
三类途径	通过药理效应或生物学通路的协同或拮抗		含甘草的中成药(如甘草片)通过降低血钾并影响腺苷三磷酸酶的活性而增加地高辛中毒的风险

一、一类途径：直接接触作用与酸碱理论

　　根据定义,"一类途径"是指"体内或体外直接接触后的物理或化学反应",这种反应的结果可能是生成难以自由解离的结合物,也可能是生成新的化合物,并直接改变了原有药物穿过生物屏障(多层磷脂双分子层)进入血液循环的能力,最终影响药效。此类途径又可分为体内与体外 2 个方面：

　　(1)体外相互作用。体外相互作用是指在用药前就已经发生的相互作用,最常见的情形为中药注射剂型与化学药物注射剂型的混合配伍。例如复方丹参注射液与氧氟沙星配伍使用时产生乳白色沉淀、双黄连无菌粉末在室温下与氨基糖苷类抗菌药配伍时会立即产生沉淀、穿琥宁注射液与硫酸妥布霉素注射液前后更换输注时产生白色絮状沉淀等。还有很多中西药注射剂配伍使用时虽然未有肉眼可见的沉淀变化,但却可能增加引发过敏性休克等严重不良反应的风险。所以,中药注射剂与其他任何药物的配伍输注均应持十分谨慎的态度,这已经成为中药注射剂安全合理使用的基本共识。

　　(2)体内相互作用。体内相互作用是指发生在用药后的相互作用,通常发生的地点为胃肠道。这方面的例子和表述方式很多,包括四环素和异烟肼不宜与含多价金属离子、鞣质、碱性成分或炭类中药联合使用,如石膏、地榆、硼砂和侧柏炭;含槲皮素中药与碳酸钙、氢氧化铝等西药能形成螯合物;含鞣质中药与多种酶类、抗生素类和维生素类西药能形成不溶性沉淀;含朱砂中

药与溴化物西药能生成溴化汞;含雄黄中药与亚硝酸盐类西药能形成硫代砷酸盐;酸性中药如山楂、乌梅与碱性西药如氨茶碱、碳酸氢钠能发生中和反应;碱性中药硼砂、煅牡蛎与酸性西药如阿司匹林能发生中和反应等,均不宜联合使用。但需要注意的是,这些结论或多或少有理论演绎的成分,真实的临床报道很少。甚至许氏通过实验发现,龙骨、石膏水煎液的 Ca^{2+} 离子煎出率极低,与四环素混合时并未出现异常变化。

仔细梳理"一类途径"的例子可知,很多中西药相互作用都可以看到化学反应中酸碱理论的影子。酸碱理论是经典化学理论之一,从最初的酸味涩味物质,到酸碱电离理论和酸碱质子理论,再到酸碱电子理论和软硬酸碱理论等,人们对于酸碱的认识不断在发展和深入,酸碱理论的适用面和意义也越来越广。根据酸碱理论的认识,笔者认为,容易发生相互作用的中药和西药可能分别属于广义酸碱理论下的酸和碱的范畴,相互作用方式也类似于酸碱中和反应;反过来讲,假如分别具有较强的广义酸性和广义碱性的中药和西药联合使用,可能就容易发生类似于酸碱中和反应的相互作用。例如根据酸碱质子理论,乌梅(含枸橼酸、草酸等)与氨茶碱的相互作用,还有硼砂(四硼酸钠)与阿司匹林(乙酰水杨酸)的相互作用可以理解为酸碱反应。根据酸碱电子理论,Ca^{2+} 作为金属阳离子接受电子云为酸,四环素(又名四环素碱)的结构中含有芳香环和苯甲酰基,能够提供电子云为碱,故其两者之间的相互作用也可以理解为酸碱反应。而沉淀反应似乎也与酸碱结合有关。实际上,酸碱药物联用的疗效问题早有认识,即使在中药性效研究领域,也已经有学者尝试从酸碱角度进行探索研究,例如裴氏的酸碱对药概念、盛氏的酸碱理论与中药四性的统一等,这也从侧面印证了酸碱理论与"一类途径"的关联关系。综上所述,"一类途径"代表了直接接触的物理或化学反应,包括体外作用和体内作用两部分。此类相互作用合理性的评价标准和方法可能与广义酸碱理论有关,而生物药剂学作为研究药物理化性质、制剂剂型及其在生物体内转化演变的学科,也为合理性评价提供了基本的学科指导。

二、二类途径:以药动学为媒介的作用与 ADME 理论

根据定义,"二类途径"是"以药动学过程为中间媒介的相互作用"。也就是说,此类相互作用不涉及药物直接接触所发生的物理或化学反应,而是其中一个药物通过改变另一个药物的药动学过程,影响其药效作用。实际上,无论中药还是西药,"二类途径"都是药物相互作用领域的研究热点。根据药动学的成熟理论,此类途径又分为吸收、分布、代谢和排泄四部分。

(1)影响药物吸收环节的相互作用。由于药物的吸收主要发生在胃肠道,所以当一种药物改变了胃肠道的内环境(酸碱度、胃肠蠕动和排空速率

等)后,就会引起另一种口服药物吸收情况的变化,形成间接的相互作用。正常情况下,胃内的 pH 为 1~3,小肠内的 pH 为 5~7,大肠内的 pH 为 7~8。弱酸性药物在胃内不易解离,呈分子状态而易于从胃黏膜扩散吸收;而弱碱性药物在胃中易解离,而在肠中易呈分子状态扩散吸收。具有抗酸作用的中成药升高胃内 pH,虽然有利于弱酸性药物的溶解,却不利于弱酸性药物的吸收。例如胃宁散、复方田七胃痛胶囊、复方陈香胃片、活胃胶囊等中成药含有碳酸氢钠成分,减少弱酸性药物阿司匹林、青霉素、头孢菌素等的吸收,降低疗效。又如一些中成药能够增加胃肠蠕动和促进胃排空,相当于缩短了药物在胃肠道内停留的时间而减少其吸收。例如通便类中成药麻仁润肠丸、健胃颗粒等增强胃肠蠕动,从而减少地高辛的吸收。

(2)影响药物分布环节的相互作用。药物分布是指药物吸收后随血液循环分布到各组织间液和细胞内液的过程,与血浆蛋白结合率、血脑屏障、胎盘屏障密切相关。理论上看,药物与血浆蛋白结合后不易向血管外自由扩散,直接影响药物向作用部位的分布。虽然在治疗水平时绝大多数药物与血浆蛋白结合是达不到饱和状态的,但联合用药时还是会出现结合型药物被竞争性置换出来从而增加组织分布和最终药效的情况,而且在联用多种药物或联用血浆蛋白结合率高的药物时尤其如此。例如香豆素类药物的血浆蛋白结合率高,容易将口服降血糖药甲苯磺丁脲置换出来而引起低血糖,香豆素类成分又是独活、白芷、羌活、秦皮等很多中药的有效成分,两者联用发生相互作用的风险很高。又如中药丹参、黄连、黄柏等通过与血浆蛋白竞争性结合影响华法林的药效作用,甚至中药能够直接改变病理状态下患者的血浆蛋白水平,从而引发更多的未知相互作用风险。

(3)影响药物代谢环节的相互作用。药物代谢又称生物转化,是在药物代谢酶的作用下机体对于药物的化学处理过程,其实质主要包括一系列的氧化、还原、水解、结合反应,并最终转化为极性高的水溶性代谢物而排出体外,是药物相互作用研究的热点领域。药物代谢酶的种类很多、分布很广,但是目前在相互作用领域的焦点为细胞色素 P-450 超家族酶系 (cytochrome P-450,CYPs),其中又尤以 CYP3A4 为最重要的代谢酶。理论上看,能够诱导或抑制药物代谢酶活性的中药就能够影响该酶代谢底物(西药)的代谢水平和药效作用。其中,诱导的例子包括甘草、五味子具有 CYP 诱导作用,有可能使苯巴比妥、华法林等的代谢加快而药效减弱;抑制的例子包括白芷、当归具有 CYP 抑制作用,有可能使地西泮、硝苯地平等的代谢减慢而药效增强。实际上,国内外已经针对基于药物代谢的中草药与西药的相互作用展开了大量研究,除了国外常用的贯叶金丝桃外,也包括传统中药甘草、人参等,并且规范了可用于临床风险评估的中草药-西药相互作用的证据等级,涉及的药物代谢酶也拓展到 CYP3A4、CYP2C9、CYP1A2 等;有些医疗机构甚至还开发了用于中草药-西药相互作用风险预警的计算机系统。另外,单胺氧化酶也属于一种药物代谢酶,能够影响该酶活性的中药理论上也能对其底物(如巴比妥类、吩噻嗪类等)的代谢和药效产生影响。

(4)影响药物排泄环节的相互作用。药物排泄环节的相互作用主要是指在药物经肾脏排出体外的过程中,肾小球滤过、肾小管重吸收和主动排泌环节的相互作用。理论上看,肾小管内尿液的酸碱度对药物的解离有重要影响,而解离程度改变了药物的重吸收进而引起排泄速率的变化。例如一项临床病例系列研究显示,在使用山楂水煎剂治疗肾盂肾炎的过程中发现,急性肾盂肾炎患者加用呋喃妥因的疗效要优于单用,而这可能与山楂酸化尿液后增强呋喃妥因(酸性尿液中活性较强)的抗菌能力有关,这种相互作用的机制也与药物排泄过程中的重吸收增强有关。但酸化尿液并不是对所有的酸性药物都有益,具有酸性的磺胺类药物的代谢产物在酸性尿液中的溶解度降低,除了增强其重吸收外,也容易导致其在尿中析出结晶而形成结晶尿或血尿。

综上所述,"二类途径"的药物相互作用是紧密围绕着药物进入体内后的吸收、分布、代谢和排泄四大环节展开的,其联用合理性的评价标准和方法就是药物代谢动力学领域的 ADME 理论。同时,药物代谢动力学长于采用数学方法研究机体处置药物的动态规律,可能是未来定性/定量研究中西药物在生物体内复杂多变的相互作用的学科基础。

三、三类途径:药理效应的协同/拮抗作用与临床药理学

根据定义,"三类途径"是"通过药理效应或生物学通路的协同或拮抗",即中西药物之间既未见到明显的直接结合,也未见到显著的药动学影响,而更多的是在药效发挥最后环节的协同或拮抗作用。"三类途径"是唯一一个与中药功效或现代药理学作用密切相关的相互作用途径,评价方法也多为直接的药效对比分析,并可以大致分为协同和拮抗 2 类。

(1)中西药物协同作用。简单地看,中西药物协同作用类似于药效学角度的"重复用药"情况,即两种药物联合使用后药效的叠加。最经典的例子即中药与华法林的相互作用:华法林是经典的口服抗凝血药物,很多活血化瘀类中药如丹参、当归、红花、桃仁、三七等均能够通过抗凝血活性、抗血小板活性而增强华法林的药效,并且已有大量临床病例报告上述联合用药会大幅增加用于监测凝血状态的国家标准化比率数值(international normalized ratio, INR),或是引起意外出血。基于健康志愿者的随机、单盲、双周期交叉、安慰剂对照试验研究显示,合用复方丹参滴丸后,华法林的药效学参数(凝血酶原时间和活化部分凝血活酶时间)有显著改变。虽然在以上相互作用中也存在

药动学的因素,但是中药多活性成分、多药理靶点的特征决定了其中一定存在药效学层面的协同。又如保钾利尿药螺内酯、氨苯蝶啶与富含钾的中药(昆布、五味子等)或中成药联合使用,易引发高钾血症。

另外,需要格外注意含西药成分的中成药与西药的联用,因为此类中成药与相同或相似药理作用的西药联合使用后出现的不良反应时有报道。此类中成药主要涉及感冒药、降血糖药、降压药、止咳平喘药、抗酸药等类别,例如消渴丸中的格列本脲、感冒灵胶囊中的对乙酰氨基酚和马来酸氯苯那敏、珍菊降压片中的盐酸可乐定和氢氯噻嗪、胆龙止喘片中的氨茶碱和盐酸异丙嗪、复方田七胃痛胶囊中的氧化镁和碳酸氢钠。此外,还有非法添加西药的情况,更值得警惕。

(2)中西药物拮抗作用。与协同作用不同,中西药物拮抗作用是指在现代药理学靶点上存在相反的作用,中药可在一定程度上抵消西药的药效作用。例如中药麻黄及含有麻黄的中成药具有升高血压的作用,与降压药联用时可能会降低疗效;同时,这些药物含有麻黄碱,可与胍乙啶竞争胺泵而阻止其进入肾上腺素能神经元,可能会引起胍乙啶降压作用的逆转。又如中药甘草及其制剂具有糖皮质激素样作用,与降血糖药联用时可能会抵消其降糖疗效;同时,甘草还可以引起低血钾从而增强细胞膜上钠,钾-腺苷三磷酸(Na^+-K^+-ATP)酶的阻断,与强心苷类药物(洋地黄毒苷、地高辛等)联用时会增加强心苷中毒的风险。

综上所述,"三类途径"主要与现代药理学作用密切相关,其联用合理性的评价标准和方法与协同/拮抗理论和受体学说(竞争性相互作用)密切相关。而涵盖这两个概念的临床药理学可能是此类途径深入研究的学科基础。

第四节　中成药与西药联用点评的参考建议

一、针对不同的联用效果采取不同的点评策略

前一节中,笔者根据不同的作用方式将中西药物相互作用分为 3 类途径,并例举了各类型的若干经典示例。这些示例中,有一部分源自于 20 世纪 70 年代逐渐认识到的中西药不合理配伍,也有一部分属于近些年中药现代化的研究结论,不良后果和支持证据都各不相同,情况较为复杂。但这正是中西药联用安全性问题的真实现状,学术界对于此问题的认知早、范围广,期间也经历了中西医学和药学发展的不同热潮,可能已经混有了虚实夹杂的成分,面对临床复杂患者时会更为棘手。同时,这些不合理联用组合的真实表现如何,也未见明确的临床资料。更为紧迫的是,现代疾病谱的变化、复杂并发症的日益增加以及中西药品种的日趋增加,中西药联用本身就正在经历着快速

的变化发展。这就要求医疗机构必须尽快开展关于中西药联用的合理性评价和风险警戒工作,汇总梳理现有资料,提炼若干框架模式,积累临床经验。

本文提出的中西药联用的"一类途径""二类途径"和"三类途径",尽可能地区分了不同联用方式的发生环境与影响因素,在梳理中西药物相互作用的概念与内涵的同时,尝试为中西药联用处方点评提供了框架性的依据和思路。从简要分类的角度看,中西药联用点评的目的就是对处方所记录的中西药物联用情况进行合理性分析,并根据评价结果将其分为以下3种不同的类别。

(1)属于联用禁忌的相互作用。即有证据表明药品联用会违反重要的禁忌,会因为相互作用而显著增加不良反应风险。例如中西药注射剂的联合用药,或是涉及地高辛、华法林、茶碱、苯妥英钠、环孢素等治疗窗较窄药物的,或是存在确切临床病例报道的,或者属于广义强酸强碱反应的联合用药应该归属为此类。

(2)弱或无相互作用。即未见药物联用会引起不良相互作用的证据。例如未见临床或实验报道不良相互作用的,或者与已知中西医结合正面疗法相同或相似的联合用药的应该归属为此类。

(3)需要密切监测的相互作用。这一类相互作用最常见,即有证据表明相互作用的存在,但是不属于联用禁忌,只是需要在用药过程中密切监测一些生理生化指标,当反应异常后及时调整治疗策略即可。关于这一点,Medscape网站中的interaction checker模块对相互作用的分类和处理方式很值得借鉴,它将相互作用分为禁忌(contraindicated)、严重-选择使用(serious-use alternative)、明显-密切监测(significant-monitor closely)、不明显(minor)4类进行管理,每个相互作用项下都有简单的解释说明。其中,第3类相互作用(明显-密切监测)的涉事药物最多,符合临床实际。

二、与时俱进,不断更新中西药联用的合理性认知

处方点评时,可以将每一类相互作用途径划分为以上3种,形成9种不同的相互作用模块并确定各自的指导理论,为中西药物联用的合理性评价提供点评框架;继而汇总整理临床现有认识,不断充实和丰富其中的内容、原则和方法后,形成点评知识库。同时,一种中西药联用可能涉及多个相互作用途径,临床实际参考时应注意整合。值得注意的是,作为点评知识库的主体内容,不同文献报道的"证据强度"是不同的,一些认识来源于临床证据,而更多的认识则是来源于理论推导或动物实验,而且学术界也早已有个别质疑和否定的声音。可以这样说,中西药物联用的安全性研究还很不深入,很多工作亟待完善,包括散在临床案例的汇总分析、生物学和化学实验研究的完善转化、信息学和数学的探索发现等。所以,中成药处方点评工作不仅应该将中西药联用纳入点评要点,而且应该遵循谨慎且与时俱进的原则,不断更新认识。

三、中西药合理联用与中西医结合

最后,尽管本文讨论了如此多的中西药相互作用问题,但都是基于安全性角度的考虑;如果从更为广泛的视角上看,中西药联用本身需要考虑的不仅仅是相互作用这么简单,而可能更多是从特殊历史阶段、我国实际国情和未来医学发展角度看到的结合医学和整合医学的需要。所以,从中西医结合医学的角度看,中西药合用"不是中药与西药的简单相加,而是在中西医结合药学理论的指导下,建立在基础研究和临床实践基础之上的科学实践过程"。樊代明教授认为西医和中医"两种医学体系都是为诊断和治疗疾病服务的,如果能相互学习、取其之长、补己之短,形成中西整合医学体系,定能事半功倍",并以溃疡急性期服用质子泵抑制剂而在恢复期服用藿香正气丸为例阐释中西药整合应用的优势。所以,中西药联用问题是大背景下的热点和难点,也必将随着中西结合医学的发展而不断完善解决。作为药师,除了谨慎参考以往的中西药不良相互作用经验认识外,还应多着眼于实际临床实践,积极发现中西药物联用的不良相互作用案例,客观总结中西药物联用的不良相互作用规律,协助临床实现中西药合理联用。

主要参考文献

[1] 赵媛媛,章袁.我院 2013 年 12 月处方点评及不合理用药分析[J].中国药房,2015,26(5):593-595.

[2] 王永红,苗郁.中西药联用处方的配伍合理性分析[J].中成药,2009,31(9):附5-附6.

[3] 王令,程华军.我院中医门诊患者中药与西药联用情况调查[J].中国药房,2010,21(16):1517-1518.

[4] 马瑜红,黄川峰.116 张不合理中西药配伍处方分析[J].中国现代药物应用,2009,3(18):137-138.

[5] 张丽辉,李光,张华生,等.中西药不合理联用处方的用药分析[J].淮海医药,2004,22(6):518-519.

[6] 李永彪,李毅,赵淑芝.1100 张中西药联用处方的配伍合理性分析[J].川北医学院学报,2006,21(6):536-537.

[7] 吴永新,张利侠,张勇,等.我院中西药联用处方的配伍合理性分析[J].北方药学,2013,10(5):138-139.

[8] 朱建华.中西药相互作用[M].2 版.北京:人民卫生出版社,2006:8-15.

[9] 刘秀英,李文娟,万海青.氧氟沙星与复方丹参出现配伍反应 2 例[J].医学理论与实践,2003,16(11):1351.

[10] 肖若娟,范治国,王琦,等.78 例双黄连注射液不良反应报告分析[J].中国药房,2009,20(14):1107-1109.

[11] 郑军,赵镭.穿琥宁注射液配伍禁忌 1 例[J].华西药学杂志,2001,16(2):136.

［12］梁进权,邹元平,邓响潮.中药注射剂不良反应的文献调查与分析［J］.中国医院药学杂志,2003,23(8):486-488.

［13］谭子方,郭福,张万宝,等.中药注射剂的不良反应探讨及预防措施［J］.中国医院药学杂志,2014,34(11):949-951.

［14］王文涛.浅谈中西药的不合理配伍［J］.中级医刊,1987,37(1):53-54.

［15］李萍.警惕中西药配伍禁忌［J］.中药通报,1987,12(4):55-57.

［16］许东.四环素、异烟肼与部分中药配伍的实验［J］.中国中药杂志,1991,16(1):33-34.

［17］张本中.药物的酸碱性与临床用药［J］.医师进修杂志,1983,6(2):30-33.

［18］裴妙荣,段秀俊,裴香萍,等.中医方剂中酸碱对药的配伍化学研究［J］.中国中药杂志,2009,34(15):1989-1993.

［19］盛良.论中药矿物药四性与无机化学的结合——二论中药四性与现代化学的统一［J］.中国中医基础医学杂志,2004,10(3):24-26.

［20］李应全.pH对药物吸收、分布和排泄的影响［J］.山东医药,1993,33(12):49-50.

［21］胥希龙.水杨酸钠合剂处方中不宜含碳酸氢钠［J］.药学通报,1981,29(7):15.

［22］汪庆海.药物与血浆蛋白结合对分布的影响［J］.中国医院药学杂志,1985,5(2):12-14.

［23］吴澄清.影响药物与血浆蛋白结合的因素［J］.中国药学杂志,1989,24(1):43-45.

［24］陈成,唐靖一.中药影响华法林作用的研究进展［J］.吉林中医药,2012,32(8):855-859.

［25］肖东明,李国定,钟家顺.十全大补汤对手术后患者血浆蛋白等恢复的影响［J］.中西医结合杂志,1989,9(10):622.

［26］孙忠实,朱珠.药物代谢性相互作用研究进展［J］.药物不良反应杂志,2000,2(1):60.

［27］CHUA YT,ANG XL,ZHONG XM,et al.Interaction between warfarin and Chinese herbal medicines［J］.Singapore Med J,2015,56(1):11-18.doi:10.11622/smedj.2015004.

［28］甄亚钦,孔德志,任雷鸣.传统药物对西药药代动力学影响的研究与探索［J］.药学学报,2014,49(2):175-182.

［29］LIN SS,TSAI CL,TU CY,et al.Reducing drug-herb interaction risk with a computerized reminder system［J］.Ther Clin Risk Manag,2015(11):247-253.doi:10.2147/TCRM.S78124.

［30］雷震甲,陆福林,党景初,等.山楂煎剂治疗105例肾盂肾炎的疗效初步观察［J］.陕西新医药,1975,4(1):35-37.

［31］黄振东.哪些中成药不宜与磺胺药同服［J］.中成药研究,1985,8(5):44.

［32］韩贵俊,汤素芹.华法林和中药丹参、人参等的交互作用的研究进展［J］.中国自然医学杂志,2007,9(5):453-454.

［33］易丹,罗晓波,陆向红,等.复方丹参滴丸对华法林在人体内药动学和药效学的影响［J］.中国药物警戒,2013,10(2):65-67.

［34］肖敏,万国勇,方翰林.对中成药内非法添加西药成分的几点思考［J］.中国药师,2006,9(8):771.

［35］闫秀峰,倪青,王利芬,等.中药西用和中西药合用的现状和趋势［J］.中医杂志,2012,53(21):1870-1872.

［36］樊代明.整合医学初探［J］.医学争鸣,2012,3(2):3-12.

上篇主要参考文献

［1］国家中医药管理局.中成药临床应用指导原则［S］.http://www.satcm.gov.cn/web2010/zhengwugongkai/yizhengguanli/yiyuanguanli/2010-10-11/10176.html.2010.

［2］中华人民共和国卫生与计划生育委员会.《处方管理办法》［EB/OL］.http://www.gov.cn/flfg/2007-03/13/content_549406.htm.2007-3-13/2015-1-22.

［3］国家药典委员会.中华人民共和国药典一部［S］.北京:中国医药科技出版社,2010.

［4］韦炳华,傅晓华,唐蕾.我院2006～2007年门诊中成药不合理用药处方分析［J］.中国医院用药评价与分析,2008,8(6):468-469.

［5］史欣德.100首中成药临床巧用与解说［M］.北京:中国医药科技出版社,2017.

［6］王宇光,李红燕,孔祥文.基于处方点评的中成药临床合理用药关键要素探讨［J］.中国药房,2014,25(11):970-972.

［7］金锐,王宇光,曾蔚欣,等.中药临床药学服务质量评价的初步探索［J］.中国医院药学杂志,2014,34(17):1513-1516.

［8］金敏.我院2010年中成药处方分析［J］.中医药导报,2012,18(1):72-73.

［9］周敏华,吴晓玲,林梅.我院2012年中成药处方不合理用药分析［J］.中国药房,2013,24(27):2588-2590.

［10］付晓燕.中成药配伍使用情况分析［J］.北京中医药,2013,32(7):540-542.

［11］刘然,邢爽,王璐.门诊1645例不合理中成药处方干预分析及探讨［J］.中国医药导报,2014,11(29):154-158.

［12］朱溢勇,王今强.门诊中成药处方点评［J］.中国药师,2011,14(11):1657-1658.

［13］孙明娟.我院门诊中成药处方点评与分析［J］.首都医药,2014(20):45-46.

［14］周永梅,房德敏,高颖,等.医院中成药处方合理性评价标准的探讨［J］.中国医院药学杂志,2012,32(4):307-309.

［15］梅全喜,曾聪彦,吴惠妃.中药处方点评实施要点探讨［J］.中国医院药学杂志,2013,33(15):1272-1275.

［16］张伶俐,李幼平,黄亮,等.四川大学华西第二医院2010年儿科门诊患儿超说明书用药情况调查［J］.中国循证医学杂志,2012,12(3):267-273.

［17］北京市卫生与计划生育委员会.《北京市医疗机构处方专项点评指南(试行)》(内部资料)［S］.2012.

［18］高扬,庄伟,姜德春.58037张门诊中成药处方用药调查研究［J］.中国医院用药评价与分析,2011,11(3):283-285.

［19］谢丽.浅谈临床常用中成药联用的配伍禁忌［J］.北京中医药,2010,29(2):130-131.

［20］金锐,张冰.中药药性理论复杂性特征分析［J］.中国中药杂志,2012,37(21):3340-3343.

［21］李学林,崔瑛,曹俊岭.实用临床中药学(中成药部分)［M］.北京:人民卫生出版

社,2013.

[22] 张冰.临床中药学[M].北京:中国中医药出版社,2012.

[23] 阮时宝.中成药学[M].北京:人民卫生出版社,2012.

[24] 白秋江,郑敏,赵军,等.中成药中所含西药成分状况的调查与思考[J].中成药,2007,29(5):741-743.

[25] 国家药典委员会.中华人民共和国药典临床用药须知:中药成方制剂卷[S].北京:中国医药科技出版社,2011.

[26] 吴承艳.宋代方剂著名《太平惠民和剂局方》浅析[J].时珍国医国药,2012,23(12):3088-3089.

[27] 章健,边玉麟.《太平惠民和剂局方》学术特点探讨[J].中国中医基础医学杂志,2002,8(8):6.

[28] 乔世举.《太平惠民和剂局方》在方剂学发展史中的地位[J].中医研究,1991,4(3):11-13.

[29] 范磊.浅析《太平惠民和剂局方》盛行的原因及其影响[J].甘肃中医,2009,22(1):8-10.

[30] 北京市医院管理局.北京市医院管理局2014年上半年处方集中点评结果反馈报告(内部资料)[S].2014-10.

[31] 李飞.中医药学高级丛书:方剂学[M].北京:人民卫生出版社,2002.

[32] 国家食品药品监督管理总局.关于印发非处方药说明书规范细则的通知[EB/OL].ht-tp://www.sfda.gov.cn/WS01/CL0288/10612.html.2006-10-20/2014-8-18.

[33] 林滔,罗汝文,郭丽冰.中成药说明书规范情况调查分析[J].中国医药指南,2010,8(11):88-90.

[34] 芮春兰,蒋琴.236种中成药说明书存在问题的调查分析[J].时珍国医国药,2006,17(12):2542-2543.

[35] 国家食品药品监督总局.非处方中成药说明书信息数据查询[DB/OL].http://app1.sfda.gov.cn/datasearch/face3/dir.html.2014-9-15.

[36] 王继华.中成药处方调查分析[J].中国中医药现代远程教育,2012,10(2):120-121.

[37] 张伯礼.中成药临床合理使用读本[M].北京:中医古籍出版社,2011.

[38] 梅全喜.新编中成药合理应用手册[M].北京:人民卫生出版社,2012.

[39] 王欣,林晓兰,郭景仙.综合医院中成药使用安全性分析[J].中国医药导报,2014,16(12):1509-1510,1524.

[40] 尚志钧校注.神农本草经校注[M].北京:学苑出版社,2008,3-4.

[41] 国家食品药品监督管理总局.国家药品不良反应监测年度报告(2013年)[EB/OL].http://www.sda.gov.cn/WS01/CL0078/99794.html.2014-05-14/2015-02-05.

[42] 高晓山.中药药性论[M].北京:人民卫生出版社,1992.

[43] 黄兆胜.中药学[M].北京:人民卫生出版社,2002.

[44] 田代华整理.黄帝内经素问[M].北京:人民卫生出版社,2005.

[45] 中华人民共和国国家卫生和计划生育委员会.卫生部关于进一步规范保健食品原料管理的通知[EB/OL].http://www.nhfpc.gov.cn/zhuzhan/wsbmgz/

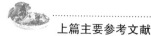

　　201304/e33435ce0d894051b15490aa3219cdc4.shtml.2002-03-11/2015-03-13.

［46］中华人民共和国国家卫生和计划生育委员会.国家卫生计生委办公厅关于征求《按照传统既是食品又是中药材物质目录管理办法》(征求意见稿)意见的函［EB/OL］. http://www.nhfpc.gov.cn/sps/s3585/201411/67ac54fb05ed46929adc63f2db31d4bf.shtml. 2014-11-06/2015-03-13.

［47］王育琴,李玉珍,甄建存.医院药师基本技能与实践［M］.北京:人民卫生出版社,2013.

［48］罗健东,肖顺汉.临床药理学［M］.北京:科学出版社,2008.

［49］陈灏珠,林果为.实用内科学［M］.13版.北京:人民卫生出版社,2009.

［50］邓中甲.方剂学［M］.北京:中国中医药出版社,2003.

［51］张的凤.中成药学［M］.北京:中国中医药出版社,2009.

［52］Nesse RM,William GC.我们为什么生病——达尔文医学的新科学［M］.易凡,禹宽平译.长沙:湖南科学技术出版社,1998.

［53］罗竹风.汉语大词典(缩印本)［M］.上海:汉语大词典出版社,1993:4876.

［54］高学敏.中医药学高级丛书:中药学［M］.北京:人民卫生出版社,2000:82.

［55］全国中医理论整理研究会.中国中成药优选［M］.北京:人民卫生出版社,2014.

［56］刘良.中医临床安全与合理用药［M］.香港:万里出版社,2009.

下篇 实 践 篇

一、解表剂

1. 感冒清热颗粒（胶囊、软胶囊、口服液）

【制剂规格】颗粒剂 12g/袋、6g/袋，胶囊 0.45g/粒，软胶囊 0.65g/粒，口服液 10ml/支。

【药物组成】荆芥穗、薄荷、防风、柴胡、紫苏叶、葛根、桔梗、苦杏仁（小毒）、白芷、苦地丁、芦根。

【方剂来源】当代经验方，曾用名为"感冒清热冲剂"，首载于《中国药典》（1985 年版），实际应用历史应该更早，至少不晚于 1980 年。从组方配伍看，感冒清热颗粒可能源于"荆防败毒散"的加减。现行执行标准为《中国药典》（2015 年版）一部。

【组方特点】本方疏风散寒，解表清热。主治外感风寒诸症，包括头痛发热、恶寒身痛、鼻流清涕、咳嗽咽干等。方中的荆芥穗性平微温，既能祛风解表，是治疗外感表证（风寒风热均可）的常用药；又能清头目利咽喉，用于治疗外感风邪引起的头痛头晕、咽干咽痒等，为君药。防风、白芷祛风止痛，葛根、柴胡解表退热，芦根、苦地丁清热泻火，苦杏仁、桔梗止咳，共为臣药。

【说明书及超说明书适应证信息】说明书功能主治为"疏风散寒，解表清热。用于风寒感冒，头痛发热，恶寒身痛，鼻流清涕，咳嗽咽干"。

（1）属于说明书适应证的病证包括（以外感风寒或寒热不明显为证型要素）：

- 感冒（风寒表证、伤风感冒等）
- 上呼吸道感染（急性上呼吸道感染等）
- 流行性感冒（流感预防等）
- 外感高热

（2）根据临床文献报道，目前存在的超说明书使用的病证暂未找到。

【说明书及超说明书用法用量信息】感冒清热颗粒说明书用法用量为"口服，一次 1 袋，一天 2 次"。根据文献报道，有采用一次 1 袋（12g），一天 3 次的感冒治疗或预防方案，疗效好且未见不良反应。

感冒清热胶囊说明书用法用量为"口服，一次 3 粒，一日 2 次"。

感冒清热软胶囊说明书用法用量为"口服，一次 4 粒，一日 2 次"。

感冒清热口服液说明书用法用量为"口服，一次 1 支，一日 2 次"。

【说明书及超说明书疗程信息】说明书未明确标明疗程。根据《中药新药临床研究指导原则》，感冒推荐疗程为 3 天。

【重复用药信息】感冒清热颗粒+风寒感冒颗粒：两者均具有疏散风寒的功效，均含有紫苏叶、防风、白芷、苦杏仁（小毒）、桔梗、葛根，都用于风寒感冒，建议判定为重复用药。中成药联合用药智能评价模型的计算结果显示，两者的重复用药得分为 7 分。

感冒清热颗粒+感冒疏风丸：两者均辛温解表，为治疗风寒感冒的中成药，均含有紫苏叶、防风、桔梗、苦杏仁（小毒）。根据 2010 版北京市医保药品目录，两者均属于"辛温解表剂"，建议判定为重复用药。中成药联合用药智能评价模型的计算结果显示，两者的重复用药得分为 8 分。

【不良反应及禁忌证信息】说明书提示"儿童、妊娠期妇女、哺乳期妇女、年老体弱者，糖尿病患者及有高血压、心脏病、肝病、肾病等慢性病严重者应在医师指导下服用"。有文献报道，1 名 6 岁的感冒患儿服用感冒清热颗粒（一次 2/3 包，2 次/天）3 天后，出现两小腿酸胀疼痛并见红斑，抗过敏治疗后缓解。

【十八反、十九畏及相互作用信息】本方组成不含"十八反、十九畏"中所提及的药物。本品属于解表之品，说明书提示"不宜在服药期间同时服用滋补性中药"，例如地黄丸类、复方阿胶浆等。

有文献报道，2 例肾移植术后服用环孢素的患者在服用感冒清热颗粒 1 或 2 天后出现环孢素血药浓度升高超过 3 倍的情况。同时，与利血平、胍乙啶等肾上腺素能神经阻滞剂合用时会降低降压疗效。

【现代研究信息】现代体外研究显示，感冒清热颗粒常用于病毒性感冒，感冒清热颗粒中的荆芥穗和薄荷的水煎液具有明显的体外抗呼吸道合胞病毒作用。感冒清热颗粒与抗病毒口服液预防性服用可以增加甲型 H1N1 流感密切接触患者的血清抗体滴度。也有随机对照研究显示，美敏伪麻口服液对感冒头痛、鼻塞、流涕症状的缓解有效率高于感冒清热颗粒组。

【主要参考资料】

［1］感冒清热颗粒说明书.北京同仁堂科技发展股份有限公司制药厂.2007-5-16 修订.

［2］感冒清热胶囊说明书.广东罗定制药有限公司.2007-06-05 修订.

［3］感冒清热软胶囊说明书.石药集团欧意药业有限公司.2013-04-03 修订.

［4］感冒清热口服液说明书.北京希力药业有限公司.

［5］怀伟.美敏伪麻口服液与感冒清热颗粒治疗急性上呼吸道感染的临床疗效观察［J］.临床医药实践,2009(18):451-452.

［6］夏本立,石静,贾娜,等.抗病毒口服液和感冒清热颗粒预防甲型 H1N1 流感的效果观察［J］.人民军医,2010(09):645-646.

［7］裴保香,宁静,周践.感冒清热冲剂引起环孢素 A 血药浓度升高 2 例［J］.中国新药

杂志,2002(10):813.

　　[8] 张继营.服用感冒清热冲剂致多形性红斑型药疹 1 例[J].中国中药杂志,1994(11):693.

　　[9] 夏开元,闫汝南,包如才,等.感冒清热冲剂工艺改进研究[J].中成药研究,1988(02):1-2.

　　[10] 姚梅悦,马奇,周长征,等.感冒清热颗粒体外抗病毒有效成分研究[J].药学研究,2013,32(01):1-3.

　　2. 双黄连口服液(颗粒、胶囊、软胶囊、合剂、糖浆、片)

　　【制剂规格】口服液 20ml/支,颗粒剂 5g/袋,胶囊 0.4g/粒,软胶囊 0.65g/粒,合剂 100ml/瓶、糖浆剂 100ml/瓶,片剂 0.5g/片。

　　【药物组成】金银花、黄芩、连翘。

　　【方剂来源】当代经验方。据报道,1974 年哈尔滨医科大学附属医院自制"双黄连"注射液用于临床,之后衍生出多种口服制剂,1980 年进入黑龙江省药品标准。从组方配伍看,双黄连制剂可能源于银翘散的精简。现行执行标准为《中国药典》(2015 年版)一部。

　　【组方特点】本方疏风解表,清热解毒。主治外感风热诸症,包括发热、咳嗽、咽痛。方中的金银花既能清热解毒泻火,治疗咽喉肿痛,又能疏散风热解表,治疗外感风热,达到清肺经热邪并透热外出的作用,为君药。连翘与金银花相须为用,黄芩苦寒善清肺火,共为臣药。

　　【说明书及超说明书适应证信息】说明书功能主治为"疏风解表、清热解毒。用于外感风热所致的感冒,症见发热,咳嗽,咽痛"。

　　(1)属于说明书适应证的病证包括(以外感风热为证型要素):

　　● 感冒(风热表证、伤风感冒等)

　　● 上呼吸道感染(急性上呼吸道感染等)

　　● 流行性感冒(甲型 H1N1 流感等)

　　● 喉痹(急性扁桃体炎、疱疹性咽峡炎等)

　　(2)根据临床文献报道,目前存在的超说明书使用的病证有:

　　● 口腔溃疡(余婷婷,48 例,口服液口服,2 支/次,3 次/天,2 周;陈恩忠,64 例,在雷尼替丁粉末外敷的基础上加用双黄连口服液外涂,一次药液停留时间>30 分钟,4 次/天,5 天)

　　● 亚急性甲状腺炎(黎丽,26 例,胶囊口服,4 粒/次,3 次/天,联合阿司匹林,1 周)

　　● 小儿手足口病(张惠娜,40 例,口服液口服,5~10ml/次,3 次/天,配合阿昔洛韦注射液,5 天)

　　● 流行性角膜炎(刘灵珍,34 例,口服液口服,60ml/d,配合干扰素滴

眼,2 周)

● 小儿肺炎(邱培全,44 岁,口服液口服,5~10ml/次,3 次/天,配合玉屏风散和头孢菌素类抗生素,10 天)

【说明书及超说明书用法用量信息】双黄连口服液说明书用法用量为"口服,一次 20ml,一日 3 次。小儿酌减或遵医嘱"。文献报道的成人用法基本与说明书相同,儿童用法均有所减量。有报道对 2~11 岁的急性上呼吸道感染患儿均使用 10ml/次,2 次/天的用法。也有报道采用分年龄的用法用量,0~1 岁为 1/3 支/次,3 次/天;1~3 岁为 1/2 支/次,3 次/天;3~5 岁为 2/3 支/次,3 次/天;5 岁以上为 1 支/次,3 次/天。

双黄连颗粒说明书用法用量为"口服或开水冲服,一次 2 袋,一日 3 次;6 个月以下,一次 2/5~3/5 袋;6 个月~1 岁,一次 3/5~4/5 袋;1~3 岁,一次 4/5~1 袋;3 岁以上的儿童酌量或遵医嘱"。

双黄连胶囊说明书用法用量为"口服,一次 4 粒,一日 3 次"。

双黄连软胶囊说明书用法用量为"口服,一次 5 粒,一日 3 次"。

双黄连合剂说明书用法用量为"口服,一次 20ml,一日 3 次"。

双黄连糖浆说明书用法用量为"口服,一次 20ml,一日 3 次。小儿酌减"。

双黄连片说明书用法用量为"口服,一次 4 片,一日 3 次。小儿酌减或遵医嘱"。

【说明书及超说明书疗程信息】说明书未明确标明疗程。根据《中药新药临床研究指导原则》,感冒推荐疗程为 3 天。根据文献报道,治疗不同病证时的疗程不同,治疗口腔溃疡时的疗程为 5~14 天,治疗流行性角膜炎时的疗程为 14 天。

【重复用药信息】双黄连口服液+柴银口服液:两者均具有清热解毒作用,为治疗外感风热感冒的中成药。柴银口服液的组方中包含双黄连口服液的成分(金银花、黄芩、连翘)。根据 2017 版国家医保药品目录,两者均属于"辛凉解表剂",建议判定为重复用药。中成药联合用药智能评价模型的计算结果显示,两者的重复用药得分为 3 分。

双黄连口服液+银黄颗粒:两者均能清热解毒,双黄连口服液的组方中包含银黄颗粒的全部成分(金银花、黄芩),治疗外感风热感冒。根据 2010 版北京市医保药品目录,两者均属于"清热理肺剂",建议判定为重复用药。中成药联合用药智能评价模型的计算结果显示,两者的重复用药得分为 3 分。

【不良反应及禁忌证信息】说明书提示"儿童、妊娠期妇女、哺乳期妇女、年老体弱及脾虚便溏者,糖尿病患者及有高血压、心脏病、肝病、肾病等慢性病严重者应在医师指导下服用"。本品属于疏散风热之品,风寒感冒感患者不宜服用。双黄连口服液最常见的不良反应为过敏反应,有文献报道2例老年患者首次服用双黄连口服液后即出现皮肤瘙痒、头晕、恶心、胸闷等不适,停药后症状好转。同时,也有全身剥脱性皮炎、过敏性休克等重度过敏反应的案例报道。

【十八反、十九畏及相互作用信息】本方组成不含"十八反、十九畏"中所提及的药物。本品属于解表之品,说明书提示"不宜在服药期间同时服用滋补性中药",例如地黄丸类、复方阿胶浆等。有体外研究显示,双黄连合剂对CYP3A4酶有诱导作用。

【现代研究信息】现代研究显示,双黄连口服液对上呼吸道感染引起的各种症状,如咽痛,咳嗽均有对抗作用。研究认为双黄连口服液通过影响甲型H1N1流感病毒对宿主细胞信号通路的调节,调节细胞凋亡,减少病毒复制,抑制甲流的疾病进程。另外的研究实验显示,双黄连口服液对脓毒症大鼠的肝肾功能有保护作用,原因是双黄连制剂能抗多种病原微生物,具有广谱杀菌作用,抑制炎症反应,减少了病原微生物对机体的破坏。双黄连口服液联合庆大霉素的体外抗菌作用研究表明,庆大霉素联用双黄连口服液对金黄色葡萄球菌和铜绿假单胞菌的抗菌活性呈现相加作用。

【主要参考资料】

［1］双黄连口服液说明书.南阳市新生制药有限公司.2013-12-01修订.

［2］双黄连颗粒说明书.哈药集团中药二厂.2012-02-16修订.

［3］双黄连胶囊说明书.浙江巨都药业集团有限公司.2009-04-20修订.

［4］双黄连软胶囊说明书.西安大恒制药有限责任公司.2009-10-19修订.

［5］双黄连合剂说明书.河南太龙药业股份有限公司.2016-12-02修订.

［6］双黄连糖浆说明书.哈药集团制药六厂.2013-11-12修订.

［7］双黄连片说明书.陕西白鹿制药股份有限公司.2010-09-16修订.

［8］余婷婷.口腔溃疡患者应用双黄连口服液与雷尼替丁治疗的临床疗效分析［J］.中国继续医学教育,2016(09):183.

［9］陈恩忠.双黄连口服液联合雷尼替丁对口腔溃疡T细胞亚群及免疫球蛋白G的影响［J］.吉林医学,2016(07):1716-1717.

［10］徐锦.双黄连口服液联合利巴韦林雾化吸入治疗小儿疱疹性咽峡炎临床探讨［J］.中医临床研究,2014(05):34-35.

［11］张惠娜.阿昔洛韦注射液联合双黄连口服液治疗小儿手足口病的分析［J］.北方药学,2015(05):99-100.

［12］刘灵珍.观察双黄连口服液对流行性角结膜炎治疗的临床效果［J］.世界最新医学信息文摘,2016(19):113.

［13］魏秋丽,颜明.双黄连口服液致不良反应2例［J］.中国民族民间医药,2010(11):238.

［14］杨保国,齐桂芝,李俊华.双黄连口服液引起严重过敏反应2例［J］.儿科药学杂

志,1999(01):36.

[15] 邱培全,邱培勇,黄东秀.双黄连口服液加味玉屏风散治疗小儿肺炎84例疗效观察[J].齐齐哈尔医学院学报,2004(12):1384.

[16] 田乐,周伟,狄留庆,等.双黄连口服液中主要活性成分体外抗菌效应相关性研究[J].南京中医药大学学报,2012(01):89-91.

[17] 周国坚,叶董婷,邓旭杏.银黄颗粒、牛黄上清丸、双黄连合剂对药物代谢酶CYP_3A_4活性的影响[J].亚太传统医药,2016(15):19-22.

[18] 黎丽,余畅.双黄连联合阿司匹林治疗亚急性甲状腺炎的疗效评价[J].中西医结合研究,2011(01):1-3.

[19] 张玉果,于云东.双黄连方剂在临床的应用[J].今日畜牧兽医,2015(10):41-43.

[20] 马家驹,于河,刘铁钢,等.双黄连方证及应用探析[J].浙江中医药大学学报,2013,37(05):527-528.

[21] 韩太云,侯国平,张佐,等.双黄连注射液的制备和质量控制方法的研究[J].哈尔滨医科大学学报,1984(02):79-80.

[22] 陈杲,李立,吕诚,等.运用网络生物学方法分析双黄连口服液治疗甲型H1N1流感的药理机制[J].中医杂志,2014,55(06):513-516.

[23] 黎菊凤,张志东,亓毅飞,等.双黄连口服液对脓毒症大鼠的保护作用及初步机制研究[J].中药材,2014,37(01):111-114.

3. 银翘解毒丸(胶囊、软胶囊、颗粒、片、合剂)

【制剂规格】大蜜丸9g/丸,胶囊0.4g/粒,软胶囊0.45g/粒,颗粒剂15g/袋,片剂0.55g/片,合剂10ml/支。

【药物组成】金银花、连翘、薄荷、荆芥、淡豆豉、炒牛蒡子、桔梗、淡竹叶、甘草。

【方剂来源】本方源自于清·吴瑭《温病条辨》中"银翘散"的加减。"银翘散"由连翘、金银花、桔梗、薄荷、淡竹叶、生甘草、荆芥穗、淡豆豉、牛蒡子、芦根组成,可用于"太阴风温、温热、温疫、冬温……但热不恶寒而渴者"。现行执行标准为《中国药典》(2015年版)一部。

【组方特点】本方辛凉解表,清热解毒。主治外感风热,温病初起。方中的金银花和连翘既能疏散风热,用于外感风热,又能清热解毒,治疗咽喉肿痛,共为君药。薄荷、牛蒡子味辛性凉,疏散风热,清利头目,且可解毒利咽;荆芥穗、淡豆豉辛而微温,助君药发散表邪,透热外出,为臣药。

【说明书及超说明书适应证信息】说明书功能主治为"疏风解表,清热解毒。用于风热感冒,症见发热头痛、咳嗽口干、咽喉疼痛"。

(1)属于说明书适应证的病证包括(以外感风热为证型要素):

● 感冒(风热表证、伤风感冒等)

● 上呼吸道感染(急性上呼吸道感染等)

- 流行性感冒(甲型 H1N1 流感等)
- 喉痹(急性扁桃体炎等)

(2)根据临床文献报道,目前存在的超说明书使用的病证有:

- 流行性腮腺炎(祝康健,62 例,大蜜丸口服,2 丸/天,分 3 次服用,配合外敷中药膏剂,3 天)
- 痤疮(李光亚,126 例,大蜜丸口服,1 丸/次,3 次/天,30 天)
- 睑腺炎(樊晓青,24 例,片剂研粉外敷,配合抗生素点眼,10 天)

【说明书及超说明书用法用量信息】银翘解毒丸说明书用法用量为"口服,一次 1 丸,一日 2~3 次"。

银翘解毒胶囊说明书用法用量为"口服。一次 4 粒,一日 2~3 次"。

银翘解毒软胶囊说明书用法用量为"口服。一次 2 粒,一日 3 次"。

银翘解毒颗粒说明书用法用量为"开水冲服。一次 1 袋,一日 3 次,重症者加服 1 次"。

银翘解毒片说明书用法用量为"口服。一次 4 片,一日 2~3 次"。

银翘解毒合剂说明书用法用量为"口服。一次 1 支,一日 3 次,用时摇匀"。

【说明书及超说明书疗程信息】说明书未明确标明疗程。根据《中药新药临床研究指导原则》,感冒药的推荐疗程为 3 天。根据文献报道,治疗不同病证时的疗程不同,治疗眼睑炎时的疗程为 10 天,治疗痤疮时可达 30 天。

【重复用药信息】银翘解毒丸+羚羊感冒片:两药均能清热解表,为治疗风热感冒的中成药,均含有牛蒡子、淡豆豉、金银花、荆芥、连翘、淡竹叶、桔梗、薄荷、甘草。根据 2010 版北京市医保药品目录,两者均属于"辛凉解表剂",建议判定为重复用药。中成药联合用药智能评价模型的计算结果显示,两者的重复用药得分为 8 分。

银翘解毒丸+牛黄清感胶囊:两药均能清热解毒,均含有金银花、连翘,治疗风热感冒、咽喉肿痛。根据 2010 版北京市医保药品目录,两者均属于"辛凉解表剂",建议判定为重复用药。中成药联合用药智能评价模型的计算结果显示,两者的重复用药得分为 6 分。

【不良反应及禁忌证信息】说明书提示"小儿、妊娠期妇女、年老体弱者,有高血压、心脏病、肝病、糖尿病、肾病等慢性病严重者应在医师指导下服用"。本品属辛凉解表之品,风寒感冒者不适用。据报道 1 例感冒患者服用银翘解毒丸 1 次后出现心慌、胸闷等严重过敏症状,抗过敏治疗后缓解。也有报道 1 例 3 岁的感冒患儿在服用银翘解毒口服液(用量不详)3 小时后出现皮疹瘙痒、腹痛不适等过敏表现,具有重现性。

【十八反、十九畏及相互作用信息】从十八反、十九畏"藻戟遂芫俱战草"

的角度看,本品含有甘草,与含海藻、大戟、甘遂、芫花的中药复方或中成药联用时需注意监测,例如舟车丸(甘遂、大戟、芫花)、乳癖消片(海藻)、心通口服液(海藻)、紫金散(大戟)、祛痰止咳颗粒(甘遂、芫花)等。

本品属于解表之品,说明书提示"不宜在服药期间同时服用滋补性中药",例如地黄丸类、复方阿胶浆等。

【现代研究信息】现代研究显示,银翘解毒软胶囊通过降低小鼠肺组织中的病毒载量及干扰流感病毒 M1 蛋白表达而发挥抑制流感病毒复制和感染的作用。银翘解毒水灌胃后对乙型溶血性链球菌等 9 种细菌有不同程度的抑菌作用,对小鼠金黄色葡萄球菌感染的死亡有一定的保护作用,同时还有明显的解热作用,对大鼠蛋清性足肿胀和二甲苯所致的小鼠耳郭肿胀有明显的抑制作用。

【主要参考资料】

[1] 银翘解毒丸说明书.佛山冯了性药业有限公司.2007-04-29 修订.

[2] 银翘解毒胶囊说明书.山西振东开元制药有限公司.2013-09-30 修订.

[3] 银翘解毒软胶囊说明书.江苏康缘药业股份有限公司.2012-10-01 修订.

[4] 银翘解毒颗粒说明书.广东嘉应制药股份有限公司.2015-11-30 修订.

[5] 银翘解毒片说明书.江苏康缘药业股份有限公司.2012-10-01 修订.

[6] 银翘解毒合剂说明书.北京同仁堂科技发展股份有限公司制药厂.2007-05-29 修订.

[7] 祝康健.银翘解毒丸内服加中药膏外敷治疗流行性腮腺炎 62 例[J].中医外治杂志,2010(03):23.

[8] 樊小青.银翘解毒片研粉治疗睑腺炎的临床观察[J].甘肃中医,2009(05):24.

[9] 李光亚.银翘解毒丸治疗痤疮 162 例[J].中国民间疗法,2004(05):43-44.

[10] 刁云华,刘秀丽.服银翘解毒丸致过敏性反应 1 例[J].中国中药杂志,2003(04):99.

[11] 刘颖,时宇静,时瀚,等.银翘解毒软胶囊对流感病毒感染小鼠肺炎模型肺组织病毒载量及 M1 蛋白表达的影响[J].药学学报,2011(06):650-655.

[12] 陈红,曾南,吴春燕,等.银翘解毒水的药理研究[J].中药药理与临床,1998(05):12-14.

[13] 刘东.服银翘解毒口服液致过敏反应一例[J].中国中药杂志,1992(04):247.

4. 连花清瘟胶囊(颗粒)

【制剂规格】胶囊 0.35g/粒,颗粒剂 6g/袋。

【药物组成】连翘、金银花、炙麻黄、炒苦杏仁(小毒)、石膏、板蓝根、绵马贯众、鱼腥草、广藿香、大黄、红景天、薄荷脑、甘草。

【方剂来源】有学者认为,本方是汉·张仲景《伤寒论》中"麻杏石甘汤"的加味方,在"麻杏石甘汤"的基础上增加了连翘、金银花、板蓝根、绵马贯众、鱼腥草、广藿香、大黄、红景天和薄荷脑。根据外感温病的络病理论学说,本方对热毒瘟病采取"积极干预"的组方策略,以银翘散与麻杏石甘汤化裁,卫气同治、表里双解;同时先证用药,配伍大黄通腑泄热逐毒秽,配伍红景天益气养阴清肺热,旨在清肺宣肺、截断病势。现行执行标准为《中国药典》(2015年版)一部。

【组方特点】本方清瘟解毒,宣肺泄热。用于治疗时行感冒属热毒袭肺证。方中的金银花和连翘疏散风热兼清热解毒,用于恶寒发热、鼻塞流涕等卫分症状;麻黄宣肺平喘散邪,石膏清肺泻热透邪,共为君药。大黄通腑泄热祛浊,红景天益气养阴清肺,绵马贯众、鱼腥草清解瘟热,配合君药增强药效,为臣药。

【说明书及超说明书适应证信息】说明书功能主治为"清瘟解毒,宣肺泄热。用于治疗流行性感冒属热毒袭肺证,症见发热或高热、恶寒、肌肉酸痛、鼻塞流涕、咳嗽、头痛、咽干咽痛、舌偏红、苔黄或黄腻等"。

(1)属于说明书适应证的病证包括(以热毒袭肺为证型要素):

● 感冒(热毒袭肺证等)

● 上呼吸道感染(急性上呼吸道感染、急性鼻窦炎等)

● 流行性感冒(甲型 H1N1 流感等)

● 喉痹(急性咽炎、急性扁桃体炎、疱疹性咽峡炎等)

● 喉痈(急性化脓性扁桃体炎等)

(2)根据临床文献报道,目前存在的超说明书使用的病证有:

● 慢性阻塞性肺疾病急性加重(魏华,40 例,胶囊口服,4 粒/次,3 次/天,配合特布他林+布地奈德雾化吸入,14 天)

● 社区获得性肺炎(徐清,32 例,胶囊口服,4 粒/次,3 次/天,配合左氧氟沙星+氨溴索静脉滴注,7 天)

● 尿毒症合并肺炎(孟晓华,20 例,颗粒剂口服,1 袋/次,3 次/天,5 天)

● 肺癌伴发热(高永忠,15 例,胶囊口服,4 粒/次,3 次/天,配合常规治疗,10 天)

● 小儿手足口病[高兰,30 例,颗粒剂口服(按年龄给药),5 天]

● 急性病毒性心肌炎(金焱,42 例,胶囊口服,4 粒/次,3 次/天,配合常规治疗,4 周)

● 单纯疱疹病毒性角膜炎(杜淑娟,43 例,颗粒剂口服,1 袋/次,3 次/天,配合阿昔洛韦口服+滴眼,30 天;谢有良,30 例,胶囊口服,4 粒/次,3 次/天,配合阿西洛韦滴眼+丹参粉针剂静脉滴注,1 个月)

● 带状疱疹(方华珍,35 例,胶囊口服,4 粒/次,3 次/天,配合青黛醋调外敷,30 天)

【说明书及超说明书用法用量信息】连花清瘟胶囊说明书用法用量信息为"口服,一次4粒,一日3次"。据报道,在治疗单纯疱疹病毒性角膜炎时,有一次5粒,一天3次的超说明书剂量使用情况。

连花清瘟颗粒说明书用法用量为"口服,一次1袋,一日3次"。据报道,在治疗小儿手足口病时,连花清瘟颗粒的儿童用法用量为1~3岁2g/次,3次/天;3~7岁2~4g/次,3次/天;7~12岁4~6g/次,3次/天。

【说明书及超说明书疗程信息】说明书未明确标明疗程。根据《中药新药临床研究指导原则》,感冒药的推荐疗程为3天。根据文献报道,治疗病毒性心肌炎时为4周,治疗急性化脓性扁桃体炎时为5天,治疗小儿手足口病时为3~5天,治疗急性鼻-鼻窦炎时为2周,治疗带状疱疹时为1个月。

【重复用药信息】连花清瘟胶囊+双黄连口服液:两药均能清热解毒,均含有金银花、连翘,治疗外感风热、热毒证。根据2010版北京市医保药品目录,两者均属于"清热理肺剂",建议判定为重复用药。中成药联合用药智能评价模型的计算结果显示,两者的重复用药得分为3分。

连花清瘟胶囊+清热解毒口服液:两药均能清热解毒,均含有金银花、连翘、板蓝根、石膏,治疗用于热毒壅盛所致的流感、上呼吸道感染,建议判定为重复用药。中成药联合用药智能评价模型的计算结果显示,两者的重复用药得分为6分。

【不良反应及禁忌证信息】说明书提示"风寒感冒者不适宜;高血压、心脏病患者慎用;运动员慎用。儿童、妊娠期妇女、哺乳期妇女、年老体弱及脾虚便溏者应在医师指导下服用;有肝病、糖尿病、肾病等慢性病严重者应在医师指导下服用"。有报道称,1例患者服用连花清瘟胶囊后出现过敏性皮疹;1例患者合用连花清瘟胶囊和藿香正气滴丸后出现过敏。2005~2015近10年的文献报道显示,发生不良反应共175例,不良反应多发生在首次服药后,主要累及胃肠系统(73.9%)和皮肤附件系统(9.6%)等,主要表现为恶心、呕吐、腹胀、腹泻、皮疹、瘙痒等。

【十八反、十九畏及相互作用信息】从十八反、十九畏"藻戟遂芫俱战草"的角度看,本品含有甘草,与含海藻、大戟、甘遂、芫花的中药复方或中成药联用时需注意监测,例如舟车丸(甘遂、大戟、芫花)、乳癖消片(海藻)、心通口服液(海藻)、紫金散(大戟)、祛痰止咳颗粒(甘遂、芫花)等。

本品属于解表之品,说明书提示"不宜在服药期间同时服用滋补性中药",例如地黄丸类、复方阿胶浆等。

【现代研究信息】现代研究证明,连花清瘟胶囊对甲型流感病毒、副流感病毒、呼吸道合胞病毒、腺病毒、单纯疱疹病毒等均显示出一定的体外抑制作用。动物实验证明,连花清瘟胶囊能抑制慢性阻塞性肺疾病大鼠模型的气道炎症,促进气管痰液排泄,抑制体内炎症介质的释放等。

【主要参考资料】

[1] 连花清瘟颗粒说明书.北京以岭药业有限公司.2015-02-09 修订.

[2] 连花清瘟胶囊说明书.石家庄以岭药业股份有限公司.2012-01-10 修订.

[3] 杜淑娟,耿韶辉,袁洪恩,等.连花清瘟颗粒治疗单纯疱疹病毒性角膜炎 43 例[J].河北中医,2015(07):1064-1065.

[4] 魏华.连花清瘟胶囊联合特布他林和布地奈德治疗慢性阻塞性肺疾病急性加重期的临床研究[J].现代药物与临床,2016(07):973-977.

[5] 高兰.连花清瘟颗粒治疗儿童手足口病的临床疗效[J].山西中医学院学报,2016(02):53-54.

[6] 蔺林,戴飞,程雷.连花清瘟颗粒对成人非复杂性细菌性急性鼻-鼻窦炎的治疗作用[J].中国中西医结合耳鼻咽喉科杂志,2015(06):414-419,431.

[7] 孟晓华,李立群,王立民.用连花清瘟颗粒治疗尿毒症合并肺炎的效果分析[J].当代医药论丛,2015(17):30-31.

[8] 金焱,杨光,王前胜,等.连花清瘟胶囊治疗急性病毒性心肌炎的疗效及对血清 cT-nT、CK-MB、CRP 的影响[J].中国老年学杂志,2015(12):3285-3286.

[9] 方华珍.连花清瘟胶囊配合青黛醋调外敷治疗带状疱疹 35 例临床观察[J].实用中西医结合临床,2015(02):38-39,60.

[10] 徐清,张念,袁文胜,等.连花清瘟胶囊治疗社区获得性肺炎疗效观察[J].中国中医急症,2012(08):1299-1300.

[11] 高永忠,赵娜,胡冰.连花清瘟胶囊治疗肺癌伴发热的临床疗效观察[J].临床医学,2013(09):122-123.

[12] 许白桦,付少红.连花清瘟胶囊藿香正气滴丸合用致过敏 1 例[J].河北北方学院学报(自然科学版),2016(04):52.

[13] 孙俊旭.连花清瘟胶囊致过敏性皮疹 1 例[J].中医中药,2011,36:414-415.

[14] 彭丽丽,李岚,沈璐,等.175 例连花清瘟胶囊致药品不良反应/事件的文献分析[J].中国药物警戒,2015,12:753-755.

[15] 贾振华,吴以岭.络病理论指导外感温病研究[J].环球中医药,2010,3(01):26-28.

5. 藿香正气水(口服液、合剂、颗粒、胶囊、软胶囊、丸、片)

【制剂规格】藿香正气水 10ml/支,口服液 10ml/支,合剂 10ml/支,颗粒剂 10g/袋,胶囊 0.3g/粒,软胶囊 0.45g/粒,浓缩丸每 8 丸相当于原生药 3g,水丸 6g/袋,滴丸 2.6g/袋,片剂 0.3g/片。

【药物组成】苍术、陈皮、姜制厚朴、白芷、茯苓、大腹皮、生半夏(毒)、甘草浸膏、广藿香油、紫苏叶油。需要说明的是,藿香正气水含有乙醇

（40%～50%），但藿香正气口服液、藿香正气软胶囊等其他成品剂型并不含有乙醇。

【方剂来源】本方出自于宋·《太平惠民和剂局方》。原方为"藿香正气散"，"治伤寒头疼，憎寒壮热，上喘咳嗽，五劳七伤，八般风痰，五般膈气，心腹冷痛，反胃呕恶，气泻霍乱，脏腑虚鸣，山岚瘴疟，遍身虚肿。妇人产前、产后气血刺痛，小儿疳伤，并易治之"。现行执行标准为《中国药典》（2015 年版）一部。

【组方特点】本方解表化湿，理气和中。用于外感风寒、内伤湿滞或夏伤暑湿所致的感冒。方中的藿香既能辛温解表，又能芳香化湿，专治外感兼内湿证或暑湿证，为君药。紫苏、白芷祛风解表，厚朴、苍术行气燥湿，助藿香外解风寒、内化湿浊，为臣药。

【说明书及超说明书适应证信息】说明书功能主治为"解表化湿，理气和中。用于外感风寒、内伤湿滞或夏伤暑湿所致的感冒，症见头痛昏重、胸膈痞闷、脘腹胀痛、呕吐泄泻；胃肠型感冒见上述证候者"。

（1）属于说明书适应证的病证包括（以外感风寒、内伤湿滞或暑湿为证型要素）：

● 感冒（暑湿证、风寒兼湿滞证、湿热蕴结证、阴暑、夏季空调综合征、流行性感冒、中暑高热、SARS 等）

● 上呼吸道感染（急性上呼吸道感染、急性鼻炎等）

● 胃肠型感冒（急性胃肠炎、急性肠胃炎、急性胃炎、病毒性肠炎、结肠炎等）

● 泄泻（外感夹湿型，暑湿腹泻、秋季腹泻、婴幼儿腹泻、肠易激综合征、功能性腹泻、糖尿病腹泻、肠道菌群失调性腹泻等）

● 呕吐（顽固性呕吐、暑湿呕吐等）

● 腹痛腹胀（寒袭肠胃型胃脘痛、老年腹胀、婴幼儿腹胀腹痛等）

（2）根据临床文献报道，目前存在的超说明书使用的病证有：

● 湿疹（汤国富，21 例，藿香正气水原液外涂，3 天；李燕宁，48 例婴儿，稀释药液后外涂，2 次/天，1～3 天后显效）

● 热痱（王辉，20 例，藿香正气水外用，>2 岁的患者原液涂搽、<2 岁的患者等比例稀释，3～4 次/天，3 天）

● 寻常疣（罗继红，31 例，藿香正气水原液棉球蘸涂，每 3 天换药 1 次）

● 慢性荨麻疹（王辉，20 例，藿香正气水口服，10ml/次，3 次/天，2 周）

● 足癣（李雅玲，118 例，藿香正气水原液局部外涂，2 次/天，7～14 天）

● 痔疮（董连生，68 例，藿香正气水原液 20ml 加开水 450ml，先蒸后洗，1 次/天，7 天）

- 青霉素过敏性药疹(莫文林,30 例,藿香正气水口服,10ml/次,2~3 次/天,伴外洗,2~5 天)
- 外阴炎及阴道炎(杨旭东,2500 例,藿香正气水稀释为 2%后外洗,1 次/天,7 天)
- 产后会阴护理(黄燕,45 例,口服液 20ml 加入 40℃温水中擦洗,2 次/天,产后 24 小时开始,1 周)
- 结膜炎(朱寿彰,60 例,藿香正气水口服,10ml/次,3 次/天,配合常规治疗,17 天)
- 咽异感症(叶信娣,106 例,藿香正气水口服,10ml/次,2 次/天,联合鲜竹沥口服液,5 天)
- 功能性消化不良(李忠鹏,52 例,胶囊口服,3 粒/次,2 次/天,4~6 周;刘雪松,69 例,软胶囊口服,3 粒/次,2 次/天,联合复方阿嗪米特,4 周)
- 糖尿病性胃轻瘫(章其春,30 例,软胶囊口服,2 粒/次,3 次/天,4 周)
- 顽固性失眠(张杏红,12 例,藿香正气水 10ml/晚,配合地西泮片,3 周)
- 多寐嗜睡(郭伟伟,43 例,丸剂口服,3g/次,3 次/天,前 3 天剂量加倍,5~20 天)
- 胸痹(马尚伟,1 例,胶囊口服,3 粒/次,2 次/天,联合通脉养心丸,7 天)
- 小儿高热(徐莉,60 例,藿香正气水外擦背部,配合常规治疗,2 次/天)
- 小儿手足口病(杨玉红,80 例,口服液口服,按年龄给药,配合常规治疗,5 天)
- 支气管哮喘发作期(严桂珍,21 例,藿香正气水 10ml+生理盐水 30ml 雾化吸入,20~30 分钟/次,1 次/天,5 天;余传星,42 例,口服液 10ml+生理盐水 30ml 雾化吸入,30 分钟/次,1 次/天,7 天)
- 咳嗽(秦丽,108 例,颗粒剂口服,用法用量不详,7~10 天)
- 缓解海洛因成瘾戒断症状(黄德彬,51 例,口服液口服,10ml/次,4 次/天,联合洛非西定+刺五加片,72 天)
- 缓解幽门螺杆菌根除药物的副作用(李军,31 例,颗粒剂口服,6g/次,2 次/天,1 周)
- 减轻肠道肿瘤化疗药的毒副作用(吴国琳,45 例,软胶囊口服,2 粒/次,3 次/天,化疗前 1 周开始服用,持续 3 周)
- 灰黑苔(杨德胜,2 例,藿香正气水或丸剂口服,藿香正气水 10ml/次,3 次/天,丸剂 10g/次,3 次/天,3 天)

【说明书及超说明书用法用量信息】藿香正气水说明书用法用量为"口

服。一次 5~10ml（1/2~1 支），一日 2 次，用时摇匀"。根据文献报道，治疗感冒、泄泻、慢性荨麻疹时有 10ml/次，3 次/天的用法用量，有效性和安全性好。同时，婴幼儿外用治疗湿疹的用法用量，药液与水的比例对于不满 6 个月的婴儿为 1 : 3、6~12 个月的婴儿为 1 : 2、1 岁以上为 1 : 1。

藿香正气口服液说明书用法用量为"口服。一次 5~10ml，一日 2 次，用时摇匀"。根据文献报道，藿香正气口服液治疗小儿手足口病时采用按年龄给药的治疗方案，<1 岁时 5ml/次，2 次/天；1~3 岁时 10ml/次，2 次/天；>3 岁时 10ml/次，3 次/天。缓解海洛因戒断症状时有 10ml/次，4 次/天的治疗方案，有效性和安全性良好。

藿香正气合剂说明书用法用量为"口服。一次 10~15ml，一日 3 次，用时摇匀"。根据文献报道，在治疗婴幼儿腹胀腹痛时，可以将 5ml 合剂置于右手掌心后覆盖于婴幼儿脐腹部，沿脐周顺时针方向加压按摩 10~15 分钟，然后行左手对称手法同上。

藿香正气颗粒说明书用法用量为"温开水冲服，一次 1 袋，一日 2 次"。

藿香正气胶囊说明书用法用量为"口服，一次 4 粒，一日 2 次"。根据文献报道，在治疗功能性消化不良时，有 3 粒/次，2 次/天的治疗方案，有效性和安全性良好。

藿香正气软胶囊说明书用法用量为"口服，一次 2~4 粒，一日 2 次"。根据文献报道，在治疗糖尿病性胃轻瘫、改善化疗药副作用时有 2 粒/次，3 次/天的治疗方案，有效性和安全性良好。

藿香正气丸（浓缩丸）说明书用法用量为"口服，一次 8 丸，一日 3 次"。

藿香正气丸（水丸）说明书用法用量为"口服，一次 6g，一日 2 次"。根据文献报道，在治疗多寐嗜睡时有 3g/次，3 次/天的治疗方案，有效性和安全性良好。

藿香正气丸（滴丸）说明书用法用量为"口服，一次 1~2 袋，一日 2 次"。

藿香正气片说明书用法用量为"口服，一次 4~8 片，一日 2 次"。

【说明书及超说明书疗程信息】说明书未明确标明疗程。根据《中药新药临床研究指导原则》，感冒的推荐疗程 3 天。根据文献报道，藿香正气口服用于小儿手足口病、胸痹的疗程为 5~7 天，用于治疗荨麻疹、结膜炎的疗程约 2 周，用于缓解幽门螺杆菌根除药物的副作用的疗程为 1~2 周，用于治疗咳嗽的疗程为 10 天，用于减轻化疗药物的毒副作用的疗程为 3 周，用于治疗功能性消化不良、糖尿病性胃轻瘫的疗程为 4~6 周。藿香正气水外用治疗湿疹和痱子时为 1~3 天，外用治疗足癣、痔疮、产后会阴和阴道炎时为 7 天，藿香正气水或口服液雾化吸入治疗支气管哮喘的疗程为 5~7 天。

【重复用药信息】藿香正气水+保济丸：两药均能解表化湿和中，均含有厚朴、苍术、广藿香、白芷、茯苓,用于外感风寒、内伤湿滞证。根据 2010 版北京市医保药品目录,两者均属于"清解暑热剂",建议判定为重复用药。中成药联合用药智能评价模型的计算结果显示,两者的重复用药得分为 6 分。

藿香正气水+六合定中丸:两药均能解表化湿和胃,均含有广藿香、紫苏叶、茯苓、陈皮、厚朴、甘草,用于暑湿感冒。根据 2010 版北京市医保药品目录,两者均属于"清解暑热剂",建议判定为重复用药。中成药联合用药智能评价模型的计算结果显示,两者的重复用药得分为 5 分。

【不良反应及禁忌证信息】说明书提示"小儿、妊娠期妇女、年老体弱者,有高血压、心脏病、肝病、糖尿病、肾病等慢性病严重者应在医师指导下服用"。本品含乙醇(酒精)40%～50%,服药后不得驾驶机、车、船及从事高空作业、机械作业及操作精密仪器。

在所有藿香正气制剂中,藿香正气水的不良反应较为常见。刘氏总结了 2000 年 1 月 1 日～2017 年 2 月 1 日公开发表的藿香正气水的不良反应报道,汇总了 101 例不良反应案例,治疗目的以急性胃肠炎(55.4%)和胃肠感冒(9.9%)为主,其中单一用药 82 例、合并用药 19 例(主要为头孢菌素类抗生素);15 例发生时间为 5 分钟,86 例发生时间为 1 小时内;不良反应表现集中在全身性损害(过敏性休克、双硫仑样反应等)、精神和神经系统损害(抽搐、烦躁不安等)、心血管系统损害(心悸、胸闷等)、皮肤及附件损害(过敏性药疹、瘙痒等)、消化系统损害(恶心、呕吐等)和呼吸系统损害(呼吸急促等)等。其中,由于最终给药剂型中含有乙醇,故藿香正气水与头孢呋辛、头孢哌酮、甲硝唑等药物联用时会发生双硫仑样反应,表现为胸闷气短,颜面部、背部、颈部潮红,心慌心悸,对症治疗后缓解。同时,藿香正气水还有一些特殊的不良反应报道,例如 1 例嗜酒患者以口服藿香正气水代替饮酒(3～5 次/天,总量为 100～300ml/d),2 年后出现精神障碍;1 例 55 岁的男性患者服用连花清瘟胶囊(4 粒/次,2 次/天)1 天后加服藿香正气滴丸(2.6g/次),5 分钟后出现过敏性休克,治疗后缓解;10 例患儿(2～8 岁)服用藿香正气水 10ml 后(10 分钟～1 小时)突发抽搐、四肢强直、烦躁不安和口吐泡沫。另外,有静脉滴注藿香正气水致死的案例报道,应高度警惕。

此外,赵氏报道 1 例 53 岁的男性患者因肺炎服用莫西沙星(0.4g)和藿香正气软胶囊(2 粒)后 15 分钟出现双硫仑样反应,治疗后好转。

【十八反、十九畏及相互作用信息】从十八反、十九畏"半蒌贝蔹及攻乌,藻戟遂芫俱战草"的角度看,本品含有半夏,与含有乌头的中药复方或中成药联用时需注意监测,例如小活络丸(川乌、草乌)、附桂骨痛片(附子)、盘龙七片(川乌、草乌)、虎力散胶囊(草乌)、附子理中丸(附子)、金匮肾气丸(附子)、右归丸(附子)、芪苈强心胶囊(附子)等。本品含有甘草,与含海藻、大戟、甘遂、芫花的中药复方或中成药联用时需注意监测,例如舟车丸(甘遂、大戟、芫花)、乳癖消片(海藻)、心通口服液(海藻)、紫金散(大戟)、祛痰止咳颗粒(甘遂、芫花)等。

本品属于解表之品,说明书提示"不宜在服药期间同时服用滋补性中药",例如地黄丸类、复方阿胶浆等。

藿香正气水含有乙醇,应避免与替硝唑、甲硝唑、呋喃唑酮、头孢曲松、头孢哌酮等药物合并使用,以防出现双硫仑样反应。另据报道,藿香正气水与多潘立酮合用可能会出现药效拮抗。

【现代研究信息】现代动物实验研究显示,藿香正气水具有抑制大鼠被动变态反应、稳定肥大细胞膜、减轻炎症反应介质释放的作用。从藿香正气水中提取出的成分对金黄色葡萄球菌均有不同程度的抑制作用,其中厚朴酚的抑菌作用最强。另有研究显示藿香正气口服液能显著性地回调大鼠血清和粪便中与湿困脾胃证相关的潜在生物标志物,这说明该药可以有效地逆转模型组大鼠的机体能量代谢和氨基酸代谢紊乱,同时可以调节肠道菌群。

【主要参考资料】

[1]藿香正气水说明书.四川蜀中制药有限公司.2007-10-09 修订.

[2]藿香正气口服液说明书.太极集团重庆涪陵制药厂有限公司.2007-10-09 修订.

[3]藿香正气合剂说明书.广州白云山潘高寿药业股份有限公司.2013-07-23 修订.

[4]藿香正气颗粒说明书.承德天原药业有限公司.

[5]藿香正气胶囊说明书.太极集团浙江东方制药有限公司.2009-07-06 修订.

[6]藿香正气软胶囊说明书.神威药业集团有限公司.2015-03-12 修订.

[7]藿香正气浓缩丸说明书.兰州佛慈制药股份有限公司.2014-02-21 修订.

[8]藿香正气水丸说明书.河南禹州市药王制药有限公司.

[9]藿香正气滴丸说明书.天士力制药集团股份有限公司.2013-12-19 修订.

[10]藿香正气片说明书.北京同仁堂科技发展股份有限公司制药厂.2007-05-15 修订.

[11]宫安祥,韩冬菊,赵希树,等.藿香正气水治疗小儿秋季腹泻 120 例[J].中国社区医师,1995(09):27.

[12]罗继红.藿香正气水外敷治疗寻常疣 31 例[J].河南中医,2013(06):963-964.

[13]李雅玲,李珊,米宁.藿香正气水治疗脚癣 118 例[J].中国民间疗法,2012(12):18.

[14]王彦华.藿香正气水治疗胃脘痛 4 例[J].吉林医学信息,2007(Z2):37-38.

[15]王辉.用藿香正气水治疗夏季常见病的疗效观察[J].当代医药论丛,2015(04):13-14.

[16]赵秀菊.藿香正气水治疗鼻科疾患 12 例体会[J].张家口医学院学报,1995(02):34.

[17]莫文林.藿香正气水治疗氨苄青霉素过敏性药疹 30 例[J].中国民间疗法,1995(06):11.

[18] 宋靖非.中西医结合治疗顽固性呕吐30例的报告[A].中国中西医结合学会.全国中西医结合教育学术研讨会论文集[C].中国中西医结合学会,2000:1.

[19] 朱寿彭.藿香正气水口服和消炎痛滴眼治疗春季结膜炎疗效观察[J].中国中医眼科杂志,1996(04):204-207.

[20] 叶信娣.藿香正气水合鲜竹沥口服液治疗咽异感症106例[J].时珍国医国药,2002(11):672.

[21] 张杏红,李建恒,侯大宜,等.藿香正气水配伍安定治疗顽固性失眠12例[J].中国药业,2001(01):36.

[22] 雷光远,雷招宝.藿香正气水致不良反应/不良事件101例分析[J].中成药,2012,34(11):2268-2270.

[23] 杨绍奇,邓振华.藿香正气水静脉滴注死亡1例[J].法律与医学杂志,1997(02):88.

[24] 严桂珍.藿香正气水超声雾化吸入治疗哮喘急性发作的临床研究[A].中华中医药学会,中华中医药杂志社.中医药现代化研究学术大会论文集[C].2001:2.

[25] 周建.中成药和西药不合理联用分析[J].江西中医学院学报,2001(02):74.

[26] 余传星,朱玲.藿香正气水阻断肥大细胞脱颗粒的实验研究[J].中医药研究,1994(04):60-61.

[27] 吴苏弟,唐良卫,陈丽茹.藿香正气合剂脐腹部按摩治疗婴幼儿腹胀、腹痛的临床时效观察[J].中医儿科杂志,2017,13(04):81-83.

[28] 刘雪松,张国华,李小兰.藿香正气软胶囊合复方阿嗪米特治疗功能性消化不良湿滞中焦证的临床疗效观察[J].中国中西医结合消化杂志,2017,25(01):67-68.

[29] 王益畅,林浩杰.桑姜感冒注射液联合藿香正气口服液直肠给药治疗小儿暑湿呕吐的临床观察[J].中国现代药物应用,2016,10(22):127-128.

[30] 许白桦,付少红.连花清瘟胶囊藿香正气滴丸合用致过敏1例[J].河北北方学院学报(自然科学版),2016,32(04):52.

[31] 李含模.以服藿香正气水代替饮酒所致精神病性障碍1例[J].四川精神卫生,2015,28(03):283.

[32] 马尚伟.通脉养心丸加藿香正气胶囊治疗胸痹1例[J].中国中医急症,2013,22(05):852-853.

[33] 张葆花,于文宁.头孢哌酮/舒巴坦联合藿香正气水致双硫仑样反应1例[J].医药导报,2013,32(02):268.

[34] 赵志远.莫西沙星片与藿香正气软胶囊合用后现双流仑样反应1例[J].实用医药杂志,2012,29(08):740.

[35] 谭志雄,黄梅光.藿香正气滴丸治疗糖尿病腹泻的疗效研究[J].辽宁中医杂志,2012,39(07):1315-1316.

[36] 秦丽,庞彬彬,朱慧颖.藿香正气颗粒在治疗咳嗽中的观察[J].中国社区医师(医学专业),2012,14(05):211.

[37] 杨强,王东旭,刘启泉,等.藿香正气滴丸治疗急性胃炎外邪犯胃型多中心临床观察[J].天津中医药,2012,29(01):13-16.

［38］李艳,杨静.藿香正气胶囊联合谷维素治疗功能性消化不良[J].中国中医药现代远程教育,2011,9(03):72-73.

［39］杨玉红,董玉秋,宋永华,等.藿香正气口服液治疗小儿手足口病疗效观察[J].中成药,2009,31(04):501-503.

［40］李军.藿香正气颗粒预防根除幽门螺杆菌三联疗法不良反应 31 例[J].中国中西医结合消化杂志,2009,17(01):57.

［41］郭伟伟.藿香正气丸治疗湿困多寐 43 例[J].吉林中医药,2007(02):31.

［42］李忠鹏,张红艳,吉岩忠,等.藿香正气胶囊治疗功能性消化不良 98 例[J].武警医学,2006(03):234-235.

［43］余传星,严桂珍,林晶.藿香正气口服液超声携氧雾化吸入治疗支气管哮喘发作期 42 例疗效观察[J].福建中医学院学报,2005(05):5-7.

［44］张瑞明,王蕾,常静,等.藿香正气滴丸治疗感冒(风寒兼湿滞证)的随机对照研究[J].华西医学,2005(01):48-50.

［45］杨德胜.藿香正气丸(水)治疗黑苔 2 例[J].四川中医,2001(12):47.

［46］郭占霞.藿香正气片治疗婴幼儿秋冬季腹泻疗效观察[J].辽宁中医杂志,1999(08):16.

［47］孙银生.藿香正气胶囊治疗肠易激综合征 48 例[J].新消化病学杂志,1996(09):63.

［48］黄德彬,刘希林,余昭芬,等.藿香正气口服液合用刺五加片缓解海洛因成瘾戒断症状的疗效观察[J].中成药,2004(05):40-43.

［49］李海,卢诚震,唐克诚,等.柴胡滴丸联合藿香正气滴丸治疗 SARS 的临床观察[J].中国中西医结合杂志,2004(04):321-324.

［50］吴国琳,余国友,李剑平.藿香正气软胶囊防治肠道肿瘤化疗后毒副反应 45 例[J].中国中西医结合杂志,2004(03):226.

［51］章其春,张自正.藿香正气软胶囊治疗糖尿病胃轻瘫 30 例[J].浙江中西医结合杂志,2004(09):46.

［52］李焕丹,张洪坤,黄洋,等.藿香正气水抑菌作用化学成分的初步研究[J].中国医院药学杂志,2013,33(8):663-666.

［53］龚梦鹃,李春苑,巫圣乾,等.藿香正气口服液干预湿困脾胃证大鼠的血清和粪便代谢组学研究[J].中草药,2017,48(14):2889-2894.

6. 防风通圣丸(颗粒)

【制剂规格】水丸 1g/20 丸,颗粒剂 3g/袋。

【药物组成】防风、荆芥穗、薄荷、麻黄、大黄、芒硝、栀子、滑石、桔梗、石膏、川芎、当归、白芍、黄芩、连翘、甘草、炒白术。

【方剂来源】本方出自于金·刘元素《宣明论方》。原方为"防风通圣散",可用于"治一切风热疮疡(疥:疥疮;疡:瘟疫或恶疮)等疾"。现行执行标准为《中国药典》(2015 年版)一部。

【组方特点】现代一般认为,本方解表通里、清热解毒。治疗外寒内热、表里俱实证,症见恶寒壮热、头痛咽干、小便短赤、大便秘结、风疹湿疮。方中的麻黄和大黄共为君药,其中麻黄药性苦温,既能发汗解表,通过发汗以解表实之证,又能利尿,可使内热通过小便排出;大黄药性苦寒,既能泻火通便,通过泻下以解里实热证,又能清热解毒,治疗热毒疮痈肿痛。防风、薄荷配合麻黄解表,滑石配合麻黄利尿,芒硝、黄芩配合大黄泻热通便,共为臣药。

【说明书及超说明书适应证信息】说明书功能主治为"解表通里,清热解毒。用于外寒内热、表里俱实,症见恶寒壮热、头痛咽干、小便短赤、大便秘结、风疹湿疮"。

(1)属于说明书适应证的病证包括(以表里俱实为证型要素):

● 感冒(表寒里热证、表里俱实证)

● 上呼吸道感染(表寒里热证、表里俱实证)

● 流行性感冒(表寒里热证、表里俱实证)

● 便秘

● 风疹湿疮(荨麻疹、湿疹、痤疮等)

(2)根据临床文献报道,目前存在的超说明书使用的病证有:

● 肥胖(钱江,60 例,水丸口服,1 袋/次,3 次/天,8 周;刘俊德,30 例,水丸口服,1 袋/次,3 次/天,8 周)

● 过敏性鼻炎(钟柳娜,80 例,水丸加入汤剂共煎,3 袋/天,8 周)

● 扁平疣(王殿祥,67 例,水丸口服,1 袋/次,2 次/天,2~3 周显效)

● 面部蝴蝶斑(李彤,89 例,水丸口服,1 袋/次,2 次/天,2 个月)

● 老年瘙痒症(任昌伟,41 例,水丸口服,1 袋/次,3 次/天,配合六味地黄丸,4 周)

● 非酒精性脂肪肝(郭少敏,32 例,水丸口服,1 袋/次,3 次/天,配合硫普罗宁,8 周)

● 血管性头痛[曾华燕,40 例,水丸口服,1 袋/次,2 次/天,配合盐酸氟桂利嗪(西比灵),4 周]

● 神经性皮炎(郭伟晋,40 例,颗粒剂口服,1 袋/次,2 次/天,配合液氮冷冻,2 周)

【说明书及超说明书用法用量信息】防风通圣丸说明书用法用量为"口服,一次 1 袋(6g),一日 2 次"。说明书还提示"不宜长时间使用,服药后大便次数增多且不成形者,应酌情减量"。根据文献报道,临床有 1 袋/次,3 次/天的治疗经验,未发现不良反应。

防风通圣颗粒说明书用法用量为"口服,一次 1 袋(3g),一日 2 次"。

【说明书及超说明书疗程信息】说明书未明确标明疗程。根据《中药新

药临床研究指导原则》,热病和时行性感冒应以 3~5 天为宜。根据文献报道,治疗不同病证时的疗程不同,治疗老年皮肤瘙痒症、血管性头痛等病证时一般为 4 周,治疗肥胖、过敏性鼻炎等病证时一般为 8 周。

【重复用药信息】防风通圣丸+连翘败毒丸:两药均能清热解毒,均含大黄、荆芥穗、防风、麻黄、薄荷、当归、甘草,治疗风热湿毒、风疹湿疮,建议判定为重复用药。中成药联合用药智能评价模型的计算结果显示,两者的重复用药得分为 6 分。

【不良反应及禁忌证信息】说明书提示"高血压、心脏病患者慎用。妊娠期妇女慎用,运动员慎用。儿童、哺乳期妇女、年老体弱及脾虚便溏者,有肝病、糖尿病、肾病等慢性病严重者应在医师指导下服用"。有文献报道,1 例患者服用防风通圣丸(1 袋/次,2 次/天)治疗酒糟性皮炎 2 天后出现日光性皮炎症状,停药并抗过敏治疗后缓解;1 例患者同时服用防风通圣丸(2 袋/次)和牛黄解毒片(4 片/次)后出现头晕、恶心,再次服药后再次出现心慌、大汗等不良反应,治疗后缓解。

【十八反、十九畏及相互作用信息】从十八反、十九畏"藻戟遂芫俱战草"的角度看,本品含有甘草,与含海藻、大戟、甘遂、芫花的中药复方或中成药联用时需注意监测,例如舟车丸(甘遂、大戟、芫花)、乳癖消片(海藻)、心通口服液(海藻)、紫金散(大戟)、祛痰止咳颗粒(甘遂、芫花)等。从"诸参辛芍叛藜芦"的角度看,本品含有白芍,与含藜芦的中药复方或中成药联用时需注意监测,例如三七血伤宁胶囊(黑紫藜芦)。

本品属于解表之品,说明书提示"不宜在服药期间同时服用滋补性中药",例如地黄丸类、复方阿胶浆等。

【现代研究信息】现代研究显示,防风通圣丸醇提液对溶血性链球菌有抑菌作用,可使小鼠的抗体滴度、白细胞总数升高,同时可以明显降低高血脂大鼠的血清总胆固醇和低密度脂蛋白含量。研究显示防风通圣丸联合非索非那定片治疗慢性特发性荨麻疹与单独应用非索非那定片比较,治疗组患者的细胞免疫功能 $CD4^+T$ 细胞、$CD4^+/CD8^+$ 比值均高于对照组,$CD8^+T$ 细胞低于对照组,治疗组增强机体免疫力的效果更优。

【主要参考资料】

[1] 防风通圣丸说明书.北京同仁堂科技发展股份有限公司制药厂.2012-10-01 修订.

[2] 防风通圣颗粒说明书.烟台天正药业有限公司.2012-12-01 修订.

[3] 王硕,赵婷,齐文升,等.防风通圣颗粒治疗上呼吸道感染的随机对照观察[J].中国中西医结合杂志,2013(10):1328-1331.

[4] 钟柳娜,沈毅,关伟,等.小青龙汤合防风通圣丸治疗常年性变应性鼻炎 80 例[J].北京中医药,2012(06):456-457.

[5] 钱江,杨柳,陈清华.防风通圣丸治疗单纯性肥胖症 60 例[J].中国美容医学,2005(02):223-224.

［6］刘俊德.防风通圣丸治疗抗抑郁药物所致肥胖 30 例［J］.中医研究,2012(06):36-37.

［7］刘朋.防风通圣丸治疗风热型痤疮 26 例临床观察［J］.首都医药,2014(04):31.

［8］任昌伟,马锦文.防风通圣丸加六味地黄丸治疗老年糖尿病皮肤瘙痒症 41 例［J］.中医研究,2005(10):54.

［9］王殿祥.防风通圣丸治疗扁平疣 67 例［J］.中国社区医师,1994(03):33.

［10］李彤.防风通圣丸治疗面部蝴蝶斑 89 例［J］.新疆中医药,1992(03):61.

［11］郭少敏,孔晓岩,张阳阳.硫普罗宁与防风通圣丸联合治疗非乙醇性脂肪肝疗效观察［J］.亚太传统医药,2013(12):190-191.

［12］曾华燕.防风通圣丸联合西比灵治疗血管性头痛的疗效观察［J］.白求恩医学杂志,2016(03):379-380.

［13］郭伟晋.防风通圣颗粒联合液氮冷冻治疗神经性皮炎的疗效观察［J］.吉林医学,2014(08):1599-1601.

［14］陈岩,胡燕琴.防风通圣丸的临床新用途及不良反应［J］.中医药研究,2002(05):47.

［15］武玉鹏,冯玛莉,贾力莉,等.防风通圣丸降血脂作用的实验研究［J］.山西中医,2006(06):54-55.

［16］胡伟才.防风通圣丸联合非索非那定片治疗慢性特发性荨麻疹的疗效及对患者免疫功能的影响［J］.中医药导报,2016,22(03):85-88.

7. 玉屏风颗粒(胶囊、滴丸、口服液)

【制剂规格】颗粒剂 5g/袋,胶囊 0.5g/粒,滴丸剂 2.4g/袋,口服液 10ml/支。

【药物组成】黄芪、防风、白术。

【方剂来源】本方出自于清·《医方类聚》引宋·张松《究原方》。原名"玉屏风散",可用于"治腠理不密,易于感冒"。现行执行标准为《中国药典》(2015 年版)一部。

【组方特点】现代一般认为,本方益气、固表、止汗,治疗表虚自汗证。方中的君药为黄芪,既能补脾肺气,促使水谷精微化生卫气,又能固表止汗,专司表虚汗多之证。白术、防风配伍黄芪,增加机体对外邪的抵御能力．

【说明书及超说明书适应证信息】说明书功能主治为"益气,固表,止汗。用于表虚不固,自汗恶风,面色㿠白,或体虚易感风邪者"。

(1)属于说明书适应证的病证包括(以表虚不固为证型要素):

- 表虚不固证
- 感冒(肺卫气虚证、反复感冒等)
- 上呼吸道感染(表虚不固证、反复上呼吸道感染等)
- 自汗(体虚自汗、多汗证等)
- 肺卫气虚(表虚不固)人群的感冒预防

(2)根据临床文献报道,目前存在的超说明书使用的病证有:

- 过敏性鼻炎(石海云,44 例,滴丸口服,1 袋/次,3 次/天,配合西替利嗪片,14 天;王斌,45 例,颗粒剂口服,5g/次,3 次/天,联合布地奈德鼻喷剂,未明确疗程;吴飞虎,30 例,颗粒剂溶解于温开水中冲洗鼻腔,5g/次,3 次/天,3 周)

- 慢性荨麻疹(冯钜豪,40 例,颗粒剂口服,5g/次,3 次/天,配合复方甘草酸苷和氯雷他定,4 周;后文俊,30 例,颗粒剂口服,5g/次,3 次/天,配合咪唑斯汀,4 周;陈昀霞,24 例,胶囊口服,2 粒/次,3 次/天,配合依巴斯汀片,14 天)

- 湿疹(王薇,51 例,颗粒剂口服,5g/次,3 次/天,配合薄芝糖肽注射液和盐酸左西替利嗪片,4 周;肖常青,45 例,滴丸剂口服,1 袋/次,3 次/天,配合盐酸非索非那定片,4 周)

- 儿童哮喘、咳嗽变异性哮喘[张慧,60 例,颗粒剂口服,2.5~5g/次,3 次/天,配合孟鲁司特钠,6 个月;徐文青,28 例,颗粒剂口服(按年龄给药),3 次/天,配合沙丁胺醇+布地奈德雾化,7 天;李磊,60 例,颗粒剂口服,2.5~5g/次,3 次/天,配合孟鲁司特钠,8 周]

- 儿童支原体肺炎(谭春迎,50 例,颗粒剂口服,2.5g/次,3 次/天,配合常规治疗,2 个月)

- 儿童慢性咳嗽[陈晓锐,32 例,颗粒剂口服(按年龄给药),3 次/天,配合孟鲁司特钠口服和布地奈德雾化,2 个月]

- 儿童肺结核(赵青,30 例,颗粒剂口服,5g/次,2 次/天,配合常规治疗,3 个月)

- 儿童迁延性腹泻[黄淑美,38 例,颗粒剂口服(按年龄给药),3 次/天,联合双歧杆菌三联活菌,8 周]

- 肺癌(陈泉芳,30 例,颗粒剂口服,5g/次,3 次/天,联合百令胶囊,42 天)

- 慢性结肠炎(梁桂美,60 例,颗粒剂口服,5g/次,3 次/天,配合柳氮磺吡啶,8 周)

- 口腔扁平苔藓(范媛,45 例,口服液口服,10ml/次,3 次/天,配合局部涂抹维生素 AD 滴剂,2 个月)

- 产后缺乳症(李邹金,86 例,滴丸剂口服,1 袋/次,3 次/天,配合双乳按摩和麦当乳通颗粒,5 天)

- 预防手足口病(马杰,180 例,颗粒剂口服,5g/次,2 次/天,配合板蓝根颗粒*,10 天)

- 春季卡他性结膜炎(李海燕,25 例,颗粒剂口服,10g/次,2 次/天,配合色甘酸钠滴眼液,28 天)

【说明书及超说明书用法用量信息】玉屏风颗粒说明书用法用量为"开水冲服,一次 5g,一日 3 次",且本品宜饭前服用。文献报道有一次 10g,一日 2 次的治疗方案,有效性和安全性良好。同时,儿童用量均有所减少,有报道将 2.5g/次,3 次/天作为儿童用量;也有报道进行了更为细化的按年龄给药,例如在慢性咳嗽的治疗时,对于 5g/袋的规格,<1 岁的患儿每次 1/3 袋,2~3 岁的患儿每次 1/2 袋,4~6 岁的患儿每次 1 袋,均为 3 次/天;又如在儿童哮喘的治疗时,对于 5g/袋的规格,<1 岁的患儿每次 1/2 袋,1~3 岁的患儿每次 1/2~1 袋,3~5 岁的患儿每次 1 袋,均为 3 次/天。

玉屏风胶囊说明书用法用量为"口服,一次 2 粒,一日 3 次"。

玉屏风滴丸说明书用法用量为"口服,一次 1 袋,一日 3 次"。

玉屏风口服液说明书用法用量为"口服,一次 10ml,一日 3 次"。

【说明书及超说明书疗程信息】说明书未明确标明疗程。根据《中药新药临床研究指导原则》,感冒的推荐疗程 3 天,但气虚证的建议疗程不少于 4 周。根据文献报道,治疗不同病证时的疗程不同,治疗小儿反复呼吸道感染的疗程为 60 或 90 天,治疗湿疹、荨麻疹或持续性变应性鼻炎的疗程为 1 个月,治疗小儿咳嗽变异性哮喘根据配合药物不同疗程为 2~8 周,预防儿童哮喘发作最长用到 6 个月,预防手足口病用药 10 天。

【重复用药信息】玉屏风颗粒+芪风固表颗粒:两药均有益气固表之功效,可治疗表虚不固证,均含黄芪、防风、白术,建议判定为重复用药。中成药联合用药智能评价模型的计算结果显示,两者的重复用药得分为 3 分。

玉屏风颗粒+保儿宁颗粒:两药均能益气固表,均含黄芪、防风、白术,用于治疗表虚自汗、容易感冒者,建议判定为重复用药。中成药联合用药智能评价模型的计算结果显示,两者的重复用药得分为 3 分。

【不良反应及禁忌证信息】说明书提示"小儿、妊娠期妇女、高血压、糖尿病患者应在医师指导下服用"。据文献报道,1 例患儿(2 岁 9 个月)因感冒、多汗服用玉屏风颗粒(5g/次,2 次/天),4 天后出现大小便失禁,停药后缓解;又有 1 例患者(41 岁)因治疗过敏性皮炎服用玉屏风胶囊(2 粒/次,3 次/天)1 次后即出现腹胀、吐泻的不良反应,休息后缓解。

【十八反、十九畏及相互作用信息】本方组成不含"十八反、十九畏"中所提及的药物。

【现代研究信息】现代研究显示,玉屏风制剂对大鼠慢性支气管炎模型具有抗炎和免疫调节作用,抑制变应性鼻炎大鼠肥大细胞脱颗粒,还可减轻小鼠变应性鼻炎的炎症持续状态期的炎症反应。玉屏风颗粒常用于体虚感冒患者,研究提示加用玉屏风颗粒治疗肺炎支原体肺炎患儿,较对照组患儿的免疫球蛋白 A(IgA)、免疫球蛋白 G(IgG)、免疫球蛋白 M(IgM)升高更明显,反复呼吸道感染人数减少。另有研究结果表明,玉屏风颗粒可能通过调节 T 淋巴细胞亚群,使 CD4$^+$T 细胞水平升高、CD8$^+$T 细胞水平降低,并使 CD4$^+$/ CD8$^+$比值升高,改善了慢性阻塞性肺疾病缓解期老年患者的免疫系统平衡失调状态,增强了老年患者的免疫功能。

【主要参考资料】

[1] 玉屏风颗粒说明书.国药集团广东环球制药有限公司.2016-03-20 修订.

[2] 玉屏风胶囊说明书.江苏吉贝尔药业有限公司.2013-12-01 修订.

[3] 玉屏风滴丸说明书.浙江维康药业股份有限公司.2015-05-17 修订.

[4] 玉屏风口服液说明书.湖北东信药业有限公司.2010-10-01 修订.

[5] 石海云,庄严,王学艳.玉屏风滴丸治疗持续性变应性鼻炎的疗效评价[J].中国中药杂志,2014(12):2364-2366.

[6] 吴飞虎,谷丽丽,刘钢.玉屏风颗粒鼻腔冲洗液治疗肺气虚寒型变应性鼻炎临床研究[J].中医药临床杂志,2013(01):35-37.

[7] 谭春迎,王雪峰,何英,等.玉屏风颗粒对肺炎支原体肺炎患儿的干预作用[J].中国临床医生杂志,2014(11):53-54.

[8] 张慧,顾艳林,董艳.孟鲁司特钠联合玉屏风防治儿童哮喘发作 60 例[J].中国药业,2009,18(7):39-40.

[9] 陈泉芳,覃寿明,邹小英,等.玉屏风颗粒联合百令胶囊对肺癌化疗患者免疫力调节的疗效观察[J].中成药,2013(02):249-251.

[10] 李磊.孟鲁司特钠联合玉屏风治疗儿童咳嗽变异性哮喘的临床观察[J].长江大学学报(自然科学版),2010(3):105-107.

[11] 王薇,王泉江.薄芝糖肽注射液、玉屏风颗粒联合抗组胺药治疗顽固性湿疹 51 例临床观察[J].海南医学,2014(22):3322-3324.

[12] 肖常青,邓景航,罗育武,等.玉屏风滴丸联合西药治疗慢性湿疹的临床效果观察[J].深圳中西医结合杂志,2015(21):39-41.

[13] 冯钜豪.复方甘草酸苷联合氯雷他定与玉屏风治疗慢性荨麻疹[J].中国医刊,2013(12):93-95.

[14] 后文俊,宋伟.咪唑斯汀联合玉屏风颗粒治疗慢性荨麻疹的疗效观察[J].临床皮肤科杂志,2013(3):192-193.

[15] 陈昀霞,何卫东.玉屏风联合依巴斯汀治疗慢性荨麻疹的效果分析[J].中国当代医药,2013(36):85-86.

[16] 陈晓锐,安正红,彭俊旭,等.玉屏风颗粒联合孟鲁司特及布地奈德治疗儿童感染后咳嗽的疗效[J].广东医学,2013(07):1124-1125.

[17] 徐文青.玉屏风颗粒联合沙丁胺醇、布地奈德氧气雾化吸入治疗小儿哮喘临床观察[J].现代诊断与治疗,2015(06):1240-1242.

[18] 李邹金,熊俊峰,刘俐云,等.玉屏风滴丸联合麦当乳通颗粒治疗产后气虚血弱型缺乳症疗效观察[J].新中医,2011(3):77-79.

[19] 马杰,牛占田,崔宁,等.玉屏风与板蓝根联合应用预防手足口病的流行病学观察

[J].中外医学研究,2011(5):23-24.

　　[20]范媛,詹王秦,吴国英.玉屏风对口腔扁平苔藓患者免疫调节的临床分析[J].临床口腔医学杂志,2006(5):315-317.

　　[21]李海燕.玉屏风联合色甘酸钠治疗春季卡他性结膜炎疗效观察[J].山东医药,2013(13):101.

　　[22]梁桂美,麦绮红,赵桂先,等.玉屏风颗粒联合柳氮磺吡啶治疗慢性结肠炎的效果[J].中国当代医药,2015(06):157-159.

　　[23]黄淑美,徐华英.玉屏风颗粒联合双歧杆菌三联活菌散对迁延性腹泻患儿细胞免疫功能的影响及疗效观察[J].中医儿科杂志,2016(05):45-48.

　　[24]方建国,王文清.服玉屏风颗粒致小儿大便失禁1例[J].中国中药杂志,1999(10):59.

　　[25]管文婕,吴新安,陈延杰.玉屏风胶囊致急性胃肠道反应1例[J].药学实践杂志,2015(06):576.

　　[26]谭春迎,王雪峰,何英,等.玉屏风颗粒对肺炎支原体肺炎患儿的干预作用[J].中国临床医生杂志,2014,42(11):53-54.

　　[27]洪秀芳,施云福,张学锋,等.玉屏风颗粒对老年慢性阻塞性肺疾病缓解期患者T淋巴细胞亚群的影响[J].浙江中医杂志,2014,49(5):335.

　　[28]彭怀仁.玉屏风散考源[J].中成药研究,1985(05):36-37.

二、泻下剂

8. 麻仁润肠丸(软胶囊)

【制剂规格】大蜜丸6g/丸,软胶囊0.5g/粒。

【药物组成】火麻仁、苦杏仁(小毒)、大黄、木香、陈皮、白芍。

【方剂来源】本方为汉·张仲景《伤寒论》中"麻子仁丸"的加减方,组方原理相同。麻仁润肠丸在麻子仁丸的基础上去掉了枳实、厚朴,增加了木香、陈皮两药。原文曰:"趺阳脉浮而涩,浮则胃气强,涩则小便数,浮涩相转,大便则硬,其脾为约,麻子仁丸主之"。现行执行标准为《中国药典》(2015年版)一部。

【组方特点】本方润肠通便,用于治疗胃肠积热、大便秘结。方中重用的火麻仁质润多脂、润燥通便,为君药。苦杏仁润肠通便,大黄泄热通便,增强火麻仁润肠通便之力;白芍养阴敛津,既能润燥帮助通便,又能增液帮助泄热,共为臣药。

【说明书及超说明书适应证信息】说明书功能主治为"润肠通便。用于肠胃积热,胸腹胀满,大便秘结"。

(1)属于说明书适应证的病证包括(以肠燥热结为证型要素):

● 便秘(肠燥便秘、胃肠积热型便秘、习惯性便秘、功能性便秘、老年便秘、药物性便秘等)

(2)根据临床文献报道,目前存在的超说明书使用的病证有:

● 急性心肌梗死患者的预防性护理(胡建云,60 例,大蜜丸口服,2 丸/次,2 次/天,未明确疗程)

● 神经科高热病(金基春,3 例,大蜜丸口服,1~2 丸/次,2 次/天,2 天)

【说明书及超说明书用法用量信息】麻仁润肠丸说明书用法用量信息为"口服,一次 1~2 丸,一日 2 次"。有报道在治疗老年便秘时采用一次 1 丸,一天 3 次的治疗方案,有效性和安全性良好。

麻仁润肠软胶囊说明书用法用量为"口服,一次 8 粒,一日 2 次。年老体弱者酌情减量使用"。

【说明书及超说明书疗程信息】说明书未明确标明疗程。根据文献报道,治疗老年慢性功能性便秘时的疗程为 4~6 周,治疗习惯性便秘时的疗程为 10 天。麻仁润肠丸与果导片的对照研究显示,两药口服 14 天后,近期有效率无差异,但远期随访结果显示,麻仁润肠丸组的复发率(18.3%)显著低于果导片组(78.3%),提示麻仁润肠丸具有一定的远期疗效。

【重复用药信息】麻仁润肠丸+大黄通便胶囊:两药均能清热通便,且麻仁润肠丸组方包含大黄通便胶囊成分(大黄),用于治疗热结便秘,建议判定为重复用药。中成药联合用药智能评价模型的计算结果显示,两者的重复用药得分为 3 分。

麻仁润肠丸+麻仁滋脾丸:两药均能润肠通便,用于治疗大便秘结,均含有火麻仁、炒苦杏仁(小毒)、大黄、白芍。根据 2010 版北京市医保药品目录,两者均属于"泻下剂",建议判定为重复用药。中成药联合用药智能评价模型的计算结果显示,两者的重复用药得分为 6 分。

【不良反应及禁忌证信息】说明书提示"儿童、哺乳期妇女、年老体弱者、高血压、心脏病、肝病、糖尿病、肾病等慢性病严重者应在医师指导下服用。不宜在服药期间同时服用滋补性中药"。本品含有大黄(蒽醌类成分),长期使用可能导致结肠黑变病。根据文献报道,在出现结肠黑变病的患者中,明确的服药时间(频繁服药或间断服药)最短为 1 年,最长超过 6 年。

【十八反、十九畏及相互作用信息】从"诸参辛芍叛藜芦"的角度看,本品含有白芍,与含藜芦的中药复方或中成药联用时需注意监测,例如三七血伤宁胶囊(黑紫藜芦)。

【现代研究信息】现代研究显示,麻仁润肠丸有非常显著的促进胃排空的作用。处方中的火麻仁、苦杏仁含有大量脂肪油,使肠道润滑,加之脂肪油在碱性肠液中能分解产生脂肪酸,对肠壁产生温和的刺激作用。但其中的蒽醌类成分会刺激肠黏膜并诱导上皮细胞凋亡,造成褐色素样物质在结肠固有膜的巨噬细胞内沉着进而形成结肠黑变病。理论上看,结肠黑变病是一种可逆性的、良性的非炎症性肠病,但临床经验显示,部分病例并不能完全逆转,也有报道认为结肠黑变病患者可能容易伴发癌变。

【主要参考资料】

［1］麻仁润肠丸说明书.北京同仁堂股份有限公司同仁堂制药厂.2010-10-01 修订

［2］麻仁润肠软胶囊说明书.北京同仁堂科技发展股份有限公司.2007-07-24 修订.

［3］张青森,胡霞,张志勇,等.麻仁润肠丸治疗老年慢性功能性便秘 78 例分析［J］.人民军医,2016(59):737.

［4］宋瑞玲.麻仁润肠丸治疗老年习惯性便秘 40 例［J］.中国民间疗法,2010(18):42.

［5］李宏宁,李晓萍,沈伟.麻仁润肠丸促进剖宫产术后胃肠功能恢复的临床研究［J］.中华中医药学刊,2014(32):1153-1155.

［6］张子其,万军,朱成,等.结肠黑变病(附内镜检出 2 例分析)［J］.解放军医学杂志,1989(14):44-45.

［7］王欢,周永学.通便玉蓉丸对便秘小鼠胃排空和小肠推进的影响［J］.现代中医药,2011(31):52-53.

［8］胡建云.探讨预防冠心病并发心肌梗死的护理手段［J］.齐齐哈尔医学院学报,2012(15):2111-2112.

［9］金基春,崔国华,姜勋.中西医结合治疗神经科高热病 7 例［J］.亚太传统医药,2012(10):41.

［10］陈娟,阎纳新.麻仁润肠丸与果导片治疗老年人便秘的疗效比较［J］.中国实验方剂学杂志,2010(05):250.

［11］韩红梅,任粉玉,朴熙绪.结肠黑变病 57 例［J］.世界华人消化杂志,2010(18):1944-1947.

［12］郭雅明.麻仁润肠丸治疗老年便秘 60 例［J］.中国民间疗法,2008(07):34-35.

9. 苁蓉润肠口服液

【制剂规格】20ml/支。

【药物组成】炙黄芪、肉苁蓉、白术、太子参、地黄、玄参、麦冬、当归、制黄精、桑椹、黑芝麻、火麻仁、郁李仁、麸炒枳壳、蜂蜜。

【方剂来源】当代经验方,可能源于治疗气虚便秘的"黄芪汤"(黄芪、火麻仁、陈皮、白术、当归等)与治疗阴虚便秘的"增液汤"(玄参、麦冬、生地黄等)的合方加减而成。现行执行标准为国家食品药品监督管理局国家药品标准 WS3-001(Z-001)-2003(Z)。

【组方特点】本方以益气养阴、润肠通便为主,用于气阴两虚、脾肾不足、大肠失于濡润而致的虚证便秘。方中的黄芪健脾补肺益气,以推动肠内积滞下行;生地黄补肾养阴润燥,以濡润肠道缓解燥结,共为君药。白术、太子参健脾补气,增强黄芪益气的作用,麦冬、玄参养阴生津,增强生地黄润燥的作用,同时辅以养血润燥通便的当归、肉苁蓉、火麻仁,共为臣药。

【说明书及超说明书适应证信息】说明书功能主治为"益气养阴,健脾滋肾,润肠通便。用于气阴两虚,脾肾不足,大肠失于濡润而致的虚证便秘"。

(1)属于说明书适应证的病证包括(以气阴两虚为证型要素):

● 便秘(虚证便秘、气阴两虚型便秘、老年便秘、慢性便秘、习惯性便秘、功能性便秘、药物性便秘等)

(2)根据临床文献报道,目前存在的超说明书使用的病证有:

● 胆道手术后肠功能恢复(李秀敏,38 例,配合常规治疗,20ml/次,3 次/天,2 天)

【说明书及超说明书用法用量信息】说明书用法用量信息为"口服。一次 20ml(1 支),一日 3 次,或遵医嘱"。

【说明书及超说明书疗程信息】说明书未明确标明疗程。根据文献报道,治疗老年便秘时的疗程为 2 周,治疗阿片类药物所致的便秘时的疗程为 4 周。

【重复用药信息】芪蓉润肠口服液+便通胶囊:两药均能健脾益肾、润肠通便,均含有白术、肉苁蓉、当归、桑椹,用于治疗脾肾不足所致的虚证便秘。根据 2017 版国家医保药品目录,两者均属于"润肠通便剂",建议判定为重复用药。中成药联合用药智能评价模型的计算结果显示,两者的重复用药得分为 4 分。

芪蓉润肠口服液+苁蓉通便口服液:两药均能润肠通便,治疗虚证便秘。苁蓉通便口服液的组方较小(肉苁蓉、何首乌、枳实),芪蓉润肠口服液的组方较大,但两药都以肉苁蓉作为君药,起主要治疗作用。根据 2010 版北京市医保药品目录,两者均属于"泻下剂",建议判定为重复用药。中成药联合用药智能评价模型的计算结果显示,两者的重复用药得分为 4 分。

【不良反应及禁忌证信息】说明书提示"实热病禁用,感冒发热时停服。妊娠期妇女慎用"。有报道除出现腹泻、排便次数增多外,未见其他不良反应,停用口服液治疗后腹泻可停止。

【十八反、十九畏及相互作用信息】从十八反、十九畏"诸参辛芍叛藜芦"的角度看,本品含有玄参,与含藜芦的中药复方或中成药联用时需注意监测,例如三七血伤宁胶囊(黑紫藜芦)。

【现代研究信息】现代研究显示,芪蓉润肠合剂能够促进"阳虚证"小鼠的肠推进运动,可以增加肠腔内容物,减少肠道内的水分过度吸收使肠管容积增大,对肠壁产生机械性刺激,从而促进肠蠕动,起到润肠通便的作用,且作用平缓,可避免因肠内含水量增加过多而引起的腹泻。肉苁蓉的主要成分总寡糖及去半乳糖醇总寡糖能显著缩短便秘小鼠 6 小时内的首次排便时间,并能显著增加小鼠的排便粒数及排便干重。

【主要参考资料】

[1]芪蓉润肠口服液说明书.北京北卫药业有限责任公司.2007-07-13 修订.

[2] 李秀敏.芪蓉润肠口服液对胆道手术后肠功能恢复的疗效观察[J].中国临床研究,2013(5):78-80.

[3] 刘娟,张玲,明德俊.芪蓉润肠口服液联合福松对老年人便秘的临床疗效研究[J].临床与转化医学,2016(3):25-26.

[4] 冯宇,崔艺馨,徐睿鑫,等.芪蓉润肠口服液治疗阿片类药物所致便秘的临床观察[J].中国药物应用与监测,2014(11):337-339.

[5] 李锋,戴小华.芪蓉润肠口服液治疗老年糖尿病性便秘患者的疗效观察[J].中医中药,2013(51):87-88.

[6] 洪晓华,于魏林,李连达.黄蓉润肠合剂通便作用的研究[J].中药新药与临床药理,1993(4):41-42.

[7] 高云佳,姜勇,戴昉,等.肉苁蓉润肠通便的药效物质研究[J].中国现代中药,2015,17(4):307-314.

三、清热剂

10. 一清胶囊(软胶囊、颗粒)

【制剂规格】胶囊0.5g/粒,软胶囊0.5g/粒,颗粒剂7.5g/袋。

【药物组成】黄连、大黄、黄芩。

【方剂来源】本方源自于汉·张仲景《金匮要略》的"三黄泻心汤",原文为"心气不足,吐血,衄血,泻心汤主之"。现行执行标准为《中国药典》(2015年版)一部。

【组方特点】本方清热燥湿,泻火解毒。用于热毒诸症(身热烦躁,目赤口疮,咽喉、牙龈肿痛,大便秘结)。方中的黄连药性苦寒,以其苦降寒清、善清心邪火而用于心火亢盛,为君药。黄芩、大黄亦可清热泻火解毒,为臣药。

【说明书及超说明书适应证信息】说明书功能主治为"清热泻火解毒,化瘀凉血止血。用于火毒血热所致的身热烦躁、目赤口疮、咽喉牙龈肿痛、大便秘结、吐血、咯血、衄血、痔血,咽炎、扁桃体炎、牙龈炎见上述证候者"。

(1)属于说明书适应证的病证包括(以火毒血热为证型要素):

● 热毒证

● 咽炎(急性咽炎、慢性咽炎急性发作、慢性咽炎等)

● 扁桃体炎(小儿急性化脓性扁桃体炎)

● 上呼吸道感染(急性上呼吸道感染、支气管炎等)

● 吐血、咯血、衄血、痔血等出血性疾病(鼻出血、顽固性鼻出血、支气管扩张咯血、血精症、血栓性外痔、混合痔、出血性肛肠疾病、肛门直肠周围脓肿、肛肠病术后渗血等)

● 便秘

● 口疮(复发性阿弗他溃疡、口腔扁平苔藓等)

- 牙龈炎(边缘性牙龈炎)

(2)根据临床文献报道,目前存在的超说明书使用的病证有:

- 痤疮,寻常痤疮,青春期痤疮,中、重度痤疮(蔡在胜,75 例,胶囊口服, 2 粒/次,2 次/天,配合复方维 A 酸凝胶,3 周;李虎,60 例,软胶囊口服,4 粒/次,3 次/天,配合异维 A 酸,6 周;胡东流,62 例,颗粒剂口服,1 袋/次,3 次/天,4 周)

- 过敏性紫癜(路金瑞,68 例,胶囊口服,0.5g/次,12 岁以下的儿童 0.25g/次,3 次/天,配合常规治疗,4 周)

- 玫瑰糠疹(许雯,60 例,胶囊口服,2 粒/次,3 次/天,配合外用丁酸氢化可的松乳膏,4 周)

- 带状疱疹(朱淑梅,36 例,颗粒剂口服,1 袋/次,3 次/天,配合鲜芦荟叶外敷,5 天)

- 再发性皮炎(孙占学,69 例,胶囊口服,2 粒/次,3 次/天,配合肤痒颗粒,2 周)

- 银屑病(曹冰青,30 例,配合维生素 C 片,胶囊口服,2 粒/次,3 次/天,配合氨肽素片口服+3%水杨酸乳膏外用,1 周)

- 慢性湿疹(陈刚,68 例,胶囊口服,2 粒/次,3 次/天,配合氯雷他定口服+哈西奈德软膏局部外用,8 周)

- 脂溢性皮炎(张斌,62 例,胶囊口服,2 粒/次,3 次/天,配合西替利嗪,4 周)

- 丹毒(刘晋浩,15 例,胶囊口服,1 粒/次,3 次/天,配合刺络拔罐,10 天)

- 反流性食管炎(宗岩,丁建华,102 例,胶囊口服,2 粒/次,3 次/天,配合埃索美拉唑肠溶片,8 周)

- 急性卡他性结膜炎(胡君,106 例,胶囊口服,2 粒/次,3 次/天,配合鱼腥草滴眼液,10 天)

- 急性病毒性心肌炎(李大伟,38 例,胶囊口服,2 粒/次,3 次/天,配合常规治疗,4 周)

- 急性软组织损伤(应爱华,20 例,新伤药与一清胶囊内容物按 2∶1 的比例冷水调成糊状,贴患处并绷带加压包扎,每天换药 1 次,1 周)

- 慢性肾病、乙肝病毒相关性肾炎(林丹华,32 例,胶囊口服,2 粒/次,3 次/天,儿童单次剂量减半,配合雷公藤多苷,2 个月;朱春秋,27 例,胶囊口服,2 粒/次,3 次/天,伴肾功能不全者,3~4 粒/次,3 次/天,2 个月)

- 重度中暑抢救(宋艳丽,1 例,6 例胶囊+1000ml 生理盐水鼻饲,配合常规治疗)

【说明书及超说明书用法用量信息】一清胶囊说明书用法用量信息为

"口服,一次2粒,一日3次";同时提示"出现腹泻时可酌情减量,服药后大便次数每日2~3次者,应减量;每日3次以上者,应停用并向医师咨询"。临床有大量儿童减量用药的文献报道。例如治疗小儿急性化脓性扁桃体炎,口服剂量为3~4岁一次0.5粒,3次/天;5~7岁一次2/3粒,3次/天;8~10岁一次1粒,3次/天;11~14岁一次1.5粒,3次/天。也有治疗儿童急性扁桃体炎的报道,6~14岁儿童的用量为1粒/次,3次/天。同时,出现腹泻后的减量也很常见。例如治疗痤疮用药后如出现轻微腹泻,减量为1粒/次,3次/天;治疗玫瑰糠疹用药后腹泻者改为口服2粒/次,2次/日。另外,也有少数加量的治疗方案。例如治疗慢性肾病时,对于伴有肾功能不全的患者,采用3~4粒/次,3次/天的用量;治疗直肠肛门周围脓肿时采用3粒/次,3次/天的治疗方案;在重度中暑抢救时,可将6粒胶囊1次鼻饲。

一清软胶囊说明书用法用量为"口服,一次4粒,一日3~4次"。

一清颗粒说明书用法用量为"开水冲服,一次7.5g,一日3~4次"。

【说明书及超说明书疗程信息】说明书未明确标明疗程,但提示"本品不宜长期服用"。根据文献报道,治疗急性咽炎、急性扁桃体炎时连续用药5天,治疗小儿急性化脓性扁桃体炎时的疗程为3~5天,治疗边缘性牙龈炎、复发性口疮时连续用药7天,治疗急性卡他性结膜炎时的疗程为10天,治疗痤疮时的疗程为3周,治疗过敏性紫癜、急性病毒性心肌炎时的疗程为4周,治疗糖尿病周围神经病变时的疗程为16周。同时,外用治疗急性软组织损伤时的疗程为1周。

【重复用药信息】一清胶囊+牛黄上清丸:两药均能清热解毒,牛黄上清丸的组方中包含一清胶囊的全部成分(大黄、黄芩、黄连),用于治疗热毒内盛。根据2017版国家医保药品目录,两者均属于"清热泻火剂",建议判定为重复用药。中成药联合用药智能评价模型的计算结果显示,两者的重复用药得分为3分。

一清胶囊+三黄片:两药均能清热泻火,用于各种火毒证,均含有黄芩、黄连、大黄。根据2010版北京市医保药品目录,两者均属于"泻下剂",建议判定为重复用药。中成药联合用药智能评价模型的计算结果显示,两者的重复用药得分为6分。

【不良反应及禁忌证信息】说明书提示"偶见皮疹、恶心、腹泻、腹痛""儿童、妊娠期妇女、哺乳期妇女、年老体弱及脾虚便溏者,糖尿病患者及有高血压、心脏病、肝病、肾病等慢性病严重者应在医师指导下服用";也有其他资料提示"妊娠期妇女、绞窄性肠梗阻患者及结、直肠黑变病患者禁用"。有文献报道称,374例服用一清胶囊的患者中,不良反应事件的发生率为3.21%,以腹泻为主(发生率为1.6%),其余不良反应主要为腹痛、腹胀等胃肠道反应,为预期药物不良反应,这些不良反应均可在用药期间及停药后自行缓解。需要注意的是,一清胶囊中的大黄含有蒽醌类成分,长期使用有导致结肠黑变病的风险。

【十八反、十九畏及相互作用信息】本方组成不含"十八反、十九畏"中所提及的药物。

本品为清热之品,说明书提示"不宜在服药期间同时服用温补性中药",例如桂附地黄丸、十全大补丸、附子理中丸等。

【现代研究信息】现代研究显示,一清胶囊具有清热泻火、凉血止血的作用,临床常用于咽喉、牙龈肿痛。研究提示一清胶囊有一定的体外抗炎活性,能显著降低小鼠单核巨噬细胞上清液中一氧化氮(NO)的含量,且随着一清胶囊浓度的增加,NO的含量逐渐减少,呈一定的剂量依赖性。通过对一清胶囊抗甲型H1N1流感病毒作用的体内研究,结果表明一清胶囊可明显降低病毒感染小鼠的肺脏指数,显著降低小鼠感染病毒后7~9天内的死亡率。一清胶囊方中的3味药材(大黄、黄芩、黄连)均对甲型流感病毒有很好的抑制作用:大黄蒽醌类化合物具有体外抗流感病毒的作用;黄芩水煎剂能够抑制甲型流感病毒核蛋白基因和核蛋白的表达;黄芩苷能够下调甲型流感病毒核蛋白基因的起始量,对甲型流感病毒感染致肺实变以及纤维蛋白沉积有明显的抑制作用;黄连中的小檗碱能减少流感病毒感染巨噬细胞后肿瘤坏死因子-α、单核趋化蛋白-1的产生,从而在流感治疗中发挥重要作用。

【主要参考资料】

[1] 一清胶囊说明书.成都康弘药业集团股份有限公司.2016-05-10修订.

[2] 一清软胶囊说明书.江西欧氏药业有限责任公司.2013-06-19修订.

[3] 一清颗粒说明书.山西华元医药生物技术有限公司.2015-10-29修订.

[4] 林小苑.一清胶囊治疗小儿急性化脓性扁桃体炎疗效观察[J].中国误诊学杂志,2012,12(12):2375.

[5] 蒋丽芳.中西医结合治疗儿童急性扁桃体炎疗效观察[J].四川医学,2003,24(9):952.

[6] 宗岩,丁建华.一清胶囊联合埃索美拉唑治疗反流性食管炎临床观察[J].辽宁中医药大学学报,2001(02):108-110.

[7] 郭颂铭.一清胶囊治疗出血性肛肠疾病的临床疗效评估[J].成都中医药大学学报,2003,26(2):15-17.

[8] 李国年.一清胶囊治疗血栓性外痔32例[J].吉林中医药,2001(2):30.

[9] 陈碧君.一清胶囊联合抗生素治疗肛门直肠周围脓肿60例疗效观察[J].现代临床医学,2009,35(4):257-258.

[10] 王龙生.一清胶囊治疗血精34例[J].实用中医药杂志,2006,22(8):483.

［11］路金瑞,席子明,郭爱叶,等.一清胶囊治疗过敏性紫癜的疗效观察［J］.中国医学创新,2012(9):27-28.

［12］蔡在胜,段铱,彭静,等.一清胶囊联合复方维A酸凝胶治疗并发便秘的痤疮75例［J］.医药导报,2014,33(12):1575-1577.

［13］李丹丹.一清胶囊治疗寻常性痤疮临床疗效观察［J］.医药信息,2015,28(29):115.

［14］许雯.一清胶囊治疗玫瑰糠疹的疗效观察［J］.中国药师,2009,12(10):1439-1440.

［15］曹冰青.一清胶囊治疗寻常型银屑病的疗效观察［J］.医药论坛杂志,2006,27(19):90-91.

［16］陈刚,陈斌.一清胶囊联合氯雷他定治疗慢性湿疹疗效观察［J］.中国中西医结合皮肤病性病学杂志,2014,13(4):258-260.

［17］张斌,郑双进.一清胶囊联合西替利嗪治疗脂溢性皮炎临床疗效观察［J］.河南医学研究,2016,25(10):1811.

［18］胡君.鱼腥草眼药水联合一清胶囊为主治疗急性卡他性结膜炎106例［J］.浙江中医杂志,2013,48(3):233.

［19］李大伟.一清胶囊合黄芪生脉饮等治疗急性病毒性心肌炎38例［J］.四川医学,2000,21(2):168.

［20］应爱华.单用新伤药与新伤药和一清胶囊联用治疗急性软组织损伤的疗效对比［J］.中国校医,2011(09):702-703.

［21］丁红,阎博华,田理,等.一清胶囊治疗热毒证的多中心、随机、双盲、对照试验［D］.辽宁中医杂志,2011(38):1486-1490.

［22］徐雄良,岳韵,刘小均,等.一清胶囊抗甲型H1N1流感病毒作用［J］.中国现代应用药学,2015(32):1056-1058.

［23］徐雄良,刘浪,刘小均,等.一清胶囊抗炎作用实验研究［J］.西北药学杂志,2016(31):392-394.

［24］李虎.异维A酸联合一清软胶囊治疗中重度痤疮60例疗效观察［J］.中国医疗美容,2014(06):102,105.

［25］朱淑梅.口服一清颗粒加鲜芦荟叶外敷治疗带状疱疹36例［J］.中国民间疗法,2014(01):53.

［26］孙占学,王京军,李元文,等.一清胶囊联合肤痒颗粒治疗颜面部再发性皮炎69例［J］.中医临床研究,2011(17):36-37.

［27］陈碧君.一清胶囊联合抗生素治疗肛门直肠周围脓肿60例疗效观察［J］.现代临床医学,2009(04):257-258.

［28］林丹华,陈洪,徐海山,等.一清胶囊联合雷公藤多甙治疗乙型肝炎病毒相关性肾炎32例临床观察［J］.中药药理与临床,2005(06):83-84.

［29］刘晋浩,荀向红,多晶珊.一清胶囊佐以刺络拔罐外敷药治疗丹毒［J］.中国城乡企业卫生,2004(04):50.

［30］胡东流,范瑞强.一清颗粒治疗寻常痤疮62例分析［J］.实用中医内科杂志,2003

(04):324.

[31] 宋艳丽,钟沛霖,陈雪妹,等.一清胶囊用于重度中暑抢救1例[J].华西药学杂志,2003(01):27.

[32] 丁红,刘松山,何玲,等.一清胶囊治疗热盛迫血所致咯血(支气管扩张)的临床观察[J].中药药理与临床,2001(04):41-43.

[33] 朱春秋,吴萍玲.一清胶囊在27例慢性肾脏病中的应用[J].上海第二医科大学学报,2000(03):285-286.

[34] 韩育斌.泻心汤应以何药为君[J].陕西中医学院学报,1982(01):36-37.

[35] 罗兰,王淑美.基于UPLC-ESI-MS-MS与FTIR技术的一清胶囊化学成分分析及体外抗炎活性[J].中药材,2013,36(04):654-657.

[36] 徐雄良,岳韵,刘小均,等.一清胶囊抗甲型H1N1流感病毒作用[J].中国现代应用药学,2015,32(09):1056-1058.

11. 蓝芩口服液(颗粒)

【制剂规格】口服液 10ml/支,颗粒剂 4g/袋。

【药物组成】板蓝根、黄芩、栀子、黄柏、胖大海。

【方剂来源】当代经验方,可能源于清开灵口服液(水牛角、珍珠母、板蓝根、黄芩、栀子等)的加减。现行执行标准为国家食品药品监督管理局国家药品标准 WS3-214(Z-033)-2002(Z)。

【组方特点】本方清热解毒,利咽消肿。用于肺胃实热证所致的咽痛咽干。方中的板蓝根为君药,既能清热解毒,用于温热病的各个阶段,又能凉血利咽,长于治疗咽喉肿痛。黄芩、栀子清热泻火解毒,为臣药。

【说明书及超说明书适应证信息】说明书功能主治为"清热解毒,利咽消肿。用于急性咽炎、肺胃实热证所致的咽痛、咽干、咽部灼热"。

(1)属于说明书适应证的病证包括(以肺胃实热为证型要素):

● 肺胃实热证

● 急性咽炎(肺胃实热型咽炎、慢性咽炎急性发作、放射性咽炎、过敏性咽喉炎等)

● 急性扁桃体炎、急性疱疹性咽峡炎、小儿上呼吸道感染等

(2)根据临床文献报道,目前存在的超说明书使用的病证有:

● 慢性咽炎(熊瑛,40例,口服液口服,20ml/次,3次/天,10天;张宏,59例,口服液口服,20ml/次,3次/天,14~21天)

● 慢性咳嗽(徐琴,38例,口服液口服,20ml/次,咽部含服数秒后咽下,3次/天,14天)

● 小儿手足口病(姜如萍,38例,口服液口服,按年龄给药,2次/天,配合利巴韦林,5天;卢乃健,40例,口服液口服,3~10ml/次,3次/天,必要时给予

布洛芬,3~5 天)

- 小儿水痘(李宗伟,92 例,口服液口服,按年龄给药,3 次/天,配合常规治疗,3~6 天)
- 儿童流行性腮腺炎(戚拥军,60 例,口服液口服,按年龄给药,5~20ml/次,3 次/天,配合常规治疗,5~7 天)
- 儿童肠系膜淋巴结炎(陈凯,120 例,配合常规治疗,按年龄给药,5~10ml/次,3 次/天,5 天)
- 儿童急性病毒性心肌炎(付少明,35 例,口服液口服,按年龄给药,3~10ml/次,3 次/天,配合常规治疗,15 天)
- 玫瑰糠疹(魏文菊,56 例,口服液口服,10ml/次,3 次/天,配合左西替利嗪+曲安奈德益康唑软膏,3 周)
- 口腔溃疡(佘振华,49 例,口服液口服,10ml/次,先含 10 分钟后服下,6 次/天,配合口腔基础治疗,7 天)
- 妊娠期头痛(赵晶,43 例,口服液口服,10ml/次,3 次/天,配合常规治疗,14 天)

【说明书及超说明书用法用量信息】蓝芩口服液说明书用法用量信息为"口服,一次 20ml(2 支),一日 3 次"。临床文献报道了一些用法用量调整的案例,例如佘氏在治疗口腔溃疡时采用 10ml/次,6 次/天的治疗方案,有效性和安全性良好;又如在玫瑰糠疹和妊娠期头痛的超说明书适应证用药时,采用了 10ml/次,3 次/天的治疗方案。

蓝芩颗粒说明书用法用量信息为"开水冲服,一次 1 袋,一日 3 次"。

根据文献报道,蓝芩口服液有很多小儿口服用法。例如在治疗小儿急性咽炎和扁桃体炎时,张氏单独应用本药的治疗方案为 2~5 岁的患儿 5ml/次,6~12 岁的患儿 10ml/次,3 次/天。在治疗小儿手足口病时,姜氏的治疗方案为 1~2 岁的患儿 5ml/次,2~6 岁的患儿 10ml/次,2 次/天;卢氏的治疗方案为<3 岁的患儿 3~5ml/次,3~5 岁的患儿 5~10ml/次,5 岁以上的患儿 10ml/次,3 次/天。又如在治疗小儿水痘时,李氏的治疗方案为 2~4 岁的患儿 5ml/次,4 岁以上的患儿 5~10ml/次,3 次/天。

【说明书及超说明书疗程信息】说明书未明确标明疗程。根据《中药新药临床研究指导原则》,上呼吸道感染 3~5 天。根据文献报道,蓝芩口服液治疗急性咽炎、口腔溃疡、儿童流行性腮腺炎时的疗程为 5~7 天,治疗慢性咽炎时的疗程为 10~21 天,治疗儿童病毒性心肌炎时的疗程为 15 天,治疗玫瑰糠疹时的疗程为 3 周。

【重复用药信息】蓝芩口服液+清热解毒口服液:两药均能清热解毒,均含有栀子、黄芩、板蓝根,用于治疗上呼吸道感染。根据 2010 版北京市医保药品目录,两者均属于"清热解毒剂",建议判定为重复用药。中成药联合用药智能评价模型的计算结果显示,两者的重复用药得分为 7 分。

蓝芩口服液+蒲地蓝消炎口服液:两药均能清热解毒、消肿,均含板蓝根、黄芩,用于治疗急性咽炎、咽喉肿痛。中成药联合用药智能评价模型的计算结果显示,两者的重复用药得分为 6 分。

【不良反应及禁忌证信息】说明书提示"个别患者服药后出现轻度腹泻,一般可自行缓解",同时建议"脾虚大便溏者慎用、妊娠期妇女慎用、属风寒感冒咽痛者(恶寒发热、无汗、鼻流清涕)慎用""糖尿病患者、儿童应在医师指导下服用"。

【十八反、十九畏及相互作用信息】本品不含"十八反、十九畏"中所提及的药物。本品为清热之品,说明书提示"不宜在服药期间同时服用温补性中药",例如桂附地黄丸、十全大补丸、附子理中丸等。

【现代研究信息】现代研究显示,蓝芩口服液可以很好地改善血清白介素-2(IL-2)、肿瘤坏死因子-α(TNF-α)水平,并能提高 T 细胞 CD3、CD4、CD4/CD8 及 B 细胞数,具有较好的抗炎、抗病毒及免疫增强作用。蓝芩口服液对金黄色葡萄球菌、甲型溶血性链球菌、乙型溶血性链球菌、化脓性链球菌、肺炎球菌、类白喉棒状杆菌、大肠埃希菌均有不同程度的抑制作用。

【主要参考资料】

[1] 蓝芩口服液.扬子江药业集团有限公司.2013-07-08 修订.

[2] 蓝芩颗粒.南开允公药业有限公司.2013-04-23 修订.

[3] 佘振华.蓝芩口服液联合口腔基础治疗口腔溃疡临床效果[J].中外医学研究,2016(08):147-148.

[4] 赵晶,凌文丽.蓝芩口服液辅助治疗妊娠期抑郁头痛的疗效观察[J].齐齐哈尔医学院学报,2016(02):164-165.

[5] 熊瑛,李荣.蓝芩口服液治疗 40 例慢性咽炎的疗效分析[J].中国耳鼻咽喉颅底外科杂志,2015(02):161-162.

[6] 卢乃健.40 例手足口病患儿给予蓝芩口服液治疗的效果观察[J].继续医学教育,2015(01):112-114.

[7] 戚拥军,宋晓萍,国春玲.蓝芩口服液治疗儿童流行性腮腺炎的临床疗效观察[J].中国医药指南,2014(27):260-261.

[8] 陈凯,陈妙,杜青.蓝芩口服液治疗儿童肠系膜淋巴结炎的疗效观察[J].现代实用医学,2014(03):341-342.

[9] 姜如萍.蓝芩口服液佐治儿童手足口病 38 例疗效观察[J].中国中西医结合儿科学,2013(04):328-329.

[10] 张宏.蓝芩口服液对慢性咽炎患者 IL-2、TNF-α、免疫细胞亚群及临床症状的改善作用研究[J].现代中西医结合杂志,2013(02):125-127.

[11] 魏文菊.蓝芩口服液治疗玫瑰糠疹临床观察[J].航空航天医药,2010(09):1738.

[12] 张振华,潘旭东.蓝芩口服液治疗小儿肺胃实热型咽炎、扁桃体炎30例[J].上海中医药杂志,2003(10):29.

[13] 张磊.蓝芩口服液对慢性咽炎血清炎症因子及免疫细胞亚群的影响[J].吉林中医药,2015,35(11):1139-1141.

[14] 许兴全.蓝芩口服液的体外抑菌作用[J].现代医药卫生,2007,23(3):423.

12. 板蓝根颗粒(胶囊、片、口服液、滴丸、软胶囊、糖浆)

【制剂规格】颗粒剂 10g/袋、5g/袋、3g/袋(无糖型),胶囊 0.27g/粒,片剂 0.25g/片,口服液 10ml/支,滴丸 52mg/丸、软胶囊 0.6g/粒、糖浆剂 60ml/瓶。

【药物组成】板蓝根。

【方剂来源】当代经验方,由板蓝根单药组成。现行执行标准为《中国药典》(2015 年版)一部。

【组方特点】本方清热解毒,凉血利咽。用于肺胃热盛所致的咽喉肿痛、口咽干燥,急性扁桃体炎见上述证候者。

【说明书及超说明书适应证信息】板蓝根颗粒说明书功能主治为"清热解毒,凉血利咽。用于肺胃热盛所致的咽喉肿痛、口咽干燥,急性扁桃体炎见上述证候者"。板蓝根胶囊、口服液、糖浆说明书功能主治为"清热解毒。用于病毒性感冒,咽喉肿痛"。

(1)属于说明书适应证的病证包括(以热毒证等为证型要素):

● 热毒证、肺胃热证

● 急性咽炎、慢性咽炎急性发作、急性扁桃体炎、肺炎等

● 急性上呼吸道感染、小儿反复呼吸道感染等

● 病毒性感冒、流行性感冒、甲型 H1N1 流感

(2)根据临床文献报道,目前存在的超说明书使用的病证有:

● 流行性腮腺炎(赵梅,36 例,颗粒剂口服,10g/次,3 次/天,配合抗炎抗病毒对症处理及中药外敷,3 周)

● 玫瑰糠疹(冯占铎,60 例,颗粒剂口服,10g/次,3 次/天,配合复方青黛胶囊,2 周)

● 小儿扁平疣(李秀芹,16 例,将薏苡仁与板蓝根颗粒用温水调糊状外敷,2 周为 1 个疗程,一般 2~4 个疗程)

● 带状疱疹(朱思强,35 例,颗粒剂口服,5g/次,3 次/天,配合更昔洛韦及针灸治疗,28 天)

● 复发性口腔溃疡(郑伟强,20 例,胶囊口服,3 粒/次,3 次/天,1 周)

● 小儿肠系膜淋巴结炎(周玉洁,60 例,口服液口服,0.5~1 支/次,3 次/天,10 天)

【说明书及超说明书用法用量信息】板蓝根颗粒(10g/袋)说明书用法用量为"开水冲服,一次5g(半袋)~10g(1袋),一日3~4次"。

板蓝根颗粒(5g/袋)说明书用法用量为"开水冲服,一次5g(1袋)~10g(2袋),一日3~4次"。

板蓝根颗粒无糖型(3g/袋)说明书用法用量信息为"一次3g(1袋)~6g(2袋),一日3~4次"。

板蓝根片说明书用法用量为"口服,一次2~4片,一日3次"。

板蓝根胶囊说明书用法用量为"口服,一次2~4粒,一日3次"。

板蓝根口服液说明书用法用量为"口服,一次1支,一日4次"。

板蓝根滴丸说明书用法用量为"口服,一次20~40丸,一日3次"。

板蓝根软胶囊说明书用法用量为"口服,一次2~4粒,一日3次"。

板蓝根糖浆说明书用法用量为"口服,一次15ml,一日3次"。

板蓝根常用于儿童病证,用法用量也有所调整。李氏报道板蓝根颗粒配合维生素C用于预防小儿(7天~6个月)呼吸道感染时的用量为1/3袋/次,1次/2天。刘氏报道板蓝根颗粒(10g/袋)联合贞芪扶正颗粒治疗小儿反复呼吸道感染时,3岁以下每次1/3袋,3~6岁每次1/2袋,>6岁每次1袋,均为2次/天。当然,也有按照成人用法用量应用的案例。例如赵氏报道口服板蓝根颗粒(10g/袋)配合中药外敷治疗小儿流行性腮腺炎(4~12岁,平均为10岁)时的治疗方案为10g/次,3次/天。

【说明书及超说明书疗程信息】说明书未明确标明疗程。根据文献报道,板蓝根制剂治疗流行性感冒的疗程为3天,治疗流感样患儿时的疗程为5天,配合利巴韦林治疗流行性腮腺炎的疗程为7天,用于玫瑰糠疹时的疗程为2周。另外,外敷用于小儿扁平疣时为4~8周,治疗带状疱疹时为28天,联合贞芪扶正颗粒治疗小儿反复呼吸道感染时为1~3个月。

【重复用药信息】板蓝根颗粒+复方双花口服液:两药均能清热解毒、利咽,且复方双花口服液的组方包含板蓝根颗粒的成分(板蓝根),治疗毒热炽盛、咽喉肿痛,建议判定为重复用药。中成药联合用药智能评价模型的计算结果显示,两者的重复用药得分为4分。

板蓝根颗粒+疏风解毒胶囊:两药均能清热利咽,治疗咽喉肿痛,疏风解毒胶囊的组方中包含板蓝根颗粒的成分(板蓝根),建议判定为重复用药。中成药联合用药智能评价模型的计算结果显示,两者的重复用药得分2分。

【不良反应及禁忌证信息】说明书提示"儿童、妊娠期妇女、哺乳期妇女、年老体弱、脾虚便溏者,糖尿病患者及有高血压、心脏病、肝病、肾病等慢性病严重者应在医师指导下服用"。据报道,萧氏总结了1994~2013年板蓝根制剂的29例不良反应,其中板蓝根注射剂21例、板蓝根口服制剂8例,包括板蓝根颗粒引起全身过敏反应 2 例、腹泻 2 例、血小板减少性紫癜 1 例,板蓝根糖浆引起溶血反应 2 例,板蓝根软胶囊引起过敏性休克 1 例。其中,有小儿服用板蓝根颗粒后发生腹泻的副作用,临床应注意儿童用药的用法用量。

【十八反、十九畏及相互作用信息】本方组成不含"十八反、十九畏"中所提及的药物。本品为清热之品,说明书提示"不宜在服药期间同时服用温补性中药",例如桂附地黄丸、十全大补丸、附子理中丸等。毛氏报道有 1 例高血压患者在服用板蓝根颗粒(10g/次,4 次/天)4 天后出现血压控制不佳,表现为头晕、乏力等,停药后缓解,并且有重现性试验。提示板蓝根颗粒可能与患者所服用的降压药(卡托普利、尼群地平)存在相互作用。另据报道,周氏研究显示,板蓝根颗粒对 CYP3A4 活性表现为抑制作用,在临床使用时应注意监测。

【现代研究信息】现代研究显示,板蓝根具有抗菌、抗炎、直接灭活单纯疱疹病毒-Ⅰ的作用,还可明显延长甲型 H1N1 流感病毒感染小鼠的存活天数并提高存活率,且对受感染的小鼠的肺组织有一定程度的保护作用。研究证实板蓝根提取液能够有效提高小鼠的脾指数,对小鼠 T 细胞和 B 细胞增殖反应有明显的增强作用,提高小鼠机体的免疫功能。

【主要参考资料】

［1］板蓝根颗粒说明书.北京同仁堂股份有限公司.2013-12-01 修订.

［2］板蓝根胶囊说明书.河北龙海药业有限公司.2010-10-19 修订.

［3］板蓝根片说明书.杭州胡庆余堂药业有限公司.2015-12-15 修订.

［4］板蓝根口服液说明书.广西邦琪药业集团有限公司.

［5］板蓝根滴丸说明书.海南伊顺药业有限公司.2014-08-19 修订.

［6］板蓝根软胶囊说明书.贵州三力制药有限责任公司.

［7］板蓝根糖浆说明书.北京同仁堂科技发展股份有限公司制药厂.2007-05-23 修订.

［8］刘小娟.板蓝根颗粒联合贞芪扶正冲剂治疗小儿反复呼吸道感染 100 例[J].医药前沿,2013(12):173-174.

［9］李瑞琴,柴尔刚,全昕,等.板蓝根颗粒联合维生素 C 预防小儿呼吸道感染的效果观察[J].现代生物医学进展,2012,12(35):6921-6923.

［10］储开东.磷酸奥司他韦颗粒联合复方板蓝根治疗流感样患儿疗效观察[J].现代中西医结合杂志,2015,24(32):3592-3594.

［11］孙惠惠,邓巍,占玲俊,等.板蓝根颗粒对甲型流感病毒小鼠的作用[J].中国比较医学杂志,2010(20):53.

［12］董伟,张军峰,何立巍,等.板蓝根活性部位体外抗单纯疱疹病毒 1 型的作用研究[J].中药材,2012(35):1477-1481.

［13］张红英,王学兵,赵现敏,等.板蓝根多糖抑制致病性大肠埃希菌细胞黏附的试验研究[J].微生物学杂志,2010(30):61.

［14］高欣,董堞瑾,金鑫,等.板蓝根抗炎活性部位筛选的初步研究[J].武警医学院学

报,2010(19):709.

[15] 金明哲,任东鲜,孟繁平,等.板蓝根对机体免疫功能及流感病毒 FM 的作用[J].时珍国医国药,2007(18):394.

[16] 林廷塔,杨胜风,戴建义.利巴韦林联合板蓝根治疗流行性腮腺炎[J].临床医学,2008(28):123-124.

[17] 涂波,聂为民,丁鹏鹏,等.磷酸奥司他韦联合板蓝根颗粒治疗甲型 H1N1 流感疗效观察[J].武警医学,2013(24):465-470.

[18] 冯占铎,吴广侠,苏玉森,等.复方青黛胶囊联合板蓝根冲剂治疗玫瑰糠疹 60 例疗效观察[J].临床军医杂志,2006,34(6):765-766.

[19] 赵梅,王洪飞,马华朝.中药外敷配合板蓝根冲剂口服治疗小儿流行性腮腺炎 36 例疗效观察[J].河北中医,2009,31(9):1313.

[20] 李秀芹,张淳珂,高海妮.中西药物外用治疗小儿扁平疣 16 例[J].现代中西医结合杂志,2010,19(27):3491.

[21] 朱思强,谢晋,郑海华,等.中西医结合治疗眼部带状疱疹临床观察[J].中国药师,2015(2):260-262.

[22] 丁成福.板蓝根颗粒治疗流行性感冒作用研究[J].中国民族民间医药,2011(15):47.

[23] 萧毅鹏,李镇华,李泳娜,等.板蓝根制剂所致 29 例不良反应回顾性分析[J].中医临床研究,2013(5):22-25.

[24] 毛巍巍,郭清峰,王晓琦.板蓝根颗粒剂拮抗卡托普利、尼群地平的降压作用 1 例[J].中国现代应用药学,2001(02):116.

[25] 郑伟强,刘士庄,余沛涛.板蓝根胶囊治疗复发性口腔溃疡 20 例[J].上海中医药杂志,1998(06):35.

13. 牛黄解毒片(丸、胶囊、软胶囊)

【制剂规格】片剂 0.3g/片,丸剂 3g/丸,胶囊 0.5g/粒,软胶囊 0.4g/粒。

【药物组成】人工牛黄、雄黄(毒)、石膏、大黄、黄芩、桔梗、冰片、甘草。

【方剂来源】本方始源于明·王肯堂《证治准绳·幼科》集之三,但长期以来各医书、各地区的组方并不一致。目前的组方可能为北方地区的常用方加减而成的。现行执行标准为《中国药典》(2015 年版)一部。

【组方特点】本方清热解毒。用于火热内盛,咽喉肿痛,牙龈肿痛,口舌生疮,目赤肿痛。方中的牛黄(或人工牛黄)苦寒,入肝心经,既能清心肝热、平肝定惊,又能清热解毒、疗疮止痛,为君药。石膏清胃泻火、除烦止渴,黄芩清热燥湿、泻火解毒,共为臣药。

【说明书及超说明书适应证信息】说明书功能主治为"清热解毒。用于火热内盛,咽喉肿痛,牙龈肿痛,口舌生疮,目赤肿痛"。

(1)属于说明书适应证的病证包括(以火毒内盛为证型要素):

- 热毒证
- 急性扁桃体炎、急性咽炎、疱疹性咽峡炎等
- 口疮、口角炎、口腔溃疡、复发性口腔溃疡、复发性口疮、复发性阿弗他溃疡等
- 胃火牙痛、智齿冠周炎、牙龈炎等
- 眼部外睑腺炎等

(2)根据临床文献报道,目前存在的超说明书使用的病证有:

- 带状疱疹(张蓉华,10 例,片剂口服,2 片/次,3 次/天,同时 2~3 片碾碎加醋或水调成糊状外敷患处,1 次/天,5 天;李萍,30 例,软胶囊口服,按体重给药,5~16 天;李仁仕,30 例,牛黄解毒丸 3 丸压碎后用生理盐水 100ml 调匀,外搽患处,3~4 次/天)

- 肌肉硬结(王珺,23 例,40 片牛黄解毒片碾成粉末与 75%乙醇 100ml 混合调成糊状外敷,2 次换药/天,5 天)

- 药物性静脉炎(房欣,36 例,牛黄解毒片碾成粉末与凡士林混合调成糊状外敷;代高英,25 例,牛黄解毒丸碾碎与 70%乙醇稀释成糊状外敷,并用浸有 70%乙醇的纱布覆盖,3~4 次换纱布保持湿敷)

- 药物性便秘(欧阳泽祥,30 例,片剂饭后口服,4~6 片/次,3 次/天)

- 霉菌性阴道炎(刘宪鸣,112 例,片剂外用置于阴道,10 天)

- 原发性血小板增多症(郑华金,片剂口服,根据白细胞和血小板数值确定用法用量及是否停药,<6 个月)

- 急性胰腺炎(邵继棠,1 例,片剂口服,4+4 片,腹泻排出秽臭之物后改用大柴胡汤)

【说明书及超说明书用法用量信息】牛黄解毒片说明书用法用量信息为"口服,一次 3 片,一日 2~3 次"。根据文献报道,牛黄解毒片碾碎调敷可以外用于治疗带状疱疹、肌肉硬结、药物性静脉炎等。同时,郑氏在治疗原发性血小板增多症时采用根据白细胞和血小板计数值确定用法用量的治疗方案,确诊患者首先以 6~8 片/天(分 2 次口服)的治疗方案;当白细胞<4×10⁹/L 或血小板计数减少 50%时,减量至 2~4 片/天维持;当血小板<400×10⁹/L 时停药观察,连续用药一般不超过 6 个月。

牛黄解毒丸说明书用法用量为"口服,一次 1 丸,一日 2~3 次"。

牛黄解毒胶囊说明书用法用量为"口服,一次 2 粒,一日 2~3 次"。

牛黄解毒软胶囊说明书用法用量为"口服,一次 4 粒,一日 2~3 次"。据文献报道,临床有按体重给药的治疗方案。例如李氏治疗带状疱疹时,体重<30kg 者 2~3 粒/次,体重为 30~50kg 者 3~4 粒/次,体重>50kg 者 5~6 粒/次,3 次/天。

【说明书及超说明书疗程信息】说明书未明确标明疗程,但明确提示"本品不宜久服"。

【重复用药信息】牛黄解毒片+牛黄清火丸:两药均能清热解毒,均含大黄、黄芩、桔梗、牛黄、冰片,治疗火毒实热证。根据 2017 版国家医保药品目录,两者均属于"清热泻火剂",建议判定为重复用药。中成药联合用药智能评价模型的计算结果显示,两者的重复用药得分为 10 分。

牛黄解毒片+上清片:两药均能清热通便,均含大黄、黄芩、桔梗,用于治疗火毒热盛。根据 2017 版国家医保药品目录,两者均属于"清热泻火剂",建议判定为重复用药。中成药联合用药智能评价模型的计算结果显示,两者的重复用药得分为 6 分。

【不良反应及禁忌证信息】说明书未标明不良反应,但明确提示"妊娠期妇女禁用"。顾氏系统总结了 2016 年 4 月之前国内关于牛黄解毒片/丸的不良反应案例报道 44 篇共 89 例,发现患者的年龄范围大(11 天~64 岁),并以中青年患者为主;超说明书用量病例 38 例(占 42.7%),其中儿童用药均采用了成人用量;89 例不良反应发生时间最短为 10 分钟,最长 8 个月,在 24 小时内发生的有 45 例(占 50.6%);89 例不良反应涉及了多个系统器官,主要有皮肤及其附件损害(皮疹、瘙痒、黑皮病等)、全身性损害(发热、过敏性休克等)、胃肠系统损害(腹泻、腹痛、恶心、呕吐等)、神经和精神系统损害(头晕、意识障碍、成瘾等)、心血管系统损害(心悸、发绀等)、呼吸系统损害(呼吸急促、咳嗽等)、泌尿系统损害(尿急、尿痛等)、血液系统损害(皮肤黏膜出血、贫血等)等,其中由过敏反应引起的皮肤及附件损害和全身性损害最多,占 44.34%。牛黄解毒片中含有雄黄(As_2S_2),当患者超量服用或长时间服用时,容易因摄入砷含量超标而造成砷中毒。

【十八反、十九畏及相互作用信息】从十八反、十九畏"藻戟遂芫具战草"的角度看,本品含有甘草,与含海藻、大戟、甘遂、芫花的中药复方或中成药联用时需注意监测,例如舟车丸(甘遂、大戟、芫花)、乳癖消片(海藻)、心通口服液(海藻)、紫金散(大戟)、祛痰止咳颗粒(甘遂、芫花)等。

另外,根据文献报道,牛黄解毒片/丸存在的配伍禁忌也较多,如不宜与抗酸类药物、阿司匹林类、强心苷类、酶制剂、大环内酯类及氨基糖苷类等抗菌药物联合应用。

【现代研究信息】现代研究显示,牛黄解毒滴丸显著降低 2,4-二硝基酚所致的大鼠升高的体温,明显减轻和抑制热板所致的小鼠疼痛及乙酸所致的小鼠扭体反应,抑制二甲苯所致的小鼠耳肿胀和蛋清所致的大鼠足肿胀。同时,牛黄解毒片有明显的抗炎作用,并且在体外对革兰阳性球菌显示了较强的抑菌活性,对革兰阴性菌中的变形杆菌在一定的药液浓度下也显示有较强的抑菌作用。牛黄解毒片可显著降低发热大鼠的 3 种血清炎症因子——白细胞介素-1β(IL-1β)、白细胞介素-6(IL-6)、肿瘤坏死因子-α(TNF-α)的水平和感染性脑损伤大鼠脑组织中的一氧化氮合酶(NOS)活力。

【主要参考资料】

[1] 牛黄解毒片.北京同仁堂科技发展股份有限公司制药厂.2010-10-01 修订.

[2] 牛黄解毒丸.北京同仁堂科技股份发展有限公司制药厂.2013-12-27 修订.

[3] 牛黄解毒胶囊.陕西东泰制药有限公司.2013-12-31 修订.

[4] 牛黄解毒软胶囊.北京康而福药业有限责任公司.2013-12-26 修订

[5] 王珺,何慧,桂程丽.牛黄解毒片外敷治疗肌肉注射所致硬结 23 例[J].中医药导报,2012(18):107.

[6] 房欣,李红.牛黄解毒片早期外敷防治化学治疗性静脉炎 66 例[J].中国药业,2010(19):75.

[7] 刘宪鸣.牛黄解毒片治疗霉菌性阴道炎 112 例[J].中国中医药科技,2005(12):196-197.

[8] 顾冰.89 例牛黄解毒片/丸不良反应文献分析[J].中国药物警戒,2016(13):356-363.

[9] 倪建腾,赵奎君.牛黄解毒片不良反应文献分析[J].国际中医中药杂志,2013(35):295-297.

[10] 代高英.牛黄解毒丸湿敷预防左氧氟沙星所致静脉炎的效果分析[J].医学理论与实践,2014(01):114-115.

[11] 陈敬然,孙红梅,尹晓飞,等.牛黄解毒滴丸解热镇痛和抗炎作用实验[J].中国药师,2010(09):1257-1259.

[12] 高洪琦.牛黄解毒丸外涂治疗外麦粒肿 72 例疗效观察[J].中国中医药科技,2001(01):41.

[13] 李萍.牛黄解毒软胶囊治疗带状疱疹 30 例[J].中国民间疗法,1999(07):36-37.

[14] 张蓉华,陈鸿.牛黄解毒片治疗带状疱疹 10 例[J].九江医学,1995(04):249.

[15] 郑华金,杨儒畅,裴凤珍.牛黄解毒片治疗原发性血小板增多症[J].中西医结合杂志,1989(02):103.

[16] 李仁仕.牛黄解毒丸液外搽治疗带状疱疹 30 例[J].人民军医,1988(08):73.

[17] 邵继棠.牛黄解毒片治疗急性胰腺炎[J].四川中医,1984(06):6.

[18] 孟海琴,都兴稼,高玉刚,等.牛黄解毒片的抗炎、抑菌作用研究[J].中国中药杂志,1992,17(12):747-749.

[19] 汤毅珊,王宁生,张银卿.雄黄及含雄黄复方对炎症介质 IL-1β、IL-6、TNF-α 和 NO 的影响[J].中药药理与临床,2007,23(05):107-110.

[20] 沈坚.牛黄解毒片的工艺改革[J].中成药研究,1979(03):9,40.

14. 清热解毒颗粒(胶囊、软胶囊、片、口服液)

【制剂规格】 颗粒剂 18g/袋、9g/袋(无糖型)、5g/袋(无糖型),胶囊

0.3g/粒,软胶囊 1.2g/粒,片剂 0.3g/片,口服液 10ml/支。

【药物组成】黄连、水牛角、玄参、金银花、地黄、大青叶、连翘、知母、石膏。

【方剂来源】当代经验方,可能源于"知母石膏汤"(知母、石膏、麦冬、甘草等)、"增液汤"(玄参、麦冬、地黄等)和"清开灵口服液"(水牛角、金银花、板蓝根、蓝芩、栀子等)的合方加减。现行执行标准为国家食品药品监督管理局国家药品标准 WS3-241(Z-231)-2004(Z)。

【组方特点】本方清热解毒,用于感冒和热毒壅盛诸症(发热面赤、烦躁口渴、咽喉肿痛)。方中的石膏、知母共为君药。其中,石膏辛甘大寒、入肺胃经,既能清热泻火,用于热毒上炎,又能除烦止渴,用于高热烦渴;知母苦甘寒,归肺胃肾经,既能清热泻火,用于发热上感,又能滋阴润燥、止咳利咽。其余栀子、连翘、板蓝根清热解毒兼疏散风热,玄参、麦冬、生地黄养阴润燥,为臣药。

【说明书及超说明书适应证信息】清热解毒颗粒说明书功能主治为"清热解毒,养阴生津,泻火。用于风热型感冒、流行性腮腺炎及轻、中型乙型脑炎"。清热解毒口服液说明书功能主治为"清热解毒。用于热毒壅盛所致的发热面赤、烦躁口渴、咽喉肿痛,流感、上呼吸道感染见上述证候者"。

(1)属于说明书适应证的病证包括(以热毒证为证型要素):

● 感冒(风热感冒、流行性感冒、感冒高热等)

● 上呼吸道感染(病毒性上呼吸道感染、疱疹性咽峡炎、疱疹性口炎、急性咽炎、急性扁桃体炎、化脓性扁桃体炎、小儿手足口病等)

● 流行性腮腺炎

● 轻、中型乙型脑炎

(2)根据临床文献报道,目前存在的超说明书使用的病证有:

● 痤疮(童璐,73 例,软胶囊口服,4 粒/次,3 次/天,配合维胺酯胶囊,30 天)

● 银屑病(堵建岗,24 例,口服液口服,20ml/次,3 次/天,配合阿维 A 胶囊,3 个月)

● 慢性乙型肝炎(颜耀斌,30 例,软胶囊口服,3 粒/次,2 次/天,配合拉米夫定,1 年)

● 流行性角膜炎(张令春,42 例,口服液口服,10ml/次,3 次/天,配合诺氟沙星滴眼液,2 周)

【说明书及超说明书用法用量信息】清热解毒颗粒(18g/袋、9g/袋)说明书用法用量为"开水冲服,一次 1 袋,一日 3 次"。清热解毒颗粒(5g/袋)说明书用法用量为"开水冲服,一次 1~2 袋,一日 3 次"。

清热解毒胶囊说明书用法用量为"口服,一次 2~4 粒,一日 3 次"。

清热解毒软胶囊说明书用法用量为"口服,一次 2～4 粒,一日 3 次"。根据文献报道,林氏在治疗小儿疱疹性口炎时采用 1 粒/次,3 次/天的治疗方案。

清热解毒片说明书用法用量为"口服,一次 4 片,一日 3 次"。

清热解毒口服液说明书用法用量为"口服,一次 10～20ml,一日 3 次"。根据文献报道,邓氏在治疗小儿手足口病时采用按年龄给药的治疗方案,<1 岁 5ml/次,>1 岁 10ml/次,3 次/天,有效性和安全性良好。

【说明书及超说明书疗程信息】说明书未明确标明疗程。根据《中药新药临床研究指导原则》,感冒的疗程为 3 天。据文献报道,清热解毒胶囊在痤疮、银屑病的治疗时疗程较长,可达 1～3 个月。

【重复用药信息】清热解毒颗粒+金莲清热颗粒:两药均能清热解毒,均含有知母、生地黄、玄参,治疗热毒内热、上呼吸道感染。根据 2010 版北京市医保药品目录,两者均属于"清热解毒剂",建议判定为重复用药。中成药联合用药智能评价模型的计算结果显示,两者的重复用药得分为 7 分。

清热解毒颗粒+抗病毒口服液:两药均能清热解毒,均含有板蓝根、石膏、生地黄、知母、连翘,治疗风热感冒及流感。根据 2017 版国家医保药品目录,两者均属于"清热解毒剂",建议判定为重复用药。中成药联合用药智能评价模型的计算结果显示,两者的重复用药得分为 7 分。

【不良反应及禁忌证信息】说明书明确提示"妊娠期妇女禁用,糖尿病患者禁服",而且"风寒感冒者(表现为恶寒重、发热轻、无汗、头痛、鼻塞、流清涕、喉痒咳嗽)不适用""脾胃虚寒泄泻者慎服""高血压、心脏病、肝病、肾病等慢性病严重者应在医师指导下服用"。程氏报道 1 例 4 岁的患儿因感冒发热服用清热解毒口服液后出现瘙痒、红斑等过敏反应,对症治疗后缓解,具有重现性,但未能明确药品组成/批号信息。

【十八反、十九畏及相互作用信息】说明书明确提示"不宜在服药期间同时服滋补性中药",例如地黄丸类、复方阿胶浆等。从十八反、十九畏"诸参辛芍叛藜芦"的角度看,本品含有玄参,在与含有藜芦的中药复方或中成药联用时应注意监测,例如三七血伤宁胶囊(黑紫藜芦)。

【现代研究信息】现代研究表明,清热解毒颗粒的主要成分包括绿原酸、栀子苷、黄芩苷等。绿原酸与氨苄西林合用,两种药物的消除半衰期明显延长、排出速率明显下降,导致两药的血药浓度升高、作用增强。因此,对于经肾小管分泌排泄的药物,如丙磺舒、噻嗪类利尿药、保泰松等,在合用含绿原酸的制剂时,可能会相互影响各自的血药浓度,导致药物的疗效增强或减弱。

研究提示清热解毒软胶囊对小鼠 H1N1 病毒性肺炎具有抑制作用,且具有量效关系,能够减轻染毒小鼠的症状和减缓各项体征指标的变化。清热解毒颗粒对乙酸引起的小鼠腹腔毛细血管通透性增强和大鼠棉球肉芽肿增生均具有明显的抑制作用,有良好的抗炎作用。清热解毒颗粒能够延长小鼠引喘潜伏期,减少咳嗽次数,延长痛阈时间,并对免疫器官增重有影响,说明清热解毒颗粒有一定的镇咳、止痛、抗炎和增强免疫力的药效。

【主要参考资料】

［1］清热解毒颗粒.北京同仁堂科技发展股份有限公司制药厂.2010-10-01 修订.

［2］清热解毒胶囊.陕西步长制药有限公司.2009-12-17 修订.

［3］清热解毒软胶囊.石药集团欧意药业有限公司.2012-11-26 修订.

［4］清热解毒片.河南百年康鑫药业有限公司.2007-06-18 修订。

［5］清热解毒口服液.北京同仁堂科技发展股份有限公司制药厂.2010-10-01 修订.

［6］林肖南,罗军,孔杰.清热解毒软胶囊治疗小儿疱疹性口炎临床研究［J］.中成药,2010,32(8):1455-1457.

［7］童璐,王珺,陈晴燕.清热解毒软胶囊治疗寻常痤疮临床观察［J］.辽宁中医药大学学报,2009(01):124-125.

［8］堵建岗.清热解毒口服液联合阿维 A 胶囊治疗难治性银屑病临床疗效及安全性研究［J］.中华中医药学刊,2016,34(6):1517-1519.

［9］张令春,赵红卫,王姣峰,等.清热解毒口服液治疗流行性角结膜炎的疗效观察［J］.北方药学,2016,13(9):23-24.

［10］吴根林.清热解毒颗粒治疗风热感冒 80 例临床分析［J］.大家健康,2013,7(11):112.

［11］赵明德.清热解毒颗粒治疗小儿病毒性上呼吸道感染发热患者 106 例临床研究［J］.社区中医药,2012,14(1):223-224.

［12］李丽娇.清热解毒颗粒质量标准及药效学初步研究［D］.辽宁中医药大学,2010:39.

［13］颜耀斌,唐平.拉米夫定合清热解毒软胶囊治疗慢性乙型肝炎 30 例［J］.福建中医学院学报,2008(02):3-4.

［14］程晨,冯小剑.清热解毒口服液致固定性药疹 1 例［J］.现代中西医结合杂志,2003(08):860.

［15］贺凤兰,刘强,周杰,等.清热解毒软胶囊体内抗甲型 H1N1 流感病毒的作用研究［J］.中国药房,2017,28(04):497-500.

［16］隋继成,孙志云.清热解毒颗粒抗炎作用的实验研究［J］.河南中医,2008,28(11):42-43.

［17］郭琪,闫艳,王海波,等.HPLC 波长切换法同时测定清热解毒颗粒中 8 个成分的含量［J］.药物分析杂志,2015,35(9):1601-1605.

［18］蔡青,袁荣花,孟君.绿原酸与氨苄青霉素小儿尿药动力学相互影响［J］.中国临床药理学与治疗性杂志,1999,4(3):214-217.

15. 龙胆泻肝丸(片、胶囊、颗粒、口服液)

【制剂规格】水丸 6g/袋、6g/100 粒,浓缩丸 8 丸/原药材 3g,大蜜丸 6g/丸,片剂 0.3g/片,胶囊 0.25g/粒,颗粒剂 6g/袋,口服液 10ml/支。

【药物组成】龙胆、柴胡、黄芩、炒栀子、泽泻、木通、盐车前子、酒当归、地黄、炙甘草。

【方剂来源】本方源自于"龙胆泻肝汤",最早见于元·李杲《兰室秘藏》,但组方有所不同,现今组方来源于《医方集解》,主治"肝胆经实火,湿热,胁痛,耳聋,胆溢口苦,筋痿,阴汗,阴肿,阴痛,白浊溲血"。现行执行标准为《中国药典》(2015 年版)一部。

【组方特点】本方清肝胆,利湿热。方中的龙胆草大苦大寒,既能上清肝胆实火,治疗头晕耳鸣、胁痛口苦,又能下泻肝胆湿热,治疗湿热带下、阴部湿痒,为君药。黄芩、栀子清热燥湿、泻火解毒,泽泻、木通、车前子利湿清热、分清降浊,为臣药。

【说明书及超说明书适应证信息】说明书功能主治为"清肝胆,利湿热。用于肝胆湿热,头晕目赤,耳聋耳鸣,胁痛口苦,尿赤,湿热带下"。

(1)属于说明书适应证的病证包括(以肝胆湿热为证型要素):

● 肝胆湿热证

● 头晕目赤(高血压、眩晕、急性传染性结膜炎、流行性出血性结膜炎、病毒性结膜炎、单纯疱疹病毒性角膜炎、边缘性角膜炎、睑腺炎、急性前葡萄膜炎等)

● 耳聋耳鸣(耳鸣、突发性耳聋、非化脓性中耳炎、耳疖等)

● 胁痛(带状疱疹神经痛、Mondor 病)

● 口苦(药源性口苦、抗精神病药所致的口苦)

● 急性黄疸型肝炎、母乳性黄疸

● 湿热下注型泌尿生殖系统疾病(湿热带下、细菌性阴道炎、外阴瘙痒症、女阴硬化萎缩性苔藓、前列腺炎、尖锐湿疣、急性淋病、急性膀胱炎、会阴部慢性湿疹、急性生殖器淋球菌感染等)

● 肝胆湿热型皮肤疾病(蛇串疮、带状疱疹、荨麻疹、湿疹、痤疮、疖病等)

(2)根据临床文献报道,目前存在的超说明书使用的病证有:

● 脂肪肝(张立红,65 例,软胶囊口服,4 粒/次,3 次/天,21 天)

● 睑黄瘤伴高脂血症(肖玮,28 例,片剂口服,4 片/次,3 次/天,配合激光治疗,3 个月)

● 2 型糖尿病(黄晓莺,12 例,丸剂口服,6g/次,3 次/天,12 周)

● 幽门螺杆菌感染伴慢性胃炎(董国华,47 例,丸剂研碎加温开水冲服,6g/次,2 次/天,6 周)

- 失眠症(刘铁梅,22 例,未明确用法用量,配合知柏地黄丸,10 天)
- 早泄(张利民,18 例,丸剂研末醋调敷脐,每天换药 1 次,配合中药外洗阴茎,4 周)
- 梦遗症(沈桂林,9 例,丸剂口服,6g/次,2 次/天,配合阿普唑仑,7 天~2个月)
- 银屑病(姜慧祯,1 例,丸剂口服,10g/次,2 次/天,配合激素类药物外搽,5 天)
- 胆囊炎术后腹泻(董占祥,1 例,丸剂口服,3 丸/次,2 次/天,6 天)

【说明书及超说明书用法用量信息】龙胆泻肝丸(水丸)说明书用法用量为"口服,一次 3~6g,一日 2 次"。

龙胆泻肝丸(浓缩丸)说明书用法用量为"口服,一次 8 丸,一日 2 次"。

龙胆泻肝丸(大蜜丸)说明书用法用量为"口服,一次 1~2 丸,一日 2次"。根据文献报道,在治疗带状疱疹、睑腺炎等病证时,均有超说明书剂量用药的案例。例如任氏采用 8 丸/次,3 次/天的方案治疗带状疱疹;李氏采用6g/次,3 次/天的方案治疗睑腺炎,有效性和安全性良好。同时,龙胆泻肝丸也有研末外敷的治疗经验,例如治疗早泄时研末醋调外敷。

龙胆泻肝片说明书用法用量为"口服,一次 4~6 片,一日 2~3 次"。

龙胆泻肝胶囊说明书用法用量为"口服,一次 4 粒,一日 3 次"。据报道,陈氏在治疗湿热下注型带下病时,采用 2~5 粒/次,3 次/天的治疗方案,有效性和安全性良好。

龙胆泻肝颗粒说明书用法用量为"开水冲服,一次 1 袋,一日 2 次"。

龙胆泻肝口服液说明书用法用量为"口服,一次 1 支,一日 3 次"。据报道,龙胆泻肝口服液也可外用于治疗女童淋球菌感染,具体方法是阴道灌洗+外阴湿敷,20ml/次,2 次/天。

【说明书及超说明书疗程信息】说明书未明确标明疗程。根据文献报道,于氏系统综述了龙胆泻肝汤/丸治疗带状疱疹的临床报道,发现疗程在 7~10天。另外,治疗突发性耳聋的疗程为 7~15 天,治疗急性结膜炎的疗程为 3~15 天,治疗药源性口苦的疗程为 3~5 天,治疗湿热型带下病的疗程为 2 周,治疗湿热型痤疮的疗程为 2~4 周。

【重复用药信息】龙胆泻肝丸+龙泽熊胆胶囊:两药均含有龙胆、柴胡、黄芩、栀子、泽泻、车前子,能够治疗肝经湿热,建议判定为重复用药。中成药联合用药智能评价模型的计算结果显示,两者的重复用药得分为 4 分。

龙胆泻肝丸+泻肝安神丸:两药均能清泻肝火,均含有龙胆、黄芩、栀子、泽泻、车前子、当归、地黄、甘草,用于治疗肝火上亢证,建议判定为重复用药。中成药联合用药智能评价模型的计算结果显示,两者的重复用药得分为 4 分。

【不良反应及禁忌证信息】说明书明确提示"妊娠期妇女慎用。儿童、哺乳期妇女、年老体弱及脾虚便溏者,有高血压、心脏病、肝病、糖尿病、肾病等慢性病严重者应在医师指导下服用"。同时建议"服药后大便次数增多且不成形者,应酌情减量"。

龙胆泻肝丸是著名的"中草药肾损害"事件的肇事药物,很多文献报道了龙胆泻肝丸所致肾损害的案例,包括急性肾衰竭、慢性间质性肾炎、严重肾功能不全等。例如史氏报道了 32 例龙胆泻肝丸所致的肾损害病例,患者年龄集中在 50~70 岁的中老年人,服用时间长短、剂量与肾功能减退程度不完全平行,个体差异较大;张氏也报道了 31 例因服用龙胆泻肝丸导致慢性肾损害的患者等。但是,龙胆泻肝制剂造成肾损害的原因主要是处方中使用了木通(木通科)的替代品关木通(马兜铃科),而关木通含有肾毒性成分马兜铃酸。实际上,宋明时期的医药书籍均认定木通科的木通为正品,清代才开始广泛使用原地方代用品关木通。所以,龙胆泻肝丸肾损害的原因就是在以往一段时间内使用了含有马兜铃酸的关木通所致。2003 年原国家食品药品监督管理局已经取消了关木通的药用标准,《中国药典》自 2005 年版也取消了关木通的药用品种。因此,现在的龙胆泻肝丸已经不含有关木通,而是采用正品木通,其致肾损害的风险也大大降低。即使这样,据学者统计,由于应用广泛,全国仍有超过 1 亿人次服用过关木通,很多患者的潜在肾损害也逐渐表现出来。

除了肾损害外,龙胆泻肝丸也有引起其他不良反应的报道。例如张氏报道 1 例患者因头晕目赤服用龙胆泻肝丸 1 次后出现颈部皮疹、瘙痒等过敏反应,治疗后缓解;闫氏报道 1 例患者因目赤服用龙胆泻肝丸(6g/次,2 次/天)5 天后出现多形红斑型药疹,治疗后缓解;刘氏报道 1 例闭经 3 个月的患者因湿热下注服用龙胆泻肝汤(复方汤剂)2 次后出现流产。

【十八反、十九畏及相互作用信息】说明书明确提示"不宜在服药期间同时服用滋补性中药",例如地黄丸类、复方阿胶浆等。从十八反、十九畏"藻戟遂芫俱战草"的角度看,本品含有甘草,与含海藻、大戟、甘遂、芫花的中药复方或中成药联用时需注意监测,例如舟车丸(甘遂、大戟、芫花)、乳癖消片(海藻)、心通口服液(海藻)、紫金散(大戟)、祛痰止咳颗粒(甘遂、芫花)等。

【现代研究信息】现代研究显示,龙胆泻肝丸对大鼠胆汁淤积具有利胆保肝作用,其作用机制主要与其抑制白细胞黏附,降低胆管炎症反应,减轻胆管损伤,从而有利于胆汁排泄有关。同时,龙胆泻肝胶囊能够显著降低突发性耳聋、耳鸣患者的血清 sVCAM-1、IgG、IgA 以及 IgM 水平,提高血清 SOD 水平,改善免疫功能及清除自由基的能力。另外,马兜铃酸导致肾损害的机制可能与引起肾小管上皮细胞坏死和凋亡,直接损伤肾小管间质,造成肾脏供血障碍等有关。

【主要参考资料】

［1］龙胆泻肝丸(水丸).北京同仁堂制药有限公司.2013-12-01 修订.

［2］龙胆泻肝丸(浓缩丸).兰州佛慈制药股份有限公司.

［3］龙胆泻肝丸(大蜜丸).广西梧州制药(集团)股份有限公司.

［4］龙胆泻肝片.太极集团重庆中药二厂有限公司.2013-12-02 修订.

［5］龙胆泻肝胶囊.湖北福人药业股份有限公司.2011-03-21 修订.

［6］龙胆泻肝颗粒.吉林紫鑫禹拙药业有限公司.2015-07-01 修订.

［7］龙胆泻肝口服液.成都地奥集团天府药业股份有限公司.2012-09-11 修订.

［8］于莹,黄海量,杨海昊,等.龙胆泻肝汤(丸)治疗带状疱疹的系统评价[J].中国实验方剂学杂志,2016(05):226-230.

［9］张兆东,吴顺,周朝阳,等.突发性耳聋、耳鸣患者应用龙胆泻肝胶囊对血清sVCAM-1、免疫球蛋白及 SOD 水平影响研究[J].中国生化药物杂志,2015(12):117-119.

［10］史文慧,裴素萍,郭蓉,等.32 例龙胆泻肝丸引起肾损害的不良反应分析[J].中国药物应用与监测,2015(04):231-234.

［11］闫成.龙胆泻肝丸致多形红斑型药疹 1 例[J].中国药业,2015(02):96.

［12］皮晓波,李卫林.针刺配合龙胆泻肝丸治疗肝火上炎型突发型耳聋 40 例[J].云南中医中药杂志,2014(12):57-58.

［13］任传枝.龙胆泻肝丸结合针灸治疗带状疱疹 29 例疗效观察[J].中国伤残医学,2013(08):280-281.

［14］向圣锦,王毓琴,李艳,等.龙胆泻肝胶囊对 HLA-B_(27)相关性急性前葡萄膜炎患者血清相关细胞因子水平的影响[J].医学研究杂志,2013(01):58-61.

［15］张利民,谭毅,叶欣,等.中医药外治法治疗早泄 60 例临床观察[J].成都中医药大学学报,2011(04):33-35.

［16］张建波,谷朝霞,王乐秋.圣洁洗液联合龙胆泻肝丸治疗男性外阴瘙痒症 46 例[J].中医外治杂志,2011(01):18-19.

［17］肖玮,杨岚.CO_2 激光配合龙胆泻肝片治疗睑黄瘤伴高血脂的临床研究[J].临床和实验医学杂志,2009(11):68-69.

［18］张青,于永洋.龙胆泻肝丸致慢性肾损害 31 例[J].山东中医杂志,2002(12):724.

［19］沈桂林.阿普唑仑加龙胆泻肝丸治愈梦遗症 9 例[J].四川医学,2001(05):501.

［20］张健,唐远均,赵青,等.龙胆泻肝口服液外治女童生殖器淋球菌感染[J].中医外治杂志,1999(01):36.

［21］黄晓莺,张玲毅,高一明.龙胆泻肝丸对非胰岛素依赖型糖尿病的疗效[J].中国临床药学杂志,1998(06):268-270.

［22］余汉良.龙胆泻肝口服液治疗流行性出血性结膜炎 105 例临床总结[J].甘肃中医,1998(02):13.

［23］李庆峰.柏凤汤合龙胆泻肝丸治疗急性淋病 60 例[J].国医论坛,1997(06):34.

［24］张松江.龙胆泻肝丸致过敏反应 1 例报告［J］.国医论坛,1997(05):16.

［25］胡学政,吴学芬.龙胆泻肝丸治疗抗精神病药物引起的口苦口干［J］.中原精神医学杂志,1996(04):226-228.

［26］董国华,方宏钧,陈永昌.龙胆泻肝丸治疗幽门螺旋菌相关性胃炎 47 例［J］.上海中医药杂志,1996(06):38.

［27］罗维丹.龙胆泻肝丸治疗肝经湿热型痤疮 82 例［J］.浙江中西医结合杂志,1996(02):118.

［28］姜慧祯,赵迎春.龙胆泻肝丸加乐肤液外擦治疗牛皮癣［J］.中成药,1994(02):55.

［29］赵晓红.龙胆泻肝丸治疗慢性中耳炎 30 例疗效观察［J］.佳木斯医学院学报,1992(06):67.

［30］郭世英.黄连上清丸合龙胆泻肝丸治疗急性传染性结膜炎 50 例疗效观察［J］.中成药,1992(03):50.

［31］王爱莲.龙胆泻肝丸治疗急性黄疸型肝炎 35 例［J］.陕西中医,1989(10):465.

［32］董占祥.龙胆泻肝丸治疗胆囊炎术后泄泻［J］.内蒙古中医药,1989(01):24.

［33］刘立华.龙胆泻肝汤致滑胎一例［J］.安徽中医学院学报,1988(01):23.

［34］胡南方,刘敦贵.龙胆泻肝丸治疗 Mondor 氏病九例报告［J］.同济医科大学学报,1986(02):121-152.

［35］张存龙.龙胆泻肝汤的源流与临床应用［J］.中国执业药师,2006(35):39.

［36］钱子高.龙胆泻肝汤配伍探微［J］.中医函授通讯,1995(03):24.

［37］董伟,梁爱华,李春英,等.龙胆泻肝丸对胆汁淤积大鼠肝脏多药耐药蛋白及中性粒细胞 CD18 表达影响的研究［J］.中国实验方剂学杂志,2011,17(21):214-217.

16. 夏枯草片(颗粒、口服液、胶囊、膏)

【制剂规格】片剂 0.51g/片,颗粒剂 2g/袋,口服液 10ml/支,胶囊 0.35g/粒,膏剂 100g/瓶。

【药物组成】夏枯草。

【方剂来源】当代经验方,由夏枯草单药组成。现行执行标准为国家食品药品监督管理局国家药品标准 YBZ09492008。

【组方特点】本方清热散结,用于火热内结所致的头痛眩晕、瘰疬瘿瘤、乳痈肿痛等。

【说明书及超说明书适应证信息】说明书功能主治为"清火,散结,消肿。用于头痛,眩晕,瘰疬,瘿瘤,乳痈肿痛;甲状腺肿大,淋巴结结核,乳腺增生见上述证候者"。

(1)属于说明书适应证的病证包括(以痰火互结为主要证型要素):

● 痰火互结证

● 头痛、眩晕(高血压、肝郁化火型高血压)

● 瘿瘤(肉瘿、甲状腺肿、甲状腺结节、结节性甲状腺肿、甲状腺囊肿、亚急性甲状腺炎、桥本甲减、甲状腺功能亢进、弥漫性甲状腺肿伴甲状腺功能亢进、甲状腺相关眼病、Graves 病等)

● 瘰疬(淋巴结核、颈部淋巴结肿大、小儿肠系膜淋巴结肿大等)

● 乳痛肿痛(乳癖、乳腺增生、经前乳房胀痛、乳痛症、乳汁淤积、急性乳腺炎、乳腺纤维囊性病、乳疬、男性乳腺发育症、儿童乳房发育症、多发性乳腺结核等)

(2)根据临床文献报道,目前存在的超说明书使用的病证有:

● 前列腺增生、慢性前列腺炎(龚晓娟,40 例,片剂口服,3 片/次,3 次/天,6 个月;王云山,42 例,片剂口服,6 片/次,2 次/天,8 周)

● 子宫肌瘤(贾晓青,43 例,片剂口服,6 片/次,2 次/天,联合小剂量米非司酮,3 个月)

● 急、慢性咽喉炎(赵晓巍,43 例,片剂口服,3 片/次,3 次/天,配合头孢拉定,7 天;陈莉,40 例,片剂口服,6 片/次,2 次/天,7~14 天)

● 急性结膜炎(屈媛怡,50 例,片剂口服,6 片/次,2 次/天,配合左氧氟沙星滴眼液,7 天)

● 原发性开角型青光眼(苏航,30 例,膏剂口服,9g/次,2 次/天,配合常规治疗,6 个月)

● 视神经炎(谢恩,46 例,膏剂口服,9g/次,2 次/天,配合常规治疗,45 天)

● 寻常痤疮(胡燕,64 例,片剂口服,3 片/次,3 次/天,联合阿达帕林凝胶,30 天)

● 细菌性毛囊炎(胡燕,62 例,片剂口服,6 片/次,2 次/天,配合莫匹罗星软膏,14 天)

【说明书及超说明书用法用量信息】夏枯草片说明书用法用量为"口服,一次 6 片,一日 2 次"。文献报道中常见 3 片/次,3 次/天的治疗方案。例如龚氏治疗前列腺增生,赵氏治疗急、慢性咽喉炎,胡氏治疗寻常痤疮等均采用此用法用量。

夏枯草颗粒说明书用法用量为"口服。一次 1 袋,一日 2 次"。

夏枯草膏说明书用法用量为"口服,一次 9g,一日 2 次"。

夏枯草胶囊说明书用法用量为"口服,一次 2 粒,一日 2 次"。

夏枯草口服液说明书用法用量为"口服,一次 10ml,一日 2 次"。

【说明书及超说明书疗程信息】说明书未明确标明疗程。根据文献报道,治疗乳腺增生时的疗程一般为 4~8 周,在疗前列腺增生时的疗程为 6 个月,治疗急性结膜炎和急、慢性咽喉炎时的疗程为 7 天,治疗寻常痤疮时的疗程为

30 天。

【重复用药信息】夏枯草片+内消瘰疬丸:两药均能软坚散结,内消瘰疬丸的组方中包含夏枯草片的成分(夏枯草),用于治疗瘰疬、瘿瘤,建议判定为重复用药。中成药联合用药智能评价模型的计算结果显示,两者的重复用药得分为 3 分。

夏枯草片+乳癖消片:两药均能软坚散结,乳癖消片的组方中包含夏枯草片的成分(夏枯草),乳癖消专用于乳癖、乳痛,建议判定为重复用药。中成药联合用药智能评价模型的计算结果显示,两者的重复用药得分为 2 分。

【不良反应及禁忌证信息】说明书未明确提示不良反应。窦氏报道 1 例女性患者因乳腺增生服用夏枯草片 6 片后出现过敏性休克(胸闷、呕吐、神志模糊)。韩氏报道了 2 例服用夏枯草膏出现皮疹、瘙痒等过敏反应的案例,停药后缓解。

【十八反、十九畏及相互作用信息】本方组成不含"十八反、十九畏"中所提及的药物。

【现代研究信息】现代研究显示,夏枯草口服液具有明显的抗菌、消炎、活血化瘀、止痛、降压作用,对戊酸雌二醇所致的乳腺增生有明显的抑制作用。对巴豆油、角叉菜胶性、蛋清性、棉球肉芽组织增生所致的多种急、慢性炎症模型均有明显的抗炎作用。同时,夏枯草胶囊联合左甲状腺素钠片(优甲乐)治疗桥本甲状腺炎甲状腺功能减退时能明显降低 TPO-Ab 和 TG-Ab 滴度及Th17 细胞水平,调节患者自身的免疫状态。

【主要参考资料】

[1] 夏枯草片.成都森科制药有限公司.2015-12-21 修订.

[2] 夏枯草颗粒.山东仙河药业有限公司.2015-05-25 修订.

[3] 夏枯草口服液.贵州新天药业股份有限公司.2015-11-09 修订.

[4] 夏枯草胶囊.聚协昌(北京)药业有限公司.2011-04-11 修订.

[5] 夏枯草膏.北京同仁堂科技发展有限公司制药厂.2010-10-01 修订.

[6] 高学忠,董树枫.夏枯草口服液治疗乳腺增生症 100 例[J].上海中医药杂志,2003(37):27-28.

[7] 张美华,刘忠伟,杜菊香.夏枯草口服液治疗亚急性甲状腺炎的临床效果[J].临床合理用药,2011,4(4c):53-54.

[8] 殷智晔.夏枯草颗粒联合甲巯咪唑片治疗弥漫性甲状腺肿伴甲状腺功能亢进的疗效观察[J].现代药物与临床,2016,31(1):70-74.

[9] 杨余鹏,叶迎新.夏枯草颗粒辅助治疗桥本氏甲减 28 例[J].中国民间疗法,2013,21(3):31-32.

[10] 王云山.夏枯草片联合盐酸坦索罗辛治疗慢性非细菌性前列腺炎疗效观察[J].亚太传统医药,2014,10(15):107-108.

［11］贾晓青.小剂量米非司酮联合夏枯草片与单纯用小剂量米非司酮治疗子宫肌瘤疗效对比［J］.实用妇科内分泌杂志,2015,2(1):168-170.

［12］潘定举,程雪翔,葛文波.夏枯草口服液治疗肝郁化火证高血压病 197 例［J］.中国新药杂志,2007(12):971-973.

［13］龚晓娟,刘伟刚,仲华.夏枯草片治疗良性前列腺增生 40 例观察［J］.实用中医药杂志,2014(30):964-965.

［14］屈媛怡,仲华.夏枯草片联合左氧氟沙星治疗急性结膜炎疗效观察［J］.临床医药,2014(1):45.

［15］刘婧茹.夏枯草胶囊对桥本氏病患者自身抗体及 Th17 细胞的影响［D］.吉林大学,2012.

［16］窦文琴,张颖.夏枯草片致过敏性休克 1 例［J］.中药药物警戒,2012,9(12):767-768.

［17］张红艳.夏枯草口服液治疗儿童乳房发育症 36 例［J］.2013(1):65-66.

［18］胡燕,戴迅毅,韩燕燕.夏枯草片联合阿达帕林凝胶治疗寻常痤疮疗效观察［J］.亚太传统医药,2014,10(21):108-109.

［19］张学钰,郑任珊,程吕欢,等.夏枯草胶囊辅助治疗多发性溃疡型乳腺结核的效果研究［J］.中国当代医药,2015(17):146-148.

［20］陈莉.夏枯草片治疗痰热蕴结型慢性咽炎的临床研究［D］.南京中医药大学,2015.

［21］贾晓青.小剂量米非司酮联合夏枯草片与单纯用小剂量米非司酮治疗子宫肌瘤疗效对比［J］.实用妇科内分泌电子杂志,2015(01):168-170.

［22］赵晓巍,屈媛怡,仲华.夏枯草片联合头孢拉定治疗急慢性咽喉炎随机平行对照研究［J］.实用中医内科杂志,2014(11):86-87.

［23］窦文琴,张颖.夏枯草片致过敏性休克 1 例［J］.中国药物警戒,2012(12):767-768.

［24］谢恩.夏枯草膏治疗视神经炎 46 例［J］.湖南中医杂志,2012(02):71-72.

［25］吴胜本.夏枯草口服液在 Graves 病治疗中的应用［J］.中成药,2012(01):10-12.

［26］苏航,姚德金.夏枯草膏治疗原发性开角型青光眼的临床观察［J］.中国中医眼科杂志,2007(05):252-254.

［27］韩明道.夏枯草过敏反应两例［J］.上海中医药杂志,1983(03):34.

17. 葛根芩连丸(片、胶囊、颗粒)

【制剂规格】浓缩水丸 1g/袋,片剂 0.5g/片,胶囊 0.4g/粒,颗粒剂 6g/袋。

【药物组成】葛根、黄芩、黄连、炙甘草。

【方剂来源】本方来源于汉·张仲景《伤寒论》,原方为"葛根芩连汤",原文记载"太阳病,桂枝证,医反下之,利遂不止,脉促者,表未解也;喘而汗出者,葛根芩连汤主之"。现行执行标准为《中国药典》(2015 年版)一部。

【组方特点】本方解表清热,利湿止泻。用于湿热蕴结所致的泄泻腹痛。方中的葛根既能解肌退热,用于风热外感,又能升阳止泻,用于泻痢不止,为君药。黄芩、黄连清热燥湿,止泻止痢,为臣药。

【说明书及超说明书适应证信息】说明书功能主治为"解肌透表,清热解毒,利湿止泻。用于湿热蕴结所致的泄泻腹痛、便黄而黏、肛门灼热及风热感冒所致的发热恶风、头痛身痛"。

(1)属于说明书适应证的病证包括(以湿热证为证型要素):

- 大肠湿热证
- 腹泻(感染性腹泻、急性腹泻、肠易激综合征、秋季腹泻、小儿腹泻等)
- 细菌性痢疾(菌痢)
- 急性肠炎、溃疡型结肠炎
- 风热感冒(上呼吸道感染风热证等)

(2)根据临床文献报道,目前存在的超说明书使用的病证暂未找到。

【说明书及超说明书用法用量信息】葛根芩连丸说明书用法用量为"口服,一次 3g,小儿一次 1g,一日 3 次"。陈氏报道治疗小儿上呼吸道感染风热证时,采用 1~2g/次,3 次/天的治疗方案,有效性和安全性良好。

葛根芩连片说明书用法用量为"口服,一次 3~4 片,一日 3 次"。

葛根芩连胶囊说明书用法用量为"口服,一次 3~4 粒,一日 3 次"。

葛根芩连颗粒说明书用法用量为"开水冲服,一次 1 袋,一日 3 次"。

【说明书及超说明书疗程信息】说明书未明确标明疗程。根据《中药新药临床研究指导原则》,感冒及热病的疗程一般为 3~5 天。关于其他病证的疗程,刘氏报道葛根芩连微丸治疗肠易激综合征的疗程为 3 周,蔡氏报道葛根芩连颗粒治疗溃疡型结肠炎的疗程为 6 周。

【重复用药信息】葛根芩连丸+香连化滞丸:两药均能清热利湿,用于治疗湿热蕴结所致的腹痛腹泻,均含有黄芩、黄连、甘草。根据 2010 版北京市医保药品目录,两者均属于"清利肠胃湿热剂",建议判定为重复用药。中成药联合用药智能评价模型的计算结果显示,两者的重复用药得分为 5 分。

葛根芩连丸+加味香连丸:两药均能祛湿清热,治疗湿热蕴结证,均含有黄芩、黄连、甘草。根据 2010 版北京市医保药品目录,两者均属于"清利肠胃湿热剂",建议判定为重复用药。中成药联合用药智能评价模型的计算结果显示,两者的重复用药得分为 5 分。

【不良反应及禁忌证信息】说明书提示"脾胃虚寒腹泻者不适用""儿童、妊娠期妇女、哺乳期妇女、年老体弱者,有高血压、心脏病、肝病、糖尿病、肾病等慢性病严重者应在医师指导下服用"。

【十八反、十九畏及相互作用信息】从十八反、十九畏"藻戟遂芫俱战草"的角度看,本品含有甘草,与含海藻、大戟、甘遂、芫花的中药复方或中成药联用时需注意监测,例如舟车丸(甘遂、大戟、芫花)、乳癖消片(海藻)、心通口服液(海藻)、紫金散(大戟)、祛痰止咳颗粒(甘遂、芫花)等。另据文献报道,本品不宜与碳酸钠铋同时服用,因为碳酸钠铋会覆盖在胃肠黏膜表面,妨碍葛根芩连丸的吸收而降低疗效。

也有研究表明,葛根芩连汤对大鼠肝脏细胞色素 P-450 酶的各个亚型酶均具有不同程度的抑制作用,其中对 CYP1A2、CYP2C11、CYP3A1/2 的抑制作用更强。因此,葛根芩连汤与经 CYP-450 代谢的药物合用,可能会影响合用药物在体内的代谢,升高血药浓度。

【现代研究信息】现代研究显示,葛根芩连微丸能够明显抑制正常小鼠的小肠推进运动,对抗新斯的明引起的小鼠小肠推进功能亢进,抑制蓖麻油引起的小鼠腹泻,降低痢疾杆菌感染小鼠的死亡率,具有止泻止痢的作用。

【主要参考资料】

[1] 葛根芩连丸.广西壮族自治区花红药业股份有限公司.2007-12-19 修订.

[2] 葛根芩连片.陕西利君现代中药有限公司.2010-01-09 修订.

[3] 葛根芩连胶囊.重庆亚东药业有限责任公司.

[4] 葛根芩连颗粒.重庆亚东药业有限责任公司.

[5] 蔡纪堂,郭菲.康复新液联合葛根芩连颗粒治疗溃疡性结肠炎临床效果观察[J].中医临床研究,2016(15):84-85.

[6] 李杰,戚团结,刘汶,等.葛根芩连丸联合整肠生胶囊治疗急性腹泻62例[J].辽宁中医杂志,2014(07):1421-1422.

[7] 吴国寿.葛根芩连片和诺氟沙星治疗急性腹泻的疗效对比观察[J].中国社区医师(医学专业),2011(34):171.

[8] 崔宁,张晓梅.葛根芩连丸合枫蓼肠胃康冲剂治疗感染性腹泻150例[J].中国民间疗法,2011(05):54.

[9] 童学科.葛根芩连微丸联合蒙脱石散剂治疗急性非细菌性腹泻临床观察[J].求医问药(下半月),2011(01):86-87.

[10] 陈琦,甘淳,熊翠凤,等.葛根芩连微丸治疗小儿上呼吸道感染风热证的疗效评价[J].中国医院药学杂志,2004(12):46-48.

[11] 何飞,刘元,韦焕英,等.葛根芩连微丸止泻止痢药效学实验研究[J].中国实验方剂学杂志,2003(05):48-50.

[12] 刘清,林亚,徐丽涛.葛根芩连微丸与硝苯吡啶治疗肠易激综合征临床研究[J].实用中西医结合临床,2003(02):9.

[13] 郭建平.葛根芩连微丸加病毒唑治疗婴幼儿秋季腹泻42例疗效观察[J].厂矿医药卫生,1995(01):29.

18. 复方黄连素片

【制剂规格】30mg 黄连小檗碱/片。

【药物组成】盐酸小檗碱、木香、白芍、吴茱萸。

【方剂来源】本方源自于宋·《太平惠民和剂局方》中"大香连丸"的加减,用于"治丈夫、妇人肠胃虚弱,冷热不调,泄泻烦渴,米谷不化,腹胀肠鸣,胸膈胀满,或下痢脓血,里急后重,夜起频并,不思饮食,或小便不利,肢体怠惰"。现行执行标准为《中国药典》(2015 年版)一部。

【组方特点】本方清热燥湿,行气止泻。用于腹泻腹痛之湿热下注证,症见里急后重、肛门灼热等。方中的黄连(主要有效成分为盐酸小檗碱)清热、燥湿、解毒、止泻,为治疗湿热痢疾的要药,为君药。木香行气止痛,为臣药。

【说明书及超说明书适应证信息】说明书功能主治为"清热燥湿,行气止痛,止痢止泻。用于大肠湿热,赤白下痢,里急后重或暴注下泄,肛门灼热;肠炎、痢疾见上述证候者"。

(1)属于说明书适应证的病证包括:

● 大肠湿热证

● 泄泻(腹泻、湿热泄泻、急性腹泻、急性肠胃炎腹泻、小儿轮状病毒腹泻等)

● 痢疾(急性细菌性痢疾)

● 腹泻型肠易激综合征

(2)根据临床文献报道,目前存在的超说明书使用的病证有:

● 寻常痤疮(陆江涛,60 例,片剂口服,丘疹型 4 片/次、脓疱型 6 片/次,脓疱消失后改为 4 片/次,3 次/天,2 个月)

● 慢性萎缩性胃炎(刘利民,63 例,片剂口服,4 片/次,3 次/天,3 个月)

● 幽门螺杆菌感染复发后治疗(丁武,108 例,片剂口服,4 片/次,3 次/天,配合其他药物,2 周)

● 复发性口腔溃疡(田凯,136 例,片剂口服,6 片/次,3 次/天,必要时配合螺旋霉素,1 周)

● 手足口病[余巧林,92 例,将复方黄连素片溶于复方炉甘石洗剂内(具体方法不详),喷涂患处,3 次/天,3~5 天]

【说明书及超说明书用法用量信息】说明书用法用量信息为"口服,一次 4 片,一日 3 次"。陆氏报道在治疗脓疱型痤疮时采用 6 片/次,3 次/天的治疗方案。同时,复方黄连素片也存在外用法,例如余氏报道了复方黄连素片溶于复方炉甘石洗剂后,外用治疗手足口病皮疹。

【说明书及超说明书疗程信息】说明书未明确标明疗程。根据文献报道,复方黄连素片治疗湿热泄泻的疗程为 3~5 天,治疗急性细菌性痢疾的疗程为

7 天,治疗肠易激综合征的疗程为 2 周,治疗寻常痤疮的疗程为 2 个月,治疗慢性萎缩性胃炎的疗程为 3 个月。

【重复用药信息】复方黄连素片+香连化滞丸:两药均能清热燥湿,均含有黄连、木香、白芍,用于治疗湿热泄泻。根据 2010 版北京市医保药品目录,两者均属于"清利肠胃湿热剂",建议判定为重复用药。中成药联合用药智能评价模型的计算结果显示,两者的重复用药得分为 6 分。

复方黄连素片+香连片:两药均能清热化湿、行气止痛,复方黄连素片的组方包含了香连片的全部成分(黄连、木香),用于治疗大肠湿热。根据 2010 版北京市医保药品目录,两者均属于"清利肠胃湿热剂",建议判定为重复用药。中成药联合用药智能评价模型的计算结果显示,两者的重复用药得分为 4 分。

【不良反应及禁忌证信息】说明书未提示不良反应,据报道有 1 例患者服用复方黄连素片 0.5g 后出现全身瘙痒的过敏反应,但因文中提示"蒲公英素和小檗碱可能是主要致敏原",考虑可能为同名异药。

【十八反、十九畏及相互作用信息】本方组成不含"十八反、十九畏"中所提及的药物。

有研究显示,肾移植术后肝肾功能稳定的患者服用盐酸小檗碱后,环孢素的血药浓度出现变化,可能为盐酸小檗碱抑制 CYP3A 的活性所致,提示在联合使用盐酸小檗碱和环孢素时需根据血药浓度监测结果调整环孢素的用量。

【现代研究信息】现代研究显示,复方黄连素片具有免疫调节作用,通过抑制促炎因子的产生,降低白介素-6(IL-6)、白介素-17(IL-17)的表达,改善胃黏膜损伤。另据报道,在腹腔感染早期,盐酸小檗碱可以通过降低促炎因子的表达量来降低炎症反应的强度,并通过减缓紧密连接蛋白的消失和肠上皮细胞的死亡,进而起到肠屏障保护作用。

【主要参考资料】

[1]复方黄连素片.四川好医生攀西药业有限责任公司.2010-07-30 核准.

[2]周国坚,叶董婷,邓旭杏.板蓝根颗粒、茵栀黄颗粒和复方黄连素片对药物代谢酶 CYP_3A_4 活性的影响[J].中医药导报,2017(03):72-74.

[3]刘利民.复方黄连素对萎缩性胃炎的治疗效果及对 IL-6、IL-17 的影响[J].中国处方药,2016(12):7-8.

[4]丁武,施江艳.复方黄连素在幽门螺杆菌感染复治中的疗效分析[J]中外医学研究,2016(26):136-138.

[5]张巧云,拓占斌.左氧氟沙星联合复方黄连素片治疗急性细菌性痢疾的临床疗效[J].临床合理用药杂志,2015(30):48-49.

[6]余巧林,陈晓霞,张洁,等.外用药物治疗感染性手足口病的疗效及护理[J].华西

医学,2011(01):92-93.

[7] 田凯.复方黄连素片治疗复发性口腔溃疡临床体会[J].新疆中医药,2009(04):21-22.

[8] 彭慕斌,田英.复方黄连素片治疗肝郁脾虚型肠易激综合征48例[J].职业与健康,2005(12):174-175.

[9] 魏国军,马清芝.口服复方黄连素引起过敏反应1例[J].中国临床医生,2000(06):4.

[10] 陆江涛.应用复方黄连素配合自拟痤疮洗剂治疗寻常痤疮60例小结[J].陕西中医学院学报,1998(04):27.

[11] 李罄,吴笑春,辛华雯,等.肾移植受者环孢素A与盐酸小檗碱合用的临床研究[J].中国临床药理学杂志,2001,17(2):114-117.

[12] 唐礼功,谢森,潘铁军,等.黄连素对肾移植患者环孢素A血浓度的影响[J].中华器官移植杂志,2011,22(2):109-110.

四、温里剂

19. 附子理中丸(片、口服液)

【制剂规格】大蜜丸9g/丸,水蜜丸6g/袋,浓缩丸8丸/3g原生药,片剂0.25g/片,口服液10ml/支。

【药物组成】制附子(毒)、干姜、党参、炒白术、甘草。

【方剂来源】本方源自于汉·张仲景《伤寒论》中的"理中丸",在其基础上增加了附子。原方为"霍乱,头痛发热,身疼痛,热多欲饮水者,五苓散主之;寒多不用水者,理中丸主之"。现行执行标准为《中国药典》(2015年版)一部。

【组方特点】本方温中健脾。用于脾胃虚寒诸证,症见脘腹冷痛、呕吐泄泻、手足不温。方中的附子、干姜为君药。其中,附子辛甘大热,既能补火助阳,用于治疗脾肾阳虚证,又能散寒止痛,用于脘腹冷痛;干姜既能温运中焦,用于脾胃虚寒证,又能止呕止泻。党参甘温入脾,补气健脾配合君药温阳健脾,为臣药。

【说明书及超说明书适应证信息】说明书功能主治为"温中健脾。适用于脾胃虚寒证,症见脘腹冷痛、畏寒肢冷、喜热饮食、呕吐清水,或大便稀溏、手足不温、舌淡苔白、脉细弦"。

(1)属于说明书适应证的病证包括(以脾胃虚寒为证型要素):

● 脾胃虚寒证

● 泄泻(久泻、五更泻、寒湿泄泻、阳虚泄泻等)

● 腹泻(阳虚腹泻、小儿腹泻、慢性腹泻、秋季腹泻、酒后腹泻、癌症腹泻、化疗相关性腹泻等)

- 腹泻型肠易激综合征
- 胃脘痛(虚寒型胃脘痛等)
- 痞满(功能性消化不良等)
- 慢性胃炎(脾胃虚寒型慢性胃炎、脾肾阳虚型慢性浅表性胃炎等)
- 慢性肠炎(虚寒型肠炎、慢性结肠炎、脾肾阳虚型慢性末端回肠炎等)
- 寒性呃逆
- 流涎、喜唾

（2）根据临床文献报道,目前存在的超说明书使用的病证有:

- 虚寒型复发性口腔溃疡(王银灿,68 例,大蜜丸口服,1 丸/次,2 次/天, 10 天)
- 痰湿咳嗽(侯懿烜,39 例,大蜜丸口服,1 丸/次,2 次/天,15 天)
- 过敏性鼻炎(毛海龙,10 例,大蜜丸口服,2 丸/次,2 次/天,10 天)
- 寒冷型多形红斑(陈迎五,25 例,浓缩丸口服,10 粒/次,3 次/天,1 个月)
- 糖尿病合并高脂血症(42 例,浓缩丸口服,8 粒/次,3 次/天,配合常规治疗,10 周)
- 味觉丧失(吴志国,1 例,水蜜丸口服,6g/次,3 次/天,1 个月)
- 胃黏膜肥厚症(王银灿,1 例,大蜜丸口服,配合二陈汤、逍遥丸,先汤剂后成药调理,2 个月)

【说明书及超说明书用法用量信息】附子理中丸(大蜜丸)说明书用法用量为"口服,一次 1 丸,一日 2~3 次"。根据文献报道,治疗小儿腹泻时,1~3 个月 1/6 丸,4~6 个月 1/4 丸,7~11 个月 1/3 丸,1 岁以上者 1/2 丸,加适量红糖调服,2 次/天;也有学者根据体重给药,每次每千克体重口服 0.5g,温开水送服,3 次/天;也有将大蜜丸压饼外敷脐部并配合热疗治疗婴幼儿腹泻的文献报道,1 丸/次,每次 30 分钟,1 次/天。治疗小儿流涎、喜唾时,3 岁患儿的用法为每天 1 丸,水煎分 2 次服;12 岁患儿的用法为 1 丸/次,2 次/天。

附子理中丸(水蜜丸)说明书用法用量为"口服,一次 1 袋(6g),一日 2~3 次"。

附子理中丸(浓缩丸)说明书用法用量为"口服,一次 8~12 丸,一日 3 次"。

附子理中片说明书用法用量为"口服,一次 6~8 片,一日 1~3 次"。

附子理中口服液说明书用法用量为"口服,一次 10ml,一日 3 次"。

【说明书及超说明书疗程信息】说明书未明确标明疗程。根据文献报道,治疗不同病证时的疗程不同,治疗腹泻的疗程在 7 天~2 周(小儿腹泻在 3~6 天),肠易激综合征的疗程在 1~2 个月,化疗相关性腹泻的疗程从化疗前 3 天持续至化疗结束后 6 天,治疗慢性胃炎的疗程为 14 天。另外,治疗口腔溃疡和过敏性鼻炎的疗程为 10 天,辅助治疗糖尿病高脂血症的疗程为 10 周。

【重复用药信息】附子理中丸+温胃舒胶囊:两药均能温中止痛,均含有附子(有毒)、党参、白术,治疗脾胃虚寒证。根据 2010 版北京市医保药品目录,两者均属于“温中散寒剂”,建议判定为重复用药。中成药联合用药智能评价模型的计算结果显示,两者的重复用药得分为 5 分。

附子理中丸+虚寒胃痛颗粒:两药均能温中健脾,均含有党参、干姜、甘草,用于治疗脾胃虚寒。根据 2010 版北京市医保药品目录,两者均属于“温中散寒剂”,建议判定为重复用药。中成药联合用药智能评价模型的计算结果显示,两者的重复用药得分为 5 分。

【不良反应及禁忌证信息】说明书上提示本品“感冒发热患者不宜服用。妊娠期妇女及哺乳期妇女慎用。有高血压、心脏病、肝病、糖尿病、肾病等慢性病严重者应在医师指导下服用”;也有资料提示不适用于肠结核腹泻(主要表现为午后低热、盗汗、晨时腹泻)、急性肠炎腹泻(主要表现为腹痛、水样大便频繁或发热)。本品含有附子,服药后如有血压增高、头痛、心悸等症状,应立即停药并去医院就诊。

附子理中丸含有附子(乌头碱),其不良反应主要集中在心脏毒性方面,轻者表现为心悸、气短、胸闷、乏力等,重者表现为口唇麻木(甚至舌卷曲)、四肢麻木、面色苍白、恶心呕吐等。有报道 2 例患者服用附子理中丸(大蜜丸 1 丸/次,2 次/天)3~5 天后出现心悸、胸闷等乌头碱轻症中毒的表现,2 例患者服用附子理中丸大蜜丸 1 丸 15~20 分钟后即出现全身麻木、呕吐等乌头碱重症中毒的表现,治疗后缓解;也有 2 例患者服用附子理中丸(大蜜丸 1 丸/次,3 次/天)3 天后出现面部水肿的不良反应,停药后缓解。

【十八反、十九畏及相互作用信息】从十八反、十九畏“半蒌贝蔹及攻乌”的角度看,本品含有附子,与含有半夏、瓜蒌、浙贝母、川贝母、白蔹、白及的中药复方或中成药联用时应注意监测,例如通宣理肺口服液(半夏)、香砂养胃丸(半夏)、川贝枇杷颗粒(川贝母)、养阴清肺口服液(川贝母)、橘红片(半夏、浙贝母)等。

从十八反、十九畏“诸参辛芍叛藜芦”的角度看,本品含有党参,在与含有藜芦的中药复方或中成药联用时应注意监测,例如三七血伤宁胶囊(黑紫藜芦)。

从十八反、十九畏“藻戟遂芫俱战草”的角度看,本品含有甘草,与含海藻、大戟、甘遂、芫花的中药复方或中成药联用时需注意监测,例如舟车丸(甘遂、大戟、芫花)、乳癖消片(海藻)、心通口服液(海藻)、紫金散(大戟)、祛痰止咳颗粒(甘遂、芫花)等。

【现代研究信息】现代研究显示,对序贯造模的获得性脾阳虚大鼠和发育性脾阳虚大鼠,附子理中丸通过慢性耗能降低体重和增加适应性产热峰值,实现温里散寒。同时,能降低腹泻型肠易激综合征大鼠的血清肿瘤坏死因子-α(TNF-α)水平,提高大鼠血清白介素-10(IL-10)水平,调节血清促炎因子与抗炎因子水平和平衡。另外,还能增强小鼠的耐寒能力,对乙酸引起的小鼠腹痛有显著的镇痛作用,还可拮抗肾上腺素引起的回肠运动抑制和乙酰胆碱引起的回肠痉挛。

【主要参考资料】

[1] 附子理中丸(大蜜丸).北京同仁堂科技发展股份有限公司制药厂.2007-05-16 修订.

[2] 附子理中丸(水蜜丸).山西华康药业股份有限公司.2013-12-12 修订.

[3] 附子理中丸(浓缩丸).河南省宛西制药股份有限公司.2007-07-17 修订.

[4] 附子理中片.国药集团新疆制药有限公司.2010-12-29 修订.

[5] 附子理中口服液.河南省宛西制药股份有限公司.

[6] 王银灿.二陈汤合附子理中丸治疗巨大胃黏膜肥厚症 1 例[J].中国民间疗法,2015(03):46-47.

[7] 吴志国.附子理中丸治疗味觉丧失 1 例[J].实用中医药杂志,2014(12):1159.

[8] 王银灿.附子理中丸治疗虚寒型复发性口腔溃疡 68 例[J].中国民间疗法,2014(10):51.

[9] 覃家浪,陈为庆,邓楠.附子理中丸治疗氯氮平所致流涎 60 例[J].河南中医,2013(09):1425.

[10] 宋希荣.奥美拉唑联合附子理中丸治疗脾胃虚寒型胃脘痛临床研究[J].社区医学杂志,2013(11):9-10.

[11] 唐汉庆,劳传君,李克明.应用 NNT 评价中西药治疗慢性浅表性胃炎(脾阳虚证型)的效果[J].右江民族医学院学报,2012(02):148-150.

[12] 张庆辉.附子理中丸中毒致心律失常 1 例[J].临床荟萃,2010(23):2082.

[13] 郭彦兵,仲巍.培菲康联合附子理中丸治疗肠易惹综合征 60 例临床观察[J].社区医学杂志,2010(14):52-53.

[14] 叶蜀晖.四神丸合附子理中丸治疗腹泻型肠易激综合征 62 例[J].山东中医杂志,2010(05):310.

[15] 李军,汤海燕,王磊.附子理中丸治疗酒后泄泻 50 例[J].山东中医杂志,2010(04):231.

[16] 沈伟生,邓立春,袁明,等.附子理中丸防治含伊力替康方案化疗相关性腹泻 30 例[J].陕西中医,2009(09):1153-1154.

[17] 东野长新,东野广刚.附子理中丸儿科应用四则[J].中国现代医药杂志,2008(09):126.

[18] 赵珩,张建功.附子理中丸合针灸治疗慢性胃炎 75 例分析[J].中国误诊学杂志,

2007(23):5666-5667.

[19]陈迎五.附子理中丸治疗寒冷型多形红斑25例[J].光明中医,2007(02):62-63.

[20]侯懿炟.附子理中丸配合穴位注射治疗痰湿咳嗽39例临床观察[J].中国中医药现代远程教育,2006(09):39-41.

[21]靳中秀,史玉蓉.复方甘草片联合附子理中丸治疗寒性呃逆25例[J].中国社区医师(综合版),2005(10):52.

[22]唐吉元.附子理中丸神阙穴外敷辅以周林频谱仪理疗治疗婴幼儿腹泻[J].中国社区医师(综合版),2004(16):39-40.

[23]王建凯,刘国良.附子理中丸致中毒反应2例报道[J].实用中医药杂志,2001(01):43.

[24]杨星辉.服附子理中丸致面部浮肿2例[J].黑龙江中医药,1999(04):39.

[25]唐伟,张尊善,陈现民.熨脐配以附子理中丸治疗小儿迁延性腹泻120例临床观察[J].中医外治杂志,1996(06):43.

[26]张向力,张丽萍,王晓霞.附子理中丸中毒致心律失常1例[J].中国中医药信息杂志,1996(04):37.

[27]齐敏.服附子理中丸致中毒1例报告[J].内蒙古中医药,1994(S1):117.

[28]黄国成.附子理中丸治疗小儿慢性腹泻145例疗效观察[J].西南国防医药,1992(04):236-237.

[29]李克洲.附子理中丸中毒致舌卷缩一例报告[J].中药通报,1981(06):37.

[30]仝允梅,赵时雨,杨明,等.附子理中口服液治疗脾胃虚寒证108例[J].河南中医,1993(04):177-178.

[31]张文通,唐汉庆,王勇,等.附子理中丸增强脾阳虚证大鼠适应性产热[J].中国药师,2010,13(07):918-921.

[32]谢文娟,张志敏,武志娟.附子理中汤对D-IBS大鼠血清TNF-α、IL-10的影响[J].中国中医急症,2013,22(08):1287-1288,1316.

五、止咳化痰平喘剂

20. 二陈丸(合剂)

【制剂规格】水丸6g/袋,浓缩丸8丸/3g原药材,合剂120ml/瓶。

【药物组成】陈皮、制半夏、茯苓、甘草。

【方剂来源】本方源自于宋·《太平惠民和剂局方》,原方为"二陈汤",用于"治痰饮为患,或呕吐恶心,或头眩心悸,或中脘不快,或发为寒热,或因食生不和"。现行执行标准为《中国药典》(2015年版)一部。

【组方特点】本方燥湿化痰,理气和胃。用于咳嗽痰多,胸脘胀闷。其中,半夏辛温性燥,既能燥湿化痰,用于痰湿咳嗽,又能降逆止呕,用于恶心呕吐,为君药;陈皮理气和中,燥湿化痰,为臣药。

【说明书及超说明书适应证信息】说明书功能主治为"燥湿化痰,理气和

189

胃。用于痰湿停滞导致的咳嗽痰多,胸脘胀闷,恶心呕吐"。

(1)属于说明书适应证的病证包括(以痰湿内停为证型要素):

● 痰湿内停证

● 咳嗽(脾虚痰湿型咳嗽、感染后咳嗽等)

● 上呼吸道感染(小儿支气管肺炎等)

● 呕吐(脾虚湿盛型呕吐、妊娠恶阻等)

● 痞满

(2)根据临床文献报道,目前存在的超说明书使用的病证有:

● 梅尼埃综合征(王豪,36 例,水丸口服,9g/次,3 次/天,7 天)

● 高同型半胱氨酸血症脑梗死(王艾,31 例,浓缩丸口服,12 丸/次,3 次/天,配合常规治疗,1 个月)

● 失音症(王豪,19 例,二陈合剂口服,15ml/次,3 次/天,5~10 天)

● 口腔溃疡(王豪,47 例,二陈合剂口服,20ml/次,3 次/天,4~8 天)

● 小儿流涎症(王豪,36 例,二陈合剂口服,10ml/次,3 次/天,疗程不明)

【说明书及超说明书用法用量信息】二陈丸(水丸)说明书用法用量信息为"口服,一次 9~15g(6g/袋),一日 2 次"。根据文献报道,辅助治疗小儿支气管肺炎时,<1 岁为 2g/次,2 次/天;1~3 岁为 3g/次,2 次/天。

二陈丸(浓缩丸)说明书用法用量为"口服,一次 12~16 丸,一日 3 次"。

二陈合剂说明书用法用量为"口服,一次 10~15ml,一日 3 次"。

【说明书及超说明书疗程信息】说明书未明确标明疗程。根据文献报道,治疗高同型半胱氨酸血症脑梗死的疗程为 1 个月。

【重复用药信息】二陈丸+通宣理肺丸:两药均能化痰止咳,通宣理肺丸的组方包含二陈丸的全部成分(陈皮、制半夏、茯苓、甘草),用于治疗咳嗽痰多等症。根据 2010 版北京市医保药品目录,两者均属于"温化寒痰剂",建议判定为重复用药。中成药联合用药智能评价模型的计算结果显示,两者的重复用药得分为 6 分。

二陈丸+止咳橘红丸:两药均能化痰止咳,止咳橘红丸包含了二陈丸的全部成分(陈皮、制半夏、茯苓、甘草),治疗咳嗽痰多。根据 2017 版国家医保药品目录,两者均属于"清热化痰剂",建议判定为重复用药。中成药联合用药智能评价模型的计算结果显示,两者的重复用药得分为 8 分。

【不良反应及禁忌证信息】说明书提示"支气管扩张、肺脓疡、肺心病、肺结核患者应在医师指导下服用"。本品适用于痰湿咳嗽(咳嗽反复发作,咳声重浊,痰多、色白或带灰色),不适用于单独治疗其他类型的咳嗽。

【十八反、十九畏及相互作用信息】从十八反、十九畏"半蒌贝蔹及攻乌"的角度看,本品含有半夏,与含有乌头的中药复方或中成药联用时需注意监测,例如小活络丸(川乌、草乌)、附桂骨痛片(附子)、盘龙七片(川乌、草乌)、虎力散胶囊(草乌)、附子理中丸(附子)、金匮肾气丸(附子)、右归丸(附子)、芪苈强心胶囊(附子)等。

从十八反、十九畏"藻戟遂芫俱战草"的角度看,本品含有甘草,与含海藻、大戟、甘遂、芫花的中药复方或中成药联用时需注意监测,例如舟车丸(甘遂、大戟、芫花)、乳癖消片(海藻)、心通口服液(海藻)、紫金散(大戟)、祛痰止咳颗粒(甘遂、芫花)等。

【现代研究信息】现代药理学研究表明,本品有镇咳、祛痰、平喘、镇静、止呕、解痉、保肝、利胆、抑菌、抗病毒、免疫调节作用。同时,能够改善慢性支气管炎模型大鼠的肺活量、用力呼气量等指标,提高肺功能。还能够降低肥胖大鼠的体重、甘油三酯和胆固醇等指标。

【主要参考资料】

[1] 二陈丸(水丸).北京同仁堂制药有限公司.2015-12-01 修订.

[2] 二陈丸(浓缩丸).兰州佛慈制药股份有限公司.2007-05-09 修订.

[3] 二陈合剂.浙江惠松制药有限公司.2010-09-26 修订.

[4] 高妙然,尚立芝,谢文英,等.二陈汤对慢性支气管炎大鼠肺功能及病理变化的影响[J].中国中医药现代远程教育,2016(14):143-145.

[5] 王艾,聂万锋,谭博,等.二陈丸治疗高同型半胱氨酸血症脑梗死疗效观察[J].现代中西医结合杂志,2015(02):115-117.

[6] 王红艳,杨雁,苏秀霞,等.二陈丸佐治小儿毛细支气管肺炎临床观察[J].临床合理用药杂志,2013(26):74.

[7] 吴同玉,林山,郑良普.二陈汤对高脂饮食 Wistar 大鼠体重及其血脂代谢的影响[J].浙江中医药大学学报,2012(11):1218-1220,1238.

[8] 王豪.二陈丸临床新用途[J].家庭中医药,2006(07):58.

[9] 戚广崇.二陈丸治疗妊娠恶阻[J].中成药研究,1984(03):45.

21. 牛黄蛇胆川贝液(胶囊、软胶囊、滴丸)

【制剂规格】口服液 10ml/支,胶囊 0.5g/粒、0.25g/粒,软胶囊 0.3g/粒,滴丸 35mg/丸。

【药物组成】人工牛黄、川贝母、蛇胆汁。

【方剂来源】当代经验方。现行执行标准为《中国药典》(2015 年版)一部。

【组方特点】本方清热、化痰、止咳,用于热痰咳嗽。方中的牛黄(或人工牛黄)苦寒,既能清热解毒,用于外感发热,又能化痰开窍,用于痰热咳嗽,为君药。蛇胆汁甘苦性凉,能够清热解毒;川贝母甘凉润肺,能够止咳化痰,增强君药清热化痰的作用,为臣药。

【说明书及超说明书适应证信息】说明书功能主治为"清热,化痰,止咳。用于热痰、燥痰咳嗽,症见咳嗽、痰黄或干咳、咳痰不爽"。

(1)属于说明书适应证的病证包括(以痰热壅肺为证型要素):

● 咳嗽(痰热咳嗽、感冒后咳嗽、慢性咳嗽等)

● 呼吸道感染(上呼吸道感染、小儿支原体肺炎等)

● 慢性阻塞性肺疾病急性发作期(COPD 急性发作期)

(2)根据临床文献报道,暂未见超说明书使用的病证。

【说明书及超说明书用法用量信息】牛黄蛇胆川贝液说明书用法用量为"口服,一次 10ml,一日 3 次。小儿酌减或遵医嘱"。

牛黄蛇胆川贝胶囊说明书用法用量为"口服,一次 1~2 粒(0.5g/粒)或一次 2~4 粒(0.25g/粒),一日 3 次"。

牛黄蛇胆川贝软胶囊说明书用法用量为"口服,一次 1 粒,一日 3 次。小儿酌减或遵医嘱"。

牛黄蛇胆川贝滴丸说明书用法用量为"口服或舌下含服,一次 10 丸,一日 3 次。小儿酌减或遵医嘱"。

【说明书及超说明书疗程信息】说明书未明确标明疗程。根据文献报道,慢性咳嗽的疗程为 15 天。

【重复用药信息】牛黄蛇胆川贝液+蛇胆川贝胶囊:两药均能清热、化痰、止咳,牛黄蛇胆川贝液中包含蛇胆川贝胶囊的全部成分(蛇胆汁、川贝母),用于治疗肺热咳嗽。根据 2010 版北京市医保药品目录,两者均属于"理肺止咳剂",建议判定为重复用药。中成药联合用药智能评价模型的计算结果显示,两者的重复用药得分为 6 分。

牛黄蛇胆川贝液+川贝枇杷膏:两药均能清热宣肺、化痰止咳,均含有川贝,用于风热犯肺及痰热内阻。根据 2010 版北京市医保药品目录,两者均属于"理肺止咳剂",建议判定为重复用药。中成药联合用药智能评价模型的计算结果显示,两者的重复用药得分为 5 分。

【不良反应及禁忌证信息】说明书提示"恶寒发热者忌服。儿童、妊娠期妇女、体质虚弱及脾胃虚寒者慎用。支气管扩张、肺脓疡、肺心病、肺结核患者应在医师指导下服用"。且本品适用于痰热咳嗽(表现为咳嗽痰多,或喉中有痰鸣,质黏厚,咳吐不爽),不适用于单独治疗其他类型的咳嗽。据文献报道,牛黄蛇胆川贝液的不良反应常表现为过敏性药疹。例如 1 例 6 岁的患儿服用牛黄蛇胆川贝液 5ml 后 3 小时即出现过敏性药疹,治疗后缓解;1 例 5 岁的患儿服用牛黄蛇胆川贝液(5ml/次,3 次/天)1 天后即出现荨麻疹样药疹;1 例 43 岁的患者也在服用牛黄蛇胆川贝液(10ml/次,3 次/天)1 天后即出现药疹。

【十八反、十九畏及相互作用信息】从十八反、十九畏"半蒌贝蔹及攻乌"的角度看,本品含有川贝母,与含有乌头的中药复方或中成药联用时需注意监测,例如小活络丸(川乌、草乌)、附桂骨痛片(附子)、盘龙七片(川乌、草乌)、虎力散胶囊(草乌)、附子理中丸(附子)、金匮肾气丸(附子)、右归丸(附子)、芪苈强心胶囊(附子)等。

【现代研究信息】现代研究显示,牛黄蛇胆川贝口服制剂可以减少氨水引起的小鼠咳嗽,抑制由组胺和乙酰胆碱混合物引起的豚鼠哮喘,并且抑制蛋清引起的大鼠足肿胀。同时,还可明显改善慢性阻塞性肺疾病急性加重期患者的血气情况(氧分压和二氧化碳分压)。

【主要参考资料】

[1] 牛黄蛇胆川贝液.山东孔府制药有限公司.2011-01-13 修订.

[2] 牛黄蛇胆川贝胶囊.广东罗浮山国药股份有限公司.2007-05-09 修订.

[3] 牛黄蛇胆川贝软胶囊.江西药都仁和制药有限公司.

[4] 牛黄蛇胆川贝滴丸.北京康而福药业有限责任公司.2011-08-22 修订.

[5] 田会东,谭小霞.牛黄蛇胆川贝滴丸对 COPD 急性发作期的血气影响[J].中原医刊,2006(04):3-5.

[6] 李萍,祁钰.强力枇杷胶囊与牛黄蛇胆川贝液治疗慢性咳嗽疗效比较[J].青海医药杂志,2004(09):46-47.

[7] 周斌,纪丽华,王桂兰.阿奇霉素联用牛黄蛇胆川贝液治疗小儿支原体肺炎的疗效观察[J].华北煤炭医学院学报,2004(04):490-491.

[8] 黄德武,严尚学,龙子江.牛黄蛇胆川贝胶囊镇咳、平喘、抗炎作用的研究[J].上海实验动物科学,2000(03):148-150,153.

[9] 傅鸿坤.牛黄蛇胆川贝液致荨麻疹型药疹 1 例[J].皮肤病与性病,1998(01):69.

[10] 黄振耀.口服牛黄蛇胆川贝液致药疹 1 例[J].福建中医药,1993(04):14.

[11] 马凤林.服牛黄蛇胆川贝液出现过敏反应一例[J].中国中药杂志,1992(12):753.

[12] 田会东,谭小霞.牛黄蛇胆川贝滴丸对 COPD 急性发作期的血气影响[J].中原医刊,2006(04):3-5.

22. 复方鲜竹沥液

【制剂规格】20ml/支。

【药物组成】鲜竹沥、鱼腥草、生半夏(毒)、生姜、枇杷叶、桔梗、薄荷素油。

【方剂来源】当代经验方,可能源自于"竹沥二陈汤"或"温胆汤"的加减。现行执行标准为《中国药典》(2015 年版)一部。

【组方特点】本方用于痰热咳嗽、痰黄黏稠,侧重于化痰。方中的鲜竹沥为禾本科植物淡竹用火烤灼后流出的汁液,鲜品鲜药,性味甘寒,既能清肺热,又长于化热痰,为君药。鱼腥草清热解毒、消痈排脓,为清解肺热要药,助君药清肺排脓;半夏燥湿化痰止咳,配合君药增强燥湿化痰之功效,共为臣药。

【说明书及超说明书适应证信息】说明书功能主治为"清热化痰,止咳。用于痰热咳嗽,痰黄黏稠"。

(1)属于说明书适应证的病证包括(以痰热壅肺为证型要素):

● 痰热壅肺证

● 咳嗽(痰热咳嗽、感染后咳嗽、小儿咳嗽等)

● 其他以咳嗽、痰多为表现的肺部疾病(肺部感染、呼吸道感染、慢性阻塞性肺疾病急性发作、喘息性支气管炎、毛细支气管炎、支气管哮喘等)

(2)根据临床文献报道,目前存在的超说明书使用的病证有:

● 急性肺源性心脏病(彭朝霞,40 例,20ml 复方鲜竹沥液+20ml 生理盐水雾化,15 分钟/次,4 次/天,7 天)

【说明书及超说明书用法用量信息】说明书用法用量信息为"口服,一次20ml,一日 2~3 次"。王氏报道了治疗小儿咳嗽(5 个月~9 岁)时的用法用量为<1 岁的婴儿 5ml/次,>1 岁的儿童 10ml/次,均为 2 次/天。

根据文献报道,临床存在很多复方鲜竹沥液雾化吸入的治疗方案。例如赵氏将复方鲜竹沥液 20ml 放入雾化壶内超声雾化吸入 30 分钟,2 次/天,用于治疗咳嗽;路氏治疗慢性阻塞性肺疾病时采用复方鲜竹沥液 10ml+0.9%氯化钠注射液 40ml+地塞米松 5mg 雾化吸入,2 次/天的治疗方案,有效性和安全性良好。

【说明书及超说明书疗程信息】说明书未明确标明疗程。根据文献报道,复方鲜竹沥液口服治疗小儿咳嗽的疗程为 3~5 天,治疗老年喘息性支气管炎的疗程为 7 天;雾化吸入时治疗感染后咳嗽的疗程为 7 天,治疗慢性阻塞性肺疾病的疗程为 10 天。

【重复用药信息】复方鲜竹沥液+川贝枇杷糖浆:两药均能清热化痰、止咳,均含有桔梗、枇杷叶、薄荷脑,用于治疗痰热咳嗽。根据 2017 版国家医保药品目录,两者均属于"清热化痰剂",建议判定为重复用药。中成药联合用药智能评价模型的计算结果显示,两者的重复用药得分为5 分。

复方鲜竹沥液+止咳橘红丸:两药均能清肺、化痰、止咳,用于痰热咳嗽,均含有半夏、桔梗。根据 2017 版国家医保药品目录,两者均属于"清热化痰剂",建议判定为重复用药。中成药联合用药智能评价模型的计算结果显示,两者的重复用药得分为 5 分。

【不良反应及禁忌证信息】说明书明确提示"风寒咳嗽者不适用。儿童,妊娠期妇女,哺乳期妇女,年老体弱者,脾虚便溏者,糖尿病以及高血压、心脏病、肝病、肾病等慢性病严重者应在医师指导下服用"。有文献报道不良反应主要表现为上腹部轻微不适、恶心。另外,李氏报道了 2 例服用复方鲜竹沥液出现过敏性皮疹的案例,其中 1 例 60 岁的患者在服用 3 天(20ml/次,3 次/天)后出现全身红色丘疹瘙痒,另 1 例 38 岁的患者在服药 1 天(20ml/次,3 次/天)后出现四肢皮疹肿胀的表现,均在治疗后缓解。

【十八反、十九畏及相互作用信息】说明书明确提示"不宜在服药期间同时服用滋补性中药"。从十八反、十九畏"半蒌贝蔹及攻乌"的角度看,本品含有半夏,与含有乌头的中药复方或中成药联用时需注意监测,例如小活络丸(川乌、草乌)、附桂骨痛片(附子)、盘龙七片(川乌、草乌)、虎力散胶囊(草乌)、附子理中丸(附子)、金匮肾气丸(附子)、右归丸(附子)、芪苈强心胶囊(附子)等。

【现代研究信息】现代研究显示,复方鲜竹沥液能增加小鼠气管的酚红排泌量和大鼠的排痰量,明显延长由二氧化硫所致的小鼠咳嗽潜伏期与减少 2 分钟内的咳嗽次数,显著抑制大鼠琼脂肉芽肿形成和二甲苯引起的小鼠耳郭肿胀度,表明其具有较好的祛痰、止咳、抗炎等作用。复方鲜竹沥液中的鲜竹沥的主要化学成分为愈创木酚,可促进呼吸道黏液分泌增加,从而稀释黏痰;生半夏含挥发油、烟碱等,有燥湿化痰、镇咳止呕等作用;其他活性成分如鱼腥草素、槲皮苷、桔梗酸、薄荷油等分别对细菌和病毒有抑制作用。

【主要参考资料】

[1] 复方鲜竹沥液.江西济民可信药业有限公司.2015-12-01 修订.

[2] 方志全,肖忠英.复方鲜竹沥液治疗慢性阻塞性肺疾病 32 例[J].河南中医,2016(36):1027-1029.

[3] 赵航.复方鲜竹沥液辅助治疗老年喘息性支气管炎临床研究[J].河南中医,2016(36):327-328.

[4] 王志伟.复方鲜竹沥液雾化吸入治疗感染后咳嗽 128 例[J].江西中医药,2009(40):23-24.

[5] 路建梅.复方鲜竹沥液雾化吸入治疗慢性阻塞性肺疾病[J].中国民间疗法,2010(18):14-15.

[6] 王菲菲,李立宇.复方鲜竹沥液联合沙美特罗/氟替卡松治疗稳定期慢性阻塞性肺疾病的临床疗效研究[J].实用心脑肺血管病杂志,2015(23):104-107.

[7] 方铝,徐丽英,肖小华.复方鲜竹沥液的主要药效学研究[J].中成药,2004(26):1070-1071.

[8] 彭朝霞.复方鲜竹沥雾化吸入治疗肺心病急性发作期 40 例疗效观察[J].中医药导报,2012(04):101.

[9] 王欲明.复方鲜竹沥液治疗小儿咳嗽 37 例[J].中国实用乡村医生杂志,2008

（06）:48.

[10] 李宇峰,方向梅.复方鲜竹沥口服液致皮疹 2 例[J].中国药物应用与监测,2005（01）:37.

[11] 方铝,徐丽英,肖小华.复方鲜竹沥液的主要药效学研究[J].中成药,2004,26（12）:1070-1071.

23. 小儿肺热咳喘口服液(颗粒)

【制剂规格】口服液 10ml/支,颗粒剂 3g/袋。

【药物组成】麻黄、苦杏仁(小毒)、石膏、甘草、金银花、连翘、知母、黄芩、板蓝根、麦冬、鱼腥草。

【方剂来源】本方源自于汉·张仲景《伤寒论》中"麻杏石甘汤"和"银翘白虎汤"的加减。现行执行标准为《中国药典》(2015 年版)一部。

【组方特点】本方清热解毒,宣肺化痰。用于热邪犯于肺卫所致的发热汗出、咳嗽痰黄诸症。方中以麻黄、石膏共为君药。其中麻黄既能发汗解表,治疗恶寒发热,又能宣肺平喘,治疗外感咳喘;石膏药性寒凉入肺经,既能清热泻火,治疗温热病气分证,又能清泄肺火,治疗肺热咳喘,还能平抑麻黄辛温燥烈之性。金银花、连翘、鱼腥草清热解毒,苦杏仁止咳平喘,为臣药。

【说明书及超说明书适应证信息】小儿肺热咳喘口服液说明书功能主治为"清热解毒,宣肺化痰。热邪犯于肺卫所致的发热、汗出、微恶风寒、咳嗽、痰黄,或兼喘息、口干而渴"。小儿肺热咳喘颗粒说明书功能主治为"清热解毒,宣肺止咳,化咳平喘。用于感冒,支气管炎,喘息性支气管炎,支气管肺炎属痰热壅肺证者"。

(1)属于说明书适应证的病证包括(以肺卫热盛为证型要素):

● 风热犯肺证、肺卫热盛证、气分热证

● 感冒(上呼吸道感染、下呼吸道感染、呼吸道感染、疑似流感等)

● 支气管炎(急性支气管炎、喘息性支气管炎、毛细支气管炎、小儿支气管炎、支气管肺炎、小儿肺炎、支原体肺炎等)

● 咳嗽、哮喘病(肺热咳喘、小儿哮喘、热哮夹积证、咳嗽变异性哮喘等)

(2)根据临床文献报道,目前存在的超说明书使用的病证有:

● 小儿荨麻疹(徐霞,30 例,口服液口服,3~4 岁 1 支/次,3 次/天;5~8 岁 1 支/次,4 次/天;9~12 岁 2 支/次,3 次/天;13~16 岁 2 支/次,4 次/天;未明确疗程)

【说明书及超说明书用法用量信息】小儿肺热咳喘口服液说明书用法用量为"口服。1~3 岁一次 1 支,一日 3 次;4~7 岁一次 1 支,一日 4 次;8~12 岁一次 2 支,一日 3 次"。对于说明书年龄范围之外的用药方法,张氏报道在治疗毛细支气管炎时的治疗方案为 2~6 个月的患儿每次 1/3 支,3 次/天;6~12 个月每次半支,3 次/天。而徐氏报道治疗荨麻疹时在 13~16 岁的患儿采取 2 支/次,4 次/天的治疗方案,均可作为临床用药的参考。

小儿肺热咳喘颗粒说明书用法用量为"开水冲服。3 周岁以下一次 3g,一日 3 次;3 周岁以上一次 3g,一日 4 次;7 周岁以上一次 6g,一日 3 次"。

【说明书及超说明书疗程信息】说明书未明确标明疗程。根据文献报道,治疗感冒的疗程为 5 天,治疗小儿肺炎、小儿喘息性支气管炎的疗程为 7 天,治疗咳嗽变异性哮喘的疗程为 1~2 周,治疗小儿支原体肺炎的总疗程为 2 周。

【重复用药信息】小儿肺热咳喘口服液+小儿咳喘灵颗粒:两药均能宣肺化痰,用于治疗热邪犯肺,均含麻黄、金银花、苦杏仁(小毒)、板蓝根、石膏、甘草。根据 2010 版北京市医保药品目录,两者均属于"清热化痰剂",建议判定为重复药。中成药联合用药智能评价模型的计算结果显示,两者的重复用药得分为 8 分。

小儿肺热咳喘口服液+小儿热咳口服液:两药均能清热宣肺,均含麻黄、石膏、苦杏仁(小毒)、连翘、甘草,用于治疗热邪犯肺。根据 2017 版国家医保药品目录,两者均属于"清热化痰平喘剂",建议判定为重复用药。中成药联合用药智能评价模型的计算结果显示,两者的重复用药得分为 6 分。

【不良反应及禁忌证信息】说明书明确提示"风寒闭肺、内伤久咳者不适用。高血压、心脏病患儿慎用。运动员慎用。婴儿、脾虚易腹泻者应在医师指导下服用"。符氏报道 60 例喘息性支气管炎患者服用小儿肺热咳喘口服液后出现 1 例胃肠道不适和 1 例轻微腹泻,停药后均自行消失。

【十八反、十九畏及相互作用信息】说明书明确提示"不宜在服药期间同时服用滋补性中药"。从十八反、十九畏"藻戟遂芫俱战草"的角度看,本品含有甘草,与含海藻、大戟、甘遂、芫花的中药复方或中成药联用时需注意监测,例如舟车丸(甘遂、大戟、芫花)、乳癖消片(海藻)、心通口服液(海藻)、紫金散(大戟)、祛痰止咳颗粒(甘遂、芫花)等。

【现代研究信息】现代研究显示,小儿肺热咳喘口服液能显著降低支原体肺炎患儿的血清 C 反应蛋白(CRP)、肿瘤坏死因子-α(TNF-α)及白介素-6(IL-6)水平,同时可以降低患儿的 Th1/Th2 细胞水平,抑制炎症反应,调节免疫平衡。小儿肺热咳喘口服液对甲型 H1N1 流感病毒感染小鼠造成的病毒性肺炎具有明显的治疗作用。

【主要参考资料】

[1] 小儿肺热咳喘口服液.黑龙江葵花药业股份有限公司.2010-08-20 修订.

[2] 小儿肺热咳喘颗粒.四川光大制药有限公司.2008-03-27 修订.

［3］徐霞.浅谈小儿肺热咳喘口服液治疗小儿荨麻疹的临床疗效［J］.世界最新医学信息文摘,2015(15):92.

［4］孟瑞荣.小儿肺热咳喘口服液联合阿奇霉素治疗肺炎支原体性肺炎的疗效观察［J］.世界中医药,2016(11):1517-1519.

［5］杜雪枫.小儿肺热咳喘口服液治疗小儿肺炎的疗效分析［J］.药物与临床,2013(3):88-89.

［6］符佩华.小儿肺热咳喘口服液佐治小儿喘息性支气管炎［J］.现代中西医结合杂志,2012(21):503-504.

［7］董艳,李静,胡文娟,等.小儿肺热咳喘口服液佐治小儿感冒风热犯肺证的有效性及安全性分析［J］.实用心脑肺血管病杂志,2016(24):95-97.

［8］李静,董艳,张晶洁,等.小儿肺热咳喘口服液对小儿毛细支气管炎 Th1/Th2 细胞的影响研究［J］.中西医结合,2015(23):114-117.

24. 固本咳喘片(颗粒、胶囊)

【制剂规格】片剂 0.4g/片,颗粒剂 2g/袋,胶囊 0.35g/粒。

【药物组成】党参、麸炒白术、炙甘草、茯苓、醋制五味子、麦冬、盐炒补骨脂。

【方剂来源】本方源自于宋·《太平惠民和剂局方》中"四君子汤"合"生脉散"的加减。现行执行标准为《中国药典》(2015 年版)一部。

【组方特点】本方健脾、补益肺肾并止咳,用于脾肾气虚所致的咳嗽和痰喘。方中的党参既能补脾肺气,用于脾肺气虚所致的咳喘,又能益气生津,用于养阴润肺止咳,为君药。白术补气健脾、燥湿化痰,补骨脂补脾固肾、祛痰止咳平喘,共为臣药。

【说明书及超说明书适应证信息】说明书功能主治为"益气固表,健脾补肾。用于脾虚痰盛、肾气不固所致的咳嗽、痰多、喘息气促、动则喘促,慢性支气管炎见上述证候者"。

(1)属于说明书适应证的病证包括(以脾肾不足为证型要素):

● 脾虚痰湿证、脾肾不足证

● 咳嗽、咳喘

● 哮喘病(支气管哮喘、小儿哮喘、慢性阻塞性肺疾病等)

● 慢性支气管炎(老年慢性支气管炎、慢性支气管炎发作期等)

(2)根据临床文献报道,目前超说明书使用的病证暂未找到。

【说明书及超说明书用法用量信息】固本咳喘片说明书用法用量为"口服,一次 3 片,一日 3 次"。宋氏报道了治疗小儿哮喘的用药方案为 5~8 岁 3 片/次,9~12 岁 4 片/次,>13 岁 6 片/次,均为 3 次/天,3 个月/疗程,持续治疗 6 个疗程,有效性和安全性良好。

固本咳喘胶囊说明书用法用量为"口服，一次 3 粒，一日 3 次"。据报道，黄氏在治疗慢性阻塞性肺疾病时采用 4 粒/次，3 次/天的治疗方案，连续治疗 3 个月，有效性和安全性良好。

固本咳喘颗粒说明书用法用量为"口服，一次 1 袋，一日 3 次"。

【说明书及超说明书疗程信息】说明书未明确标明疗程。根据《中药新药临床研究指导原则》，虚证的推荐疗程不少于 4 周。根据文献报道，治疗慢性支气管炎、慢性阻塞性肺疾病的疗程多为 2~3 个月，最长可达 6 个月。

【重复用药信息】固本咳喘片+生脉饮（党参）：两药均以益气为主要功效，固本咳喘片包含了生脉饮的全部成分（党参、麦冬、五味子），用于治疗气虚型慢性支气管炎，建议判定为重复用药。中成药联合用药智能评价模型的计算结果显示，两者的重复用药得分为 2 分。

固本咳喘片+老年咳喘片：两药均能扶正平喘，以白术为君药，都可用于慢性支气管炎体虚者，建议判定为重复用药。中成药联合用药智能评价模型的计算结果显示，两者的重复用药得分为 3 分。

【不良反应及禁忌证信息】说明书提示"感冒发热患者不宜服用。儿童、妊娠期妇女、哺乳期妇女，有高血压、心脏病、肝病、糖尿病、肾病等慢性病严重者应在医师指导下服用"；同时提示"本品仅用于慢性支气管炎缓解期，发作期不宜服用"。

【十八反、十九畏及相互作用信息】从十八反、十九畏"诸参辛芍叛藜芦"的角度看，本品含有党参，在与含有藜芦的中药复方或中成药联用时应注意监测，例如三七血伤宁胶囊（黑紫藜芦）。

从十八反、十九畏"藻戟遂芫俱战草"的角度看，本品含有甘草，与含海藻、大戟、甘遂、芫花的中药复方或中成药联用时需注意监测，例如舟车丸（甘遂、大戟、芫花）、乳癖消片（海藻）、心通口服液（海藻）、紫金散（大戟）、祛痰止咳颗粒（甘遂、芫花）等。

【现代研究信息】现代研究显示，固本咳喘颗粒与固本咳喘片能够明显降低慢性阻塞性肺疾病（COPD）模型大鼠的血清细胞因子 TNF-α 水平、可溶性白细胞介素-2 受体阳性表达和转化生长因子（TGF）-β_1 mRNA 表达阳性细胞百分率，明显降低实验性 COPD 大鼠的肺组织病理损伤程度，从而抑制 COPD 气道炎症，提高 COPD 大鼠的免疫功能，有效预防 COPD 反复发作。

【主要参考资料】

［1］固本咳喘片.台州南峰药业有限公司.2007-10-29 修订.

［2］固本咳喘颗粒.合肥立方制药股份有限公司.

［3］固本咳喘胶囊.江西银涛药业有限公司.2012-02-24 修订.

［4］王文龙,孙子凯,徐丽华,等.固本咳喘颗粒对慢性阻塞性肺疾病大鼠病理及 T 淋

巴细胞亚群的影响[J].中国临床药理学杂志,2015(10):840-842.

[5] 王艳秋,孙铭楠,徐蕾.固本咳喘胶囊治疗支气管哮喘的临床观察[J].临床合理用药杂志,2014(09):135-136.

[6] 宋美英.转移因子、固本咳喘片治疗小儿支气管哮喘31例疗效观察[J].苏州医学院学报,1997(01):170-171.

[7] 李松贤.固本咳喘片治疗老年慢性支气管炎38例体会[J].中成药,1994(09):56.

[8] 姚树锦.固本咳喘丸治疗咳喘330例[J].陕西中医,1986(03):109.

六、开窍剂

25. 清开灵口服液(片、颗粒、胶囊、软胶囊、滴丸)

【制剂规格】口服液10ml/支,片剂0.5g/片,分散片0.4g/片,颗粒剂3g/袋,胶囊0.4g/粒,软胶囊0.4g/粒,滴丸0.35g/10丸。

【药物组成】胆酸、珍珠母、猪去氧胆酸、栀子、水牛角、板蓝根、黄芩苷、金银花。

【方剂来源】本方源自于清·吴瑭《温病条辨》中"安宫牛黄丸"的加减。以人工牛黄中(胆酸、猪去氧胆酸)代牛黄,以水牛角代犀牛角,以珍珠母代珍珠,以黄芩苷代黄芩,保留栀子,增加清热解毒祛风热的金银花,并去掉麝香、雄黄、朱砂、黄连、郁金、冰片而成。保留了清热镇静之功效,减弱了祛痰开窍之力。现行执行标准为《中国药典》(2015年版)一部。

【组方特点】本方清热解毒,镇静安神。用于外感风热、火毒内盛所致的感冒、咽痛、发热诸症。方中的人工牛黄(胆酸、猪去氧胆酸)为君药,既能清热解毒,用于咽喉肿痛,又能化痰定惊,用于高热烦躁。黄芩清热解毒,水牛角凉血定惊,共为臣药。

【说明书及超说明书适应证信息】说明书功能主治为"清热解毒,镇静安神。用于外感风热、火毒内盛所致的发热、咽喉肿痛、舌质红绛、苔黄、脉数者,上呼吸道感染、病毒性感冒、急性咽炎、急性气管炎等病症属上述证候者"。

(1)属于说明书适应证的病证包括(以外感风热、火毒内盛为证型要素):

● 上呼吸道感染(急性上呼吸道感染之风热证、急性咽炎、风热乳蛾、慢性咽炎急性发作、病毒性感冒、流行性感冒、老年感冒综合征、疱疹性咽峡炎、急性化脓性扁桃体炎等)

● 高热

● 急性气管炎(小儿支气管肺炎、小儿肺炎等)

● 其他病毒性呼吸道疾病(手足口病、急性风疹、流行性腮腺炎、疱疹性口炎等)

(2)根据临床文献报道,目前存在的超说明书使用的病证有:

● 带状疱疹、玫瑰糠疹等皮肤病(张丰川,171 例,口服液口服,20ml/次,<10 岁的儿童 10ml/次,2 次/天,1~3 天;孙明翠,40 例,片剂口服,1g/次,3 次/天,配合甘草酸苷,1~2 周)

● 寻常痤疮(谷沅珉,40 例,胶囊口服,4 粒/次,3 次/天,3 周)

● 偏头痛(覃小兰,33 例,口服液口服,20ml/次,3 次/天,4 周)

● 慢性胃炎(林壮民,40 例,口服液口服,1~2 支/次,3 次/天,20 天)

● 病毒性肝炎(潘泰川,30 例,颗粒剂口服,2 袋/次,3 次/天,配合常规治疗,15 天)

● 眩晕(王涛,40 例,片剂口服,2 片/次,3 次/天,配合养血清脑颗粒,未明确疗程)

● 亚急性甲状腺炎(李廷富,50 例,胶囊口服,第 1 周 4 粒/次,3 次/天;第 2 周 3 粒/次,3 次/天;第 3 周 2 粒/次,3 次/天;1 个月)

● 菌斑性牙龈炎(王焕文,53 例,胶囊口服,1 粒/次,3 次/天,14 天)

● 小儿疖病(谢德孟,84 例,软胶囊口服,1~2 粒/次,同时胶囊内容物加水调敷,3 次/天,7 天)

【说明书及超说明书用法用量信息】清开灵口服液说明书用法用量为"口服,一次 20~30ml,一日 2 次"。据报道,王氏在治疗小儿急性化脓性扁桃体炎时采用的治疗方案为<3 岁的患儿 5ml/次,2 次/天;3~7 岁的患儿 5ml/次,3 次/天;7~14 岁的患儿 10ml/次,3 次/天;疗程为 3~5 天。赵氏在治疗小儿支气管肺炎时采用的治疗方案为<3 岁的患儿 5ml/次,2 次/天;3~7 岁的患儿 10ml/次,2 次/天。同时,还有清开灵口服液灌肠治疗小儿病毒性感冒发热的报道,具体方法为将清开灵口服液热水浸泡至 40℃ 左右备用,1 岁以内 20ml/次,1~3 岁 30ml/次,4 岁 40ml/次,3 次/天保留灌肠。

清开灵片说明书用法用量为"口服,一次 1~2 片,一日 3 次"。清开灵分散片说明书用法用量为"本品可直接口服,也可将本品放入适量温开水中,待分散均匀后再口服。一次 2~4 片,一日 3 次"。据报道,清开灵分散片治疗小儿风热乳蛾时的给药方案为 3 岁以下 1 片/次,3~7 岁 1.5 片/次,7~12 岁 2 片/次,12 岁以上 3 片/次,3 次/天,5 天为 1 个疗程。

清开灵颗粒说明书用法用量为"口服,一次 3~6g(一次 1~2 袋),一日 2~3 次"。据报道,钟氏采用清开灵颗粒辅助治疗小儿手足口病时采用的治疗方案为 6~12 个月的患儿 1~1.5g/次,1~3 岁的患儿 1.5~2g/次,4~6 岁的患儿 2~3g/次,2 次/天,连服 5~7 天。张氏治疗小儿上呼吸道感染高热时的治疗方案为<1 岁的患儿 0.5 袋/次,1~3 岁的患儿 1 袋/次,3~6 岁的患儿 1.5 袋/次,6~13 岁的患儿 2 袋/次,3 次/天,有效性良好,但有部分患者出现大便次数增加的情况(3~5 次/天),停药后自行恢复。

清开灵胶囊说明书用法用量为"口服,一次 1~2 粒,一日 3 次"。

清开灵软胶囊说明书用法用量为"口服,一次 1~2 粒,一日 3 次"。

清开灵滴丸说明书用法用量为"口服或舌下含服,一次 10~20 丸,一日 2~3 次"。

【说明书及超说明书疗程信息】说明书未明确标明疗程。根据《中药新药临床研究指导原则》,感冒药的推荐疗程为 3 天。另据文献报道,清开灵口服制剂治疗病毒性肝炎、牙龈炎的疗程为 2 周,治疗慢性胃炎、痤疮的疗程为 3 周,治疗偏头疼、亚急性甲状腺炎的疗程为 4 周。

【重复用药信息】清开灵口服液+清热解毒口服液:两药均能清热解毒,均含有金银花、栀子、黄芩、板蓝根,用于治疗热毒壅盛。根据 2017 版国家医保药品目录,两者均属于"清热解毒剂",建议判定为重复用药。中成药联合用药智能评价模型的计算结果显示,两者的重复用药得分为 4 分。

清开灵口服液+蓝芩口服液:两药均能清热解毒,用于治疗实热证所致的咽痛等症,均含有板蓝根、黄芩、栀子。根据 2017 版国家医保药品目录,两者均属于"清热解毒剂",建议判定为重复用药。中成药联合用药智能评价模型的计算结果显示,两者的重复用药得分为 4 分。

【不良反应及禁忌证信息】说明书提示"风寒感冒者不适用。久病体虚患者如出现腹泻时慎用。同时,儿童、妊娠期妇女、哺乳期妇女、年老体弱及脾虚便溏者,高血压、心脏病、肝病、糖尿病、肾病等慢性病严重者应在医师指导下服用"。关于不良反应事件,王氏报道清开灵口服液在治疗小儿急性上呼吸道感染时出现恶心的不良反应(2/30),徐氏报道了 1 例患者预防性服用清开灵胶囊后出现颜面水肿伴大片状丘疹的不良反应,治疗后缓解。

【十八反、十九畏及相互作用信息】说明书提示"不宜在服药期间同时服用滋补性中药",例如地黄丸类、复方阿胶浆等。本品不含有"十八反、十九畏"中所提及的药味。

【现代研究信息】现代研究显示,清开灵颗粒对流感病毒有抑制作用,对体内巨噬细胞的吞噬能力有增强作用,还能下调体温调定点,从而发挥解热效应。

【主要参考资料】

［1］清开灵口服液.广州白云山明兴制药有限公司.2011-08-02 修订.

［2］清开灵片.哈尔滨圣泰生物制药有限公司.2014-05-05 修订.

［3］清开灵片(分散片).哈药集团三精千鹤制药有限公司.2007-09-19 核准.

［4］清开灵颗粒.广州白云山明兴制药有限公司.2015 11 30.修订.

［5］清开灵胶囊.广州白云山明兴制药有限公司.2013-12-01 修订.

［6］清开灵软胶囊.神威药业集团有限公司.2015-03-12 修订.

［7］清开灵滴丸.江苏正大清江制药有限公司.2008-05-22 修订.

［8］孙明翠,邱慧娟,王晖.清开灵片合复方甘草酸苷片治疗玫瑰糠疹疗效观察［J］.光明中医,2016(16):2348-2349.

［9］王涛,王有惠.养血清脑颗粒及清开灵片联合加味芎辛导痰汤治疗眩晕疗效观察［J］.新中医,2016(05):61-63.

［10］谢德孟.清开灵软胶囊治疗小儿疖病 84 例疗效观察［J］.环球中医药,2015(S2):162.

［11］王德耿,叶建明.清开灵滴丸治疗成人麻疹疗效观察［J］.现代中西医结合杂志,2015(15):1647-1649.

［12］赵瑜,樊磊,胡春萍,等.清开灵口服液联合阿奇霉素治疗小儿支气管肺炎疗效观察与药物经济学分析［J］.新中医,2015(01):167-168.

［13］瞿红国.用清开灵胶囊联合百癣夏塔热片治疗带状疱疹的疗效研究［J］.当代医药论丛,2014(17):34-35.

［14］王焕文.清开灵胶囊合超声波洁治术治疗菌斑性龈炎 53 例［J］.福建中医药大学学报,2014(05):55-56.

［15］郑红玲.双料喉风散联合清开灵口服液治疗疱疹性咽峡炎 67 例［J］.河南中医,2013(10):1787-1788.

［16］徐小燕,张静,潘毅.清开灵分散片致重症多形红斑样药疹 1 例［J］.药物流行病学杂志,2013(08):460-461.

［17］钟晓丹,罗永锋.清开灵颗粒佐治小儿手足口病 120 例临床观察［J］.中国社区医师(医学专业),2013(10):205.

［18］王贝贝,王雪丽.清开灵口服液辅助治疗小儿急性化脓性扁桃体炎的疗效观察［J］.中国医药指南,2013(09):288-289.

［19］李贞.清开灵分散片与连花清瘟胶囊治疗病毒性感冒与发烧的 150 例疗效观察［J］.求医问药(下半月),2012(09):659-660.

［20］董彩凤.清开灵分散片联合抗生素治疗小儿风热乳蛾疗效观察［J］.黑龙江医学,2012(07):537-538.

［21］郭旗艳.清开灵滴丸佐治原发性疱疹性口炎 30 例［J］.中国民间疗法,2011(09):41-42.

［22］高翔,李天翥.清开灵片治疗上呼吸道感染和急性咽炎的疗效及安全性［J］.黑龙江医药,2010(03):434-437.

［23］刘洪元.香砂六君汤合清开灵分散片治疗慢性胃炎的疗效观察［J］.中国实用医药,2008(07):110.

［24］林壮民,伍俊杰.清开灵口服液治疗慢性胃炎的初步探讨［J］.国际医药卫生导报,2006(13):93-94.

［25］李春生,李洁,王秀珍,等.清开灵软胶囊治疗急性上呼吸道感染的临床研究［J］.中国中药杂志,2005(21):52-55.

［26］李婉丽.清开灵口服液灌肠治疗小儿病毒性上感发热 48 例［J］.河南中医,2003(07):80.

［27］李廷富,王国林,杨天荣.清开灵胶囊治疗亚急性甲状腺炎 50 例疗效观察(摘要)

[J].沈阳部队医药,2001(03):241.

〔28〕张冬梅,侯学光.清开灵颗粒剂治疗小儿上感高热124例[J].中医研究,2000(04):30-31.

〔29〕谷沅珉,熊腊元,鄢素华,等.清开灵胶囊治疗寻常型痤疮疗效观察[J].新中医,1999(07):46.

〔30〕王小娟.清开灵口服液治疗小儿急性上呼吸道感染30例[A].中华中医药学会.中国中医药学会基层中医药会议专刊[C].中华中医药学会,1997:2.

〔31〕孙美利,李蕾,张舒媛,等.清开灵制剂药理作用研究现状[J].现代中药研究与实践,2014(05):76-78.

〔32〕徐峰,郑彦云,关英,等.防治传染性非典型肺炎药品不良反应的初步调查[J].药物不良反应杂志,2003(04):265-266.

〔33〕潘泰川.清开灵颗粒治疗病毒性肝炎30例疗效观察[C].浙江省医学会感染病学分会、浙江省医学会肝病学分会.2005年浙江省感染病、肝病学术会议论文汇编,2005:3.

〔34〕张丰川,李元文,周德瑛.清开灵口服液治疗病毒性皮肤病171例[J].北京中医药大学学报,2002(06):76.

〔35〕覃小兰,刘旭生,张北平,等.清开灵口服液治疗偏头痛33例临床观察[J].北京中医药大学学报,2002(02):77-78.

26. 安脑丸(片)

【制剂规格】小蜜丸11丸/3g,大蜜丸3g/丸,片剂0.5g。

【药物组成】人工牛黄、猪胆汁、朱砂(毒)、冰片、水牛角浓缩粉、珍珠、黄芩、黄连、栀子、雄黄(毒)、郁金、石膏、赭石、珍珠母、薄荷脑。

【方剂来源】本方源自于清·吴瑭《温病条辨》中的"安宫牛黄丸",在其基础上减去麝香,以人工牛黄代牛黄,以水牛角代犀牛角,增加石膏、代赭石、珍珠母和薄荷脑而成。基本保留了安宫牛黄丸"芳香化秽浊而利诸窍,咸寒保肾水而安心体,苦寒通火腑而泻心用"的功效特点。

【组方特点】本方醒脑安神,豁痰开窍,镇惊息风。用于中风及其他病证急性期所见的高热神昏,烦躁谵语,抽搐惊厥诸症。方中的牛黄既能清热解毒,又能化痰开窍,治疗高热神昏并痰阻心窍,为君药。水牛角、黄芩、石膏清热泻火、凉血解毒,冰片、郁金、薄荷脑清心开窍、凉血醒神,共为臣药。

【说明书及超说明书适应证信息】说明书功能主治为"清热解毒,醒脑安神,豁痰开窍,镇惊息风。用于高热神昏,烦躁谵语,抽搐惊厥,中风窍闭,头痛眩晕;高血压、脑中风见上述证候者"。

(1)属于说明书适应证的病证包括(以痰热内扰、神昏窍闭为证型要素):

● 脑卒中急性期(急性脑梗死、缺血性中风肝风痰浊型、心肝火旺型中风、椎-基底动脉供血不足等)

● 高血压急性期

● 出血性中风急性期

● 高热、惊厥抽搐(急性发热、颅脑损伤合并中枢性高热、小儿高热惊厥、难治性癫痫等)

● 头昏头痛(肝火上炎型紧张性头痛、血管性偏头痛、肝火亢盛型眩晕等)

● 谵妄叠加痴呆

(2)根据临床文献报道,目前存在的超说明书使用的病证有:

● 小儿疱疹性咽峡炎(薛琳,120 例,小蜜丸口服,按年龄给药,配合利巴韦林+喜炎平,5~7 天)

● 耳鸣(储新娟,26 例,大蜜丸口服,1 丸/次,2 次/天,4 周)

● 提高阿尔茨海默病患者生活质量(叶平胜,64 例,片剂口服,4 片/天,每晚 1 次,12 周)

● 慢性骨髓增殖性疾病(梁冰,27 例,片剂口服,3~4 片/次,2 次/天,1 个月)

● 失眠(甘爱芳,60 例,大蜜丸口服,1 丸/次,2 次/天,2 个月)

● 精神分裂症(张燕,11 例,大蜜丸口服,1 丸/次,2~3 次/天,配合利培酮片,28 天)

● 脑卒中后抑郁(任莉,50 例,大蜜丸口服,起始 2 丸/次,2 次/天,2 周后减量为 1 丸/次,2 次/天,联合艾司西酞普兰,8 周)

【说明书及超说明书用法用量信息】安脑丸(小蜜丸)说明书用法用量为"口服,一次 3~6g(11~22 丸),一日 2 次"。安脑丸(大蜜丸)说明书用法用量为"口服,大蜜丸一次 1~2 丸,一日 2 次"。据报道,薛氏在治疗小儿疱疹性咽峡炎时采用的治疗方案为安脑丸小蜜丸口服,<2 岁 3 丸,2~4 岁 4 丸,>4 岁 5 丸,每 6~8 小时 1 次;刘氏将安脑丸用于 3~6 岁患儿手足口病脑炎高热惊厥治疗时的方案为 1.5g/次,2 次/天。

安脑片说明书用法用量为"口服,一次 4 片,一日 2~3 次"。叶氏治疗阿尔茨海默病时采用 2g/d 的治疗方案,有效性和安全性良好。

【说明书及超说明书疗程信息】说明书未明确标明疗程。根据文献报道,不同病证的疗程不同,治疗手足口病合并脑炎、中枢性高热为 5 天,治疗难治性癫痫时为 14 天,治疗耳鸣为 4 周,治疗失眠为 8 周,治疗阿尔茨海默病为 12 周,治疗精神分裂症为 4 周。

【重复用药信息】安脑丸+安宫牛黄丸:两药均能清热解毒、镇惊开窍,均含有牛黄、水牛角浓缩粉、珍珠、朱砂(毒)、黄连、黄芩、栀子、郁金、冰片,治疗高热惊厥、神昏谵语。根据 2010 版北京市医保药品目录,两者均属于"清热开窍剂",建议判定为重复用药。中成药联合用药智能评价模型的计算结果显示,两者的重复用药得分为 9 分。

安脑丸+清开灵口服液:两药均能清热解毒、镇静安神,治疗火毒内盛所致的发热等,均含有珍珠母、猪去氧胆酸、栀子、水牛角、黄芩、金银花。根据

2010 版北京市医保药品目录,两者均属于"清热开窍剂",建议判定为重复用药。中成药联合用药智能评价模型的计算结果显示,两者的重复用药得分为 5 分。

【不良反应及禁忌证信息】说明书明确提示"妊娠期妇女禁用"。另据文献报道,本品属于凉开剂,非高热证不宜服用,寒证患者不宜服用,脱证所致的昏厥者不宜服用。本药中含有朱砂和雄黄,过量久服存在肝肾功能损害及汞中毒的风险,用药过程中应监测患者的肝肾功能。另外,任氏报道安脑丸合并艾司西酞普兰治疗脑卒中后抑郁时曾出现恶心和畏食(3/50)、头晕(2/50)、失眠等不良反应(4/50),自行缓解;叶氏报道安脑片治疗阿尔茨海默病时出现了腹泻(2/64)的不良反应。

【十八反、十九畏及相互作用信息】从十八反、十九畏"丁香莫与郁金见"的角度看,本品含有郁金,与含丁香的中药复方或中成药联用时需注意监测,如苏合香丸(丁香)、紫雪(丁香)、妙济丸(丁香)、周氏回生丸(丁香)、十香丸(丁香)、丁蔻理中丸(丁香)等。

【现代研究信息】现代研究显示,安脑丸可以通过减少小胶质细胞的活化程度和数量,增加脑源性神经营养因子(BDNF)、突触素(SYN)的表达量,使脑出血后的炎症反应减轻,减少受损神经元的死亡,促进受损神经元的再生、分化和突触的可塑性,修复受损的脑组织。另外,安脑片能降低癫痫的发作级别,延长发作潜伏期。

【主要参考资料】

[1] 安脑丸.哈尔滨蒲公英药业有限公司.2013-12-13 修订.

[2] 安脑片.哈尔滨蒲公英药业有限公司.2015-08-17 修订.

[3] 唐金玲.安脑片联合盐酸氟桂利嗪治疗椎-基底动脉供血不足临床观察[J].中国药师,2016,19(9):1707-1710.

[4] 储新娟.安脑丸治疗耳鸣的疗效观察[J].实用心脑肺血管病杂志,2013,21(1):116.

[5] 叶平胜.安脑片治疗阿尔茨海默病的临床观察[J].中国中医药科技,2011,18(6):520-521.

[6] 梁冰,李达等.安脑片治疗慢性骨髓增殖性疾病的初步临床观察[A].全国中西医结合血液学学术会议论文汇编[C].北京,2010:237-238.

[7] 甘爱芳,王秀荣.安脑丸治疗失眠疗效观察[J].医学信息,2015,47(1):64-65.

[8] 张燕,刘飞虎,师建国,等.利培酮合并安脑丸治疗精神分裂症临床疗效观察[J].中国民族民间医药,2012,21(22):46-48.

[9] 刘百舸.安脑丸治疗手足口病脑炎临床观察[J].中国实用神经疾病杂志,2016,19(20):130-131.

[10] 方若鸣,方更利,方永奇.安脑片对慢性点燃癫痫大鼠脑皮质 S100B 蛋白和神经肽的影响[J].中国中药杂志,2006,31(20):1719-1721.

[11] 郭景仙,陈菲,庄伟,等.含毒性成分中成药安脑丸的合理应用[J].中成药,2014,

36(8):1790-1792.

[12] 濮正平,徐雯洁,江红霞,等.安脑片联合喹硫平治疗谵妄叠加痴呆的多中心随机对照研究[J].中国临床药理学与治疗学,2017(01):77-81.

[13] 薛琳,乔钧.安脑丸辅助治疗疱疹性咽峡炎疗效观察[J].潍坊医学院学报,2016(04):314-315.

[14] 梁慧,梅元武.安脑丸对急性脑出血大鼠OX42、脑源性神经营养因子及突触素表达的影响[J].神经损伤与功能重建,2012,7(6):395-399.

七、固涩剂

27. 缩泉丸(胶囊)

【制剂规格】水丸 6g/袋,水丸 1g/20 粒,胶囊 0.3g/粒。

【药物组成】山药、盐炒益智仁、乌药。

【方剂来源】本方出自于宋·《妇人良方》中缩泉丸的加减,用于治疗"膀胱虚寒证。症见小便频数,或遗尿不止,舌淡,脉沉弱"。现行执行标准为《中国药典》(2015 年版)一部。

【组方特点】本方补肾缩尿,用于肾虚所致的小便频数、夜间遗尿。方中的益智仁温补脾肾、固精缩尿,用于脾肾阳虚小便频数,为君药。乌药温肾散寒,山药健脾益气,为臣药。

【说明书及超说明书适应证信息】说明书功能主治为"补肾缩尿。用于肾虚所致的小便频数,夜间遗尿"。

(1)属于说明书适应证的病证包括(以肾气虚为证型要素):

● 遗尿症(小儿遗尿、原发性遗尿、顽固性遗尿等)

● 尿频(尿频综合征、膀胱过度活动症、尿道综合征、紧张性尿频、慢性前列腺炎所致的尿频等)

● 尿失禁(压力性尿失禁、功能性尿失禁、张力性尿失禁等)

● 肾性尿崩症

(2)根据临床文献报道,目前存在的超说明书使用的病证有:

● 迎风冷泪症(李东辉,60 例,水丸口服,5g/次,3 次/天,配合点按睛明穴,4 周)

● 氯氮平所致的流涎症(汤景文,42 例,水丸口服,6g/次,3 次/天,2 天)

【说明书及超说明书用法用量信息】缩泉丸水丸说明书用法用量信息为"口服,一次 3~6g(1/2~1 袋或 1/3~2/3 瓶盖),一日 3 次";同时提示"本品宜饭前服用"。

缩泉胶囊说明书用法用量信息为"口服。成人一次 6 粒,5 岁以上的儿童一次 3 粒,一日 3 次"。

【说明书及超说明书疗程信息】说明书未明确标明疗程。根据《中药新

药临床研究指导原则》,肾虚证的推荐疗程不少于 4 周。根据文献报道,治疗不同病证时的疗程不同,治疗小儿遗尿症时为 10~30 天,治疗尿失禁时为 3 周,治疗迎风冷泪症和尿道综合征时为 4 周。

【重复用药信息】缩泉丸+萆薢分清丸:两药均能温补肾阳,均含有益智仁、乌药,用于治疗肾气亏虚所致的小便频数,建议判定为重复用药。中成药联合用药智能评价模型的计算结果显示,两者的重复用药得分为 4 分。

【不良反应及禁忌证信息】说明书提示"感冒发热患者不宜服用""高血压、心脏病、肝病、糖尿病、肾病等慢性病严重者应在医师指导下服用"。暂未见本品不良反应的相关文献报道。

【十八反、十九畏及相互作用信息】本品不涉及"十八反、十九畏"中的药物。

【现代研究信息】现代研究显示,缩泉丸可以增加自然衰老大鼠血中醛固酮(ALD)和抗利尿激素(AHD)的含量,调节水、电解质的重吸收和分泌,减少尿液的排泄。另有研究从基因及蛋白表达水平说明缩泉丸可能通过促进血管紧张素 1 型受体(AT_1R)mRNA 和蛋白的表达而影响肾素-血管紧张素-醛固酮系统(RAAS),调节水液代谢,从而减少肾虚多尿模型大鼠的尿量。

【主要参考资料】

[1] 缩泉丸说明书.吉林省天光药业有限公司.2010-10-01 修订.

[2] 缩泉胶囊说明书.湖南汉森制药股份有限公司.2014-12-25 修订.

[3] 李东辉,姜慧强,全德君.缩泉丸配合点穴治疗老年性迎风冷泪症[J].吉林中医药,1999,19(4):25.

[4] 陈建超.加味缩泉丸治疗女性特发性膀胱过度活动症 46 例[J].中国民族民间医药,2010,19(10):117.

[5] 汤景文.缩泉丸治疗氯氮平所致流涎 42 例报告[J].江西中医学院学报,2000,12(2):56.

[6] 毛燕,戴晓娟.缩泉丸治疗老年性肾阳虚型非感染性尿频 30 例临床观察[J].实用中医内科杂志,2013,27(6):31-32.

[7] 邢彦伟,王慧超.缩泉丸配合灸法治疗小儿遗尿 68 例[J].中国中医药现代远程教育[J].2015,13(4):70-71.

[8] 陈宝生,徐佩英,应丽君,等.缩泉丸治疗功能性尿失禁临床观察[J].上海医药,1998,19(10):12.

[9] 叶生富,龙明豪,康艳,等.针灸结合苗药缩泉丸治疗生育后压力性尿失禁 1 例报道[J].中国民族医药杂志,2017,23(03):23-24.

[10] 徐乃佳.加味缩泉丸联合隔姜灸治疗肾性尿崩症 36 例[J].云南中医中药杂志,2013,34(02):25.

[11] 杨廷安.桂附地黄丸合缩泉丸加减治疗顽固性遗尿例析[J].实用中医内科杂志,2002(03):158.

［12］吴君,黄萍,吴清和.缩泉丸对自然衰老大鼠尿量及血中醛固酮和抗利尿激素的影响［J］.中国医院药学杂志,2013,33(06):432-435.

［13］李淑雯,吴清和,黄萍.缩泉丸对肾虚多尿大鼠肾脏 AT_1R mRNA 及蛋白表达的影响［J］.时珍国医国药,2012,23(11):2672-2674.

28. 泻痢固肠丸

【制剂规格】水丸 6g/袋(每 100 粒重 6g)。

【药物组成】人参、麸炒白术、茯苓、甘草、陈皮、煨肉豆蔻、白芍、罂粟壳(毒)、诃子肉。

【方剂来源】本方源自于宋·钱乙《小儿药证直诀》中"异功散"(人参、茯苓、白术、陈皮、甘草)的加减,能够"温中和气,治吐泻,不思乳食,凡小儿虚冷病,先与数服,以助其气"。现行执行标准为《卫生部药品标准·中药成方制剂》WS3-B-0757-91。

【组方特点】本方健脾化湿,益气固肠。用于久痢久泻,腹胀腹痛。方中的白术、茯苓为君药,均既能益气健脾,又能燥湿止泻,用于脾虚泄泻、食少便溏。人参、甘草补脾益气,罂粟壳、诃子涩肠止泻,为臣药。

【说明书及超说明书适应证信息】说明书功能主治为"健脾化湿,益气固肠。用于久痢久泻脱肛,腹胀腹痛"。

(1)属于说明书适应证的病证包括(以脾虚湿盛为证型要素):

● 腹泻(顽固性腹泻、慢性腹泻、久泻等)

● 腹胀腹痛

(2)根据临床文献报道,目前存在的超说明书使用的病证暂未找到。

【说明书及超说明书用法用量信息】泻痢固肠丸说明书用法用量为"口服,一次 1～1.5 袋,一日 2 次"。根据文献报道,长期腹泻重症患者采取每日加服 1 次的治疗方案,有效性和安全性良好。

【说明书及超说明书疗程信息】说明书未明确标明疗程。根据《中药新药临床研究指导原则》,脾虚证的推荐疗程不少于 4 周。根据文献报道,泻痢固肠丸用于长期腹泻治疗的疗程为 1～2 周。

【重复用药信息】泻痢固肠丸+参苓白术丸:两药均能益气、健脾,均含有人参、白术、茯苓、甘草,用于治疗气虚乏力泄泻,建议判定为重复用药。中成药联合用药智能评价模型的计算结果显示,两者的重复用药得分为 4 分。

泻痢固肠丸+固肠止泻丸:两药均能涩肠止泻,治疗泻痢腹痛,均含有罂粟壳(毒),建议判定为重复用药。中成药联合用药智能评价模型的计算结果显示,两者的重复用药得分为 7 分。

【不良反应及禁忌证信息】说明书提示"泻痢初起者勿用;妊娠期妇女、

哺乳期妇女及儿童忌服""本品含罂粟壳,长期服用可能会产生依赖性,应在医师指导下服用"。暂未见本品不良反应的相关文献报道。

【十八反、十九畏及相互作用信息】说明书提示"服用本品时不宜与其他含罂粟壳、盐酸吗啡、磷酸可待因、盐酸罂粟碱等易产生依赖性的产品同时服用"。

从十八反、十九畏"诸参辛芍叛藜芦"的角度看,本品含有人参、白芍,在与含有藜芦的中药复方或中成药联用时应注意监测,例如三七血伤宁胶囊(黑紫藜芦)。

从十八反、十九畏"藻戟遂芫俱战草"的角度看,本品含有甘草,与含海藻、大戟、甘遂、芫花的中药复方或中成药联用时需注意监测,例如舟车丸(甘遂、大戟、芫花)、乳癖消片(海藻)、心通口服液(海藻)、紫金散(大戟)、祛痰止咳颗粒(甘遂、芫花)等。

【现代研究信息】现代研究显示,泻痢固肠丸能够降低小鼠小肠的碳末推进率,降低大鼠离体小肠和毛果芸香碱致兴奋大鼠离体小肠的收缩频率和收缩张力,从而抑制小肠蠕动功能。

【主要参考资料】

[1] 泻痢固肠丸.北京同仁堂制药有限公司.2012-09-25 修订.

[2] 徐玉萍,徐婵娟,徐金林.泻痢固肠丸对在体和离体小肠蠕动功能的影响[J].安徽科技学院学报,2015,29(01):44-46.

[3] 王文波.泻痢固肠丸治疗腹泻 43 例[A].1999 全国中药研究暨中药房管理学术研讨会论文汇编[C].中华中医药学会,北京中医杂志,1999:1.

八、补益剂

29. 补中益气丸(大蜜丸、水丸、浓缩丸、颗粒)

【制剂规格】大蜜丸 9g/丸,水丸 6g/袋,浓缩丸原生药 3g/8 丸,颗粒剂 3g/袋。

【药物组成】炙黄芪、党参、炙甘草、炒白术、当归、升麻、柴胡、陈皮、生姜、大枣。

【方剂来源】本方出自于金·李杲《脾胃论》,原方为"补中益气汤",是治疗"脾胃气衰,元气不足"的代表方。现行执行标准为《中国药典》(2015 年版)一部。

【组方特点】本方补中益气。用于体倦之力,内脏下垂。方中的黄芪既能补中益气,善补脾阳之气的同时又能升阳固表,为君药。党参、白术甘温益气、补益脾胃,为臣药。陈皮调理气机,当归补血和营,为佐药。升麻、柴胡协同君、臣药升举清阳,为使药。

【说明书及超说明书适应证信息】说明书功能主治为"补中益气,升阳举陷。用于脾胃虚弱、中气下陷所致的泄泻,症见体倦乏力、食少腹胀、便溏久泻、肛门下坠"。

(1)属于说明书适应证的病证包括(以中气虚、脾气虚为证型要素):

● 气虚证(中气虚证、脾气虚证、气虚体质等)

● 气虚型发热(内伤发热、慢性功能性低热等)

● 乏力、倦怠(慢性疲劳综合征、肿瘤相关疲劳症、重症肌无力等)

● 泄泻(久泻、慢性腹泻、腹泻性肠易激综合征、肠道菌群失调所致的腹泻、老年肛门失禁、胆囊切除术后腹泻、大肠癌术后腹泻等)

● 中气下陷证

● 内脏下垂(脱肛、胃下垂、子宫下垂、盆腔器官脱垂、盆底功能障碍性疾病等)

(2)根据临床文献报道,目前存在的超说明书使用的病证有:

● 便秘、产后便秘、腹透患者功能性便秘(胡凤君,40 例,大蜜丸口服,9g/次,2 次/天,1 个月;李巧华,26 例,浓缩丸口服,15 丸/次,3 次/天,联合七制香附丸,5~7 天;徐惠,50 例,水丸口服,6g/次,2 次/天,联合便通灵胶囊,4周)

● 慢性结肠炎、溃疡型直肠炎(桑凤梅,60 例,水丸口服,6g/次,3 次/天,联合四神丸,1 个月;文金明,89 例,水丸口服,6g/次,3 次/天,联合生肌玉红膏,12 周)

● 尿频、小儿遗尿、压力性尿失禁(郭建山,65 例,大蜜丸口服,儿童 9g/次,成人 18g/次,2 次/日,联合金匮肾气丸,1 个月;管敏昌,60 例,浓缩丸口服,4~5 丸/次,3 次/天,2 个月;徐扬,60 例,浓缩丸口服,8 丸/次,3 次/天,配合盆底功能训练,2 个月)

● 消化性溃疡(院建生,31 例,大蜜丸口服,9g/次,3 次/天,配合常规治疗,4 周)

● 反流性食管炎(杨红莹,64 例,大蜜丸口服,9g/次,3 次/天,联合枸橼酸莫沙必利片,1 个月)

● 乙型肝炎(管小江,22 例,浓缩丸口服,10 丸/次,2 次/天,联合拉米夫定和双嘧达莫,6 个月)

● 原发性肝癌(王存丰,30 例,浓缩丸口服,8 丸/次,2 次/天,配合冷循环射频消融)

● 乙肝病毒相关肝硬化(李海军,82 例,水丸口服,6g/次,2 次/天,联合常规治疗,12 周)

● 过敏性鼻炎(任传云,45 例,水丸口服,12g/次,3 次/天,联合宣肺通窍

汤,4 周)

- 儿童反复呼吸道感染(徐广霞,57 例,浓缩丸口服,1~3 岁的患儿 3 丸/次,3~6 岁 4 丸/次,>6 岁 6 丸/次,3 次/天,联合健脾丸,2 个月)
- 慢性支气管炎、支气管扩张、支气管哮喘(李景巍,86 例,浓缩丸口服,8 丸/次,3 次/天,3 个月/年,联合肌内注射核酪注射液和口服蛤蚧定喘胶囊、金匮肾气丸,3 年;金德浩,26 例,大蜜丸口服,10g/次,3 次/天,联合左氧氟沙星胶囊和盐酸氨溴索片,1 个月;卿照前,67 例,大蜜丸口服,10g/次,3 次/天,联合常规治疗,6 个月)
- 肺结核(邓俊,323 例,联合常规疗法,浓缩丸口服,8~10 丸/次,3 次/天,6 个月)
- 肾炎、肾病综合征(黄晖,72 例,水丸口服,6g/次,2~3 次/天,3 个月;刘志霞,46 例,浓缩丸口服,8 丸/次,3 次/天,配合常规治疗,3 个月)
- 宫内节育器致子宫出血(宋阳,51 例,浓缩丸口服,24 丸/次,2 次/天,10 天/月经周期,联合人参归脾丸,3 个月经周期)
- 预防慢性盆腔炎(唐艳,62 例,浓缩丸口服,8~10 丸/次,3 次/天,2 个月,经期停用)
- 习惯性流产(魏旭军,150 例,大蜜丸口服,9g/次,3 次/天,15 天)
- 少、弱精子症(朱政衡,96 例,浓缩丸口服,10 丸/次,3 次/天,联合复方玄驹胶囊,3 个月)
- 椎-基底动脉供血不足(陈松龄,30 例,水丸口服,6g/次,3 次/天,联合倍他司汀,4 周)
- 糖尿病直立性低血压(武彦莉,水丸口服,6g/次,3 次/天,配合常规疗法,3 个月)
- 腰椎穿刺后低颅内压(刘吉林,60 例,大蜜丸口服,9g/次,2 次/天,4 天)
- 抑郁症(孙国朝,21 例,浓缩丸口服,10 丸/次,3 次/天,联合氟伏沙明,8 周)
- 发作性睡病(鞠作泉,32 例,联合黄芪精口服液,大蜜丸口服,9g/次,3 次/天,2 个月)
- 慢性牙周炎(束为,30 例,水丸口服,6g/次,3 次/天,3 个月)
- 复发性口疮(王萍,29 例,水丸口服,6g/次,3 次/天,6 个月)
- 混合痔术后疼痛(赵文树,35 例,浓缩丸口服,16 丸/次,2 次/天,4 天)
- 2 型糖尿病(郭娟,56 例,大蜜丸口服,9g/次,2~3 次/天,联合格列本脲)
- 缺铁性贫血(王萌,30 例,浓缩丸口服,10 丸/次,3 次/天)

- 口腔颌面癌症术后呃逆(覃朝莲,30 例,大蜜丸口服,9g/次,3 次/天,3 天)
- 氯氮平致白细胞减少(李志雄,176 例,大蜜丸口服,9g/次,2~3 次/天,联合六味地黄丸)
- 小儿厌食症(张洪财,50 例,大蜜丸口服,2~3 岁 2.25g/次,3~5 岁 3g/次,5~7 岁 4.5g/次,7~12 岁 6g/次,每日 2 次,1.5 个月)
- 复发性尖锐湿疣(樊晓玲,58 例,大蜜丸口服,9g/次,2 次/天,配合常规治疗,2 个月)
- 冠心病心绞痛(徐晓军,42 例,浓缩丸口服,8 丸/次,3 次/天,联合复方丹参滴丸交替服用,8 周)

【说明书及超说明书用法用量信息】补中益气丸大蜜丸说明书用法用量为"口服,一次 9g(1 丸),一日 2~3 次"。据文献报道,在治疗尿频时,大蜜丸的用法用量为儿童 9g/次,成人 18g/次,2 次/天。

补中益气丸水丸说明书用法用量为"口服,一次 6g(1 袋),一日 2~3 次"。据文献报道,治疗肠道菌群紊乱时,水丸的用法用量为婴儿 2g/次,成人 6g/次,3 次/天;治疗过敏性鼻炎时,水丸的用法用量为 12g/次,3 次/天;治疗女性盆底功能障碍性疾病时,水丸的用法用量为 12g/次,3 次/天。

补中益气丸浓缩丸说明书用法用量为"口服,一次 8~10 丸,一日 3 次"。据文献报道,治疗产后便秘时,浓缩丸的用法用量为 15 丸/次,3 次/天;治疗小儿遗尿症时,浓缩丸的用法用量为 4~5 丸/次,3 次/天;治疗乙型肝炎时,浓缩丸的用法用量为 10 丸/次,2 次/天;治疗儿童反复呼吸道感染时,浓缩丸的用法用量为 1~3 岁的患儿 3 丸/次,3~6 岁 4 丸/次,>6 岁 6 丸/次,3 次/天;治疗宫内节育器致子宫出血时,浓缩丸的用法用量为 24 丸/次,2 次/天;治疗混合痔术后疼痛时,浓缩丸的用法用量为 16 丸/次,2 次/天;治疗儿童重症肌无力时,浓缩丸的用法用量为 6 丸/次,3 次/天。

补中益气颗粒说明书用法用量为"口服,一次 3g(1 袋),一日 2~3 次"。

多个补中益气口服制剂说明书提示"本品宜空腹或饭前服为佳,亦可在进食同时服"。

【说明书及超说明书疗程信息】说明书未明确标明疗程。根据文献报道,治疗不同病证时的疗程不同。治疗口腔颌面癌症术后呃逆为 3 天;治疗腰椎穿刺后低颅内压、混合痔术后疼痛为 4 天;治疗产后便秘为 5~7 天;治疗习惯性流产为 15 天;治疗慢性功能性低热为 2~3 周;治疗老年肛门失禁为 3 周;治疗老年便秘、维持性腹透患者功能性便秘、胆囊切除术后腹泻、慢性结肠炎、尿频、消化性溃疡、反流性食管炎、过敏性鼻炎、支气管扩张、椎-基底动脉供血不足、肿瘤相关性疲劳为 1 个月(4 周);治疗小儿厌食症为 1.5 个月;治疗腹泻性肠易激综合征、小儿遗尿症、前列腺术后小便频作、儿童反复呼吸道感染、预防慢性盆腔炎、抑郁症、发作性睡病、儿童重症肌无力、复发性尖锐湿疣、冠心病心绞痛为2个月(8周);治疗压力性尿失禁、乙肝病毒相关肝硬化、隐匿性肾炎、肾病综合征、女性盆底功能障碍性疾病、宫内节育器致子宫出血、少、弱精子症、糖尿病直立性低血压、慢性牙周炎为3个月(12周);治疗乙型肝炎、老年支气管哮喘、蛋白尿、复发性口疮为6个月。

【重复用药信息】补中益气丸+黄芪颗粒:两药均能益气,用于治疗气虚诸证,补中益气丸中包含了黄芪颗粒的成分(黄芪)。根据2010版北京市医保药品目录,两者均属于"健脾益气剂",建议判定为重复用药。中成药联合用药智能评价模型的计算结果显示,两者的重复用药得分为4分。

补中益气丸+十一味参芪片:两药均能补气健脾,治疗体虚乏力,均含有黄芪、当归。根据2010版北京市医保药品目录,两者均属于"健脾益气剂",建议判定为重复用药。中成药联合用药智能评价模型的计算结果显示,两者的重复用药得分为5分。

【不良反应及禁忌证信息】说明书提示"本品不适用于恶寒发热表证者、暴饮暴食脘腹胀满实证者,不宜和感冒类药同时服用,高血压患者慎用,有高血压、心脏病、肝病、糖尿病、肾病等慢性病严重者应在医师指导下服用"。同时对不良反应监测提出要求"服药期间出现头痛、头晕、复视等症,或皮疹、面红者,以及血压有上升趋势,应立即停药"。有文献报道1例患者服用补中益气丸后出现猩红热样药疹。

【十八反、十九畏及相互作用信息】从十八反、十九畏"藻戟遂芫俱战草"的角度看,本品含有甘草,与含海藻、大戟、甘遂、芫花的中药复方或中成药联用时需注意监测,例如舟车丸(甘遂、大戟、芫花)、乳癖消片(海藻)、心通口服液(海藻)、紫金散(大戟)、祛痰止咳颗粒(甘遂、芫花)等。

从十八反、十九畏"诸参辛芍叛藜芦"的角度看,本品含有党参,在与含有藜芦的中药复方或中成药联用时应注意监测,例如三七血伤宁胶囊(黑紫藜芦)。

【现代研究信息】现代研究证明,本品可升高T_3、T_4水平,使下丘脑-垂体-甲状腺轴功能趋于稳态,提高机体代谢水平。本品可提高脾虚大鼠的心肌线粒体能量代谢,增强心肌ATP酶活力,增强心肌收缩力,增加心排血量,使血压尤其是收缩压明显上升。本品可调节GABA与磷脂酰胆碱、血氨的浓度,促进脑代谢与血氨的排泄,从而改善疲劳与记忆力下降等症状。另外,补中益气丸含药血清可通过调节肠上皮细胞NLRP3炎性体复合物蛋白及细胞因子分泌,减轻炎症刺激引起的肠上皮细胞损伤。

【主要参考资料】

[1] 补中益气丸(大蜜丸).北京同仁堂科技发展股份有限公司制药厂.2010-10-01

修订.

　　[2] 补中益气丸(水蜜丸).湖北襄阳隆中药业集团有限公司.2011-07-06 修订.

　　[3] 补中益气丸(浓缩丸).九芝堂股份有限公司.2007-03-20 修订.

　　[4] 补中益气颗粒.北京汉典制药有限公司.2011-09-30 修订.

　　[5] 安丽,陈遂生.健儿素冲剂合补中益气丸治疗肠道菌群紊乱 27 例[J].山东中医杂志,2002(09):533-534.

　　[6] 毕建璐,严美花,陈洁瑜,等.补中益气丸干预健康气虚质人群的血浆代谢组学研究[J].重庆医科大学学报,2014(08):1124-1127.

　　[7] 曾昭明,陈芝喜,赵慧,等.补中益气丸对脾虚大鼠甲状腺激素水平的影响[J].广州中医药大学学报,2007(04):320-322.

　　[8] 常俊华,孙国朝.补中益气丸合并氟伏沙明治疗抑郁患者 40 例临床观察[J].中国社区医师(医学专业),2013(02):200.

　　[9] 陈炳磊,张彦平,王永欣,等.补中益气丸治疗老年人肛门失禁 24 例[J].河北中医,2003(07):521.

　　[10] 陈红.补中益气丸合胚宝胶囊治疗女性盆底功能障碍性疾病 54 例[J].浙江中西医结合杂志,2012(04):296-297.

　　[11] 陈松龄.补中益气丸合倍他司汀治疗椎基底动脉供血不足 30 例[J].河南中医,2012(11):1511-1512.

　　[12] 陈细玲,石敏.溴吡斯的明联合补中益气丸治疗气血不足型重症肌无力患儿 30 例临床观察[J].中医儿科杂志,2016(04):34-37.

　　[13] 邓俊,武学华,薛玉琴,等.补中益气丸治疗肺结核 323 例临床观察[J].新中医,2013(08):31-32.

　　[14] 樊晓灵.补中益气丸佐治复发性尖锐湿疣的临床疗效及其免疫调节作用[J].中国中西医结合杂志,2004(05):470-471.

　　[15] 管敏昌,吴彩芬,杭金国,等.补中益气丸治疗小儿遗尿症效果观察[J].中国乡村医药,2010(07):39.

　　[16] 管小江,兰小青,郭芹.补中益气丸配合潘生丁用于拉米夫定停药后乙型肝炎的临床观察[J].中国民间疗法,2008(04):38.

　　[17] 郭建山.金匮肾气丸合补中益气丸治疗尿频[J].中国民间疗法,2000(09):29.

　　[18] 郭娟.补中益气丸治疗气虚型 2 型糖尿病 56 例疗效观察[J].中国医药指南,2013(36):189-190.

　　[19] 胡凤君.补中益气丸加蜂蜜对老年便秘患者疗效观察[J].中国民康医学,2014(03):93-94.

　　[20] 黄晖.补中益气丸合六味地黄丸治疗气阴两虚型隐匿性肾炎 36 例临床疗效观察[J].中医临床研究,2012(22):68-69.

　　[21] 金德浩,李学军,赵美蓉.补中益气丸治疗老年支气管扩张症缓解期的临床研究[J].中国实用医药,2012(18):57-58.

　　[22] 鞠作泉,李庆华,宋立华.补中益气丸合黄芪精口服液治疗发作性睡病 32 例[J].中国民间疗法,2012(11):40-41.

[23] 李海军,郭志梅,杨新英,等.补中益气丸对乙肝病毒相关失代偿期肝硬化患者5年生存率的影响[J].中国中医药信息杂志,2017(01):28-31.

[24] 李景巍.补中益气丸合金匮肾气丸防治慢性支气管炎86例观察[J].实用中医药杂志,2013(06):428-429.

[25] 李军,杨海燕.补中益气丸治疗乳腺癌肿瘤相关性疲劳的临床观察[J].辽宁医学院学报,2015(03):12-14.

[26] 李巧华.补中益气丸合七制香附丸治疗产后便秘26例[J].中国中医药现代远程教育,2014(16):132-133.

[27] 李日光.补中益气丸治疗溃疡性结肠炎80例临床观察[J].中国实用医药,2012(07):172-173.

[28] 李志雄.补中益气丸及六味地黄丸在氯氮平致白细胞减少方面的作用[J].广西中医学院学报,1999(03):45-46.

[29] 林莉菁,李蕾华,缪湘伊,等.补中益气丸合麻黄颗粒治疗肺脾气虚型儿童原发性夜间遗尿症疗效分析[J].中国药物经济学,2014(05):28-29.

[30] 刘吉林.补中益气丸治疗腰椎穿刺术后低颅压反应[J].甘肃中医学院学报,1989(2):39-40.

[31] 刘志霞.补中益气丸治疗肾病综合征疗效观察[J].医药论坛杂志,2007(19):112-114.

[32] 彭逸潮.双歧三联活菌联合补中益气丸治疗腹腔镜胆囊切除术后腹泻临床观察[J].广州医药,2016(05):28-31.

[33] 卿照前.补中益气丸对老年支气管哮喘缓解期患者肺功能的影响[J].湖南中医药大学学报,2007,27(3):47-48.

[34] 任传云.宣肺通窍汤联合补中益气丸治疗过敏性鼻炎45例[J].河南中医,2015(08):1927-1929.

[35] 任周新.补中益气丸对脾虚大鼠血压的影响及其机制初探[J].河南中医学院学报,2004(03):16-17.

[36] 桑凤梅,付利然,窦晨辉.补中益气丸联合四神丸治疗慢性结肠炎效果观察[J].光明中医,2016(20):2965-2967.

[37] 束为.补中益气丸在慢性牙周炎中的治疗应用[J].吉林医学,2011(14):2777-2778.

[38] 宋阳.补中益气丸合人参归脾丸治疗宫内节育器致子宫出血51例[J].中国中医药现代远程教育,2014(12):45-46.

[39] 覃朝莲.补中益气丸治疗老年口腔颌面癌症术后呃逆的观察[J].吉林医学,2012(19):4135.

[40] 唐艳,陈冬梅.补中益气丸预防慢性盆腔炎复发62例疗效观察[J].中成药,2011(01):189-190.

[41] 王存丰,李瑞敏.补中益气丸配合CRFA治疗原发性肝癌临床观察[J].中医学报,2013(12):1787-1788.

[42] 王大飞,毕海波.补中益气丸治疗慢性功能性低热37例疗效观察[J].中国实用

乡村医生杂志,2004(03):34.

[43] 王萌.补中益气丸治疗缺铁性贫血30例[J].现代中医药,2012(06):16.

[44] 王萍,李立群,魏传芳,等.补中益气丸治疗复发性口疮临床研究[J].医学研究与教育,2010(02):60-61.

[45] 魏旭军,安金兰,张翠兰.补中益气丸治疗习惯性流产150例[J].西部中医药,2016(04):94-95.

[46] 文金明.中药生肌玉红膏直肠注射配合补中益丸口服治疗慢性溃疡性直肠炎临床观察[J].四川中医,2007,25(4):42-44.

[47] 武彦莉,张小娟,王力箱.补中益气丸联合硫辛酸治疗糖尿病体位性低血压疗效观察[J].山东医药,2016(42):93-94.

[48] 谢麦棉.补中益气丸治疗蛋白尿15例[J].江苏中医,2000(05):20.

[49] 徐广侠.补中益气丸合健脾丸治疗反复呼吸道感染57例[J].中国中医药现代远程教育,2012(24):16.

[50] 徐惠.补中益气丸联合通便灵胶囊治疗维持性腹透患者功能性便秘50例[J].浙江中医杂志,2014(03):233.

[51] 徐晓军.复方丹参滴丸及补中益气丸治疗冠心病心绞痛42例观察[J].实用中医药杂志,2007(11):686-687.

[52] 徐扬,刘娟,赵玲,等.补中益气丸配合盆底功能锻炼在治疗产后压力性尿失禁的疗效分析[J].实用临床医药杂志,2015(23):168-169.

[53] 闫军.补中益气丸用分心木泡水送服治疗前列腺术后小便频作34例[J].包头医学院学报,2012(06):89-90.

[54] 杨红莹.莫沙必利联合中药补中益气丸治疗老年性反流性食管炎的临床观察[J].中国社区医师,2016,32(6):120-121,123.

[55] 尹涛,黄岩.补中益气丸联合盐酸洛哌丁胺胶囊治疗大肠癌术后腹泻疗效观察[J].中国继续医学教育,2015(23):171-172.

[56] 院建生,郝文梅.补中益气丸联合西药治疗中焦气虚型消化性溃疡多中心随机对照观察[J].实用中医内科杂志,2013(12):88-89.

[57] 张洪财,高敏飞.补中益气丸治疗小儿厌食症50例临床研究[J].齐齐哈尔医学院学报,2006(09):1076-1077.

[58] 张晓燕,肖丽,张立贤.口服补中益气丸引起药疹1例[J].中国中药杂志,2002(02):80.

[59] 赵文树,陆金根,曹永清.补中益气丸治疗混合痔术后顽固性疼痛35例[J].中医药信息,2008(03):42-43.

[60] 周昱.补中益气丸联合双歧杆菌乳杆菌三联活菌片治疗女性腹泻型肠易激综合征80例[J].泰山医学院学报,2016(07):781-782.

[61] 朱政衡,曾玉花.复方玄驹胶囊联合补中益气丸(浓缩丸)治疗少、弱精子症96例临床观察[J].云南中医中药杂志,2012(03):35-36.

[62] 张文杰,潘华新,巫燕莉,等.补中益气丸对IEC-6细胞损伤模型NLRP3炎性体及相关细胞因子的影响[J].中国实验方剂学杂志,2017,23(12):114-118.

30. 人参健脾丸(片)

【制剂规格】大蜜丸 6g/丸,片剂 0.25g/片。

【药物组成】人参、麸炒白术、茯苓、山药、陈皮、木香、砂仁、炙黄芪、当归、酸枣仁、制远志。

【方剂来源】本方可能源于《何氏济生论》卷五中"健脾汤"或《准绳类方》卷二中"参术健脾汤"的加减,首次完整收载于 1961 年《北京市中药成方选集》,主治"身体瘦弱,失眠健忘,不思饮食,时常作泻"。现行执行标准为《中国药典》(2015 年版)一部。

【组方特点】本方健脾益气,和胃止泻。方中的人参大补元气、补脾肺气、生津和胃,既能用于治疗虚弱倦怠,又能增强脾气的运化能力,改善纳差泄泻,为君药。黄芪补气健脾,白术燥湿止泻,砂仁行气化湿,增强君药健脾止泻之功效,为臣药。

【说明书及超说明书适应证信息】说明书功能主治为"健脾益气,和胃止泻。用于脾胃虚弱所致的饮食不化、脘闷嘈杂、恶心呕吐、腹痛便溏、不思饮食、体弱倦怠"。

(1)属于说明书适应证的病证包括(以脾气虚为证型要素):

● 脾胃虚弱证(脾气虚证、脾虚证等)

● 泄泻(脾虚泄泻、慢性腹泻、婴幼儿腹泻、肠易激综合征、抗生素所致的腹泻等)

● 痞满(消化不良等)

(2)根据临床文献报道,目前存在的超说明书使用的病证有:

● 慢性荨麻疹(冯小明,78 例,大蜜丸口服,2 丸/次,2 次/天,配合防风通圣丸,1～4 天显效)

● 痤疮[廖燕,118 例,大蜜丸口服(女性经期停药),1 丸/次,2 次/天,8 周]

● 黄褐斑(李晓红,29 例,大蜜丸口服,0.5 丸/次,2 次/天,外用自制祛斑散,2 个月)

● 慢性阻塞性肺疾病(43 例,大蜜丸口服,2 丸/次,2 次/天,配合常规治疗,2 个月)

● 静止型肝硬化(王玉凤,48 例,大蜜丸口服,2 丸/次,2 次/天,配合大黄䗪虫丸,2～3 个月)

● 原发性肝癌(王丰莲,38 例,人蜜丸口服,2 丸/次,2 次/天,配合常规治疗,8 周)

● 粉瘤(杨玉坤,1 例,大蜜丸口服,未明确用法用量和疗程)

【说明书及超说明书用法用量信息】人参健脾丸说明书用法用量信息为

"一次 2 丸,一日 2 次"。根据文献报道,成人的用法用量基本与说明书相同,但治疗痤疮、黄褐斑等皮肤病的临床报道会减少单次用量至 1 或 0.5 丸,原因可能为疗程较长(2 个月)。同时,儿童的用法用量按年龄减少,但文献未给出具体方法。

人参健脾片说明书用法用量为"口服,一次 4 片,一日 2 次"。

【说明书及超说明书疗程信息】说明书未明确标明疗程。根据《中药新药临床研究指导原则》,气虚证的推荐疗程不少于 4 周。根据文献报道,治疗不同病证时的疗程不同,治疗泄泻时为 4 周,治疗消化不良时为 2~4 周,治疗痤疮和黄褐斑时为 8 周。

【重复用药信息】人参健脾丸+人参归脾丸:两药均能健脾益气,均含有人参、白术、茯苓、黄芪、当归、木香、远志、酸枣仁,用于不思饮食、体弱倦怠,建议判定为重复用药。中成药联合用药智能评价模型的计算结果显示,两者的重复用药得分为 4 分。

人参健脾丸+养胃舒胶囊:两药均能健脾和胃,均含有白术、山药、陈皮,用于治疗胃脘疼痛。根据 2010 版北京市医保药品目录,两者均属于"健脾和胃剂",建议判定为重复用药。中成药联合用药智能评价模型的计算结果显示,两者的重复用药得分为 4 分。

【不良反应及禁忌证信息】说明书提示"感冒发热患者不宜服用。儿童、妊娠期妇女、哺乳期妇女,有高血压、心脏病、肝病、糖尿病、肾病等慢性病严重者应在医师指导下服用"。未见本品不良反应的相关文献报道。

【十八反、十九畏及相互作用信息】从十八反、十九畏"诸参辛芍叛藜芦""人参畏五灵脂"的角度看,本品含有人参,在与含有藜芦、五灵脂的中药复方或中成药联用时应注意监测,例如三七血伤宁胶囊(黑紫藜芦)、小金胶囊(五灵脂)、宽中顺气丸(五灵脂)、少腹逐瘀颗粒(五灵脂)、平消片(五灵脂)、田七痛经胶囊(五灵脂)等。同时,本品不宜与含有皂荚的中药复方或中成药联用,不宜喝茶和吃萝卜。

【现代研究信息】现代研究显示,人参健脾丸能够兴奋下丘脑-垂体-肾上腺皮质轴及下丘脑-垂体-甲状腺轴,促进糖、脂质、蛋白质代谢,增强机体功能。还能够抑制肠易激综合征患者神经递质 5-HT 和炎症细胞因子 IL-8、IL-1β 的过度表达。也有研究提示人参健脾丸对于营养不良的改善有明显作用,其辅助治疗脾肺气虚型 COPD 稳定期患者具有较好的疗效,治疗前后的营养指标、免疫功能、生存质量评分(SGRQ)、肺功能等均明显改善。

【主要参考资料】

[1] 人参健脾丸.北京同仁堂科技发展股份有限公司.2010-10-01 修订.

[2] 人参健脾片.浙江维康药业有限公司.2010-10-18 修订.

［3］冯小明.防风通圣丸合人参健脾丸治疗慢性荨麻疹78例［J］.河南中医,2010(10):1031-1032.

［4］于素甫江·苏来曼,王娟.针灸与人参健脾丸治疗脾胃气虚型功能性消化不良的临床观察［J］.内蒙古中医药,2014(26):50.

［5］廖燕,孟萍,刘建国,等.人参健脾丸治疗痤疮的临床研究［J］.中国民间疗法,2014(01):47-48.

［6］王丰莲,杨亚明.以端粒酶为靶点的人参健脾丸治疗原发性肝癌38例分析［J］.中国民康医学,2008(07):627-629.

［7］王玉凤.大黄䗪虫丸联合人参健脾丸治疗静止型肝硬化48例［J］.医学理论与实践,2004(04):412-413.

［8］麦静愔,卫波,季晶俊,等.人参健脾丸辅助治疗脾肺气虚型稳定期慢性阻塞性肺疾病患者的临床研究［J］.内科理论与实践,2014(02):126-129.

［9］杨玉坤.人参健脾丸治愈粉瘤［J］.国医论坛,1987(03):24.

［10］杨春庆,牛秋玲,吴安芳,等.人参健脾丸用于治疗婴幼儿腹泻78例临床分析［J］.河南医药信息,2001(03):27.

［11］李晓红,王秋英,倪玲.益气健脾祛斑汤治疗脾虚血瘀型黄褐斑61例［J］.中国中医药现代远程教育,2016(23):71-73.

［12］程从武.人参健脾片对腹泻型肠易激综合征患者5-HT、炎症因子的影响［J］.实用中西医结合临床,2011(02):3-4.

［13］王晓玲,李卫敏.乳酸菌素联合人参健脾片治疗腹泻型肠易激综合征的疗效观察［J］.中外医学研究,2013(19):172-173.

［14］刘绍炼,童欢.人参健脾片合固肠止泻丸治疗慢性腹泻60例［J］.中外医疗,2010(24):119.

31.参苓白术丸(颗粒、散)

【制剂规格】水丸6g/袋,颗粒剂6g/袋,散剂1.5g/袋、6g/袋、9g/袋、12g/袋。

【药物组成】人参、茯苓、麸炒白术、山药、炒白扁豆、莲子、炒薏苡仁、砂仁、桔梗、甘草。

【方剂来源】本方出自于宋·《太平惠民和剂局方》卷三,为"四君子汤"的加减,用于"治脾胃虚弱,饮食不进,多困少力,中满痞噎,心忪气喘,呕吐泄泻及伤中和不热,久服养气育神,醒脾悦色,顺正辟邪"。现行执行标准为《中国药典》(2015年版)一部。

【组方特点】本方健脾益气,用于体倦乏力、食少便溏。方中的人参补脾肺之气,白术健脾渗湿,茯苓健脾利水,甘草健脾补气,以四君子汤为君药。山药、莲子肉健脾益气,兼能止泻;白扁豆、薏苡仁健脾渗湿止泻,为臣药。

【说明书及超说明书适应证信息】说明书功能主治为"健脾、益气。用于体倦乏力,食少便溏"。

(1)属于说明书适应证的病证包括(以脾气虚为证型要素):

● 便溏、腹泻(抗生素相关性腹泻、非感染性腹泻、小儿腹泻、艾滋病相关性腹泻等)

● 食少纳呆(畏食症、功能性消化不良、功能性腹胀等)

● 乏力、气短

● 肠易激综合征

● 溃疡性结肠炎

(2)根据临床文献报道,目前存在的超说明书使用的病证有:

● 防治小儿反复呼吸道感染(刘薇薇,109 例,颗粒剂口服,1.5～3g/次,2次/天,8 周)

● 胃肠型高原反应(刘小荣,100 例,散剂口服,9g/次,3 次/天)

● 难治性克罗恩病(郑小兰,40 例,水丸口服,6g/次,2 次/天,联合甲氨蝶呤,8 周)

● 稳定期慢性阻塞性肺疾病[蒋荣民,60 例,散剂口服,6g/次,2 次/天,配合茶碱缓释片(舒氟美),6 个月]

● 黄褐斑(刘彩云,60 例,散剂口服,3g/次,3 次/天,配合血府逐瘀口服液,3 个月)

● 预防癌症化疗的毒副作用(杨国武,187 例,颗粒剂口服,30g/次,3 次/天,配合恩丹西酮,12 天)

● 晚期非小细胞肺癌(王永海,20 例,颗粒剂口服,6g/次,3 次/天,联合吉非替尼,至少治疗 3 个化疗周期,约 63 天)

● 2 型糖尿病(刘正生,64 例,颗粒剂口服,1 袋/次,3 次/天,配合瑞格列奈,3 个月)

● 特应性皮炎(吴志洪,71 例,颗粒剂口服,0.5～1 袋/次,3 次/天,联合康肤洗剂,6 周)

● 崩漏(柳吉玲,24 例,颗粒剂口服,6g/次,3 次/天,联合宫血宁胶囊,7天)

【说明书及超说明书用法用量信息】参苓白术丸说明书用法用量为"口服,一次 6g(1 袋),一日 3 次""宜饭前服用或进食同时服"。根据文献报道,治疗小儿非感染性腹泻时,参苓白术丸的用法用量为 6 个月以下 1g/次,6 个月～1 岁 2g/次,1 岁以上 3g/次,均为 2 次/天;治疗小儿抗生素相关性腹泻时,6 个月以下的患儿 1g/次,7 个月～1 岁的患儿 2g/次,1 岁以上的患儿 3g/次,均为 3 次/天。

参苓白术颗粒说明书用法用量为"一次 6g（1 袋），一日 3 次"。根据文献报道，治疗小儿（4~12 岁）厌食症时的用法用量为 3g/次，3 次/天。治疗特应性皮炎时，体质量在 5~20kg 者半袋/次，3 次/天；体质量 >20kg 者 1 袋/次，3 次/天。

参苓白术散说明书用法用量为"6~9g/次，2~3 次/天"。根据文献报道，治疗小儿腹泻（1~7 岁）时，参苓白术散的用法用量可以为 6g/次，3 次/天。

【说明书及超说明书疗程信息】说明书未明确标明疗程。根据文献报道，治疗不同病证时的疗程不同，治疗功能性腹胀为 4 周，治疗小儿非感染性腹泻时为 3 天，治疗小儿抗生素性腹泻时为 5~10 天，治疗小儿反复呼吸感染为 8 周，治疗小儿厌食症为 10~14 天。其他辅助治疗病证方面，治疗难治性克罗恩病时为 8 周，治疗黄褐斑为 3 个月，治疗 2 型糖尿病为 3 个月，治疗慢性阻塞性肺疾病为 6 个月。

【重复用药信息】参苓白术散+四君子丸：两药均能健脾益气，参苓白术散的组方包含四君子丸的全部成分（人参、茯苓、白术、甘草），用于治疗脾虚、食少便溏。根据 2010 版北京市医保药品目录，两者均属于"健脾益气剂"，建议判定为重复用药。中成药联合用药智能评价模型的计算结果显示，两者的重复用药得分为 7 分。

参苓白术散+启脾丸：两药均能健脾和胃，均含人参、茯苓、白术、山药、莲子、甘草，用于治疗脾胃虚弱、食少便溏，建议判定为重复用药。中成药联合用药智能评价模型的计算结果显示，两者的重复用药得分为 5 分。

【不良反应及禁忌证信息】说明书提示"泄泻兼有大便不通畅，肛门有下坠感者忌服。高血压、心脏病、肾脏病、糖尿病患者及小儿、妊娠期妇女应在医师指导下服用"。

【十八反、十九畏及相互作用信息】从十八反"藻戟遂芫俱战草"的角度看，本品含有甘草，与含甘遂、大戟、海藻、芫花的中药复方或中成药联合使用时需注意监测，例如舟车丸（甘遂、芫花）、乳癖消片（海藻）、心通口服液（海藻）、祛痰止咳颗粒（甘遂、芫花）等。

从十八反"诸参辛芍叛藜芦"和十九畏"人参畏五灵脂"的角度看，本品含有人参，与含有藜芦、五灵脂、皂荚的中药复方或中成药联合使用时需注意监测，例如三七血伤宁胶囊（黑紫藜芦）、小金胶囊（五灵脂）、宽中顺气丸（五灵脂）、少腹逐瘀颗粒（五灵脂）、平消片（五灵脂）、田七痛经胶囊（五灵脂）等。此外，本品不宜与感冒类药同用，不宜喝茶和吃萝卜以免影响药效。

【现代研究信息】现代研究显示，参苓白术丸具有显著的抗疲劳作用，参苓白术散水煎液能明显改善脾虚湿困型大鼠的一般生存状况，并通过上调结肠组织白介素-4（IL-4）蛋白含量及其 mRNA 表达水平,下调白介素-1β（IL-1β）和 p38 丝裂原活化蛋白激酶（p38MAPK）基因蛋白表达水平而发挥保护结肠黏膜的作用。

【主要参考资料】

［1］参苓白术丸.北京同仁堂制药有限公司.2011-10-24 修订.

［2］参苓白术颗粒.云南腾药制药股份有限公司.2012-07-17 修订.

［3］参苓白术散.山西华康药业股份有限公司.2015-11-10 修订.

［4］张朝民.参苓白术丸防治小儿急性支气管肺炎抗生素相关性腹泻疗效观察［J］.现代中西医结合杂志,2016,25(8):837-839.

［5］唐翔.联用双歧杆菌三联活菌肠溶胶囊和参苓白术颗粒治疗新生儿抗生素性腹泻的效果分析［J］.中西医结合研究,2015,13(18):179-180.

［6］任哲,任江南,伍玉甜.参苓白术丸治疗肠易激综合征疗效观察［J］.中国基层医药,2015,22(10):1510-1513.

［7］泰兴亚.联用参苓白术颗粒和美沙拉嗪治疗溃疡性结肠炎的效果观察［J］.当代医药论丛,2015,13(13):169.

［8］刘薇薇,陈慧,任明,等.不同治疗方案对小儿反复呼吸道感染成本效果分析［J］.中国临床药理学杂志,2014,30(2):134-136.

［9］刘小荣.参苓白术散治疗胃肠型高原反应 100 例疗效观察［J］.实用中西医结合临床,2012,12(6):62.

［10］吴贵恺,杨秋香,唐文君,等.参苓白术颗粒治疗功能性腹胀的临床观察［J］.中国药房,2010(28):2262-2264.

［11］郑小兰,蔡梅香,黄荔美.甲氨蝶呤联合参苓白术丸治疗难治性克罗恩病疗效观察［J］.现代中西医结合杂志,2015,24(31):3458-3460.

［12］蒋荣民.参苓白术散辅助舒氟美治疗稳定期慢性梗阻性肺疾病疗效观察［J］.山东医药,2013,53(35):37-38.

［13］刘彩云,张传弘.参苓白术丸合血府逐瘀口服液治疗脾虚湿瘀型黄褐斑 60 例［J］.云南中医药杂志,2010,31(2):38-39.

［14］杨国武,钱宗杰.参苓白术冲剂预防癌症化疗毒副作用的疗效观察［J］.现代中西医结合杂志,2003,12(1):43.

［15］王永海,邢建群,寇丽春.参苓白术颗粒联合吉非替尼对晚期非小细胞肺癌的治疗作用［J］.吉林中医药,2015,35(7):690-692.

［16］杨国红,崔敏,周立华,等.参苓白术散治疗艾滋病相关性腹泻疗效观察［J］.中华中医药学刊,2008,26(1):150-153.

［17］刘正生,唐榕.参苓白术颗粒联合瑞格列奈对 2 型糖尿病糖化血红蛋白的影响［J］.现代中西医结合杂志,2011,20(9):1091-1092.

［18］吴志洪,钟江,张衍,等.参苓白术颗粒联合康复外洗剂对特应性皮炎患者血清中氧化应激水平的影响［J］.医药导报,2013,32(12):1576-1579.

［19］柳吉玲.宫血宁胶囊联合参苓白术颗粒治疗崩漏临床研究［J］.亚太传统医药,

2016,12(8):120-121.

[20] 邓子煜,高建.参苓白术丸抗疲劳作用实验研究[J].中国实验方剂学杂志,2009,15(3):69-70.

[21] 高志买,何珊,韩媛,等.参苓白术复方提取物抗放射性肠损伤作用的实验研究[J].2011,35(10):769-779.

[22] 毕殿勇,贾育新,成映霞,等.参苓白术散对脾虚湿困型溃疡性结肠炎模型大鼠IL-1β、IL-4及p38MAPK基因蛋白表达的影响[J].中药药理与临床,2017,33(01):7-11.

32. 复方阿胶浆

【制剂规格】 口服液 20ml/支。

【药物组成】 主要成分为阿胶、红参、熟地黄、党参、山楂。

【方剂来源】 本方来源于明·张景岳《景岳全书》中"两仪膏"(党参、熟地黄)的加减。在两仪膏的基础上,增加了阿胶、红参和山楂。现行执行标准为《中国药典》(2015年版)一部。

【组方特点】 本方补气养血,用于气血两虚所致的头晕目眩、心悸失眠、食欲缺乏。方中的阿胶为血肉有情之品,补脾生血,滋阴养血,用于各种血虚证;红参增强了人参温补的作用,大补元气,健脾益气,用于各种气虚证;两者联用气血双补,共为君药。

【说明书及超说明书适应证信息】 说明书功能主治为"补气养血。用于气血两虚,头晕目眩,心悸失眠,食欲缺乏及贫血"。

(1)属于说明书适应证的病证包括(以气血两虚为证型要素):

● 气血两虚证(气虚证、血虚证等)

● 贫血(缺铁性贫血、巨幼细胞贫血、再生障碍性贫血、产后贫血、妊娠期贫血、老年性贫血、功能性子宫出血性贫血、化疗相关性贫血、肾性贫血、癌性贫血等)

● 失眠(神经衰弱症等)

● 疲乏(慢性疲劳综合征等)

(2)根据临床文献报道,目前存在的超说明书使用的病证有:

● 月经不调、痛经、经期头痛(顾建军,4353例,口服,20ml/次,2次/天,于经期前、后各服用6天和2个月;介新平,100例,经期口服,20ml/次,3次/天,6个月)

● 排卵障碍性不孕(姚丽雯,50例,口服,20ml/次,3次/天,联合氯米芬,月经周期第5天起连服至下次月经来潮或证实临床妊娠为止)

● 卵巢早衰(刘红姣,43例,口服,20ml/次,3次/天,联合人工周期疗法,4个月)

● 中、晚期妇科肿瘤的辅助治疗(赵井苓,30例,口服,20ml/次,3次/天,

配合化疗,21 天)

• 晚期胃癌的辅助治疗(步玉晴,30 例,口服,20ml/次,3 次/天,配合化疗,3 个化疗周期)

• 化疗后的骨髓抑制、白细胞减少症、血小板减少症(程林林,22 例,口服,20ml/次,3 次/天,21 天)

• 改善晚期肿瘤患者的生活质量(张洪珍,30 例,口服,20ml/次,3 次/天,2 个月)

• 促进骨折愈合(李少灿,65 例,口服,20ml/次,3 次/天,配合骨伤科用药,12 周)

• 冠心病室性期前收缩(柯斌,60 例,口服,20ml/次,2 次/天,联合美托洛尔,4 周)

• 精神分裂症的辅助治疗(杨俊伟,32 例,口服,20ml/次,2 次/天,联合利培酮,12 周)

• 老年性胃炎(徐宏建,49 例,口服,20ml/次,3 次/天,联合香砂六君子汤加味,8 周)

• 婴幼儿粒细胞减少症的辅助治疗[牛冬春,42 例,口服(按年龄给药),配合常规治疗,联合鲨肝醇和维生素 B_4,7 天]

• 登革出血热的辅助治疗(Fenny Yunita,40 例,口服,20ml/次,2 次/天,配合常规处理,4 天)

• 糖尿病视网膜病变(刘素英,35 例,口服,20ml/次,3 次/天,1 个月)

【说明书及超说明书用法用量信息】复方阿胶浆说明书用法用量信息为"口服,一次 20ml,一日 3 次"。文献中多使用此剂量,或者减量为 20ml/次,2 次/天,安全性良好。辅助治疗婴幼儿粒细胞减少症时,<1 岁患儿的用量为 5ml/次,3 次/天;1~3 岁患儿的用量为 10ml/次,3 次/天。

【说明书及超说明书疗程信息】说明书未明确标明疗程。根据《中药新药临床研究指导原则》,血虚证的推荐疗程不少于 4 周。根据文献报道,治疗不同病证时的疗程不同,治疗贫血一般疗程为 2 周~4 个月;骨科、妇科、糖尿病视网膜病变、冠心病、神经精神症状等病证的治疗需要 1~3 个月;登革出血热及婴幼儿粒细胞减少症的疗程比较短,分别仅为 4 和 7 天。

【重复用药信息】复方阿胶浆+阿胶补血口服液:两药均能补气养血,均含有阿胶、熟地黄、党参,用于治疗气血两虚所致的神疲乏力、心悸失眠等症,建议判定为重复用药。中成药联合用药智能评价模型的计算结果显示,两者的重复用药得分为 5 分。

复方阿胶浆+八珍颗粒:两药均能补气养血,均含有熟地黄、党参,用于治疗气血两亏。根据 2010 版北京市医保药品目录,两者均属于"养血剂",建议判定为重复用药。中成药联合用药智能评价模型的计算结果显示,两者的重复用药得分为6分。

【不良反应及禁忌证信息】说明书提示"凡脾胃虚弱,呕吐泄泻,腹胀便溏、咳嗽痰多者慎用。感冒患者不宜服用本品。小儿、妊娠期妇女、高血压、糖尿病患者应在医师指导下服用"。有报道称,本品较常见的不良反应为口干和咽燥,1例更年期综合征患者服用复方阿胶浆2小时后出现心悸、气短、胸闷、腿脚麻木等症,持续6小时后消失,但恶心症状持续约12小时,停药后症状减轻。

【十八反、十九畏及相互作用信息】从十八反"诸参辛芍叛藜芦"和十九畏"人参畏五灵脂"的角度看,本品含有人参、党参,与含有藜芦、五灵脂、皂荚的中药复方或中成药联合使用时需注意监测,例如三七血伤宁胶囊(黑紫藜芦)、小金胶囊(五灵脂)、宽中顺气丸(五灵脂)、少腹逐瘀颗粒(五灵脂)、平消片(五灵脂)、田七痛经胶囊(五灵脂)等。此外,服药期间不宜喝茶和吃萝卜以免影响药效。

【现代研究信息】现代研究显示,复方阿胶浆能促进溶血性贫血小鼠的网织红细胞增生,使骨髓造血功能旺盛,增强造血功能,从而对改善贫血有显著的疗效。能够通过增加血红蛋白、肝糖原、血清尿素氮含量,提高谷胱甘肽过氧化物酶、超氧化物歧化酶活性等,有效延缓小鼠的抗疲劳能力、耐寒能力,还能增强小鼠的耐常压缺氧能力。能够延长肺癌小鼠的生存期。能够通过增加脾脏、胸腺的重量指数,提高脾淋巴细胞的增殖功能,保护移植性肿瘤小鼠的免疫器官,对抗化疗药物导致的免疫损伤。恶性肿瘤患者在化疗的同时服用复方阿胶浆,能够提高生存质量与近期疗效。

【主要参考资料】

[1]复方阿胶浆.山东东阿阿胶股份有限公司.2007-08-01修订.

[2]介新平,王颖.复方阿胶浆治疗月经量多及经期头痛100例[J].洛阳医专学报,1997(04):261-262.

[3]徐瑞荣,沈利萍.复方阿胶浆治疗贫血的临床疗效观察[J].中国实验方剂学杂志,2013(03):289-291.

[4]李少灿,纪姝花.复方阿胶浆促进桡骨远端骨折愈合临床观察[J].河南中医,2007,27(9):79-80.

[5]FENNY YUNITAL,方喆,聂洪霞,等.复方阿胶浆辅助治疗登革出血热患者40例[J].中医杂志,2013,54(8):701-702.

[6]杨俊伟,王延军,王忠.复方阿胶浆辅助治疗精神分裂症阴性症状临床观察[J].云南中医中药杂志,2012,33(4):37-38.

[7]步玉晴,臧玉芹,贺丽亚,等.复方阿胶浆联合XELOX方案治疗晚期胃癌的临床观察[J].现代中西医结合杂志,2013,22(36):4013-4015.

[8] 赵井苓,赵玉梅,徐红,等.复方阿胶浆联合化疗治疗中晚期妇科肿瘤 30 例[J].第十一次全国中医妇科学术大会论文集,2011:386.

[9] 柯斌,师林,张俊杰,等.复方阿胶浆联合美托洛尔对冠心病室性期前收缩患者心率变异性及生活质量的影响[J].中药材,2012,35(12):2052-2055.

[10] 刘红姣,喻芬,梁世昌.复方阿胶浆联合人工周期疗法治疗卵巢早衰 43 例效果观察[J].临床合理用药,2012,5(1B):71-72.

[11] 徐宏建,王仁强.复方阿胶浆联合香砂六君子汤加味治疗老年胃炎疗效观察[J].实用中医药杂志,2016,32(2):131.

[12] 姚丽雯,付卫星,张云,等.复方阿胶浆提高排卵障碍性不孕患者妊娠率的疗效和机制研究[J].广州医科大学学报,2015,43(3):65-68.

[13] 牛冬春,周顺平.复方阿胶浆口服液辅助治疗婴幼儿粒细胞减少症 42 例疗效观察[J].实用中西医结合临床,2004,4(1):44.

[14] 顾建军,王令仪.复方阿胶浆用于女大学生月经失调及痛经的疗效调查分析[J].西部中医药,2013,26(11):86-88.

[15] 刘素英,叶卫东.复方阿胶浆治疗糖尿病视网膜病变的疗效观察[J].中国药师,2007,10(8):810-811.

[16] 张福琴.复方阿胶浆不良反应报告[J].Chin J Pharmacoepidemiol,2009,18(5):354.

[17] 栗敏,马洪宇,沈继朵,等.复方阿胶浆对 H22 肝癌荷瘤小鼠 5-FU 化疗的增效减毒作用[J].中国实验方剂学杂志,2012,18(20):216-219.

[18] 孙叙敏,陈信义.复方阿胶浆对移植性肺癌小鼠脾、胸腺重量指数与脾淋巴细胞增殖影响[J].医学信息,2011(2):699-700.

[19] 杜先婕,宋林奇,谢人明,等.复方阿胶浆对乙酰苯肼所致小鼠溶血性贫血模型的实验研究[J].中成药,2009,31(5):790-793.

[20] 刘培民,周东红,解福生.复方阿胶浆对小鼠耐寒作用的影响实验[J].内蒙古中医药,2005(6):29-30.

[21] 张宇航,李要轩,李雁.复方阿胶浆对恶性肿瘤化疗增效减毒的临床研究[J].中国医药导报,2010,7(17):38-39.

33. 生血宁片

【制剂规格】0.25g/片。

【药物组成】蚕砂提取物。

【方剂来源】当代经验方。现行执行药品标准为国家食品药品监督管理局标准颁布件(2010),编号为 YBZ01852003-2010Z。

【组方特点】本方为单药制剂,益气补血。用于缺铁性贫血属气血两虚证者,症见肌肤萎黄或苍白、神疲乏力、眩晕耳鸣、心悸气短、舌淡或胖、脉弱等。据报道,蚕砂提取物的有效成分为铁叶绿酸钠。

【说明书及超说明书适应证信息】说明书功能主治为"益气补血。用于缺铁性贫血属气血两虚证者,症见面部、肌肤萎黄或苍白,神疲乏力,眩晕耳鸣,心悸气短,舌淡或胖,脉弱等"。

(1)属于说明书适应证的病证包括(以气血两虚为证型要素):

- 气血两虚证
- 缺铁性贫血(围生期贫血、妊娠期贫血等)

(2)根据临床文献报道,目前存在的超说明书使用的病证有:

- 老年性贫血合并功能性便秘(徐伟光,86 例,口服,2 片/次,3 次/天,7天)

- 肾性贫血(王绚丽,32 例,口服,1~2 片/次,3 次/天,6 个月;卢静波,15例,口服,4 片/次,3 次/天,8 周)

- 老年卒中后康复期伴贫血(敬晓,31 例,口服,2 片/次,3 次/天,8 周)

- 发热伴血小板减少综合征(张丽婷,33 例,4 片/天,分 2 次灌肠,配合疏风解毒胶囊,7 天)

- 药物所致的白细胞减少症(谢海鹰,45 例,口服,2 片/次,3 次/天,4 周)

【说明书及超说明书用法用量信息】生血宁片说明书用法用量信息为"口服。轻度缺铁性贫血患者,一次 2 片,一日 2 次;中、重度患者,一次 2 片,一日 3 次;儿童患者,一次 1 片,一日 3 次。30 天为 1 个疗程"。根据文献报道,对于肾衰竭的成年透析患者,不同文献的用法用量不同,有 1~2 片/次,3次/天的用法,也有 4 片/次,3 次/天的用法,前者包括用量减少,后者属于超说明书剂量用药。同时,临床还有 1g(4 片)/d,分 2 次灌肠的治疗经验,且未发现不良反应。

【说明书及超说明书疗程信息】说明书疗程信息为"30 天为 1 个疗程"。根据《中药新药临床研究指导原则》,气虚证和血虚证的推荐疗程均为不少于4 周。根据文献报道,治疗肾性贫血的疗程可达 8 天~6 个月。

【重复用药信息】生血宁片+养血愈风酒:两药均能养血,用于治疗血虚证。养血愈风酒包含生血宁片中的唯一成分(蚕砂提取物),建议判定为重复用药。中成药联合用药智能评价模型的计算结果显示,两者的重复用药得分为 2 分。

【不良反应及禁忌证信息】说明书提示"少数患者用药后可见上腹部不适、恶心;个别患者大便次数增多;出现皮疹。另外,有个别病例用药后出现中性粒细胞异常,未能肯定与服用本品有关"。

【十八反、十九畏及相互作用信息】本方组成不含"十八反、十九畏"中所提及的药物。

【现代研究信息】现代研究显示,生血宁片源自于蚕砂提取物,主要成分为铁叶绿酸钠,其结构与人体血卟啉的结构相似,是一种有机卟啉铁,能直接被肠黏膜细胞吸收,生物利用度较高。实验研究表明,铁叶绿酸钠能明显降低缺铁性贫血(IDA)患者的总铁结合力(TIBC)和血清可溶性转铁蛋白受体(sTiR),从而增加转铁蛋白饱和度(TS),恢复铁蛋白(SF)含量,通过提高铁的贮存和转运能力,降低铁耗竭程度。生血宁片能明显促进正常小鼠髓红系祖细胞和粒系祖细胞的增殖,提高正常小鼠外周血网织红细胞的百分率,对失血性贫血大鼠可促进红细胞、血红蛋白和网织红细胞恢复正常,并提高血清铁含量和转铁蛋白饱和度。

【主要参考资料】

[1] 生血宁片.武汉联合药业有限责任公司.2011-11-07 修订.

[2] 邓云,丁惠.生血宁片治疗围生期贫血的临床观察[J].中国计划生育学杂志,2012,20(2):106-108.

[3] 徐伟光.生血宁片对老年贫血合并功能性便秘的治疗作用[J].中国医药科学,2012,02(3):103-104.

[4] 王绚丽.生血宁片治疗维持性血液透析患者肾性贫血的临床疗效观察[J].中国医药指南,2015(32):202-203.

[5] 卢静波.生血宁片治疗维持性血液透析患者肾性贫血疗效观察[J].中国医药科学,2013(11):70-71.

[6] 敬晓,王坚,张语昕,等.生血宁片治疗老年卒中后康复期伴贫血的疗效观察[J].中国医药指南,2013(15):677-678.

[7] 张丽婷,梁韶春,刘倩,等.疏风解毒伴生血宁灌肠治疗发热伴血小板减少综合征临床研究[J].大家健康(下旬版),2015(7):49-50.

[8] 谢海鹰,郑承红,徐洁,等.生血宁片治疗甲亢患者使用他巴唑后白细胞减少[J].中国医药科学,2011(14):31-32.

[9] 王天琳.生血宁片防治缺铁性贫血症研究进展[J].实用药物与临床,2011,14(2):154-155.

[10] 陈云亮,钱伯初,王根才,等.生血宁片治疗贫血模型鼠的实验研究[J].湖北中医学院学报,2005,7(01):11-13.

34. 生脉饮(颗粒、胶囊)

【制剂规格】口服液 10ml/支,颗粒剂 10g/袋,胶囊 0.35g/粒。

【药物组成】党参方组成为党参、麦冬、五味子;红参方组成为红参、麦冬、五味子。

【方剂来源】本方出自于金·张元素《医学启源》。原方为"生脉散",用于"补肺中元气不足"。现行执行标准为《中国药典》(2015 年版)一部。

【组方特点】本方益气复脉,养阴生津。用于气阴两亏,心悸气短,脉微自汗。方中的人参大补元气、复脉生津、补脾益肺,为君药;麦冬养阴生津,为臣药。

【说明书及超说明书适应证信息】说明书功能主治为"益气,养阴生津。用于气阴两亏,心悸气短,自汗"。

（1）属于说明书适应证的病证包括（以气阴两虚为证型要素）：

- 气阴两虚证

- 心悸

- 自汗（小儿多汗等）

- 有心悸、气短表现的心脏疾病（心律失常、室性期前收缩、缓慢型心律失常、冠心病、心肌梗死、心绞痛、缺血性心肌病、病窦综合征、充血性心力衰竭、慢性心力衰竭、低血压等）

- 抗精神病药物（氯丙嗪、奥氮平等）所致的心脏不适

（2）根据临床文献报道,目前存在的超说明书使用的病证有：

- 肺结核（张隽,39 例,10ml/次,3 次/天,配合常规治疗,30 天）

- 产后尿潴留（顾文忠,2 例,口服液口服,50～60ml/次,3 次/天,1～2 天）

- 更年期头晕（赵会,35 例,口服液口服,10ml/次,3 次/天,配合谷维素等常规治疗,1 个月）

- 突发性耳聋（王红力,57 例,胶囊口服,3 粒/次,3 次/天,配合硝苯地平,14 天）

- 高血压（冯玲,38 例,胶囊口服,3 粒/次,3 次/天,配合硝苯地平,4 周）

- 小儿神经性尿频（罗爱勒,85 例,口服液口服,3～5ml/次,2 次/天,8 天）

- 脱发、失眠（王树业,51 例,口服液口服,10ml/次,3 次/天,20 天）

- 糖尿病周围神经病变（李宏春,32 例,胶囊口服,3 粒/次,3 次/天,联合依帕司他,4 周）

- 慢性咽炎（权红,50 例,胶囊口服,3 粒/次,2 次/天,1 个月）

- 阻塞性睡眠呼吸暂停低通气综合征（古立新,34 例,胶囊口服,2 粒/次,3 次/天,配合常规治疗,4 周）

- 血管性痴呆（王结胜,40 例,胶囊口服,2 粒/次,3 次/天,60 天）

【说明书及超说明书用法用量信息】生脉饮、生脉饮口服液说明书用法用量为"口服,一次 10ml,一日 3 次"。根据文献报道,治疗心悸气短时有一日 60ml（20ml/次,3 次/天）的治疗经验;治疗产后尿潴留时有一次 50ml,一日 3 次的治疗经验。用于短期缓解症状时,有效性和安全性良好。

生脉颗粒说明书用法用量为"开水冲服,一次 10g,一日 3 次"。

生脉胶囊说明书用法用量为"口服,一次 3 粒,一日 3 次"。

【说明书及超说明书疗程信息】说明书未明确标明疗程。根据《中药新药临床研究指导原则》,气虚证的推荐疗程不少于 4 周。根据文献报道,治疗不同病证时的疗程不同,治疗心律失常时为 4～12 周,治疗低血压时为 10 天,

治疗肺结核时为 30 天,治疗充血性心力衰竭时为 3~15 周不等。

【重复用药信息】生脉饮+玉泉片:两药均能益气养阴,玉泉片的组方包含生脉饮的全部成分(人参、麦冬、五味子),用于治疗气阴两虚证。根据 2017版国家医保药品目录,两者均属于"益气养阴剂",建议判定为重复用药。中成药联合用药智能评价模型的计算结果显示,两者的重复用药得分为 3 分。

生脉饮+益心舒胶囊:两药均能益气复脉,用于治疗气阴两虚证,益心舒胶囊包含生脉饮的全部成分(人参、麦冬、五味子),建议判定为重复用药。中成药联合用药智能评价模型的计算结果显示,两者的重复用药得分为 3 分。

【不良反应及禁忌证信息】说明书提示"感冒患者不宜服用,凡脾胃虚弱,呕吐泄泻,腹胀便溏、咳嗽痰多者慎用,小儿、妊娠期妇女、高血压、糖尿病患者应在医师指导下服用"。有学者对 2006~2008 年 21 例生脉饮的不良反应进行统计分析,发现不良反应表现以红色斑丘疹、瘙痒和呕吐最为常见,发生人群以中老年人最为常见。

【十八反、十九畏及相互作用信息】从十八反、十九畏"诸参辛芍叛藜芦""人参畏五灵脂"的角度看,本品含有党参或红参,在与含有藜芦、五灵脂的中药复方或中成药联用时应注意监测,例如三七血伤宁胶囊(黑紫藜芦)、小金胶囊(五灵脂)、宽中顺气丸(五灵脂)、少腹逐瘀颗粒(五灵脂)、平消片(五灵脂)、田七痛经胶囊(五灵脂)等。同时,本品不宜与含有皂荚的中药复方或中成药联用,不宜喝茶和吃萝卜。

【现代研究信息】现代研究显示,生脉饮能增强巨噬细胞的吞噬活性,促进体液免疫和细胞免疫功能,因此协同化疗药物治疗复治涂阳肺结核患者能够提高化疗药物的疗效。同时,生脉饮对肿瘤坏死因子-α(TNF-α)诱导的心肌成纤维细胞胶原合成具有抑制作用,从而逆转心肌纤维化,延缓心力衰竭,减少心律失常的发生。

【主要参考资料】

[1] 生脉饮.北京同仁堂科技发展股份有限公司制药厂.2012-10-01 修订.

[2] 生脉颗粒.山西迈迪制药有限公司.2011-10-24 修订.

[3] 生脉胶囊.正大青春宝药业有限公司.2015-12-01 修订.

[4] 赵会.生脉饮口服液辅助治疗更年期头晕患者的应用价值分析[J].中医临床研究,2016,8(31):102-103.

[5] 寿辉,楼益平.生脉饮口服液联合复方血栓通胶囊对慢性充血性心力衰竭患者心功能及血浆脑钠肽的影响[J].浙江中医杂志,2016,51(02):155.

[6] 邹彦,应岩富,林才毓.中药生脉饮口服液联合西药治疗冠心病心肌梗死临床观察[J].新中医,2015,47(06):14-16.

[7] 李宏春.生脉胶囊联合依帕司他片治疗气阴两虚糖尿病周围神经病变临床研究[D].浙江中医药大学,2013.

［8］谢奕群.生脉胶囊联合西药治疗冠心病稳定型心绞痛随机平行对照研究［J］.实用中医内科杂志,2013,27（05）:93-94.

［9］王结胜,罗科学,李宏春,等.生脉胶囊治疗血管性痴呆的疗效研究［J］.中国现代医生,2012,50（17）:94-95.

［10］周建军,张升平.生脉饮加 ACEI 及 β-受体阻滞剂治疗慢性心力衰竭 40 例［J］.中国医药科学,2012,2（05）:67-68.

［11］胥德广,陈有福.生脉胶囊协同抗精神病药治疗精神分裂症的临床观察［J］.现代中西医结合杂志,2011,20（27）:3404-3405.

［12］罗爱勤.中西医结合治疗小儿神经性尿频 85 例［J］.中国医药导报,2008（15）:73.

［13］冯玲,韩涛,周玉萍.生脉胶囊治疗原发性高血压患者的疗效观察［J］.华西药学杂志,2005（06）:566-567.

［14］王红力,李永明,华正茂,等.生脉胶囊辅助治疗突发性耳聋的临床观察［J］.华西药学杂志,2003（04）:314.

［15］权红.生脉胶囊治疗慢性咽炎 50 例［J］.华西药学杂志,2002（03）:230.

［16］张宏俊.生脉饮为主治疗具有长期低血压的虚证 31 例［J］.中成药,1993（06）:45.

［17］顾文忠.生脉饮口服液治愈产后气虚型尿潴留 2 例［J］.中国农村医学,1993（05）:50.

［18］黄寅平.生脉饮口服液在抗精神病药物对心脏影响方面的作用——附 177 例分析［J］.临床精神医学杂志,1992（02）:25-27.

［19］谭学瑞,杨中甦,肖庆军,等.生脉饮口服液治疗缓慢心律失常 12 例报告［J］.新医学,1991（09）:473.

［20］肖艳,罗英,刘泽银.生脉饮口服液治疗室性早搏临床观察［J］.中西医结合心脑血管病杂志,2004（04）:189-190.

［21］李法祥,李书义.生脉饮辅助治疗充血性心力衰竭 30 例［J］.中西医结合心脑血管病杂志,2006,4（10）:903.

［22］张隽,李宏乡,张文敏.生脉饮联合西药治疗气阴两虚型肺结核的临床效果［J］.中国当代医药,2016,23（5）:161-163.

［23］王树业,贾彩肖,许云肖.生脉饮治疗气血两虚型脱发、失眠的疗效观察［J］.临床合理用药,2011,4（8B）:58.

［24］敬大成,欧阳海平,白敏,等.生脉饮协同 $2H_3R_3Z_3S_3E_3/6H_3R_3E_3$ 治疗方案治疗复治涂阳肺结核的临床研究［J］.中医临床研究,2016,8（4）:9-11.

［25］刘洪艳.生脉饮不良反应分析［J］.中国现代药物应用,2009,3（2）:33-34.

［26］王敬春,徐波,张春.生脉饮 TNF-α 诱导的大鼠心肌成纤维细胞胶原合成的影响［J］.中国医药导报,2012,9（34）:24-26.

35. 百合固金丸(片、口服液)

【制剂规格】大蜜丸 9g/丸,浓缩丸 3g/8 丸,水蜜丸 6g/袋,片剂 0.4g/片,口服液 10ml/支。

【药物组成】百合、地黄、熟地黄、麦冬、玄参、川贝母、当归、白芍、桔梗、甘草。

【方剂来源】本方出自于明·周之千《慎斋遗书》卷七，原方为"百合固金汤"。原文为"手太阴肺病，有因悲哀伤肺，患背心、前胸肺募间热，咳嗽咽痛，咯血，恶寒，手大拇指循白肉际间上肩背，至胸前如火烙，宜百合固金汤"。现行执行标准为《中国药典》(2015 年版)一部。

【组方特点】本方养阴润肺，化痰止咳。用于肺肾阴虚所见的干咳少痰、咽干咽痛诸症。方中的百合甘苦微寒，滋阴清热、润肺止咳；生地黄滋肾壮水、凉血止血；麦冬养阴清肺、润肺止咳，共为君药。熟地黄滋阴养血，玄参清热利咽，川贝母润肺止咳，共为臣药。

【说明书及超说明书适应证信息】说明书功能主治为"养阴润肺，化痰止咳。用于肺肾阴虚，燥咳少痰，咽干喉痛"。

(1) 属于说明书适应证的病证包括(以肺肾阴亏为证型要素)：

● 肺阴虚证

● 咳喘、肺结核(慢性咳嗽、肺纤维化、慢性阻塞性肺疾病稳定期、咳嗽变异性哮喘等)

● 咽炎、咽痛

(2) 根据临床文献报道，目前存在的超说明书使用的病证有：

● 尿路感染(邹萍，30 例，口服液口服，2 支/次，3 次/天，联合三金片，4 周)

【说明书及超说明书用法用量信息】百合固金丸(大蜜丸)说明书用法用量为"口服，大蜜丸一次 1 丸，一日 2 次"。

百合固金丸(浓缩丸)说明书用法用量为"口服，一次 8 丸，一日 3 次"。根据文献报道，在治疗特发性肺纤维化时有一次 15 丸，一日 3 次的治疗经验，有效性和安全性良好。

百合固金丸(水蜜丸)说明书用法用量为"口服，水蜜丸一次 6g，一日 2 次"。

百合固金片说明书用法用量为"口服，一次 5 片，一日 3 次"。

百合固金口服液说明书用法用量为"口服，一次 2 支，一日 3 次"。

【说明书及超说明书疗程信息】百合固金口服液说明书标明"疗程为 2 周"。根据《中药新药临床研究指导原则》，肺阴虚证的推荐疗程不少于 4 周。根据文献报道，治疗不同病证时的疗程不同，治疗特发性肺纤维化的疗程为 12 周，治疗肺结核的疗程为 24~32 周。

【重复用药信息】百合固金丸+养阴清肺丸：两药均能养阴润肺，均含有地黄、麦冬、玄参、川贝母、白芍、甘草,用于治疗咽干疼痛、干咳少痰等症,建议判定为重复用药。中成药联合用药智能评价模型的计算结果显示,两者的重复用药得分为4分。

百合固金丸+川贝清肺糖浆:两药均能清肺润燥、止咳化痰,均含有川贝母、麦冬、地黄、甘草、桔梗,用于干咳、咽干、咽痛,建议判定为重复用药。中成药联合用药智能评价模型的计算结果显示,两者的重复用药得分为4分。

【不良反应及禁忌证信息】说明书提示"风寒咳嗽者(表现为咳嗽声重、鼻塞流清涕)不宜服用。脾胃虚弱、食少腹胀、大便稀溏者不宜服用。痰湿壅盛患者(表现为痰多黏稠或稠厚成块)不宜服用"。同时,"小儿、年老体虚者,有支气管扩张、肺脓疡、肺结核、肺心病及糖尿病患者应在医师指导下服用"。

【十八反、十九畏及相互作用信息】从十八反、十九畏"半蒌贝蔹及攻乌"的角度看,本品含有川贝母,与含有乌头的中药复方或中成药联用时需注意监测,例如小活络丸(川乌、草乌)、附桂骨痛片(附子)、盘龙七片(川乌、草乌)、虎力散胶囊(草乌)、附子理中丸(附子)、金匮肾气丸(附子)、右归丸(附子)、芪苈强心胶囊(附子)等。

从十八反"藻戟遂芫俱战草"的角度看,本品含有甘草,与含有甘遂、大戟、海藻、芫花的中药复方或中成药联合使用时需注意监测,例如舟车丸(甘遂、芫花)、乳癖消片(海藻)、心通口服液(海藻)、祛痰止咳颗粒(甘遂、芫花)等。

从十八反"诸参辛芍叛藜芦"的角度看,本品含有玄参、白芍,与含有藜芦的中药复方或中成药联合使用时需注意监测,例如三七血伤宁胶囊(黑紫藜芦)。

【现代研究信息】现代研究显示,百合固金丸有抗菌消炎、解热、镇静、镇痛、祛痰、止咳平喘等作用。另外,百合固金丸对阴虚小鼠的细胞免疫反应抑制有减轻作用,并可调整阴虚小鼠的体液免疫反应偏亢。

【主要参考资料】

[1] 百合固金丸(大蜜丸).吉林市鹿王制药股份有限公司.2013-11-21修订.

[2] 百合固金丸(浓缩丸).兰州太宝制药有限公司.2014-03-03修订.

[3] 百合固金丸(水蜜丸).吉林市双士药业有限公司.2015-12-01修订.

[4] 百合固金片.广州诺金制药有限公司.2011-06-23修订.

[5] 百合固金口服液.杭州天目山药业股份有限公司.2007-05-28修订.

[6] 吉冬元,孟庆华.百合固金口服液联合N-乙酰半胱氨酸治疗慢性阻塞性肺疾病稳定期患者疗效观察[J].中国医院药学杂志,2014,34(23):2043-2045.

[7] 陈锐.百合固金丸临床应用解析[J].中国社区医师,2012,28(19):14.

[8] 刘继民.加减泻黄散治疗慢性咳嗽(津伤肺燥)临床研究[D].长春中医药大学,2009.

［9］邹萍.三金片合百合固金口服液治疗中老年女性尿路感染 30 例［J］.现代中西医结合杂志,2007(35):5287-5288.

［10］周志光,周珊,汪顺清.百合固金丸治疗特发性肺纤维化 20 例总结［J］.湖南中医杂志,2006(05):15-16.

［11］朱孝轩,朱琳,田珂,等.灭痨丹 4 号合百合固金丸治疗肺结核的临床观察［J］.上海中医药杂志,2006(09):26-27.

［12］黄文胜.百合固金丸对浸润型肺结核的辅助治疗作用探讨［A］.中华中医药学会.全国中医药创新与发展研讨会专辑［C］.中华中医药学会,2005:2.

［13］朗玉霞,来秀艳,陈桂芝,等.百合固金丸治肺结核举隅［J］.长春中医学院学报,1994(04):36.

［14］刘雪莉,减星星,钱伯初.百合固金丸对实验性阴虚小鼠的免疫调节作用［J］.现代应用药学,1995,12(5):1-2.

36. 六味地黄丸(颗粒、胶囊、软胶囊、口服液、片、滴丸、膏)

【制剂规格】水蜜丸 0.2g/丸、6g/袋,大蜜丸 9g/丸,浓缩丸 1.44g/8 丸(每 8 丸相当于原药材 3g),颗粒剂 5g/袋,胶囊 0.3g/粒,软胶囊 0.38g/粒,口服液 10ml/支,片剂 0.31g/片,滴丸 0.6g/10 丸,膏剂 10g/袋。

【药物组成】熟地黄、酒萸肉、牡丹皮、山药、茯苓、泽泻。

【方剂来源】本方出自于宋·钱仲阳《小儿药证直诀》,是在汉·张仲景《伤寒杂病论》中“肾气丸”的基础上减去肉桂、附子而来的。《小儿药证直诀》原文为“治肾怯失音,囟开不合,神不足,目中白睛多,面色白等方”。现行执行标准为《中国药典》(2015 年版)一部。

【组方特点】本方滋阴补肾,用于肾阴亏损所致的头晕耳鸣、腰膝酸软、骨蒸潮热、盗汗遗精诸症。方中的熟地黄滋阴补肾、填精益髓,为君药。山萸肉补养肝肾,并能涩精,取“肝肾同源”之意;山药补益脾阴,亦能固肾,共为臣药。三药配合,肾、肝、脾三阴并补,是为“三补”。泽泻利湿而泄肾浊,并能减熟地黄之滋腻;茯苓淡渗脾湿,并助山药之健运;丹皮清泄虚热,并制山萸肉之温涩,此三药称为“三泄”,均为佐药。

【说明书及超说明书适应证信息】说明书功能主治为“滋阴补肾。用于肾阴亏损,头晕耳鸣,腰膝酸软,骨蒸潮热,盗汗遗精”。

(1)属于说明书适应证的病证包括(以肾阴亏虚为证型要素):

● 肾阴虚证(肾阴亏虚证、肝肾阴虚证等)

● 骨蒸潮热(围绝经期综合征、更年期综合征、更年期失眠、更年期抑郁、更年期月经不调、绝经前后诸症、卵巢早衰、神经官能症等)

● 腰膝酸软、腰痛(腰腿痛、慢性腰痛、原发性骨质疏松、绝经后骨质疏松、预防药物所致的骨量流失、骨质疏松型腰部骨折、腰椎间盘突出术后恢复、膝

骨关节炎、慢性肾炎腰痛、腰间盘源性腰痛等）

- 头晕（眩晕、颈性眩晕、季节性眩晕等）
- 耳鸣
- 汗证（盗汗、结核病盗汗、小儿多汗等）
- 遗精
- 虚劳（慢性疲劳综合征等）
- 缓解硝苯地平所致的不良反应（表现为头晕耳鸣、面部潮红、腰膝酸软、手足水肿等）
- 缓解激素所致的不良反应（表现为潮热盗汗、口干咽燥、五心烦热等）

（2）根据临床文献报道，目前存在的超说明书使用的病证有：

- 咳嗽变异性哮喘（傅小达，35 例，浓缩丸口服，按年龄给药，联合八宝哮咳散，1 个月）
- 儿童反复上呼吸道感染恢复期（陶勇，36 例，3 岁以下大蜜丸温开水拌糊，每次 1/4~1/3 丸，3 次/天；3 岁以上浓缩丸口服，2~8 粒/次，3 次/天；10 岁以上同成人量。联合养阴清肺丸交替服用，6~8 周）
- 儿童支气管肺炎（陈尚鑫，42 例，浓缩丸口服，按体重给药，20kg 以下的体重 4 粒/次，20~40kg 体重 6 粒/次，40kg 以上的体重 8 粒/次，配合基础治疗，5~7 天）
- 感冒后咳嗽（孙红梅，25 例，浓缩丸口服，4~8 粒/次，2 次/天，1~2 周）
- 2 型糖尿病（黄晖，36 例，浓缩丸口服，8 粒/次，2 次/天，联合二甲双胍，3 个月；柴彦军，50 例，水蜜丸口服，15 粒/次，2 次/天，联合消渴丸，4 周；杜彦萍，118 例，软胶囊口服，3 粒/次，2 次/天，联合左归丸，8 周；魏德新，63 例，口服液口服，1 支/次，2 次/天，配合常规治疗，3 个月；赵猛，138 例，滴丸口服，30 丸/次，2 次/天，联合格列奈类降血糖药，24 周）
- 早期糖尿病肾病（郭笑丹，50 例，大蜜丸口服，1 丸/次，2 次/天，联合胰岛素，4 周；伍新林，35 例，软胶囊口服，3 粒/次，2 次/天，配合常规治疗，3 个月）
- 糖尿病合并高脂血症（蒋雪蓉，45 例，水蜜丸口服，30 粒/次，2 次/天，配合常规治疗，8 周）
- 糖耐量异常（成金汉，40 例，水蜜丸口服，6g/次，2 次/天，结合生活方式干预，1 年）
- 糖尿病视网膜病变（安晓飞，70 例，浓缩丸口服，8 粒/次，3 次/天，联合银杏叶片，24 个月）
- 年龄相关性黄斑变性（王德淳，21 例，软胶囊口服，3 粒/次，2 次/天，联合七叶洋地黄双苷滴眼液，6 个月）

- 高尿酸血症(陈佳,28例,胶囊口服,每季度首月第1周,1粒/次,2次/天,1年)
- 原发性干燥综合征(张青,62例,水蜜丸口服,6g/次,1次/天,配合常规治疗,8周)
- 牙周炎(韩冰,60例,浓缩丸口服,8丸/次,3次/天,配合基础治疗术,6个月)
- 复发性口腔溃疡(裴蓉,90例,浓缩丸口服,8丸/次,3次/天,配合常规治疗,2个月;童丽平,30例,口服液口服,1支/次,2次/天,1个月)
- 迟发型痤疮(潘秋花,43例,水蜜丸口服,6g/次,2次/天,6周)
- 老年皮肤瘙痒症(仁昌伟,41例,浓缩丸口服,10粒/次,3次/天,联合防风通圣丸,4周)
- 黄褐斑(郑毅春,44例,浓缩丸口服,8粒/次,2次/天,联合逍遥丸,3个月)
- 运动员失眠(叶志兵,36例,大蜜丸口服,10g/次,2次/天,20天)
- 老年抑郁症、脑卒中后抑郁症(刘琦,40例,大蜜丸口服,1丸/次,2次/天,联合解郁安神颗粒,6周;范道长,51例,水蜜丸口服,15粒/次,2次/天,联合逍遥丸,8周)
- 轻度认知功能障碍(黄颖,43例,浓缩丸口服,8丸/次,3次/天,8周)
- 病毒性脑炎(程率芳,34例,年龄8~12岁,浓缩丸口服,6丸/次,3次/天,配合阿昔洛韦+常规治疗,3周)
- 轻、中度高血压(宁晚英,22例,水蜜丸口服,6g/次,2次/天,联合复方丹参片,3个月)
- 神经根型颈椎病(杨富坤,104例,浓缩丸口服,服用七厘散5天停药1天后开始服用,8丸/次,3次/天,20天)
- 帕金森病(田伟琪,35例,浓缩丸口服,8粒/次,3次/天,联合吡贝地尔,未明确疗程)
- 三叉神经痛(张迎迎,35例,水蜜丸口服,6g/次,2次/天,配合耳穴压豆,15天)
- 老年强直性脊柱炎(徐荣敏,40例,浓缩丸口服,8粒/次,3次/天,联合甲氨蝶呤+柳氮磺吡啶,90天)
- 隐匿性肾炎(黄晖,36例,水蜜丸口服,1袋/次,2~3次/天,3个月)
- 高血压肾损害(马美,48例,水蜜丸口服,6g/次,3次/天,12周)
- 小儿遗尿(吕波,56例,水蜜丸口服,5~7岁6粒/次,8~12岁8粒/次,1次/天,睡前2小时用温开水化开服用,联合耳穴贴压,4~7天)
- 女性尿道综合征(曾令前,68例,大蜜丸口服,1丸/次,2次/天,联合八

正胶囊,1 个月)

• 尿路感染(唐莹,27 例,水蜜丸口服,8 粒/次,3 次/天,联合莫西沙星,7 或 14 天)

• 老年性阴道炎(胡艳霞,52 例,大蜜丸口服,1 丸/次,2 次/天,联合外用 栓剂,3 周)

• 妇女带下病(甄义,1 例,规格不详,2 丸/次,2 次/天,疗程不详)

• 复发型生殖器疱疹(黄贵义,38 例,浓缩丸口服,8 粒/次,3 次/天,联合 伐昔洛韦,3 个月)

• 男性不育症(何仰高,92 例,水蜜丸口服,6g/次,3 次/天,联合五子衍宗 汤,3 个月;孙振高,68 例,软胶囊口服,2 粒/次,3 次/天,12 周)

• 中老年勃起功能障碍(叶纪伟,47 例,浓缩丸口服,8 丸/次,3 次/天,联 合西地那非+十一酸睾酮,6 个月)

• 促进胃肠功能恢复(张晓云,100 例,浓缩丸研粉加辅料成膏,3g/次穴 位贴敷,持续 12 小时,5 天)

• 老年功能性便秘、糖尿病性便秘、抑郁症便秘(杨波,30 例,浓缩丸口 服,8 丸/次,3 次/天,15 天;桂建华,40 例,水蜜丸口服,6g/次,2 次/天,联合 六味安消胶囊,4 周;姜登发,40 例,胶囊口服,1 粒/次,2 次/天,2~4 周)

• 非酒精性脂肪肝(刘晓辉,40 例,水蜜丸口服,6g/次,2 次/天,6 个月)

• 非霍奇金淋巴瘤(刘凯,16 例,浓缩丸口服,8 粒/次,3 次/天,每个化疗 周期开始时服用,连续服用 3 周)

• 晚期胃癌(李清华,45 例,浓缩丸口服,8 粒/次,3 次/天,联合奥沙利 铂+氟尿嘧啶+亚叶酸钙,4 周)

• 再生障碍性贫血(杨沛华,45 例,大蜜丸口服,1 丸/次,2 次/天,联合司 坦唑醇片,3 个月)

• 急性粒细胞白血病(王南英,1 例,大蜜丸口服,1 丸/次,2 次/天,联合 云南白药,2 个月)

• 系统性红斑狼疮(卢立春,31 例,水蜜丸口服,30 粒/次,2 次/天,联合 醋酸泼尼松,1 年)

• 跟痛症(董君博,42 例,浓缩丸口服,8 粒/次,3 次/天,结合局部封闭,3 周)

• 促进骨折术后愈合(石小玉,30 例,水蜜丸口服,6g/次,2 次/天,30 天)

• 改善早产低体重婴儿的体格发育(张星贺,30 例,膏摩疗法,20 分钟/ 次,隔天 1 次,3 次/周,2 个月)

• 缓解氯氮平所致的药物性遗尿(马达休,40 例,水蜜丸口服,6g/次,3 次/天,联合麻黄碱,4~7 天)

- 缓解伊马替尼所致的药物性水肿(常晓慧,13 例,大蜜丸口服,1 丸/次,2 次/天,2 个月)

- 缓解抗结核药所致的肝毒性(劳献宁,46 例,浓缩丸口服,8 丸/次,2 次/天,2 个月)

- 缓解化疗药所致的血小板减少(张继峰,15 例,水蜜丸口服,6g/次,3 次/天,化疗的同时给药)

【说明书及超说明书用法用量信息】六味地黄丸(水蜜丸)说明书用法用量为"口服,水蜜丸一次 30 粒(6g、1 袋),一日 2 次"。根据文献报道,用于 2 型糖尿病、脑卒中后抑郁的治疗时有 15 粒/次,2 次/天的治疗方案;用于干燥综合征治疗时有 6g/次,1 次/天的治疗方案;用于高血压肾损害、男性不育症、氯氮平所致的遗尿时有 6g/次,3 次/天的治疗方案,有效性和安全性良好。在治疗小儿遗尿时,可以采用 5~7 岁 6 粒/次,8~12 岁 8 粒/次,1 次/天,睡前 2 小时用温开水化开服用的治疗方案,有效性和安全性良好。

六味地黄丸(大蜜丸)说明书用法用量为"口服,大蜜丸一次 1 丸,一日 2 次"。根据文献报道,在六味地黄丸治疗小儿反复感冒时有切碎温开水拌糊的用法,3 岁以下每次 1/3 丸,3 次/天,有效性和安全性良好。

六味地黄丸(浓缩丸)说明书用法用量为"口服,一次 8 丸,一日 3 次"。根据文献报道,用于小儿咳嗽变异性哮喘时的用法用量为 3~6 岁 4 丸/次,7~12 岁 6 丸/次,12 岁以上者 8 丸/次,均为 3 次/天;用于 2 型糖尿病、黄褐斑的治疗以及缓解抗结核药所致的肝毒性时有 8 粒/次,2 次/天的治疗方案,有效性和安全性良好。在促进手术后胃肠功能恢复时,也可将浓缩丸研末过筛,加促渗透剂氮酮和黏糊剂蜂蜜拌膏后进行穴位贴敷,3g/次。

六味地黄颗粒说明书用法用量为"开水冲服,一次 5g,一日 2 次"。

六味地黄胶囊说明书用法用量为"口服,一次 1 粒,一日 2 次"。

六味地黄软胶囊说明书用法用量为"口服,一次 3 粒,一日 2 次"。根据文献报道,在用于男性不育症时有 2 粒/次,3 次/天的治疗方案,有效性和安全性良好。

六味地黄口服液说明书用法用量为"口服,一次 1 支,一日 2 次"。

六味地黄片说明书用法用量为"口服,一次 8 片,一日 2 次"。

六味地黄滴丸说明书用法用量为"口服,一次 30 丸,一日 2 次"。

六味地黄膏说明书用法用量为"温开水冲服,一次 10~15g,一日 2 次"。根据文献报道,在用于改善早产低体重婴儿的体格发育时,可采用膏摩的小儿推拿方法,20 分钟/次,隔天 1 次,3 次/周,有效性和安全性良好。

【说明书及超说明书疗程信息】说明书未明确标明疗程,但提示"服药2~4周症状无缓解,应去医院就诊"。根据《中药新药临床研究指导原则》,肾阴虚证的推荐疗程不少于 4 周。根据文献报道,治疗不同病证时的疗程不同。用于老年功能性便秘、抑郁症便秘的疗程为 15 天;用于老年性阴道炎、病毒性脑炎的疗程为 3 周;用于促进骨折术后愈合的疗程为 30 天;用于糖尿病、糖尿病肾病、老年皮肤瘙痒症、复发性口腔溃疡的疗程为 1~3 个月;用于小儿反复上呼吸道感染恢复期、轻度认知功能障碍、抑郁症的疗程为 6~8 周;用于轻、中度高血压,隐匿性肾炎,高血压肾损害,生殖器疱疹,男性不育症,黄褐斑的疗程为 3 个月;用于非酒精性脂肪肝、年龄相关性黄斑变性的疗程为 6 个月;用于系统性红斑狼疮的疗程为 1 年。除此之外,在六味地黄胶囊用于高尿酸血症的治疗时,也有每季度首月第 1 周用药,全年用药共 4 周的服药法。

【重复用药信息】六味地黄丸+知柏地黄丸:两药均能滋阴补肾,知柏地黄丸中包含六味地黄丸的全部成分(熟地黄、山萸肉、牡丹皮、山药、茯苓、泽泻),均能治疗肾阴亏损、耳鸣遗精等症。根据 2010 版北京市医保药品目录,两者均属于“滋补肾阴剂”,建议判定为重复用药。中成药联合用药智能评价模型的计算结果显示,两者的重复用药得分为 6 分。

六味地黄丸+左归丸:两药均能滋肾补阴,均含有熟地黄、山药、山茱萸,用于治疗肾阴不足、腰膝酸软、盗汗遗精。根据 2010 版北京市医保药品目录,两者均属于“滋补肾阴剂”,建议判定为重复用药。中成药联合用药智能评价模型的计算结果显示,两者的重复用药得分为 5 分。

【不良反应及禁忌证信息】说明书提示“感冒发热患者不宜服用。儿童、妊娠期妇女、哺乳期妇女,有高血压、心脏病、肝病、糖尿病、肾病等慢性病严重者应在医师指导下服用”。同时,“服药期间出现食欲缺乏,胃脘不适,大便稀,腹痛等症状时,应去医院就诊”。

根据文献报道,六味地黄丸可能导致全身瘙痒、心慌心烦、失眠、血尿、阴囊药疹、炎症反应、下肢转筋等不良反应。其中,1 例 34 岁的男性因头晕、乏力服用六味地黄丸(大蜜丸)1 丸后出现四肢瘙痒,停药后缓解,再服重现;1 例 40 岁的男性因肾虚服用六味地黄丸(浓缩丸,8 丸/次,3 次/天)10 天后出现全身瘙痒、心烦失眠,改用知柏地黄丸后消失;1 例 38 岁的女性因黄褐斑自购六味地黄丸服用(大蜜丸,1 丸/次,2 次/天)3 天后出现心慌、心烦和失眠,停药后消失;1 例 42 岁的男性患者因补肾保健服用六味地黄丸(水蜜丸,8 粒/次,2 次/天)4 天后出现昼夜颠倒、凌晨早醒、白天嗜睡,停药后消失;1 例 49 岁的男性患者因耳鸣自购六味地黄丸服用(用法用量不详)1 小时后出现发热、乏力和尿血,停药后消失,再服重现;1 例 35 岁的男性患者因头晕、耳鸣服用六味地黄丸(浓缩丸,8 粒/次,3 次/天)3 天后出现阴囊药疹、瘙痒难忍,停药并对症治疗后缓解;1 例 28 岁的男性因腰困、手足心发热自行服用六味地黄丸(浓缩丸,8 粒/次,3 次/天)3 天后出现咽痛、咳嗽、咳痰等咽喉炎的表现,停药并对症治疗后缓解,再服重现;1 例 26 岁的女性患者因腰困、手足心发热服用六味地黄丸(浓缩丸,8 粒/次,3 次/天)2 天后出现咽痛并外阴瘙痒、带下量多色黄,停药并对症治疗后缓解;1 例 30 岁的男性患者因肾虚、足痛服用六味地黄丸(1 粒/次,2 次/天,规格不详)2 个月后出现下肢严重转筋,停药后消失,再服重现。

另外,也有文献报道 1 例 36 岁的白癜风患者同时服用白灵片和六味地黄丸后出现肝损伤,但判断原因很可能来自于白灵片。

【十八反、十九畏及相互作用信息】本方组成不含"十八反、十九畏"中所提及的药物。

据报道,六味地黄丸影响 CYP1A2、CYP2A6 等代谢酶的活性,影响咖啡因的代谢。六味地黄丸中含有山茱萸,富含有机酸成分,不宜与碱性西药碳酸氢钠、氢氧化铝、碳酸钙、氨茶碱、复方氢氧化铝及磺胺类药同服。与利福平联合应用时,能增加利福平在肾脏的吸收,从而加重对肾功能的损害。

【现代研究信息】现代研究显示,六味地黄软胶囊可改善小鼠的 T 细胞增殖能力,提高 T 细胞数量,尤其是 CD8 阳性细胞,提高脾细胞的天然杀伤活性,降低迟发型超敏反应,改善小鼠的免疫功能。六味地黄颗粒剂可以使哮喘患者的干扰素 γ(IFN-γ)mRNA 水平上调,从而使气道炎症得到控制,避免长期吸入糖皮质激素引起的体重不增、免疫力下降等副作用。

【主要参考资料】

[1] 六味地黄丸(水蜜丸).北京同仁堂科技发展股份有限公司制药厂.2010-10-01 修订.

[2] 六味地黄丸(大蜜丸).北京同仁堂科技发展股份有限公司制药厂.2010-10-01 修订.

[3] 六味地黄丸(浓缩丸).北京同仁堂科技发展股份有限公司制药厂.2010-10-01 修订.

[4] 六味地黄颗粒.保和堂(焦作)制药有限公司.

[5] 六味地黄胶囊.钓鱼台医药集团吉林天强制药股份有限公司.2015-12-01 修订.

[6] 六味地黄软胶囊.北京同仁堂科技发展股份有限公司制药厂.2011-09-08 修订.

[7] 六味地黄口服液.北京长城制药厂.

[8] 六味地黄片.哈药集团世一堂制药厂.

[9] 六味地黄滴丸.江苏颐海药业有限责任公司.2010-08-19 修订.

[10] 六味地黄膏.江中药业股份有限公司.2015-06-08 修订.

[11] 郭笑丹,杨静,雒否乐,等.胰岛素联合六味地黄丸治疗老年早期糖尿病肾病患者的临床疗效研究[J].现代生物医学进展,2016,16(27):5364-5366,5349.

[12] 安晓飞,赵越,余江毅.六味地黄丸联合银杏叶片防治 2 型糖尿病早期视网膜病变临床观察[J].中国中西医结合杂志,2016,36(06):674-677.

[13] 柴彦军.六味地黄丸联合消渴丸治疗气阴两虚 2 型糖尿病的临床研究[J].药物

评价研究,2016,39(03):445-448.

[14] 何珂,朱丽华,陆西宛.六味地黄丸联合二甲双胍片治疗2型糖尿病临床疗效观察[J].中成药,2016,38(01):50-52.

[15] 蒋雪蓉.六味地黄丸对糖尿病伴有高血脂患者的疗效观察[J].中医临床研究,2014,6(27):52-54.

[16] 时凌云,赵刚.六味地黄丸治疗慢性肾炎肝肾阴虚者[J].实用中医内科杂志,2012,26(18):36-37.

[17] 刘世良.六味地黄丸治疗肝肾阴虚114例[J].新疆中医药,2010,28(06):24-26.

[18] 程率芳,崔应麟,杨小红,等.六味地黄丸在病毒性脑炎患儿治疗中的应用效果观察[J].山东医药,2017,57(18):63-65.

[19] 刘琦,石云琼,张丙汉,等.解郁安神片联合六味地黄丸治疗老年抑郁症的疗效观察[J].国际精神病学杂志,2017,44(01):85-87,101.

[20] 刘凯,杨曼曼,刘德果,等.六味地黄丸联合CHOP方案治疗非霍奇金淋巴瘤的临床观察[J].中医药导报,2017,23(03):56-58.

[21] 马美,梅峰,巴应贵,等.六味地黄丸联合黄芪三七口服液治疗早期高血压肾损害48例[J].中国实验方剂学杂志,2015,21(07):199-202.

[22] 张青.六味地黄丸及其类方治疗原发性干燥综合征62例[J].河南中医,2015,35(01):196-197.

[23] 胡艳霞.雌激素和甲硝唑阴道给药联合六味地黄丸口服治疗老年性阴道炎52例疗效分析[J].中外医学研究,2015,13(02):29-30.

[24] 田伟琪,李瑞娟.泰舒达联合六味地黄丸治疗帕金森病35例[J].河南中医,2013,33(08):1300-1301.

[25] 韩冰,殷沛.六味地黄丸治疗牙周炎60例[J].河南中医,2013,33(05):731.

[26] 卢立春,刘晓静.六味地黄丸联合激素治疗老年系统性红斑狼疮31例[J].河南中医,2013,33(03):385-386.

[27] 黄晖.补中益气丸合六味地黄丸治疗气阴两虚型隐匿性肾炎36例临床疗效观察[J].中医临床研究,2012,4(22):68-69.

[28] 潘秋花,虞永池.六味地黄丸治疗迟发性痤疮43例观察[J].浙江中医杂志,2010,45(04):273.

[29] 叶志兵.六味地黄丸治疗运动员失眠36例疗效观察[J].河北中医,2010,32(02):215-216.

[30] 桂建华.六味地黄丸联合六味安消胶囊治疗糖尿病性便秘40例[J].中医药信息,2010,27(01):75-76.

[31] 陶勇,杨晓丽.六味地黄丸和养阴清肺丸治疗儿童反复上呼吸道感染恢复期36例[J].中医儿科杂志,2008(06):29-30.

[32] 范道长,李伟华,孔繁霞.逍遥丸合六味地黄丸治疗脑卒中后抑郁症51例临床观察[J].河南中医,2008(04):65-66.

[33] 匡凤明.六味地黄丸加味治疗小儿汗证50例疗效观察[J].云南中医中药杂志,2008(03):19-20.

[34] 杨富坤,任丰河.七里散加六味地黄丸治疗神经根型颈椎病 104 例疗效观察[J].临床军医杂志,2006(04):448-449.

[35] 任昌伟,马锦文.防风通圣丸加六味地黄丸治疗老年糖尿病皮肤瘙痒症 41 例[J].中医研究,2005(10):54.

[36] 杨波,张东焰,杨放晴.六味地黄丸治疗老年功能性便秘 30 例[J].医药导报,2001(08):511.

[37] 宁晚英.六味地黄丸和复方丹参片治疗轻中度高血压 22 例疗效观察[J].湖南中医杂志,1997(04):8-12.

[38] 黄贵义,付兰红,邬松涛,等.六味地黄丸联合伐昔洛韦对复发性生殖器疱疹效果及 T 淋巴细胞调控研究[J].中国中西医结合皮肤性病学杂志,2014,13(03):152-154.

[39] 李清华,张静喆.六味地黄丸联合 FOLFOX6 方案治疗晚期胃癌[J].新乡医学院学报,2013,30(05):387-389.

[40] 裴蓉.六味地黄丸不同辅助方案治疗复发性口腔溃疡的临床疗效分析[J].北方药学,2017,14(09):125.

[41] 何仰高,陈栋,方庆华,等.五子衍宗汤加味与六味地黄丸对男性不育症精子质量及畸型率的影响[J].广东医学,2017,38(15):2394-2396,2399.

[42] 张迎迎,郝海燕,刘仲春.六味地黄丸合耳穴压豆治疗肾阴虚型三叉神经痛 35 例疗效观察[J].中国社区医师,2017,33(20):106.

[43] 吕波.耳穴贴压法合六味地黄丸治疗小儿遗尿[J].中外女性健康研究,2016(16):57,59.

[44] 杨沛华,赖小航,杨若愚.六味地黄丸对慢性再生障碍性贫血的临床疗效观察[J].光明中医,2016,31(12):1753-1754.

[45] 张晓云.六味地黄丸穴位敷贴护理对胃肠手术病人术后胃肠功能恢复的影响[J].全科护理,2016,14(07):683-684.

[46] 董君博.局部封闭合六味地黄丸治疗跟痛症 42 例疗效观察[J].国医论坛,2015,30(06):40-41.

[47] 黄颖,陈昌明,覃秀英,等.加用六味地黄丸治疗肾精亏虚型轻度认知功能障碍疗效观察[J].广西中医药大学学报,2015,18(03):8-10.

[48] 叶纪伟,武跃清.安特尔西地那非联合六味地黄丸治疗中老年勃起功能障碍临床观察[J].中国伤残医学,2014,22(01):80.

[49] 宁龙.六味地黄丸加味治疗股骨头缺血性坏死 32 例[J].实用中医药杂志,2014,30(01):19.

[50] 陈尚鑫.儿童支气管肺炎辨证应用六味地黄丸辅助治疗的效果分析[J].中国医药指南,2016,14(28):205,207.

[51] 孙红梅.六味地黄丸辨证治疗感冒后咳嗽 25 例[J].中国现代药物应用,2016,10(09):250-251.

[52] 杜静玫.激素联合六味地黄丸对卵巢早衰替代治疗临床观察[J].深圳中西医结合杂志,2016,26(04):51-53.

[53] 莫小汕,陆锋,魏书亭,等.六味地黄丸联合中药涂擦对临床腰椎间盘突出症术后

恢复的影响观察[J].中国医学创新,2015,12(29):110-113.

[54]成金汉.六味地黄丸与干预生活方式治疗糖耐量异常随机平行对照研究[J].实用中医内科杂志,2014,28(11):31-34.

[55]郑毅春,王昊,欧阳恒.六味地黄丸逍遥丸并用治疗黄褐斑44例[J].中医药学刊,2003(06):971.

[56]张星贺.六味地黄膏摩对早产低体重儿体格发育影响的研究[D].云南中医学院,2017.

[57]王德淳,魏伟,周欣.六味地黄软胶囊联合七叶洋地黄双苷滴眼液治疗早中期及干性进展期AMD 21例临床研究[J].江苏中医药,2016,48(11):35-37.

[58]陈佳,陈华芳,王敏,等.六味地黄胶囊对高尿酸血症患者血尿酸浓度观察[J].西藏医药,2016,37(03):48-50.

[59]姜登发,赵金香,杨成超.六味地黄胶囊治疗老年抑郁患者便秘疗效观察[J].中国民康医学,2014,26(12):98-99.

[60]赵猛,李伟,王凤越,等.六味地黄滴丸联合格列奈类药物治疗2型糖尿病疗效观察[J].现代中西医结合杂志,2013,22(01):47-48.

[61]杜彦萍,景娇,汪朝晖,等.六味地黄软胶囊治疗糖尿病(肾阴虚证)的多中心临床研究[J].中国实验方剂学杂志,2011,17(14):255-259.

[62]孙振高,孙金龙,姜鲲鹏,等.六味地黄软胶囊对精液参数及精子DNA质量的影响[J].中华中医药杂志,2011,26(02):340-342.

[63]童丽平,冯健.六味地黄口服液治疗复发性口疮[J].临床医学,2008(07):87-88.

[64]卞廷松,徐福松,杨光,等.中药治疗顶体酶异常男性不育症41例疗效观察[J].辽宁中医杂志,2008(01):78-79.

[65]魏德新,张幼珍,林文,等.六味地黄口服液辅助治疗2型糖尿病的研究[J].现代中西医结合杂志,2007(05):582-583.

[66]伍新林,李俊彪,刘奔流.六味地黄软胶囊治疗糖尿病肾病35例[J].中医杂志,2003(11):849.

[67]廖世忠,王磊,张志钧.六味地黄口服液治疗肾阴亏损53例报告[J].江西医学院学报,1991(01):91.

[68]张宇.六味地黄丸临床不良反应观察[J].中医临床研究,2016,8(28):101-102.

[69]曾令前.八正胶囊联合六味地黄丸治疗阴虚湿热下注型女性尿道综合征的临床观察[D].北京中医药大学,2014.

[70]秦立,卜昕,刘淼,等.白灵片联合六味地黄丸致药物性肝损伤1例[J].医药导报,2014,33(04):533-534.

[71]张继峰,周学鲁,胡灏.六味地黄丸防治化疗后血小板减少的临床观察[J].中医临床研究,2013,5(04):17-18.

[72]石小玉,邹雪松.六味地黄丸对骨折术后愈合随机平行对照研究[J].实用中医内科杂志,2013,27(02):6-8.

[73]劳献宁,王晓杰,刘绍余,等.六味地黄丸对抗痨药肝毒性的干预作用观察[J].现代医院,2012,12(02):39-40.

［74］常晓慧,向阳,孙锋,等.六味地黄丸治疗伊马替尼所致药物性水肿疗效观察［J］.中华实用诊断与治疗杂志,2010,24(11):1112-1113.

［75］宋生祥.六味地黄丸引发血尿1例［J］.医药世界,2009,11(06):198.

［76］赵存生,聂红卫.六味地黄丸引起阴囊药疹1例［J］.临床军医杂志,2007(03):383.

［77］马达休,彭万容.麻黄素配合六味地黄丸治疗氯氮平所致遗尿40例的疗效观察［J］.四川精神卫生,2006(02):91.

［78］练颖,郑萍,官晓红,等.六味地黄丸对激素和免疫抑制剂治疗系统性红斑狼疮干预作用的研究［J］.四川中医,2006(02):20-21.

［79］苏秀梅.六味地黄丸致全身瘙痒1例［J］.中国药业,2006(03):35.

［80］刘运磊,景蓉.六味地黄丸致炎症反应2例［J］.陕西中医,2002(03):279-280.

［81］甄义.六味地黄丸治愈妇女带下1例［J］.医学理论与实践,2001(09):948.

［82］郭洁云.六味地黄丸消除硝苯地平不良反应3例［J］.西北药学杂志,2001(04):190-191.

［83］王南英,田丽莎,张玉霞.云南白药加六味地黄丸治疗急粒1例［J］.张家口医学院学报,1999(05):74.

［84］张建福,刘传宝.六味地黄丸致下肢严重转筋1例报告［J］.河南中医,1992,12(06):280.

［85］于翠兰,赵和平.口服六味地黄致双手足瘙痒1例［J］.中原医刊,1990(04):17.

［86］陈尧.槲皮素、丹参酮ⅡA磺酸钠、六味地黄丸、姜黄素和金雀异黄酮对人体CYP1A2、CYP2A6、NAT2和XO酶活性的影响及在中药—药物相互作用中的意义［D］.中南大学,2009.

［87］杨莉萍.概述中西药之间可能的相互作用［J］.中国医院用药评价与分析,2013,13(09):774-777.

［88］周晓棉,曹春阳,曹颖林.六味地黄软胶囊对成年及幼年免疫低功小鼠特异性免疫功能的影响［J］.沈阳药科大学学报,2005,22(3):213-216.

［89］王力宁,王英,黄小琪,等.六味地黄颗粒对哮喘大鼠气道炎症的抑制作用及对肺组织干扰素-γ信使RNA表达的影响［J］.中国实验方剂学杂志,2010,16(10):108-111.

37. 桂附地黄丸(片、胶囊、口服液)

【制剂规格】大蜜丸9g/丸,水蜜丸6g/袋,浓缩丸每8丸相当于原药材3g,片剂0.4g/片,胶囊0.34g/粒,口服液10ml/支。

【药物组成】肉桂、制附子(毒)、熟地黄、山茱萸、牡丹皮、山药、茯苓、泽泻。

【方剂来源】本方出自于汉·张仲景《伤寒杂病论》,原方名为"肾气丸",由熟地黄、山药、山萸肉、茯苓、丹皮、泽泻、肉桂、附子组成。现行执行标准为《中国药典》(2015年版)一部。

【组方特点】本方温补肾阳,用于肾阳不足所致的腰膝酸冷、小便不利或反多、痰饮喘咳诸症。方中重用熟地黄滋阴补肾填精,治疗肾精不足、肾阴虚等症,为君药。山萸肉、山药补肝脾而益精血;附子、肉桂辛热,助命门温阳化气,共为臣药。主辅相伍,取阴中求阳之意,补肾填精,温肾助阳,用量上补阴药居多,温阳药较少,取"少火生气"之意。

【说明书及超说明书适应证信息】说明书功能主治为"温补肾阳。主治肾阳不足,腰膝酸冷,小便不利或反多,痰饮喘咳"。

(1)属于说明书适应证的病证包括(以肾阳亏虚为证型要素):

● 肾阳亏虚证(肾阳虚证、肾阳不足证、阳虚体质等)

● 肢冷

● 腰膝酸软(慢性腰腿痛、骨性关节炎、腰肌劳损、腰椎间盘突出症等)

● 小便失常诸症(尿频、尿急、小便不利、尿少、压力性尿失禁、产后小便失禁、老年尿失禁、绝经后尿失禁、小儿遗尿、前列腺增生、女性假性前列腺增生、慢性前列腺炎、术后膀胱过度活动症、女性尿道综合征、慢性尿路感染等)

● 痰饮咳喘(慢性气管炎、慢性支气管哮喘、水饮停聚等)

● 性及生殖功能减退(阳痿、早泄、遗精、性冷淡、不孕不育等)

(2)根据临床文献报道,目前存在的超说明书使用的病证有:

● 糖尿病周围神经病变(赵瑜,30 例,水蜜丸口服,6g/次,2 次/天,联合甲钴胺片,4 周)

● 缓解抗精神病药所致的高催乳素血症(岳英,31 例,水蜜丸口服,6g/次,3 次/天,8 周;徐秀杰,67 例,水蜜丸口服,6g/次,3 次/天,8 周)

● 复发性口腔溃疡(邓小全,42 例,浓缩丸口服,8 粒/次,3 次/天,联合六味地黄丸,3 个月)

● 更年期综合征(段月花,78 例,胶囊口服,5 粒/次,2 次/天,10 天)

● 卵巢肿瘤切除并化疗后闭经(王玉雯,1 例,胶囊口服,用法用量未知,联合八珍颗粒,6 周)

【说明书及超说明书用法用量信息】桂附地黄丸(大蜜丸)说明书用法用量为"口服,一次 1 丸,一日 2 次"。

桂附地黄丸(水蜜丸)说明书用法用量为"口服,一次 6g,一日 2 次"。据报道,治疗慢性支气管哮喘时有 6g/次,1 次/天的治疗方案;在治疗利培酮致高催乳素血症时有 6g/次,3 次/天的治疗方案;有效性和安全性良好。

桂附地黄丸(浓缩丸)说明书用法用量为"口服,一次 8 丸,一日 3 次"。据报道,治疗小儿遗尿的用法用量为 6 岁以下 4 粒/次,2 次/天;6 岁以上 6 粒/次,2 次/天。治疗肾病综合征时有 10 粒/次,1 次/天的治疗方案。有效性和安全性良好。

桂附地黄片说明书用法用量为"口服,一次 4~6 片,一日 2 次"。

桂附地黄胶囊说明书用法用量为"口服，一次 7 粒，一日 2 次"。据报道，治疗女性假性前列腺增生时有 4 粒/次，3 次/天的治疗方案；治疗更年期综合征时有 5 粒/次，2 次/天的治疗方案；有效性和安全性良好。

桂附地黄口服液说明书用法用量为"口服，一次 1 支，一日 2 次"。

关于服用时间，说明书提示"本品宜饭前服或进食同时服"。

【说明书及超说明书疗程信息】说明书未明确标明疗程，但提示"服药 2 周症状无缓解，应去医院就诊"。根据《中药新药临床研究指导原则》，肾阳虚证的推荐疗程不少于 4 周。根据文献报道，治疗不同病证时的疗程不同。治疗腰椎间盘突出时为 2 个月，治疗小儿遗尿、慢性支气管哮喘、慢性气管炎时为 3 个月，治疗糖尿病周围神经病变时为 4 周，治疗慢性前列腺炎时为 1~2 个月，治疗良性前列腺增生时为 12 周，治疗前列腺电切术后膀胱过度活动症时为 2 周，治疗慢性尿路感染时为 6 周，治疗女性尿道综合征时为 4 周，治疗利培酮致高催乳素血症时为 8 周，治疗绝经后张力性尿失禁时为 3 个月，治疗复发性口腔溃疡时为 3 个月。

【重复用药信息】桂附地黄丸+金匮肾气丸：两药均能温补肾阳，均含有地黄、山药、山茱萸、茯苓、牡丹皮、泽泻、附子（大毒），用于治疗肾阳虚之腰膝酸软、肢冷尿频。根据 2010 版北京市医保药品目录，两者均属于"温阳剂"，建议判定为重复用药。中成药联合用药智能评价模型的计算结果显示，两者的重复用药得分为 10 分。

桂附地黄丸+右归丸：两药均能温补肾阳，均含有熟地黄、附子（大毒）、肉桂、山药、山茱萸，治疗肾阳虚之腰膝酸软、畏寒肢冷。根据 2010 版北京市医保药品目录，两者均属于"温阳剂"，建议判定为重复用药。中成药联合用药智能评价模型的计算结果显示，两者的重复用药得分为 8 分。

【不良反应及禁忌证信息】说明书明确提示"妊娠期妇女忌服""不宜和外感药同时服用，不宜同时服用赤石脂或其制剂"；同时提示"不适用于具有口干舌燥、烦躁气急、便干尿黄症状的糖尿病、慢性肾炎、高血压和心脏病患者，小儿及年老体虚者应在医师指导下服用"。

有文献报道，63 岁的女性患者因乏力自行购买桂附地黄丸浓缩丸服用（8 丸/次，3 次/天）1 天后出现肉眼茶色样血尿，停药后缓解，再次服药后又出现，治疗后好转。

【十八反、十九畏及相互作用信息】从十八反"半蒌贝蔹及攻乌"的角度看，本品含有附子，与含有半夏、瓜蒌、浙贝母、川贝母、白蔹、白及的中药复方或中成药联用时应注意监测，例如通宣理肺口服液（半夏）、香砂养胃丸（半夏）、川贝枇杷颗粒（川贝母）、养阴清肺口服液（川贝母）、橘红片（半夏、浙贝母）等。

从十九畏"官桂畏石脂"的角度看,本品含有肉桂,与含有赤石脂的中成药联用时应注意监测,例如女金胶囊(赤石脂)、安坤赞育丸(赤石脂)、小儿腹泻散(赤石脂)等。

【现代研究信息】现代研究证明,桂附地黄丸可有效参与下丘脑的调节,增强下丘脑-垂体-肾上腺素轴/性腺轴的功能,涉及神经内分泌调节机制,具有降血糖、降血脂、抗衰老、提高体液和细胞免疫、改善微循环以及性激素样作用。同时,还具有减少残余尿量、促进尿流速的作用,从而有效缓解良性前列腺增生夜尿增多的症状。

【主要参考资料】

[1] 桂附地黄丸(大蜜丸).北京同仁堂科技发展股份有限公司制药厂.2011-08-10修订.

[2] 桂附地黄丸(水蜜丸).北京同仁堂科技发展股份有限公司制药厂.2011-08-10修订.

[3] 桂附地黄丸(浓缩丸).九芝堂股份有限公司.2014-05-23修订.

[4] 桂附地黄片.广州白云山和记黄埔中药有限公司.

[5] 桂附地黄胶囊.吉林省吉安益盛药业股份有限公司.2012-10-12修订.

[6] 桂附地黄口服液.江西诚志永丰药业有限责任公司.

[7] 曹治宏,杨兵,潘肯林,等.补肾成药对激素治疗肾病综合征干预的临床观察[J].新疆医学,2011(01):49-51.

[8] 李耿,张喆,尹西拳,等.地黄丸类方对肾阳虚大鼠HPA轴的影响[J].中药新药与临床药理,2015(03):320-324.

[9] 李德了,李玥瑶,吴捷,等.桂附地黄胶囊治疗肾虚湿热型慢性前列腺炎的对照观察[J].实用中医内科杂志,2012(03):46-47.

[10] 孙生成,徐志峰,陈国英,等.桂附地黄胶囊治疗糖尿病肾病性水肿疗效观察[J].浙江中西医结合杂志,2002(09):37-38.

[11] 徐秀杰.桂附地黄丸对利培酮引发高催乳素血症及血药浓度的影响[J].中国民康医学,2013(15):49-50.

[12] 张建文.桂附地黄丸(汤)治疗腰椎间盘突出症63例[J].中成药,2005,27(4):附3-附4.

[13] 肖雅,经媛,陈洁瑜,等.桂附地黄丸干预阳虚体质的血浆代谢组学[J].南方医科大学学报,2016(11):1489-1495.

[14] 于国玲,栾瑞玲,王佳鸣.桂附地黄丸合缩泉丸治疗绝经后妇女张力性尿失禁[J].现代中西医结合杂志,2011,20(26):3299-3300.

[15] 李宇卫.桂附地黄丸加减内外结合治疗膝关节骨性关节炎48例疗效分析[J].辽宁中医杂志,2005(10):62.

[16] 柴晓晖.桂附地黄丸结合普适泰治疗女性尿道综合征115例[J].上海中医药杂志,2012(10):55-56.

[17] 赵瑜,邢渊.桂附地黄丸联合甲钴胺治疗糖尿病周围神经病变30例疗效观察

[J].甘肃中医学院学报,2012(02):21-23.

[18] 章卓睿,孙昌友,杨峻峰,等.桂附地黄丸联合盐酸坦洛新治疗良性前列腺增生症60例[J].中国实验方剂学杂志,2015(09):192-195.

[19] 付唐德.桂附地黄丸应用的配伍禁忌[J].现代医药卫生,2005(02):198.

[20] 路军章,张蕾.桂附地黄丸与金匮肾气丸临床应用探讨[J].中华中医药杂志,2013,28(7):2194-2197.

[21] 车梓,王策正,崔伟.琥珀酸索利那新联合桂附地黄丸治疗前列腺电切术后膀胱过度活动症疗效观察[J].现代中西医结合杂志,2016(15):1682-1684.

[22] 付晓辉,朱晓青.黄芪注射液合桂附地黄胶囊治疗慢性支气管炎疗效观察[J].时珍国医国药,2003(12):762-763.

[23] 邓小全,黄艳春.六味地黄丸和桂附地黄丸治疗复发性口腔溃疡的效果评价[J].中国中医药现代远程教育,2014(20):137-138.

[24] 任承德.前列欣联合桂附地黄丸治疗慢性前列腺炎效果研究[J].时珍国医国药,2012(08):2065-2066.

[25] 李亚娟,李红.温补肾阳法治疗慢性尿路感染30例临床观察[J].云南中医中药杂志,2011,32(8):33.

[26] 窦志强.玄附衍宗汤治疗肾阳虚型不育症75例[J].西部中医药,2015(01):69-72.

[27] 王玉雯.益气养血温肾调经法治疗卵巢肿瘤切除并化疗后闭经一例[J].山西医药杂志,2006(02):129.

[28] 何平.应用桂附地黄丸治疗内科杂病的经验体会[J].中医临床研究,2012(15):79-80.

[29] 陈廷勇.用桂附地黄胶囊治疗女性假性前列腺增生症的效果观察[J].当代医药论丛,2014(16):30.

[30] 杨丽霞,王红波,胡雁聪.用桂附地黄丸配合艾灸关元穴治疗小儿遗尿的疗效观察[J].当代医药论丛,2014(19):28-29.

[31] 段月花.桂附地黄胶囊治疗更年期综合征78例观察[J].青岛医药卫生,1996(05):12.

[32] 赵柳红.桂附地黄丸致血尿一例报告[J].右江医学,2016,44(03):362.

[33] 岳英,孙鹏,徐一峰,等.桂附地黄丸治疗抗精神病药引起的高催乳素血症[J].临床精神医学杂志,2007(04):247-248.

38. 强肾片(颗粒)

【制剂规格】片剂0.63g/片(相当于原药材2.16g),颗粒剂3g/袋。

【药物组成】鹿茸、山药、山茱萸、熟地黄、枸杞子、丹参、补骨脂、牡丹皮、桑椹、益母草、茯苓、泽泻、盐杜仲、人参茎叶总皂苷。

【方剂来源】本方可能源自于汉·张仲景《伤寒杂病论》中"肾气丸"与明·张景岳《景岳全书》中"右归饮"的加减方。现行执行标准为《中国药典》(2015年版)一部。

【组方特点】本方补肾填精,益气壮阳。用于阴阳两虚所致的肾虚水肿、腰痛、遗精和阳痿。方中的鹿茸既能峻补肾阳,用于肾阳虚衰,又能益精补血,用于肾精不足;熟地黄既能滋补肾阴,用于肾阴不足,又能益精填髓,用于肾精亏虚;两者一个温补肾阳,一个滋补肾阴,且均能补肾精,共为君药。其余药味,补骨脂、杜仲补肾阳、固肾气,辅助鹿茸用于肾阳虚衰,枸杞子、山茱萸、山药补脾肾、益气血,辅助熟地黄用于肾阴不足,共为臣药。

【说明书及超说明书适应证信息】说明书功能主治为"补肾填精,益气壮阳。用于阴阳两虚所致的肾虚水肿、腰痛、遗精、阳痿、早泄、夜尿频数,慢性肾炎和久治不愈的肾盂肾炎见上述证候者"。

(1)属于说明书适应证的病证包括(以肝肾亏虚为证型要素):

● 肾虚证(肾精亏虚证、肾阴阳两虚证等)

● 肾病、水肿(慢性肾炎、慢性肾盂肾炎、慢性肾小球肾炎、原发性肾病综合征等)

● 性及生殖功能减退(阳痿、早泄、遗精、勃起功能障碍、不孕不育等)

● 小便不利(夜尿频数、慢性前列腺炎等)

● 腰痛

(2)根据临床文献报道,目前存在的超说明书使用的病证有:

● 多囊卵巢综合征伴胰岛素抵抗(韦凤,73 例,片剂口服,3 片/次,3 次/日,配合龙鹿胶囊,6 个月)

【说明书及超说明书用法用量信息】强肾片说明书用法用量为"口服,一次 2~3 片,一日 3 次,用淡盐水或温开水送下,小儿酌减"。

强肾颗粒说明书用法用量为"口服,一次 1 袋,一日 3 次"。

【说明书及超说明书疗程信息】说明书明确标明"30 天为 1 个疗程"。根据文献报道,治疗不同病证时的疗程不同,治疗慢性非细菌性前列腺炎时为 6 周,治疗原发性肾病的疗程为 8 周,治疗慢性肾小球肾炎的疗程为 4 个月,治疗多囊卵巢综合征伴胰岛素抵抗时为 6 个月。

【重复用药信息】强肾片+济生肾气丸:两药均能温肾助阳,均含有熟地黄、山茱萸、山药、牡丹皮、泽泻、茯苓,用于治疗肾阳不足导致的肾虚水肿、腰膝酸软。根据 2010 版北京市医保药品目录,两者均属于"温阳剂",建议判定为重复用药。中成药联合用药智能评价模型的计算结果显示,两者的重复用药得分为 6 分。

强肾片+右归胶囊:两药均能补肾填精,均含有熟地黄、山药、山茱萸、枸杞子、杜仲。强肾片用于治疗肾阴阳两虚证,右归胶囊治疗肾阳不足证。根据 2010 版北京市医保药品目录,两者均属于"温阳剂",建议判定为重复用药。中成药联合用药智能评价模型的计算结果显示,两者的重复用药得分为 5 分。

【不良反应及禁忌证信息】说明书明确提示"妊娠期妇女禁用""高血压、感冒发热患者不宜服用。心脏病、糖尿病、肝病等慢性病患者应在医师指导下服用"。

【十八反、十九畏及相互作用信息】从十八反、十九畏"诸参辛芍叛藜芦""人参畏五灵脂"的角度看,本品含有人参、丹参,在与含有藜芦、五灵脂的中药复方或中成药联用时应注意监测,例如三七血伤宁胶囊(黑紫藜芦)、小金胶囊(五灵脂)、宽中顺气丸(五灵脂)、少腹逐瘀颗粒(五灵脂)、平消片(五灵脂)、田七痛经胶囊(五灵脂)等。同时,本品不宜与含有皂荚的中药复方或中成药联用,不宜喝茶和吃萝卜。

【现代研究信息】现代研究显示,强肾片能增加去卵巢骨质疏松大鼠的骨密度、骨钙含量和雌激素水平,降低血清骨钙素,对去卵巢大鼠骨质疏松有对抗作用。强肾颗粒通过改善尿蛋白及降低血清尿素氮和血清肌酐以改善家兔实验性肾炎的肾功能。

【主要参考资料】

［1］强肾片.辽宁好护士药业(集团)有限责任公司.2015-12-01 修订.

［2］强肾颗粒.沈阳东昂制药有限公司.

［3］吕清东.特拉唑嗪联合强肾片治疗慢性非细菌性前列腺炎/慢性盆腔疼痛综合征效果观察[J].黑龙江医药,2011,24(6):962-963.

［4］韦凤,丘彦,何辉玉.强肾片联合龙鹿胶囊治疗多囊卵巢综合征伴胰岛素抵抗患者73 临床观察[J].中医杂志,2014,55(16):1386-1389.

［5］郑继宇,吴永军,王世杰,等.强肾片对去卵巢大鼠骨质疏松的影响[J].辽宁科技学院学报,2014,16(2):16-17.

［6］郑继宇,吴永军,王世杰,等.强肾片对糖皮质激素大鼠骨质疏松的影响[J].中药药理与临床,2015,21(1):180-182.

［7］兆瑞竹,祥秋.强肾颗粒改善家兔实验性肾炎肾功能作用的研究[J].黑龙江医药,2010,23(3):360-362.

［8］郑宝林,余俊文,张小娟,等.强肾片联合缬沙坦治疗慢性肾小球肾炎的临床研究[J].中药药理与临床,2010,26(03):57-59.

［9］马红珍,郑慧文,张小云.强肾片配合激素治疗原发性肾病综合征临床观察[J].辽宁中医药大学学报,2007(05):112-113.

［10］陈燕平,付国平.益精颗粒剂、强肾颗粒剂治疗男性不育症[J].中国社区医师(综合版),2006(07):55.

九、安神剂

39. 枣仁安神液(颗粒、胶囊)

【制剂规格】口服液 10ml/支,颗粒剂 5g/袋,胶囊 0.45g/粒。

【药物组成】炒酸枣仁、丹参、醋炙五味子。

【方剂来源】当代经验方,可能源自于清·《医宗金鉴》卷五十五中"酸枣仁汤"的加减,原方由当归、白芍、生地黄、茯苓、酸枣仁、知母、黄柏、五味子、人参、黄芪组成,主治"心虚,阴气不敛,盗汗,睡则多惊"。枣仁安神液采用丹参代上方中的四物汤成分,去掉人参、黄芪等补气成分。现行执行标准为《卫生部药品标准·中药成方制剂》(第18册)WS3-B-3429-98。

【组方特点】本方补心安神,用于失眠、头晕、健忘。方中重用酸枣仁养心阴、益肝血、宁心安神,为君药。丹参清心凉血、养血安神,五味子滋肾养阴、宁心安神,共为臣药。

【说明书及超说明书适应证信息】说明书功能主治为"补心安神。用于失眠、头晕、健忘"。

(1)属于说明书适应证的病证包括(以心神不宁为证型要素):

● 不寐、失眠(慢性失眠、老年性失眠、心脾两虚型失眠、心肝血虚型失眠、高血压失眠、更年期失眠、失眠伴焦虑状态等)

● 神经衰弱

(2)根据临床文献报道,目前存在的超说明书使用的病证有:

● 颅脑损伤后综合征(杨华堂,664例,口服液口服,2支/次,2次/天,配合刺五加片,3周)

● 心脑血管疾病(脑卒中、冠心病)合并抑郁症(祝连生,32例,胶囊口服,5粒/次,1次/天,联合帕罗西汀,4周;杨彦斌,32例,胶囊口服,4粒/次,2次/天,配合常规治疗,4周)

● 精神分裂症(安君,35例,胶囊口服,5粒/次,1次/天,联合喹硫平,2年)

【说明书及超说明书用法用量信息】枣仁安神液说明书用法用量信息为"口服,晚临睡前服。一次10~20ml,一日1次"。文献报道有2支/次,2次/天的治疗方案,有效性和安全性良好。

枣仁安神颗粒说明书用法用量信息为"开水冲服,一次5g,临睡前服"。暂未见超说明书剂量使用的文献报道。

枣仁安神胶囊说明书用法用量信息为"口服,一次5粒,一日1次,临睡前服用"。文献报道有4粒/次,2次/天的抑郁症治疗方案,有效性和安全性良好。

【说明书及超说明书疗程信息】说明书未明确标明疗程。文献报道的失眠治疗疗程不同,有2周、4周、3个月等时间段。治疗抑郁症的疗程为4周,而治疗精神分裂症的疗程可长达2年。

【重复用药信息】枣仁安神液+安神补心丸:两药均能养心安神,均含有丹参、五味子,用于失眠、头晕、健忘。根据2010版北京市医保药品目录,两者均属于"养心安神剂",建议判定为重复用药。中成药联合用药智能评价模型的计算结果显示,两者的重复用药得分为 6 分。

枣仁安神液+天王补心丸:两药均能补心安神,天王补心丸包含枣仁安神液的全部成分(丹参、酸枣仁、五味子),用于治疗心悸健忘、失眠多梦。根据 2010 版北京市医保药品目录,两者均属于"养心安神剂",建议判定为重复用药。中成药联合用药智能评价模型的计算结果显示,两者的重复用药得分为 6 分。

【不良反应及禁忌证信息】说明书提示"妊娠期妇女慎用。由于消化不良所导致的睡眠差者忌用"。文献报道有枣仁安神胶囊致阵发性窦性心动过速 1 例(1993 年),但经查证该胶囊处方为酸枣仁和左旋延胡索乙素,与现有枣仁安神制剂的组成不符,故不予考虑。

【十八反、十九畏及相互作用信息】从十八反"诸参辛芍叛藜芦"的角度看,本品含有丹参,与含有藜芦的中药复方或中成药联合使用时需注意监测,例如三七血伤宁胶囊(黑紫藜芦)等。

【现代研究信息】现代研究显示,枣仁安神颗粒有协同戊巴比妥延长小鼠睡眠时间的作用,其药效物质基础主要为斯皮诺素、丹酚酸 B 和五味子甲素等,其改善睡眠的作用由细胞因子 IL-1β 和 TNF-α 介导。

【主要参考资料】

[1] 枣仁安神液.北京同仁堂科技发展股份有限公司.2007-4-10 修订.

[2] 枣仁安神颗粒.泰华天然生物制药有限公司.2015-12-01 修订.

[3] 枣仁安神胶囊.泰华天然生物制药有限公司.2015-11-17 修订.

[4] 安君,钱晓.枣仁安神胶囊联合喹硫平治疗慢性精神分裂症临床分析[J].辽宁中医杂志,2014(04):684-686.

[5] 张卫同,施振国,孙艳.枣仁安神胶囊治疗心脾两虚型失眠症 32 例[J].中国药业,2007(19):58.

[6] 祝连生,谭倩,武锋.枣仁安神胶囊辅助治疗脑卒中后抑郁症[J].浙江中西医结合杂志,2007(08):463-464.

[7] 杨华堂,崔修生,孙志强,等.刺五加片加枣仁安神液治疗颅脑损伤后综合征 664 例[J].中国中西医结合杂志,1994(S1):331.

[8] 张健.枣仁安神胶囊致阵发性窦性心动过速 1 例[J].陕西中医,1993(11):41.

[9] 杨彦斌.枣仁安神胶囊治疗心绞痛合并焦虑抑郁 64 例临床观察[J].云南中医中药杂志,2016(05):30-31.

[10] 张颖,齐越,吴怡,等.枣仁安神颗粒改善睡眠作用的量效、时效关系及对脑内细胞因子的影响[J].中国药业,2015(02):32-34.

[11] 陈延军,李世忠,杨立波.枣仁安神颗粒治疗失眠症 60 例临床研究[J].河北中医,2014(08):1145-1147.

[12] 甘建光,田国强,秦国兴.枣仁安神胶囊治疗老年性失眠症的疗效及血液流变学

研究［J］.中国中药杂志,2013(02):273-275.

40. 百乐眠胶囊

【制剂规格】0.27g/粒。

【药物组成】百合、刺五加、首乌藤、合欢花、珍珠母、石膏、酸枣仁、茯苓、远志、玄参、地黄、麦冬、五味子、灯心草、丹参。

【方剂来源】当代经验方,可能来源于汉·张仲景《伤寒杂病论》中"百合地黄汤"(百合、地黄)、清·《医宗己任编》中"远志饮子"(远志、枣仁、茯神、人参、黄芪、当归、麦冬、石斛、甘草)和"生脉散"(人参、麦冬、五味子)的组合方加减而成。现行执行标准为国家食品药品监督管理局国家药品标准 WS3-752(Z-209)-2006(Z)。

【组方特点】本方滋阴清热,养心安神。用于肝郁阴虚型失眠不寐。方中的百合滋阴清热、清心安神,用于虚烦不眠;合欢花疏肝解郁、宁心安神,用于忧郁失眠,共为君药。远志、夜交藤解郁安神,地黄、麦冬滋肺肾阴,珍珠母、石膏镇心安神,共为臣药。

【说明书及超说明书适应证信息】说明书功能主治为"滋阴清热,养心安神。用于肝郁阴虚型失眠症,症见入睡困难、多梦易醒、醒后不眠、头晕乏力、烦躁易怒、心悸不安等"。

(1)属于说明书适应证的病证包括(以肝郁阴虚为证型要素):

● 不寐(肝郁阴虚型不寐)

● 失眠(阴虚火旺型失眠,轻、中度失眠,焦虑性失眠,顽固性失眠,重度失眠,高血压伴失眠,支架植入术后失眠,更年期失眠,偏头痛失眠等)

● 神经衰弱

(2)根据临床文献报道,目前存在的超说明书使用的病证有:

● 功能性消化不良(周琼凯,34 例,口服,4 粒/次,2 次/天,配合莫沙必利,2 周;卞孝平,72 例,口服,4 粒/次,2 次/天,联合伊托必利,4 周)

● 抑郁症(董恒,30 例,口服,4 粒/次,2 次/天,联合逍遥丸,8 周;舒忙巧,42 例,口服,4 粒/次,2 次/天,配合氟西汀+利培酮,4 周)

● 原发性不安腿综合征(王静,21 例,口服,4 粒/次,1 次/天,配合多巴丝肼片,14 天)

● 广泛性焦虑障碍(朱宇欢,39 例,口服,4 粒/次,2 次/天,配合丁螺环酮,6 周)

● 胃食管反流病(杨健,56 例,口服,4 粒/次,2 次/天,配合质子泵抑制剂+铝碳酸镁,2~4 周)

● 疱疹后神经痛(邓茂,50 例,口服,前 2 周 4 粒/次,2 次/天;后 2 周 4

粒/次,1 次/天;配合普瑞巴林+维生素 B_1+甲钴胺,4 周)

- 血管神经性头痛(薛丽君,43 例,口服,5 粒/次,2 次/天,配合氟桂利嗪,1 年)
- 偏头痛(栾小红,172 例,口服,2 粒/次,2 次/天,配合全天麻胶囊,2 周)
- 肺性脑病(张志亮,29 粒,口服,4 粒/次,2 次/天,配合常规治疗,14 天)
- 良性前列腺增生症引起的夜尿症(胡志元,20 例,口服,4 粒/次,2 次/天,联合 α 受体拮抗剂,1 个月)

【说明书及超说明书用法用量信息】百乐眠胶囊说明书用法用量信息为"口服,一次 4 粒,一日 2 次,14 天为 1 个疗程"。文献常见一天 4 粒(一次 4 粒,一天 1 次或一次 2 粒,一天 2 次)的维持治疗方案;也有一次 5 粒,一天 2 次或一次 3 粒,一日 3 次的超说明书剂量治疗方案。

【说明书及超说明书疗程信息】说明书明确标明"14 天为 1 个疗程"。从治疗各类失眠的文献报道来看,除了 14 天外,4 周也是常见的疗程,最长的疗程可达到 8 周。根据文献报道,在治疗失眠之外的其他病证时疗程普遍较长,其中抑郁症的疗程为 4~8 周、广泛性焦虑障碍的疗程为 6 周、疱疹后神经痛的疗程为 4 周。其中,血管神经性头痛的疗程长达 1 年,显著超出其他病证的治疗周期,需要谨慎。

【重复用药信息】百乐眠胶囊+舒眠胶囊:两药均能宁心安神,用于肝郁伤神所致的失眠症,均含酸枣仁、合欢花、灯心草。根据 2010 版北京市医保药品目录,两者均属于"清肝安神剂",建议判定为重复用药。中成药联合用药智能评价模型的计算结果显示,两者的重复用药得分为 5 分。

百乐眠胶囊+枣仁安神颗粒:两药均能补心安神,百乐眠胶囊包含枣仁安神颗粒的全部成分(丹参、五味子、酸枣仁),均可用于治疗失眠、头晕、健忘等症,建议判定为重复用药。中成药联合用药智能评价模型的计算结果显示,两者的重复用药得分为 5 分。

【不良反应及禁忌证信息】说明书提示"妊娠期妇女禁用。儿童、年老体弱者应在医师指导下服用。有高血压、心脏病、糖尿病、肝病、肾病等慢性病严重者应在医师指导下服用"。有文献报道 1 例 56 岁的创伤后应激障碍并失眠的患者,在说明书用法用量范围内单用百乐眠胶囊或联用盐酸曲唑酮后出现困倦、乏力等过度镇静状态,考虑系患者的机体敏感性所致,应给予注意。也有文献报道,百乐眠胶囊与艾司唑仑联用后,可减少艾司唑仑单用的头晕、嗜睡等副作用表现。

【十八反、十九畏及相互作用信息】从十八反、十九畏"诸参辛芍叛藜芦"的角度看,本品含有丹参、玄参,应尽量避免与含有藜芦的中药复方或中成药联合使用。

【现代研究信息】现代研究显示,百乐眠胶囊可以增高小鼠脑内的5-羟色胺(5-HT)及γ-氨基丁酸(GABA)含量,进而减少其自主活动次数,提高15分钟内入睡比例,缩短睡眠潜伏期,延长总睡眠时间。同时,百乐眠治疗失眠可能来自于其多靶点的药效,组方中的刺五加具有调节中枢神经的兴奋与抑制作用;百合、玄参、丹参双向调节免疫,延缓神经细胞衰老,提高记忆力;首乌藤具有保护神经元、改善脑缺血损伤作用;合欢花有抗抑郁作用;酸枣仁、茯苓镇静、催眠,增强机体免疫力,改善大脑记忆力等。

【主要参考资料】

[1]百乐眠胶囊.扬子江药业集团有限公司.2010-11-2修订.

[2]王静,刘植,周柏玉,等.百乐眠胶囊与多巴丝肼片治疗原发性不安腿综合征21例[J].陕西中医,2012,34(3):331-333.

[3]周琼凯,彭廷勇,何熙国.百乐眠胶囊治疗震后功能性消化不良的临床观察[J].内蒙古中医药,2012,31(8):83.

[4]周晓宏,陈正祥,谈勇.中西医结合治疗慢性阻塞性肺疾病急性发作期合并不寐临床观察[J].实用临床医药杂志,2008,12(2):89-90.

[5]邓茂,廖勇梅.百乐眠联合普瑞巴林治疗带状疱疹后遗神经痛50例的疗效观察[J].北方药学,2016,13(9):24-25.

[6]薛丽君.百乐眠联合氟桂利嗪治疗血管神经性头痛效果分析[J].医学信息,2015(42):340-341.

[7]栾小红.百乐眠胶囊结合全天麻胶囊治疗偏头痛的疗效观察[J].中国实用神经疾病杂志,2014,17(24):114-115.

[8]董恒.逍遥丸合百乐眠胶囊治疗肝气郁结型抑郁症30例临床观察[J].中医临床研究,2015(05):11-12.

[9]胡志元,孙秀艳,孙博,等.百乐眠胶囊联合α-受体阻滞剂治疗良性前列腺增生症引起的夜尿症[J].现代生物医学进展,2014(28):5558-5561.

[10]杨健,陈高红,刘梅,等.质子泵抑制剂加铝碳酸镁百乐眠治疗难治性胃食管反流病56例[J].检验医学与临床,2013(07):769-770.

[11]卞孝平,杨娟.百乐眠联合伊托必利治疗功能性消化不良72例疗效观察[J].中国医药指南,2012(27):251-252.

[12]张志亮,侯梦霞,曹冬梅,等.百乐眠胶囊佐治慢性肺源性心脏病并发早期肺性脑病患者疗效观察[J].中国医院药学杂志,2011(22):1911-1912.

[13]朱宇欢,陶建青.百乐眠联合丁螺环酮治疗广泛性焦虑障碍77例疗效观察[J].中成药,2010(07):1102-1104.

[14]许勇明.百乐眠胶囊与舒乐安定联合治疗重度失眠的临床疗效分析[J].海峡药学,2016(01):140-141.

[15]王贺超,张宏,张会宗,等.综合评价安眠方剂对小白鼠戊巴妥钠催眠、阈下催眠量影响随机平行对照研究[J].实用中医内科杂志,2013(18):34-37.

[16]顾克胜,鱼爱和.百乐眠胶囊致过度镇静[J].药物不良反应杂志,2006(06):

436,466.

[17] 卞勇,唐向东.百乐眠胶囊对失眠症小鼠的治疗机制[J].中华医学杂志,2014,94 (46):3671-3674.

[18] 付晓,邓丽影.百乐眠胶囊治疗失眠症的临床疗效及安全性评价[J].世界睡眠医学杂志,2016,3(6):357-362.

[19] 舒忙巧,罗利玲,张婷.百乐眠胶囊联合氟西汀和利培酮治疗抑郁症的疗效观察[J].现代药物与临床,2016,31(09):1473-1476.

41. 安神补脑液(片、颗粒)

【制剂规格】口服液 10ml/支,片剂 0.31g/片,颗粒剂 2g/袋。

【药物组成】鹿茸、制何首乌、淫羊藿、干姜、甘草、大枣、维生素 B_1。

【方剂来源】当代经验方。现行执行标准为《中国药典》(2015 年版)一部。

【组方特点】本方生精补髓,益气安神。用于肾精不足、气血两亏所致的头晕乏力和健忘失眠。方中的鹿茸既能温肾壮阳,用于肾阳不足,又能补益精血,用于精亏失眠,为君药。淫羊藿补肾阳强筋骨,何首乌补肝肾益精血,共为臣药。

【说明书及超说明书适应证信息】说明书功能主治为"生精补髓,益气养血,强脑安神。用于肾精不足、气血两亏所致的头晕、乏力、健忘、失眠,神经衰弱症见上述证候者"。

(1)属于说明书适应证的病证包括(以肾精亏虚为证型要素):

- 肾精亏虚证

- 失眠、不寐(睡眠障碍、中老年失眠症、慢性脑供血不足患者失眠等)

- 神经衰弱(脑外伤综合征等)

- 健忘

- 头晕

(2)根据临床文献报道,目前存在的超说明书使用的病证有:

- 女性青春期后痤疮(王爱民,41 例,口服液口服,10ml/次,2 次/天,配合螺内酯,8 周)

- 考前紧张综合征(张建芳,80 例,口服液口服,2 次/天,10ml/次,30 天)

- 脑卒中后抑郁(李明振,43 例,口服液口服,10ml/次,2 次/天,联合阿米替林,2~4 周)

- 老年血管性痴呆(许国春,64 例,自制颗粒剂口服,联合高压氧,3 个月)

- 非糜烂性胃食管反流病胃灼热感(牟思泽,22 例,口服液口服,20ml/晚,配合雷尼替丁,疗程未注明)

- 前列腺炎(李卫红,35 例,口服液口服,10ml/次,2 次/天,30 天)

【说明书及超说明书用法用量信息】安神补脑液说明书用法用量信息为"口服,一次 10ml,一日 2 次"。根据文献报道,治疗非糜烂性胃食管反流病胃灼热感时,有每晚 20ml 的治疗方案,有效性和安全性良好。

安神补脑片说明书用法用量为"口服,一次 1 片,一日 2 次"。

安神补脑颗粒说明书用法用量为"开水冲服,一次 1 袋,一日 2 次"。

【说明书及超说明书疗程信息】说明书中未明确标明疗程。根据《中药新药临床研究指导原则》,肾虚证的推荐疗程不少于 4 周。根据文献报道,治疗女性青春期后痤疮时的疗程为 8 周;治疗脑卒中后抑郁时 2 周病情好转,4 和 8 周时疗效更加显著;在治疗前列腺炎、考前紧张综合征时的疗程为 30 天。

【重复用药信息】安神补脑液+活力苏口服液:两药均能益气补血,均含有制何首乌、淫羊藿,用于治疗失眠健忘等症,建议判定为重复用药。中成药联合用药智能评价模型的计算结果显示,两者的重复用药得分为 5 分。

【不良反应及禁忌证信息】说明书提示"感冒发热患者不宜服用。有高血压、心脏病、肝病、糖尿病、肾病等慢性病严重者应在医师指导下服用。儿童、妊娠期妇女、哺乳期妇女、年老体弱者应在医师指导下服用"。有文献报道,患者服用安神补脑液时有口干及便秘的副作用出现。同时,安神补脑液组成含有制何首乌,长期使用尤其是与其他具有潜在肝损伤风险的药品联用时,需要注意监测肝功能。有 1 篇文献报道患者使用"安神补脑丸"后出现过敏性皮疹,但因未提供具体药物组成,且文献年代久远,故不予考虑。有动物实验研究表明安神补脑液长期用药对大鼠未见明确的毒性反应,停药后亦无延迟性毒性反应,证明拟定的临床用药量为安全剂量。

【十八反、十九畏及相互作用信息】说明书提示"忌烟、酒及辛辣、油腻食物"。从十八反、十九畏"藻戟遂芫俱战草"的角度看,本品含有甘草,与含海藻、大戟、甘遂、芫花的中药复方或中成药联用时需注意监测,例如舟车丸(甘遂、大戟、芫花)、乳癖消片(海藻)、心通口服液(海藻)、紫金散(大戟)、祛痰止咳颗粒(甘遂、芫花)等。

【现代研究信息】现代研究显示,安神补脑液能提高未成年小鼠的学习记忆能力,其作用机制可能与其提高脑内的 5-HT、DA、NA 含量有关。同时,能增高松果体褪黑素的含量,改善睡眠障碍。

【主要参考资料】

[1] 安神补脑液.吉林敖东延边药业股份有限公司.2014-10-21 修订.

[2] 安神补脑片.通化茂祥制药有限公司.2013-06-19 修订.

[3] 安神补脑颗粒.广东百科制药有限公司.2011-11-18 修订.

[4] 杨玲.安神补脑液改善慢性脑供血不足患者头痛、失眠症状的疗效观察[J].中西医结合心血管病杂志,2013,11(2):176.

[5] 王爱民,付艳,张丽红.螺内酯联合安神补脑液治疗女性青春期后痤疮疗效观察[J].临床皮肤科杂志,2004,33(8):509-510.

[6] 牟思泽,李小燕.安神补脑液合雷尼替丁治疗非糜烂性胃食管反流病胃灼热感 52

例疗效观察[J].现代中西医结合杂志,2008,17(12):1829-1830.

[7] 李卫红.安神补脑液对性传播疾病性前列腺炎的治疗[J].吉林中医药,1998(2):60-62.

[8] 张建芳,严宇仙.安神补脑液治疗考前紧张综合征80例临床观察[J].中国医药科技,2015,22(3):300.

[9] 李明振,张敏.阿米替林联合安神补脑液治疗脑卒中后抑郁的疗效观察[J].中国医学创新,2011,8(11):147-148.

[10] 雷创,李德辉.何首乌致严重肝功能损害1例[J].中国肝脏病杂志,2014,6(2):70-71.

[11] 温富春,许家洁,王玉红,等.安神补脑液对未成年小鼠学习记忆功能及脑内单胺类神经递质含量的影响[J].中国实验方剂学杂志,2007,13(2):46-48.

[12] 魏海峰,叶翠飞,吴燕川,等.安神补脑液对睡眠剥夺大鼠脑内诱导型一氧化氮合酶及褪黑素的影响[J].中国新药与临床药理,2007,18(5):369-371.

[13] 曾庆忠,蒲小平.安神补脑液含药血清对咖啡因PCI2细胞损伤的神经保护作用[J].中国新药杂志,2007,16(18):1473-1476.

[14] 魏海峰,叶翠飞,李春阳,等.安神补脑液对睡眠剥夺模型大鼠学习记忆及脑源性神经营养因子表达的影响[J].中国临床药理学与治疗学,2006,11(11):1230-1233.

[15] 张海晶,孙桂波,陈荣昌,等.安神补脑液对大鼠长期毒性的观察[J].中国实验动物学报,2015,23(2):146-152.

[16] 许国春,朱芸.安神补脑颗粒联合高压氧治疗老年血管性痴呆的临床研究[J].中药药理与临床,2015(06):142-144.

[17] 王玉琦,任兰民.血府逐瘀口服液合安神补脑液治疗脑外伤综合征15例[J].中国乡村医生,2000(09):44-45.

42. 活力苏口服液

【制剂规格】10ml/支。

【药物组成】制何首乌、淫羊藿、黄精、枸杞子、黄芪、丹参。

【方剂来源】当代经验方,可能是明·《外科正宗》中"先天大造丸"(紫河车、人参、白术、当归身、茯苓、菟丝子、枸杞子、黄精、肉苁蓉、何首乌、川牛膝、淫羊藿、黑枣肉、炒补骨脂、骨碎补、巴戟天、远志、木香、青盐、丁香,主治风寒湿所致的疮疡)或宋·《圣济总录》中"二精丸"(黄精、枸杞子,助气固精、活血驻颜)的加减方。现行执行标准为《中国药典》(2015年版)一部。

【组方特点】本方益气补血,滋养肝肾。用于精神萎靡,失眠健忘,眼花耳聋,须发早白。方中的何首乌既能滋补肝肾,又能益精养血,还能乌发;淫羊藿既能补肝肾强筋骨,又能温补肾阳,还能益肾精,共为君药。黄精补气养阴、健脾益肾,枸杞子补肾益精、养肝明目,共为臣药。

【说明书及超说明书适应证信息】说明书功能主治为"益气补血,滋养肝肾。用于年老体弱,精神萎靡,失眠健忘,眼花耳聋,脱发或头发早白属气血不足、肝肾亏虚者"。

(1)属于说明书适应证的病证包括(以气血不足、肝肾亏虚为证型要素):

● 气血不足伴肝肾亏虚证(气血不足证、肝肾阴虚证、肾虚证等)

● 失眠(顽固性失眠、睡眠障碍、神经衰弱等)

● 脱发(脂溢性脱发、斑秃、白发等)

● 延缓衰老、抗衰老

(2)根据临床文献报道,目前存在的超说明书使用的病证有:

● 糖尿病周围神经病变(孙红斌,50 例,口服液口服,30ml/d,早 10ml、晚 20ml,配合常规治疗,8~16 周)

● 癫痫伴焦虑状态(王炯妹,32 例,口服液口服,10ml/次,3 次/天,联合奥卡西平+坦度螺酮,4 周)

● 脑卒中后抑郁(肖桂荣,28 例,口服液口服,10~20ml/晚或 10ml/次,2 次/天,配合常规治疗,1 个月)

● 老年性骨质疏松(崔春便,50 例,口服液口服,10ml/次,1 次/天,联合伊班膦酸钠,6 个月)

● 冠心病心绞痛(王刚,60 例,口服液口服,20ml/次,3 次/天,配合复方丹参滴丸,20 天)

● 咽异感证(林伟年,100 例,口服液口服,20ml/晚,联合甲氧氯普胺+维生素 B_6,1 个月)

● 特发性慢性低血压(王志红,36 例,口服液口服,10ml/次,1~2 次/日,8~12 周)

【说明书及超说明书用法用量信息】说明书用法用量信息为"口服,一次 10ml,一日 1 次,睡前服"。根据文献报道,活力苏口服液在治疗顽固性失眠时有 20ml/d(20ml/次,1 次/天;或 10ml/次,2 次/天)的治疗方案;在治疗癫痫伴焦虑状态时有 10ml/次,3 次/天的治疗方案;在治疗冠心病心绞痛时有 20ml/次,3 次/天的治疗方案;有效性和安全性良好。

【说明书及超说明书疗程信息】说明书未明确标明疗程。根据《中药新药临床研究指导原则》,肾阴虚证和肾阳虚证的推荐疗程不少于 4 周。根据文献报道,活力苏口服液在治疗失眠的疗程为 2~4 周,治疗冠心病时的疗程为 3 周,治疗糖尿病周围神经病变时的疗程为 16 周,辅助治疗老年性骨质疏松的疗程为 6 个月。

【重复用药信息】活力苏口服液+双参补肾助阳胶囊:两药均能益气补肾,均含有黄芪、制何首乌、枸杞子、淫羊藿、黄精、丹参,治疗气虚精亏、肾阳不足所致的神疲乏力、失眠头晕、腰膝酸软等,建议判定为重复用药。中成药联合用药智能评价模型的计算结果显示,两者的重复用药得分为4分。

活力苏口服液+心通口服液:两药均能益气,均含有黄芪、何首乌、淫羊藿、丹参,建议判定为重复用药。中成药联合用药智能评价模型的计算结果显示,两者的重复用药得分为3分。

【不良反应及禁忌证信息】说明书明确提示"外感或实热内盛者不宜服用。妊娠期妇女、高血压、糖尿病患者应在医师指导下服用"。

根据文献报道,2例患者服用活力苏口服液(30ml/d)与左甲状腺素钠片(优甲乐)后出现严重的肝损害(用药时长分别为8和36个月),1例患者服用活力苏、精乌胶囊等含有何首乌的中药治疗脱发6个月后出现肝损害。提示超剂量、长期使用活力苏口服液存在肝损害风险。

【十八反、十九畏及相互作用信息】从十八反、十九畏"诸参辛芍叛藜芦"的角度看,本品含有丹参,应尽量避免与含有藜芦的中药复方或中成药联合使用。

【现代研究信息】现代研究显示,人体衰老与p16基因mRNA表达等相关内环境指标具有密切的相关性,活力苏口服液能降低肝、脑、肾组织中的p16基因mRNA表达,从而发挥抗衰老作用。同时,活力苏口服液通过调节下丘脑-垂体-性腺轴的功能和细胞免疫功能,使更年期综合征患者的细胞免疫功能恢复正常,并保护内分泌器官及调节雌二醇(E₂)的含量,从而改善更年期综合征的症状。

【主要参考资料】

[1] 活力苏口服液.成都地奥集团天府药业股份有限公司.2013-04-11修订.

[2] 崔春便,张会凯,程华.活力苏口服液辅助伊班膦酸钠治疗气血亏虚型老年骨质疏松症的临床观察[J].医学理论与实践,2017,30(04):536-538.

[3] 赵建学,陆玮婷,刘燮天,等.活力苏口服液与优甲乐同服致严重肝损伤2例报告[J].临床肝胆病杂志,2015,31(07):1128-1129.

[4] 栾立云,朱黎明,李英,等.活力苏口服液联合中药外洗治疗脂溢性脱发20例临床观察[J].河北中医,2013,35(11):1685-1686.

[5] 王炯妹.活力苏口服液联合枸橼酸坦度螺酮胶囊治疗癫痫伴有焦虑状态(肝肾气血亏虚型)的临床观察[D].河北医科大学,2013.

[6] 张春华.活力苏口服液联合卤米松乳膏治疗斑秃的临床观察[J].中国医学创新,2011,8(36):37-38.

[7] 刘赵明.活力苏口服液在治疗斑秃中的应用——附:180例病例报告[J].成都中医药大学学报,2009,32(04):26-27.

[8] 李建新,范焕芳,潘丽敏.活力苏口服液联合乌灵胶囊对顽固性失眠40例疗效观察[J].临床荟萃,2009,24(18):1634-1635.

[9] 詹淑琴,王玉平,高利,等.活力苏口服液治疗失眠的疗效观察[J].北京中医药,

2008(10):789-790.

［10］肖桂荣,孙新芳.活力苏治疗卒中后抑郁状态的临床观察[J].现代中西医结合杂志,2006(03):321-322.

［11］顾耘,潘露茜,郑舜华,等.活力苏口服液治疗肝肾精血亏虚型神经症(神经衰弱)临床研究[J].成都中医药大学学报,2005(01):10-12.

［12］王志红.活力苏治疗特发性慢性低血压[A].中国中西医结合学会神经科专业委员会.第五次全国中西医结合神经科学术会议论文集[C].2004:2.

［13］王刚,张秀荣,韩会萍,等.活力苏口服液并复方丹参滴丸治疗气阴两虚血瘀型冠心病心绞痛临床观察[J].成都中医药大学学报,2003(04):10-14.

［14］孙红斌.活力苏加用治疗糖尿病周围神经病50例临床研究[J].脑与神经疾病杂志,2001(02):108-110.

［15］魏克民,张孝先,杨湘玉.活力苏口服液治疗虚证38例报告[J].浙江医学,1989(03):167.

［16］曹泽莉.活力苏对中老年心功能作用的观察[J].四川生理科学动态,1987(01):41.

［17］姚鸣春,罗碧如,兰开蔚,等."活力苏"延缓衰老研究——60例中、老年人临床观察[J].四川中医,1987(01):50-51.

［18］林伟年,杨宏宏.活力苏口服液配合治疗咽异感症100例疗效观察[J].福建医药杂志,2004(04):187.

十、活血化瘀剂

43. 复方丹参滴丸(片、丸、胶囊)

【制剂规格】滴丸27mg/丸,片剂0.32g/片,微丸1g/袋,胶囊0.3g/粒。

【药物组成】丹参、三七、冰片。

【方剂来源】当代经验方。20世纪70年代国内曾出现名为"复方丹参注射液"的中成药,但其成分为丹参和降香。以丹参、三七和冰片为配伍组成的复方丹参片见于1980年《上海市药品标准》。现行执行标准为《中国药典》(2015年版)一部。

【组方特点】本方活血化瘀,理气止痛。用于气滞血瘀所致的胸痹。方中的丹参祛瘀止痛、活血养血、清心除烦,为君药。三七活血止痛,冰片行气止痛,共为臣药。

【说明书及超说明书适应证信息】说明书功能主治为"活血化瘀,理气止痛。用于气滞血瘀所致的胸痹,症见胸闷、心前区刺痛,冠心病心绞痛见上述证候者"。

(1)属于说明书适应证的病证包括(以气滞血瘀为证型要素):

● 胸痹心痛(胸闷、气滞血瘀型胸痹等)

● 冠心病心绞痛(慢性心绞痛、稳定型心绞痛、不稳定型心绞痛、动脉粥样

硬化性心脏病、缺血性心脏病、心肌缺血、预防麻醉期心肌缺血等）

● 高血压合并冠心病、冠心病合并心力衰竭等

(2)根据临床文献报道,目前存在的超说明书使用的病证有:

● 高血压(石磊,40 例,滴丸口服,高血压 1 级 10 丸/次,高血压 2 级 15 丸/次,高血压 3 级 25 丸/次,联合硝苯地平,3 次/天;董伟,43 例,滴丸口服,10 丸/次,3 次/天,联合氨氯地平,12 周)

● 高血压视网膜静脉栓塞(杨愚,38 例,滴丸口服,10~15 丸/次,3 次/天,配合常规治疗,2~3 个月)

● 慢性心力衰竭(赵军伟,48 例,滴丸口服,10 丸/次,3 次/天,配合常规治疗,联合真武汤,4 周;曾国根,90 例,口服,10 丸/次,3 次/天,配合常规治疗,2 个月)

● 病毒性心肌炎(王进东,32 例,滴丸口服,10 丸/次,3 次/天,配合常规治疗,联合黄芪注射液,2 周)

● 难治性室性期前收缩(闫春艳,140 例,滴丸口服,10 丸/次,3 次/天,联合美西律,1 周)

● 肺心病急性加重(梅光艳,100 例,滴丸舌下含服,10 丸/次,3 次/天,14 天)

● 喘息性支气管炎急性发作(李达仁,40 例,滴丸口服,10 丸/次,3 次/天,配合常规治疗,14 天)

● 继发性红细胞增多症(杨发满,40 例,滴丸口服,10 丸/次,3 次/天,配合常规疗法,12 周)

● 非小细胞肺癌(梁启廉,45 例,滴丸口服,10 丸/次,3 次/天,配合常规化疗,>8 周)

● 高胆红素血症、黄疸(于蕾,32 例,滴丸口服,6 丸/次,3 次/天,配合常规治疗,联合熊去氧胆酸,1 个月;刘春文,50 例,滴丸口服,10 丸/次,3 次/天,联合熊去氧胆酸,3 个月)

● 脂肪肝(苏淑贞,35 例,滴丸口服,10 丸/次,3 次/天,联合甘草酸二铵胶囊,3 个月)

● 慢性肝炎、肝硬化、肝纤维化(袁学民,40 例,滴丸口服,10 丸/次,3 次/天,联合拉米呋啶,1 年;黄武,103 例,滴丸口服,10 丸/次,3 次/天,12 个月;范英丽,30 例,滴丸口服,10 丸/次,3 次/天,联合恩替卡韦,6 个月)

● 肝硬化门脉高压(蒋劲松,30 例,滴丸口服,15 丸/次,2 次/天,配合常规疗法,联合普萘洛尔,8 周)

● 酒精性肝病(高日金,35 例,滴丸口服,10 丸/次,3 次/天,联合双环醇,16 周)

- 原发性肝癌肝动脉化疗栓塞术后(陈汉广,45 例,滴丸口服,10 丸/次,3 次/天,联合阿德福韦酯,3 个月)
- 慢性萎缩性胃炎(李蓉,80 例,滴丸口服,10 丸/次,3 次/天,配合常规疗法,8 周)
- 结肠癌(朱静波,34 例,滴丸口服,10 丸/次,3 次/天,配合常规化疗,126 天)
- 高胆固醇血症(杨晋霞,50 例,滴丸口服,10 丸/次,3 次/天,联合辛伐他汀,8 周)
- 高黏滞血症(张英俊,80 例,滴丸口服,10 丸/次,3 次/天,3 个月)
- 早期周围血管病变(王美玲,53 例,滴丸口服,15 丸/次,3 次/天,3 个月)
- 血糖异常患者的血液高凝状态(方超,131 例,滴丸口服,10 丸/次,3 次/天,联合阿司匹林肠溶片,2 个月)
- 糖尿病周围神经病变(杨家茂,126 例,滴丸口服,10 丸/次,3 次/天,配合常规疗法,4 周)
- 糖尿病足(张卫权,28 例,滴丸口服,10 丸/次,3 次/天,联合盐酸氟桂利嗪,6 周)
- 糖尿病视网膜病变、视网膜出血(阮余霞,35 例,滴丸口服,10 丸/次,3 次/天,联合羟苯磺酸钙,4 个月;杨晓春,152 例,滴丸口服,10 丸/次,3 次/天)
- 颈性眩晕(张秀红,42 例,滴丸口服,10 丸/次,3 次/天,2 周)
- 偏头痛(范中农,32 例,滴丸口服,10 丸/次,3 次/天,配合埋针疗法,4 周)
- 神经血管性头痛(龙兴华,45 例,片剂口服,2~3 片/次,3 次/天,联合地奥心血康,7~14 天)
- 血管性痴呆(周光艳,32 例,滴丸口服,5~10 丸/次,3 次/天,联合氢化麦角碱,3 个月)
- 脑卒中、短暂性脑缺血发作、脑供血不足、椎-基底动脉供血不足、多发腔隙性脑梗死(刘海超,20 例,滴丸口服,10 丸/次,3 次/天,配合常规治疗,15 天;马立华,43 例,滴丸口服,10 丸/次,3 次/天,联合拜阿司匹林,1 个月;徐测梁,45 例,滴丸口服,10 丸/次,3 次/天,联合倍他司汀,10 天;蒋草,47 例,滴丸口服,10 丸/次,3 次/天,配合常规治疗,8 周;李琳,80 例,滴丸口服,10 丸/次,3 次/天,配合常规治疗,联合阿加曲班,1 年)
- 血管性抑郁[谭伟,40 例,片剂口服(规格为 0.32g/片),0.75g/d,联合帕罗西汀,8 周]

- 外伤性癫痫(蒋莉娅,59 例,滴丸口服,10 丸/次,3 次/天,配合常规治疗,3 个月)
- 儿童癫痫(张桐,47 例,片剂口服,3 片/次,3 次/天,联合抗癫痫药物,3 个月)
- 难治性癫痫(潘阳新,40 例,片剂口服,1 片/次,3 次/天,联合神经节苷脂,18 周)
- 早发性重度子痫前期、重度子痫前期合并毛细血管渗漏综合征(李嘉蔚,48 例,片剂口服,3 片/次,3 次/天,2 周;李智全,40 例,滴丸口服,10 丸/次,3 次/天,联合硫酸镁,4 周)
- 妊娠中、晚期脐动脉血流异常(汪群,45 例,滴丸舌下含服,10 丸/次,3 次/天,联合低分子量肝素)
- 慢性精神分裂合并脂代谢异常(谢穗峰,37 例,滴丸口服,10 丸/次,3 次/天,配合常规治疗,6 个月)
- 肾移植术后(陈益荣,40 例,滴丸口服,10 丸/次,3 次/天,配合常规治疗,6 个月)
- 原发性肾病、IgA 肾病、高血压肾病、造影剂肾损害(胡亚力,40 例,滴丸口服,10 丸/次,3 次/天,联合泼尼松,1.5 年;王增欣,66 例,滴丸口服,10 丸/次,3 次/天,联合氯沙坦,12 周;钟宏琳,19 例,滴丸口服,10 丸/次,3 次/天,配合常规治疗,联合金水宝,3 个月;李京芳,84 例,滴丸口服,20 丸/次,3 次/天,3 天,后 10 丸/次,3 次/天,1 个月)
- 腹膜透析微炎症状态(邵国民,25 例,滴丸口服,10 丸/次,3 次/天,联合厄贝沙坦,6 个月)
- Bell 面瘫、面神经炎(晏廷念,30 例,滴丸口服,10 丸/次,3 次/天,配合常规治疗,1 个月;李秉丽,8 例,滴丸口服,10~15 丸/次,3 次/天,配合常规治疗,1 个月)
- 老年性黄斑病变(古丽努尔·托肯,30 例,滴丸口服,5 丸/次,3 次/天,联合维生素 E,12 周)
- 视网膜中央动脉阻塞(吴玲玲,16 例,滴丸舌下含服,20 丸/次,2 小时/次,共 3 次,以后 3 次/天)
- 视网膜震荡(李水卿,42 例,滴丸口服,15 丸/次,3 次/天,联合地塞米松,6~14 天)
- 突发性耳聋(李烁,15 例,滴丸口服,8 丸/次,3 次/天,配合常规治疗,3 个月)
- 口腔扁平苔藓(邱峰,40 例,滴丸口服,10 丸/次,3 次/天,6 周)
- 口腔黏膜下纤维性病变(左雯鑫,17 例,滴丸口服,10 丸/次,2 次/天,

联合曲安奈德,12周)

● 复发性口腔溃疡(王俊昌,20例,滴丸口服,10丸/次,3次/天,配合常规治疗,6周)

● 鼻咽癌放疗后颈部纤维化改变(刘静安,50例,滴丸口服,10丸/次,3次/天,3个月)

● 原发性萎缩性鼻炎(郭靖,50例,鼻腔雾化,5丸/0.9% NS 20ml,20分钟/次,1次/天,20~40天)

● 乳腺腺病(赵真理,386例,滴丸口服,10丸/次,3次/天,联合维生素E,1个月)

● 痛经(王艳,61例,滴丸舌下含服或口服,5丸/次,3次/天,3~5天/月经周期,5~6个月经周期)

● 外踝关节扭伤(刘桂英,87例,滴丸溶解后外敷,30丸/30ml 75%乙醇,3次/天,5天)

● 高原反应(邹晓春,39例,滴丸口服,20~30丸/天,4~12周)

● 多发性骨髓瘤贫血(赵媛元,18例,滴丸口服,10丸/次,3次/天,配合常规治疗,4个月)

● 指甲真菌病(杜胜利,110例,滴丸口服,10丸/次,3次/天,联合5%盐酸阿莫罗芬外搽,9个月)

【说明书及超说明书用法用量信息】复方丹参滴丸说明书用法用量为"口服或舌下含服,一次10丸,一日3次"。据文献报道,复方丹参滴丸口服存在减量或超量的情形,例如用于治疗痛经和老年性黄斑病变时,5丸/次,3次/天;用于治疗高胆红素血症时,6丸/次,3次/天;用于治疗突发性耳聋时,8丸/次,3次/天;用于治疗血管性痴呆时,5~10丸/次,3次/天;用于治疗肝硬化门脉高压时,15丸/次,2次/天;用于治疗面神经炎和高血压视网膜静脉栓塞时,10~15丸/次,3次/天;用于治疗早期周围血管病变时,15丸/次,3次/天;用于治疗单纯舒张期高血压时,高血压2级15丸/次,高血压3级25丸/次,均为3次/天;用于预防造影剂肾损害时,20丸/次,3次/天,服用3天,之后按说明书用法用量继续服用;用于治疗视网膜中央动脉阻塞时,20丸/次,2小时/次,共3次,以后3次/天。同时,复方丹参滴丸还存在一些外用的治疗方法,例如用于治疗原发性萎缩性鼻炎时,鼻腔雾化,5丸/0.9% NS 20ml,20分钟/次,1次/天;用于治疗外踝关节扭伤时,外敷,30丸/30ml 75%乙醇,3次/天。

复方丹参片说明书用法用量为"口服,一次3片,一日3次"。根据文献报道,用于慢性血管性头痛时,有2片/次,3次/天的治疗方案;用于难治性癫痫时,有1片/次,3次/天的治疗方案;有效性和安全性良好。

复方丹参丸说明书用法用量为"口服，一次 1g，一日 3 次"。

复方丹参胶囊说明书用法用量为"口服，一次 3 粒，一日 3 次"。

【说明书及超说明书疗程信息】说明书标明在治疗冠心病心绞痛时"4 周为 1 个疗程"。根据文献报道，治疗其他病证时的疗程各不相同。用于预防麻醉期心肌缺血、外踝关节扭伤时为 5 天；治疗难治性室性期前收缩时为 1 周；治疗椎-基底动脉供血不足时为 10 天；治疗病毒性心肌炎、肺心病急性加重、喘息性支气管炎急性发作、颈性眩晕、早期脑梗死时为 2 周（14～15 天）；治疗原发性萎缩性鼻炎时为 20～40 天；治疗慢性充血性心力衰竭、高胆红素血症、糖尿病周围神经病变、颈动脉斑块、偏头痛、短暂性脑缺血发作、重度子痫前期合并毛细血管渗漏综合征、造影剂肾损害、Bell 面瘫、面神经炎、乳腺腺病时为 1 个月（4 周）；治疗糖尿病足、口腔扁平苔藓、复发性口腔溃疡时为 1.5 个月（6 周）；治疗慢性充血性心力衰竭、肝硬化门脉高压、老年慢性萎缩性胃炎、高胆固醇血症、血糖异常患者的血液高凝状态、慢性脑供血不足、急性缺血性脑卒中时为 2 个月（8 周）；治疗中、晚期非小细胞肺癌时为>2 个月（>8 周）；治疗慢性高原反应时为 1～3 个月（4～12 周）；治疗高血压视网膜静脉栓塞时为 2～3 个月（8～12 周）；用于老年单纯收缩期高血压、脂肪肝、残留黄疸、原发性肝癌肝动脉化疗栓塞术后、高黏滞血症、早期周围血管病变、外伤性癫痫、血管性痴呆、IgA 肾病、高血压肾病、老年性黄斑病变、高血压视网膜静脉栓塞、突发性耳聋、口腔黏膜下纤维性病变、鼻咽癌放疗后颈部纤维化改变时为 3 个月（12 周）；治疗酒精性肝病、结肠癌、糖尿病视网膜病变、多发性骨髓瘤贫血时为 4 个月（16 周）；用于难治性癫痫时疗程为 18 周；治疗原发性痛经时为 5～6 个月经周期；用于高血压左心室肥厚、慢性乙型肝炎肝纤维化、慢性精神分裂合并脂代谢异常、肾移植术后、腹膜透析微炎症状态时为 6 个月（24 周）；治疗指甲真菌病时为 9 个月；治疗失代偿期乙肝肝硬化、慢性肝炎、多发腔隙性脑梗死时为 1 年；治疗原发性肾病时为 1.5 年。

【重复用药信息】复方丹参滴丸+速效救心丸：两药均能行气活血、祛瘀止痛，用于治疗气滞血瘀所致的心绞痛、冠心病等症，同时均含有烈性中药冰片，建议判定为重复用药。中成药联合用药智能评价模型的计算结果显示，两者的重复用药得分为 5 分。

复方丹参滴丸+丹七片：两药均能活血化瘀，用于治疗气滞血瘀胸痹，复方丹参滴丸包含丹七片的全部成分（丹参、三七）。根据 2010 版北京市医保药品目录，两者均属于"养血活血剂"，建议判定为重复用药。中成药联合用药智能评价模型的计算结果显示，两者的重复用药得分为 3 分。

【不良反应及禁忌证信息】说明书明确提示"妊娠期妇女慎用""偶见胃肠道不适"。根据文献报道，复方丹参滴丸不良反应的临床症状涉及多个系统的多种症状,其中以胃部损伤最为常见。消化系统症状包括胃部不适、胃部烧灼感、恶心、呕吐、食欲缺乏、腹胀、腹痛、腹泻等;过敏反应包括药疹、荨麻疹、皮肤瘙痒等;心血管及血液反应包括心律失常、血压下降、头痛、头胀、头晕、面赤及出血倾向、血尿、阴道出血等;其他还有末梢神经炎、上肢蚁行感等。所以,有些学者建议,对于复方丹参滴丸,胃炎患者(特别是糜烂性胃炎患者)应禁用,有出血倾向的患者及处于月经期的妇女应慎用,与阿替洛尔、单硝酸异山梨酯等对心脏有抑制作用和扩张血管作用的药物合用应谨慎(尤其是剂量较大时)。

【十八反、十九畏及相互作用信息】从十八反"诸参辛芍叛藜芦"的角度看,本品含有丹参,与含有藜芦的中药复方或中成药联合使用时需注意监测,例如三七血伤宁胶囊(黑紫藜芦)等。

研究显示,复方丹参滴丸与华法林联用后,会对华法林在人体内的药动学和药效学都有显著影响,应密切监测患者的抗凝指标。复方丹参滴丸与氯吡格雷联用后,人参皂苷 Rg_1 的药动学数据发生变化,药效有增强趋势。

【现代研究信息】现代研究证明,复方丹参滴丸可能是通过调节苯丙氨酸、甘油磷脂、脂肪酸、胆汁酸及鞘脂代谢通路,改善血管内皮细胞缺氧状态,缓解血管痉挛状态,增加冠状动脉血流量,发挥抗急性心肌梗死(AMI)大鼠心肌损伤的作用,即通过多通路、多途径对 AMI 起到保护作用,对心肌缺血再灌注损伤也有保护作用。复方丹参滴丸的主要化学成分水溶性丹参素可减少血小板聚集,具有抗凝、调脂、拮抗钙离子和抑制成纤维细胞增生等药理作用,并可抑制心肌细胞表面的黏附分子而起到抗炎作用。同时,本品可通过清除由心肌线粒体所产生的脂质自由基以及黄嘌呤氧化酶体系所产生的超氧阴离子而发挥抗自由基损伤作用。

【主要参考资料】

[1] 复方丹参滴丸.天津天士力制药股份有限公司.2012-06-25 修订.

[2] 复方丹参片.京同仁堂科技发展股份有限公司制药厂.2007-04-18 修订.

[3] 复方丹参丸.天津天士力制药股份有限公司.2012-06-25 修订.

[4] 复方丹参胶囊.张家港市永仁药业有限公司.2013-12-01 修订.

[5] 杨发满,刘冀,敬泽慧.复方丹参滴丸对慢性阻塞性肺疾病致继发性红细胞增多症的影响[J].新中医,2013(09):27-29.

[6] 杨家茂,毛巧芳,黄红葵.复方丹参滴丸配合降糖西药治疗糖尿病周围神经病变126 例[J].世界中医药,2010(01):37.

[7] 杨晋霞.小剂量辛伐他汀联合复方丹参滴丸治疗老年高胆固醇血症的疗效观察[J].临床医药实践,2011(08):585-587.

[8] 杨晓春,钟永富,何远航,等.复方丹参滴丸联合和血明目片治疗糖尿病视网膜出血的效果观察[J].中华中医药学刊,2011(01):214-216.

［9］杨愚,王淑霞,马淑云,等.复方丹参滴丸治疗高血压视网膜静脉栓塞［J］.吉林中医药,2006(05):37.

［10］于蕾,孙丽英.熊去氧胆酸联合复方丹参滴丸治疗高胆红素血症32例［J］.中国社区医师(医学专业半月刊),2008(23):141.

［11］袁学民,袁莹.复方丹参滴丸合拉米呋啶治疗慢性肝炎临床观察［J］.中国社区医师(医学专业半月刊),2008(10):73-74.

［12］张爱民,史计月,张洪林,等.复方丹参滴丸防治麻醉期心肌缺血疗效观察［J］.河北中医,2005(02):134-136.

［13］张瑾.复方丹参滴丸联合胺碘酮治疗86例心力衰竭合并心律失常临床分析［J］.数理医药学杂志,2015,28(3):402-403.

［14］张卫权,黎武军,梁瑞川,等.复方丹参滴丸联合盐酸氟桂利嗪治疗糖尿病足疗效观察［J］.海南医学,2013(06):862-863.

［15］张秀红,白梅.复方丹参滴丸联合针刺治疗颈性眩晕的临床观察［J］.现代药物与临床,2013,28(4):585-587.

［16］张英俊.复方丹参滴丸对高粘滞血症的疗效观察［J］.中国临床药理学与治疗学,2001,2(6):160.

［17］章前标.多烯磷脂酰胆碱联合复方丹参滴丸治疗酒精性肝硬化38例［J］.中西医结合肝病杂志,2015(03):183-185.

［18］单庆顺,潘玉焕,李英秋.阿司匹林加复方丹参滴丸预防血栓性疾病效果观察［J］.人民军医,2013(9):1041-1042.

［19］曾国根,肖彩宏.复方丹参滴丸治疗急性冠脉综合征合并房颤的临床疗效［J］.中医临床研究,2012(10):10-11.

［20］陈汉广,王良盟,刘新.复方丹参滴丸联合阿德福韦酯对肝癌TACE术后疗效及免疫功能影响［J］.中国药师,2014(07):1168-1170.

［21］陈金平,仇新军,于华,等.坎地沙坦联合复方丹参滴丸治疗高血压左心室肥厚［J］.临床误诊误治,2013(01):66-69.

［22］陈荣.复方丹参滴丸对急性心梗后心室重构的影响分析与临床研究［J］.海峡药学,2016(12):186-188.

［23］陈益荣,黄赤兵,范明齐,等.复方丹参滴丸在肾移植术后早期应用的临床研究［J］.中国药业,2011(11):7-9.

［24］董伟,马刿芳.复方丹参滴丸辅助治疗老年单纯收缩期高血压的效果［J］.中医药学报,2015(03):123-125.

［25］杜胜利,陈琳.5%盐酸阿莫罗芬联合复方丹参滴丸治疗甲真菌病临床观察［J］.中国皮肤性病学杂志,2008(09):580-581.

［26］范立英,袁勇,冯志成.恩替卡韦联合复方丹参滴丸治疗慢性乙型肝炎肝纤维化的临床研究［J］.海南医学院学报,2009,15(9):1118-1122.

［27］范中农,林洪,莫婷,等.复方丹参滴丸配合埋针治疗偏头痛疗效观察［J］.现代中西医结合杂志,2014(30):3382-3384.

［28］方超,秦芬,白杨.小剂量阿司匹林联合复方丹参滴丸对2型糖尿病患者血液高

凝状态的影响[J].重庆医学,2017(04):486-488.

[29] 高日金,吴富,暴军玲.复方丹参滴丸联合双环醇治疗酒精性肝病临床效果观察[J].基层医学论坛,2014(02):139-141.

[30] 古丽努尔·托肯,刘雪清,格尔勒.比较银杏叶滴丸与复方丹参滴丸治疗老年性黄斑病变的疗效[J].中国医学创新,2011(18):28-29.

[31] 郭靖,贾朝栾.复方丹参滴丸溶液雾化治疗原发性萎缩性鼻炎疗效观察[J].中国社区医师(医学专业),2011(01):116.

[32] 胡亚力,胡亚民,苏晓燕,等.复方丹参滴丸联合泼尼松治疗原发性肾病综合征40例[J].中西医结合实用临床急救,1999(04):43.

[33] 黄武.复方丹参滴丸联合替比夫定治疗失代偿期乙肝肝硬变55例[J].陕西中医,2013(05):522-523.

[34] 蒋草.复方丹参滴丸对慢性脑供血不足的疗效及血栓前状态的影响[J].中国中医药科技,2014(05):554-555.

[35] 蒋劲松,文彬.复方丹参滴丸联合普萘洛尔对肝硬化门脉高压患者血流动力学的影响[J].现代中西医结合杂志,2015(06):640-641.

[36] 蒋莉娅,黄继人,戴建良,等.复方丹参滴丸联合西药治疗外伤性癫痫59例临床观察[J].中医杂志,2013(01):39-41.

[37] 李秉丽.复方丹参滴丸治疗大学生面神经炎8例[J].中国民间疗法,2010(10):48.

[38] 李达仁.镇喘颗粒合用复方丹参滴丸治疗喘息性支气管炎急性发作临床观察[J].上海中医药杂志,2003(05):33-34.

[39] 李京芳,常亮,贾妍,等.复方丹参滴丸对经皮冠状动脉介入治疗患者造影剂肾损害的干预保护作用[J].疑难病杂志,2015(06):561-564.

[40] 李琳.阿加曲班序贯复方丹参滴丸治疗高D-二聚体多发腔隙性脑梗死疗效观察[J].中国实用医药,2015(22):23-24.

[41] 李蓉,杨发满,刘冀,等.复方丹参滴丸联合雷贝拉唑治疗老年慢性萎缩性胃炎的疗效及对患者血清胃泌素和内皮素的影响[J].世界华人消化杂志,2015(08):1298-1302.

[42] 李水卿,孙述兰.复方丹参滴丸为主治疗视网膜震荡临床观察[J].眼科研究,2001(04):334.

[43] 李烁,洪海裕,高春生,等.复方丹参滴丸治疗突发性耳聋远期疗效观察[J].山东中医药大学学报,2010(01):60-61.

[44] 李智泉,王晨虹.复方丹参滴丸治疗重度子痫前期合并毛细血管渗漏综合征的临床观察[J].中华中医药学刊,2010(03):665-667.

[45] 梁启廉,张英,谢杰荣,等.复方丹参滴丸联合化疗治疗中晚期非小细胞肺癌的临床研究[J].上海中医药杂志,2007(01):22-24.

[46] 刘春文,杨沛华,蔡志诚,等.复方丹参滴丸联合熊去氧胆酸片治疗残留黄疸的成本效益分析[J].中国医药指南,2013(02):574-576.

[47] 刘桂英,袁水菊,苏松林.复方丹参滴丸治疗外踝关节扭伤87例疗效观察及护理[J].中国民间疗法,2000(02):33.

［48］刘海超.复方丹参滴丸治疗早期脑梗死的临床效果分析［J］.河南医学研究,2013(06):866-867.

［49］刘静安.复方丹参滴丸治疗鼻咽癌放疗后颈部纤维化改变50例［J］.湖南中医杂志,1999(05):29.

［50］马立华.复方丹参滴丸联合拜阿司匹林治疗短暂性脑缺血发作的临床疗效［J］.实用临床医药杂志,2015(05):101-102.

［51］梅光艳,李杰,李兴升.低分子肝素钙联合复方丹参滴丸治疗肺心病急性加重期的疗效观察［J］.检验医学与临床,2011(10):1161-1163.

［52］邱峰,惠建华,华立.复方丹参滴丸治疗口腔扁平苔藓患者血液流变学观察［J］.中国血液流变学杂志,2006(04):552-682.

［53］阮余霞,陈明,刘志谦,等.口服复方丹参滴丸联合羟苯磺酸钙治疗糖尿病患者视网膜病变的临床研究［J］.中南医学科学杂志,2017(01):18-20.

［54］邵国民,孔祥栋.复方丹参滴丸联合厄贝沙坦对腹膜透析患者微炎症状态影响的研究［J］.中国中医药科技,2016(02):141-142.

［55］石磊.抗高血压药联合复方丹参滴丸治疗舒张压偏高的高血压患者的临床疗效及安全性分析［J］.世界最新医学信息文摘,2015(06):107.

［56］束云,李贻奎,李连达.复方丹参滴丸不良反应238例分析［J］.中药药理与临床,2010(05):139-140.

［57］宋良斌,雷招宝,柳青.复方丹参滴丸的不良反应与合理应用［J］.中成药,2010,32(12):2157-2159.

［58］苏淑贞,张帆,卓仲芬.甘利欣联合复方丹参滴丸治疗脂肪肝临床疗效观察［J］.中国医药科学,2015(03):103-105.

［59］苏同宝,张栋华.复方丹参滴丸配合西药预防肝炎肝硬化食管胃底静脉曲张出血34例［J］.陕西中医,2009(05):552-553.

［60］陶利洪.复方丹参滴丸配合西药治疗高血压及对预防脑卒中疗效观察［J］.陕西中医,2015(03):280-282.

［61］汪群.低分子肝素联合复方丹参滴丸治疗妊娠中晚期脐动脉血流异常的临床分析［J］.实用预防医学,2013(01):81-82.

［62］王进东.黄芪注射液和复方丹参滴丸治疗病毒性心肌炎疗效观察［J］.吉林医学,2011(08):1494-1495.

［63］王俊昌.常规西药加复方丹参滴丸在治疗复发性口腔溃疡病中的应用［J］.青海医药杂志,2013(08):60-61.

［64］王美玲,吴海霞.复方丹参滴丸联合双嘧达莫治疗早期周围血管病变53例［J］.实用中西医结合临床,2013(02):58.

［65］王艳.复方丹参滴丸治疗原发性痛经的疗效［J］.实用药物与临床,2011(06):530-531.

［66］王增欣,张玉荣,秦静,等.复方丹参滴丸联合氯沙坦治疗IgA肾病疗效观察［J］.中国误诊学杂志,2011(36):8863.

［67］吴玲玲,李俊.应用复方丹参滴丸治疗视网膜中央动脉阻塞［J］.江西医药,1999

(04):225-226.

[68] 肖登发,黄楚.冬虫夏草头孢菌丝胶囊合复方丹参滴丸抗肝纤维化 49 例[J].中国中西医结合消化杂志,2003(04):244-245.

[69] 谢穗峰,喻俊,钟远惠,等.复方丹参滴丸治疗慢性精神分裂症并脂代谢异常患者的效果分析[J].河南医学研究,2016(06):1030-1031.

[70] 谢晓玲,滕洪松.复方丹参滴丸的不良反应文献概述[J].中国药物滥用防治杂志,2017(02):119-121.

[71] 徐测梁,王齐国.复方丹参滴丸联合倍他司汀治疗椎基底动脉供血不足的临床疗效观察[J].中国医药指南,2015(27):22-23.

[72] 闫春艳.复方丹参滴丸联合美西律治疗难治性室性早搏 140 例[J].实用中西医结合临床,2014(02):21-88.

[73] 赵军伟.复方丹参滴丸联合真武汤治疗慢性充血性心力衰竭疗效观察[J].河南医学研究,2016(09):1614-1615.

[74] 赵媛元.促红细胞生成素与复方丹参滴丸合用对多发性骨髓瘤贫血和高血黏的影响[J].辽宁中医药大学学报,2010(06):110-111.

[75] 赵真理,刘树坡.复方丹参滴丸与维生素 E 合治乳腺腺病 386 例[J].内蒙古医学杂志,2003(04):356.

[76] 钟宏琳,梁柱红,欧伟宁.复方丹参滴丸联合金水宝治疗高血压肾病 38 例疗效观察[J].中国基层医药,2006(10):1679.

[77] 钟振,徐恒武,郑桂茹.复方丹参滴丸联合维生素 E 对颅脑外伤性癫痫的预防效果[J].中国乡村医药,2016(23):32-33.

[78] 周光燕.复方丹参滴丸联合氢化麦角碱治疗血管性痴呆的临床观察[J].中国民康医学,2008(22):2613-2614.

[79] 周国军,邱雪,钟玲.复方丹参滴丸联合西药治疗急性缺血性脑卒中效果观察[J].社区医学杂志,2017(15):10-12.

[80] 朱静波.复方丹参滴丸结合手术治疗结肠癌的临床疗效分析[J].结直肠肛门外科,2015(S1):44-45.

[81] 朱荣根,王芳.复方丹参滴丸与普罗布考联用溶解颈动脉斑块的近期疗效观察[J].中国实用医药,2011(33):42-43.

[82] 邹晓春,杨琦.复方丹参滴丸治疗慢性高原反应 39 例的临床体会[J].吉林医学,2010(06):787-788.

[83] 左雯鑫,李晓宇,蔡淦英,等.复方丹参滴丸联合曲安奈德治疗口腔黏膜下纤维性变的临床研究[J].实用口腔医学杂志,2014(06):846-848.

[84] 晏廷念,周贤刚.复方丹参滴丸治疗 Bell's 面瘫的随机对照研究[J].中国实用医药,2008(17):8-9.

[85] 龙兴华.地奥心血康胶囊+复方丹参片治疗慢性神经血管性头痛患者 45 例效果观察[J].临床合理用药杂志,2017,10(29):87.

[86] 李嘉蕙,刘国成,饶美兰,等.复方丹参片联合低分子肝素治疗对早发型重度子痫前期围产结局的影响[J].中国计划生育和妇产科,2016,8(12):36-39.

［87］谭伟,龙赟,饶世雄,等.帕罗西汀联合复方丹参片治疗血管性抑郁的效果［J］.中国当代医药,2016,23(11):125-127.

［88］潘阳新,陈健,钟水生,等.神经节苷脂联合复方丹参片在治疗难治性癫痫临床观察［J］.广州医药,2016,47(02):38-41.

［89］黄耀洲,俞琏,缪也夫,等.复方丹参片中冰片溶出速率的研究［J］.中成药研究,1984(03):1-3.

［90］上海第九制药厂.冠心病新药——丹参及复方丹参注射液的研究［J］.医药工业,1973(01):14-20.

［91］易丹,罗晓波,陆向红,等.复方丹参滴丸对华法林在人体内药动学和药效学的影响［J］.中国药物警戒,2013,10(02):65-67.

［92］马世堂,戴国梁,孙冰婷,等.氯吡格雷对复方丹参滴丸药动学的影响［J］.中药材,2014,37(12):2240-2243.

［93］芦勤玮,佟玲,李东翔,等.复方丹参滴丸抗急性心肌梗死代谢组学研究［J］.分析化学,2017,45(6):791-798.

［94］赵倩,何进.复方丹参滴丸参与大鼠缺血后处理的心肌保护作用研究［J］.现代医药卫生,2017,33(4):519-520,523.

44. 脑心通胶囊

【制剂规格】0.4g/粒。

【药物组成】黄芪、赤芍、丹参、当归、川芎、桃仁、红花、制乳香、制没药、鸡血藤、牛膝、桂枝、桑枝、地龙、全蝎(毒)、水蛭(小毒)。

【方剂来源】本方是清·王清仁《医林改错》中"补阳还五汤"(黄芪、当归、赤芍、地龙、川芎、桃仁、红花)的加减方,通过在原方的基础上增加丹参、乳香、没药、鸡血藤、牛膝、桂枝、桑枝、全蝎和水蛭而成。原方用于"治半身不遂,口眼㖞斜,语言謇涩,口角流涎,大便干燥,小便频数,遗尿不禁"。现行执行标准为《中国药典》(2015年版)一部。

【组方特点】本方益气活血,化瘀通络。用于气虚血瘀所致的中风。方中的黄芪甘温纯阳、大补脾肺之气,当归辛甘微温、活血兼能养血,两者配伍,活血不伤正、化瘀不伤血,用于治疗气虚血瘀证,共为君药。川芎行气活血、赤芍活血平肝、丹参活血止痛、水蛭破血逐瘀,增强君药活血化瘀通络之力,共为臣药。

【说明书及超说明书适应证信息】说明书功能主治为"益气活血,化瘀通络。用于气虚血滞、脉络瘀阻所致的中风中经络,半身不遂、肢体麻木、口眼㖞斜、舌强语謇及胸痹心痛、胸闷、心悸、气短;脑梗死、冠心病心绞痛属上述证候者"。

(1)属于说明书适应证的病证包括(以气虚血瘀为证型要素):

- 胸痹心痛
- 中风(卒中)
- 冠心病(冠心病气虚血瘀证、冠心病心绞痛、稳定型心绞痛、不稳定型心绞痛、无症状性心肌缺血、急性冠脉综合征、冠心病心力衰竭等)
- 脑梗死(缺血性脑卒中、急性脑梗死、脑梗死恢复期、脑血栓、腔隙性脑梗死、短暂性脑缺血发作、脑供血不足、椎-基底动脉供血不足等)
- 缺血性眩晕(后循环缺血性眩晕、椎-基底动脉缺血性眩晕等)
- 脑梗死合并心肌缺血、脑梗死并发脑心综合征

(2)根据临床文献报道,目前存在的超说明书使用的病证有:

- 血管性痴呆(祝应俊,65 例,口服,4 粒/次,3 次/天,联合尼莫地平,6 个月)
- 高脂血症(李洪璠,87 例,口服,4 粒/次,3 次/天,4 周)
- 颈动脉粥样硬化(顾翠,60 例,口服,4 粒/次,3 次/天,联合阿托伐他汀,6 个月)
- 偏头痛、紧张性头痛(谢涛,80 例,口服,3 粒/次,3 次/天,1 个月;龚昌银,65 例,口服,3 粒/次,3 次/天,联合养血清脑颗粒,4 周)
- 原发性轻、中度高血压(姚晓平,49 例,口服,3 粒/次,3 次/天,联合氨氯地平,6 周)
- 预防下肢深静脉血栓复发(方坤,51 例,口服,3 粒/次,3 次/天,3 个月)
- 高血压脑出血(贺统军,40 例,口服,4 粒/次,3 次/天,配合微创引流,3 个月)
- 腰椎间盘突出(杨平,36 例,口服,4 粒/次,3 次/天,配合常规治疗,4 周)
- 慢性阻塞性肺疾病(张兴敏,40 例,口服,2 粒/次,3 次/天,配合常规治疗,3 个月)
- 糖尿病视网膜病变(戴铁军,24 例,口服,4 粒/次,3 次/天,配合常规治疗,3 个月)
- 糖尿病末梢神经病变(庄伟,45 例,口服,4 粒/次,3 次/天,配合常规治疗+中药足浴,3 个月)
- 糖尿病足(仲崇涛,12 例,口服,6 粒/次,3 次/天,配合常规治疗,20 天)
- 糖尿病肾病(英军,150 例,口服,4 粒/次,3 次/天,联合丹红注射液,2 周)
- 阿司匹林抵抗(郭梅,108 例,口服,4 粒/次,3 次/天,2 周)
- 保护高原习服人群的肝肾功能(李雪蓉,10 例,口服,4 粒/次,2 次/天,15 天)

【说明书及超说明书用法用量信息】脑心通胶囊说明书用法用量信息为"口服,一次2~4粒,一日3次"。文献报道的用法用量与说明书基本一致,以4粒/次,3次/天和3粒/次,3次/天最常见。同时,临床有6粒/次,3次/天的治疗经验,且未发现不良反应。

【说明书及超说明书疗程信息】说明书未明确标明疗程。根据《中药新药临床研究指导原则》,血瘀证的推荐疗程不少于4周。根据文献报道,治疗不同病证时的疗程不同,治疗冠心病的疗程从4周~6个月不等,治疗脑梗死时为1~3个月,治疗头痛的疗程一般为1个月,治疗糖尿病并发症的疗程一般为3个月,治疗颈动脉粥样硬化和血管性痴呆的疗程最长(6个月)。

【重复用药信息】脑心通胶囊+醒脑再造胶囊:两药均能化瘀通络,均含黄芪、地龙、当归、红花、赤芍、桃仁、川芎、全蝎(毒),用于治疗中风阻络、半身不遂等症。根据2010版北京市医保药品目录,两者均属于"祛瘀化痰剂",建议判定为重复用药。中成药联合用药智能评价模型的计算结果显示,两者的重复用药得分为7分。

脑心通胶囊+通心络胶囊:两药均能益气活血、化瘀通络,均含有水蛭(小毒)、全蝎(毒)、赤芍、乳香,治疗气虚血滞、脉络瘀阻所致的中风,建议判定为重复用药。中成药联合用药智能评价模型的计算结果显示,两者的重复用药得分为8分。

【不良反应及禁忌证信息】说明书提示"妊娠期妇女禁用""胃病患者饭后服用"。本品属于益气活血剂,有明显的出血倾向者慎用。1项关于脑心通胶囊治疗冠心病的纳入35个随机对照试验的meta分析显示,脑心通胶囊的不良反应发生率(约3.9%)与对照组无显著性差异,主要类型包括轻度胃肠道反应、腹泻、上腹部不适、头晕、恶心、鼻出血,以胃部不适症状居多,临床服用胃黏膜保护剂后可缓解。

【十八反、十九畏及相互作用信息】从十八反、十九畏"诸参辛芍叛藜芦"的角度看,本品含有丹参、芍药,与含有藜芦的中药复方或中成药联用时应密切监测,例如三七血伤宁胶囊(黑紫藜芦)。

【现代研究信息】现代研究显示,脑心通胶囊能保护血管内皮,稳定动脉粥样硬化斑块,改变血液流变学指标,降脂、抗炎和抗血栓,对心肌缺血再灌注损伤具有明显的保护作用。

【主要参考资料】

[1]脑心通胶囊.陕西步长制药有限公司.2011-11-10修订.

[2]龚昌银.脑心通联合养血清脑颗粒治疗紧张性头痛的疗效分析[J].系统医学,2016(06):69-71.

[3]英军.丹红注射液联合脑心通胶囊治疗糖尿病肾病150例疗效评估报道[J].中国

医药指南,2016(14):206.

[4] 祝应俊.尼莫地平联合脑心通治疗血管性痴呆 65 例临床观察[J].吉林医学,2015(17):3871-3872.

[5] 张微微,徐琴,王国强,等.脑心通胶囊联合西药治疗急性脑梗死合并心肌缺血291 例临床观察[J].中医杂志,2015(19):1651-1654.

[6] 郭梅.脑心通胶囊治疗短暂性脑缺血发作阿司匹林抵抗 108 例临床观察[J].亚太传统医药,2015(10):129-131.

[7] 庄伟.脑心通口服联合补阳还五汤足浴治疗糖尿病末梢神经病 45 例[J].云南中医中药杂志,2015(05):46-47.

[8] 姚晓平.脑心通胶囊联合左旋氨氯地平治疗老年原发性轻中度高血压病 49 例[J].浙江中医杂志,2015(05):388.

[9] 李雪蓉,崔建华,高亮,等.脑心通胶囊对高原习服青年肝肾功能的影响[J].中国医院药学杂志,2014(22):1924-1925.

[10] 李洪瑶,况月怀,杨光勋.脑心通胶囊治疗高脂血症 87 例[J].中医杂志,2013(20):1783-1784.

[11] 李拥刚.步长脑心通胶囊治疗 25 例脑梗塞恢复期患者药物疗效观察[J].黑龙江医学,2013(09):826-827.

[12] 赵涛,赵步长,伍海勤,等.脑心通胶囊在心脑血管病中的作用研究[J].中医杂志,2012(24):2150-2152.

[13] 杨杨,曾令霞.脑心通胶囊治疗冠心病心绞痛的临床疗效和安全性荟萃分析[J].中西医结合心脑血管病杂志,2012(07):769-772.

[14] 张彩霞.脑心通胶囊治疗后循环缺血眩晕 300 例疗效观察[J].现代预防医学,2012(05):1281-1283.

[15] 贺统军,杨正芳,高永生,等.微创引流结合脑心通治疗高血压脑出血 40 例[J].卫生职业教育,2011(14):121-122.

[16] 杨平.步长脑心通胶囊治疗腰椎间盘突出症 36 例[J].中国中医急症,2011(03):422,424.

[17] 方坤,刘昕,郑硕,等.步长脑心通胶囊预防下肢深静脉血栓复发 51 例[J].中医药临床杂志,2010(06):510-511.

[18] 蔡旭.步长脑心通治疗椎-基底动脉供血不足 40 例临床观察[J].海南医学,2010(02):44-45.

[19] 童向霞.步长脑心通治疗脑梗塞 320 例临床观察[J].中国实用医药,2009(11):161-163.

[20] 陈怡.联合应用丹红与脑心通治疗脑梗塞临床观察[J].辽宁中医杂志,2008(06):887.

[21] 王卫华,葛伟,张永葆.“步长脑心通”治疗急性期脑梗死 120 例疗效观察[J].实用心脑肺血管病杂志,2008(01):44-45.

[22] 戴铁军.脑心通配合西药治疗 2 型糖尿病视网膜病变 24 例临床观察[J].云南中医中药杂志,2007(07):12-13.

45. 麝香保心丸

【制剂规格】微丸 22.5mg/丸。

【药物组成】人工麝香、人参提取物、人工牛黄、肉桂、苏合香、蟾酥（毒）、冰片。

【方剂来源】本方可能来源于宋·《太平惠民和剂局方》中"苏合香丸"（苏合香、冰片、麝香、安息香、青木香、香附、白檀香、丁香、沉香、荜茇、乳香、白术、诃子、朱砂、水牛角）和明·《疮疡经验全书》中"牛黄蟾酥丸"（牛黄、蟾酥、麝香、朱砂、雄黄、乳香）的联合方加减而成。现行执行标准为《中国药典》（2015 年版）一部。

【组方特点】本方芳香温通，益气强心。用于气滞血瘀所致的胸痹。方中的人工麝香活血化瘀、开窍醒神，苏合香芳香温通、开窍止痛，用于气滞血瘀引起的胸痹心痛和闭证神昏，为君药。人工牛黄清心开窍、人参益气通脉、冰片行气止痛、蟾酥强心镇痛，增强君药温通经脉、强心止痛的作用，共为臣药。

【说明书及超说明书适应证信息】说明书功能主治为"芳香温通，益气强心。用于气滞血瘀所致的胸痹，症见心前区疼痛、固定不移；心肌缺血所致的心绞痛、心肌梗死见上述证候者"。

（1）属于说明书适应证的病证包括（以气滞血瘀为证型要素）：

● 胸痹心痛

● 冠心病心绞痛（气虚血瘀型心绞痛、寒凝血瘀型心绞痛、心肌梗死、心肌缺血、缺血性心肌病、血瘀型稳定型心绞痛、不稳定型心绞痛、顽固性心绞痛等）

● 冠心病心力衰竭

（2）根据临床文献报道，目前存在的超说明书使用的病证有：

● 高血压头痛（王元伟，38 例，口服，2 丸/次，3 次/天，配合氨氯地平，14天）

● 高脂血症（符少萍，34 例，口服，2 丸/次，3 次/天，配合阿托伐他汀，3 个月）

● 颈动脉粥样硬化（林惠珍，30 例，口服，2 丸/次，3 次/天，1 年）

● 室性期前收缩（贾兴泽，49 例，口服，2 丸/次，3 次/天，配合阿托伐他汀，4 周；刘桂珍，100 例，耳穴敷贴，1 丸/穴位，5 周）

● 心律失常（梁铁军，238 例，口服，2 丸/次，3 次/天，6 个月）

● 郁证（缪峰，129 例，口服，2 丸/次，3 次/天，1 个月）

● 慢性支气管炎及哮喘（袁华英，128 例，耳穴加体穴敷贴，1 丸或半丸/穴位，配合常规治疗，20 天）

● 眩晕急性发作（黎婉明，40 例，舌下含服，4 丸/次，3 小时后观察）

【说明书及超说明书用法用量信息】麝香保心丸说明书用法用量信息为"口服,一次 1~2 丸,一日 3 次;或症状发作时服用"。文献报道的用法用量与说明书基本相符。在治疗眩晕急性发作时,临床有 4 丸/次舌下含服的治疗经验,40 例治疗组中有 3 例出现唇舌麻木感,但停药后便自行恢复。其余未发现不良反应。

【说明书及超说明书疗程信息】说明书未明确标明疗程。根据文献报道,治疗不同病证时的疗程不同,治疗室性期前收缩时为 5 周,治疗慢性支气管炎及哮喘时为 20 天,治疗慢性心力衰竭时为 6 个月。文献报道,有服用 1 年(2 丸/次,3 次/天)治疗冠心病和颈动脉粥样硬化的报道,结果显示远期疗效好、安全性高。

【重复用药信息】麝香保心丸+心灵丸:两药均能益气通脉,均含有人工麝香、人参、牛黄、蟾酥(毒)、冰片,用于治疗胸痹心痛等症。根据 2017 版国家医保药品目录,两者均属于"益气活血剂",建议判定为重复用药。中成药联合用药智能评价模型的计算结果显示,两者的重复用药得分为 6 分。

【不良反应及禁忌证信息】妊娠期妇女禁用,有明显的出血倾向患者慎用。1 项麝香保心丸治疗冠心病的纳入 16 个研究 1698 例患者的 meta 分析显示,麝香保心丸组的不良反应发生率高于对照组,主要包括上腹胀满、反酸、胃灼热感和头晕。

【十八反、十九畏及相互作用信息】从十八反"诸参辛芍叛藜芦"和十九畏"人参畏五灵脂"的角度看,本品含有人参,与含有藜芦、五灵脂的中药复方或中成药联合使用时需注意监测,例如三七血伤宁胶囊(黑紫藜芦)、小金胶囊(五灵脂)、宽中顺气丸(五灵脂)、少腹逐瘀颗粒(五灵脂)、平消片(五灵脂)、田七痛经胶囊(五灵脂)等。

从十九畏"肉桂畏赤石脂"的角度看,本品含有肉桂,与含有赤石脂的中药复方或中成药联合使用时需注意监测,例如固本益肠片(赤石脂)、女金片(赤石脂)等。

有报道显示,麝香保心丸对药物代谢酶 CYP3A4 有诱导作用,若与作为 CYP3A4 底物的抗高血压药非洛地平、硝苯地平合用,可能引起这些降压药的血药浓度降低,影响降压效果。也有学者报道,102 例患者的随访研究显示,硝酸异山梨酯片、依那普利胶囊、阿司匹林肠溶片、美托洛尔片、辛伐他汀片联合麝香保心丸(常规口服,2 丸/次,3 次/天;症状发作时舌下含服,2~4 丸/次)在为期 1 年的治疗中,疗效好且副作用少。麝杳保心丸含有蟾酥,蟾酥具有强心苷类作用,与地高辛合用需密切监测。

【现代研究信息】现代研究显示,麝香保心丸可降低冠状动脉粥样硬化性心脏病患者的血清基质金属蛋白酶-2(MMP-2)和基质金属蛋白酶-9(MMP-9)

水平,发挥控制心绞痛、促进治疗性血管新生、抗炎等作用。麝香保心丸联合硝酸异山梨酯片治疗冠心病,能更显著地降低血浆血管紧张素Ⅱ(AngⅡ)水平,改善血气指标,提升临床疗效。

【主要参考资料】

[1] 麝香保心丸.上海和黄药业有限公司.2014-04-25 修订.

[2] 兰印,王艺,张蒙.麝香保心丸对冠心病患者血管内皮功能的影响及作用机制研究[J].中药材,2016(11):2649-2651.

[3] 符少萍,洪俊,杨雪梅,等.麝香保心丸治疗高脂血症的疗效评价[J].中医临床研究,2016(17):63-64.

[4] 商丽.麝香保心丸治疗频发早搏51例[J].河南中医,2015(02):268-269.

[5] 贾兴泽,赵婷丽,李运夏,等.麝香保心丸联合立普妥治疗老年冠心病室性早搏的临床疗效观察[J].环球中医药,2013(S2):145-146.

[6] 刘洁石,张晓慧.麝香保心丸治疗冠心病心绞痛伴高脂血症30例的临床观察[J].贵阳中医学院学报,2013(05):155-156.

[7] 张红阳.中西药联合治疗冠心病的相互作用及临床疗效观察[J].内蒙古中医药,2013(12):58-59.

[8] 肖德培.麝香保心丸联合美托洛尔治疗冠心病室性早搏的疗效观察[J].中国伤残医学,2012(12):92-93.

[9] 张勇,唐海沁,李瑾.麝香保心丸治疗冠心病的Meta分析[J].中国循证心血管医学杂志,2012(01):13-17.

[10] 史波,杭燕.麝香保心丸联合西药治疗血瘀型稳定型心绞痛65例[J].实用中医内科杂志,2011(12):34-35.

[11] 沈伟,范维琥,施海明,等.麝香保心丸对动脉粥样硬化斑块和缺血心肌中血管新生影响的实验研究[J].中国中西医结合杂志,2010(12):1284-1287.

[12] 王元伟,王光胜,陈孝东,等.麝香保心丸治疗高血压头痛38例临床疗效观察[J].中国临床医生,2009(10):50-51.

[13] 林惠珍,贾连旺.麝香保心丸对颈动脉粥样硬化的治疗作用[J].浙江中西医结合杂志,2007(08):73-475.

[14] 黎婉明,邱晓敏,陈光贤,等.麝香保心丸治疗眩晕急性发作的临床观察[J].中成药,2005(03):71-73.

[15] 梁铁军,赵小茜,王爱武.麝香保心丸抗心律失常238例疗效分析[J].中成药,2004(S1):49-50.

[16] 缪锋,周小英.麝香保心丸治疗郁证129例临床观察[J].中成药,2004(S1):71-72.

[17] 袁华英,颜湘文,姬树鹏,等.麝香保心丸穴位贴敷治疗慢性支气管炎及哮喘128例临床观察[J].中国针灸,1997(09):539-540.

[18] 刘桂珍.麝香保心丸耳穴敷贴治疗室性早搏100例[J].上海医药,1996(08):8-9.

[19] JIANG B,CAI F,GAO S,et al.Induction of cytochrome P450 3A by Shexiang Baoxin

Pill and its main components[J].Chem Biol Interact,2012,195(2):105-113.

［20］刘丽雅,韩永龙,杨全军,等.心血管类中成药代谢性药物相互作用的研究进展[J].中国药房,2013,24(19):1809-1811.

［21］郑俊晨,李林娟,高波,等.麝香保心丸对冠心病患者 MMP-2、MMP-9 表达的影响[J].河南中医,2017,37(01):74-76.

［22］谭中元.麝香保心丸辅治冠心病疗效及其对血浆 Ang Ⅱ 和血气的影响[J].临床合理用药,2017,10(6A):18-19.

46. 稳心颗粒

【制剂规格】9g/袋,无糖型 5g/袋。

【药物组成】党参、黄精、三七、琥珀、甘松。

【方剂来源】当代经验方。现行执行标准为《中国药典》(2015 年版)一部。

【组方特点】本方益气养阴,活血化瘀。用于气阴两虚、心脉瘀阻所致的心悸不宁、气短乏力和胸闷胸痛。方中的党参补中益气、养阴生津,用于气阴亏虚;三七活血化瘀、兼能补虚,用于血瘀血虚,共为君药。黄精补脾肺肾、益气养阴,琥珀活血化瘀、定惊安神,共为臣药。

【说明书及超说明书适应证信息】说明书功能主治为"益气养阴,活血化瘀。用于气阴两虚、心脉瘀阻所致的心悸不宁、气短乏力、胸闷胸痛,室性期前收缩、房性期前收缩见上述证候者"。

(1)属于说明书适应证的病证包括(以气阴两虚兼血瘀为证型要素):

● 气阴两虚兼血瘀证

● 心律失常(冠心病心律失常、快速型心律失常、缓慢型心律失常、室性心律失常、室性期前收缩、房性期前收缩、心房颤动、心脏神经官能症等)

● 心悸

● 冠心病心绞痛(不稳定型心绞痛等)

● 预防阵发性房颤

(2)根据临床文献报道,目前存在的超说明书使用的病证有:

● 失眠、睡眠障碍(王倩,199 例,无糖型颗粒口服,5g/次,3 次/天,4 周)

● 更年期综合征(张屏,52 例,口服,9g/次,3 次/天,配合尼尔雌醇,12 周)

● 甲亢(卢益丽,33 例,口服,9g/次,3 次/天,配合甲巯咪唑,8 周)

● 抑郁状态(蒋国卿,48 例,口服,1 袋/次,3 次/天,联合米氮平,4 周)

● 病毒性心肌炎(谢茂玲,45 例,口服,9g/次,3 次/天,配和常规治疗,4 周)

● 椎-基底动脉供血不足(巩彬,45 例,口服,18g/次,2 次/天,配合归脾

丸,4周)

● 防治化疗药物的心脏毒性(赵文娟,116例,口服,9g/次,3次/天,联合右丙亚胺,2个化疗周期)

【说明书及超说明书用法用量信息】稳心颗粒说明书用法用量为"开水冲服,一次一袋(9g),一日3次或遵医嘱"。根据文献报道,临床有一天36g(18g/次,2次/天)的治疗经验,未发现不良反应。

稳心颗粒无糖型说明书用法用量为"开水冲服,一次1袋(5g),一日3次或遵医嘱"。

【说明书及超说明书疗程信息】说明书未明确标明疗程。根据《中药新药临床研究指导原则》,心血管系统疾病的推荐疗程为2~4周。根据文献报道,治疗不同病症时的疗程不同,治疗冠心病心绞痛为4周,治疗甲亢或脑卒中后焦虑为8周,治疗更年期综合征为12周,治疗慢性肺心病为12周。

【重复用药信息】稳心颗粒+三七舒通胶囊:两药均能活血通络,稳心颗粒包含三七通舒胶囊的成分(三七提取物),用于治疗冠心病、心绞痛等症,建议判定为重复用药。中成药联合用药智能评价模型的计算结果显示,两者的重复用药得分为2分。

稳心颗粒+参松养心胶囊:两药均能益气养阴、活血通络,用于治疗冠心病室性期前收缩属气阴两虚、心络瘀阻证。根据2017版国家医保药品目录,两者均属于"益气复脉剂",建议判定为重复用药。中成药联合用药智能评价模型的计算结果显示,两者的重复用药得分为3分。

【不良反应及禁忌证信息】本品说明书提示"妊娠期妇女慎用。偶见轻度头晕、恶心,一般不影响用药"。一项关于稳心颗粒抗心律失常的纳入24个研究2564例患者的meta分析显示,稳心颗粒组致胃肠道不良反应率(3.46%)低于对照西药组,致心律失常不良反应发生率(0%)低于对照西药组。另有报道称,稳心颗粒在治疗150例心律失常患者时,15例患者出现心悸、胸闷症状较服药前加重的情况。另外,有1例稳心颗粒致剧烈咳嗽、胃灼烧的临床报道,应引起注意。

【十八反、十九畏及相互作用信息】从十八反、十九畏"诸参辛芍叛藜芦"的角度看,本品含有党参,与含有藜芦的中药复方或中成药联合使用时需注意监测,例如三七血伤宁胶囊(黑紫藜芦)。

【现代研究信息】现代研究显示,稳心颗粒能减轻心肌细胞损伤,保持舒缩冠状动脉的物质平衡,改善微循环。其作用机制可能是减少氧自由基的产生,增强机体清除自由基和抵抗自由基损伤的能力,防止钙超载,保持内皮细胞的完整性,促进一氧化氮(NO)分泌,抑制中性粒细胞浸润。还有研究显示,稳心颗粒可通过抑制微小RNA-1(miRNA-1)的表达,减轻对缝隙连接蛋白

（Cx43）的转录后抑制,使表达分布异常的 Cx43 得以恢复,发挥防治缺血性心律失常的作用。

【主要参考资料】

［1］稳心颗粒.山东步长制药股份有限公司.2010-10-01 修订.

［2］刘敏,魏晓蓉.步长稳心颗粒致心悸 15 例［J］.中国社区医师（医学专业）,2013（07）:364.

［3］王倩,谢晶,韩垚,等.稳心颗粒治疗气阴两虚型失眠 199 例临床观察［J］.中医杂志,2012（24）:2115-2117.

［4］戴仁森.稳心颗粒联合小剂量胺碘酮治疗心律失常 50 例［J］.中国药业,2012（20）:101-102.

［5］蒋国卿,赵明,景利娟,等.步长稳心颗粒联合米氮平片治疗抑郁状态 95 例临床观察［J］.河北中医,2011（12）:1842-1844.

［6］李瑾,唐海沁,李结华,等.稳心颗粒抗心律失常的 Meta 分析［J］.中国循证心血管医学杂志,2011（02）:84-89,100.

［7］柳瑞凤,赖丽霞,罗海萍.逍遥散联合稳心颗粒治疗心脏神经官能症 46 例［J］.中国实用医药,2011（07）:181-182.

［8］王震华,黄合,金兰英.稳心颗粒治疗脑卒中后睡眠障碍 66 例临床观察［J］.中国民族民间医药,2010（02）:96-98.

［9］娄美萍.稳心颗粒治疗心律失常 53 例［J］.现代中西医结合杂志,2008（17）:2627-2628.

［10］谢茂玲,刘三运.稳心颗粒治疗病毒性心肌炎 45 例［J］.中国现代药物应用,2008（05）:68.

［11］关玉琴,唐辉.稳心颗粒致剧烈咳嗽、胃灼烧 1 例［J］.西北药学杂志,2003（06）:268.

［12］张屏.步长稳心颗粒合并雌激素治疗更年期综合征的临床研究［J］.药物与临床,2009,6（5）:42-43.

［13］卢益丽,王夏叶.稳心颗粒联合西药治疗甲亢患者临床疗效与安全性［J］.辽宁中医杂志,2015,42（3）:507-509.

［14］潘端.稳心颗粒治疗慢性肺心病 31 例［J］.陕西中医,2013,34（3）:292-293.

［15］巩彬,李校阳,刘洪峰,等.稳心颗粒合归脾丸治疗椎基底动脉供血不足 45 例临床研究［J］.国医论坛,2013,28（2）:27-28.

［16］魏鹏,张小芳.中药稳心颗粒治疗冠心病心律失常的临床研究［J］.中西医结合心血管病杂志,2016,4（8）:54.

［17］关玉琴,唐辉.稳心颗粒致剧烈咳嗽、胃灼烧 1 例［J］.西北药学杂志,2003,18（6）:268.

［18］刘金春,景欣,肖艳.稳心颗粒对冠心病合并血脂紊乱患者血清 Cys-C 和 Hcy 水平的影响及其临床意义［J］.世界中医药,2016（3）:446-449.

［19］王多,刘全.稳心颗粒剂在大鼠心肌缺血再灌注损伤时对心肌细胞的影响［J］.中

国老年学杂志,2014,34(10):2820-2821.

[20] 郭力,赵丽云,赵福建.稳心颗粒对缺血性心律失常大鼠微小 RNA-1 及其调控蛋白表达的影响[J].中华中医药杂志,2014,29(7):2346-2349.

47. 益心舒胶囊(片)

【制剂规格】胶囊 0.4g/粒,片剂 0.4g/片。

【药物组成】人参、麦冬、五味子、黄芪、丹参、川芎、山楂。

【方剂来源】本方源自于金·张元素《医学启源》中"生脉散"的加减,增加了黄芪、丹参、川芎和山楂。现行执行标准为《中国药典》(2015 年版)一部。

【组方特点】本方益气养阴,活血化瘀。用于气阴两虚所致的胸痹心痛。方中的人参大补元气、生津止渴,用于气阴亏虚,为君药。黄芪补气生津养血、川芎活血行气止痛、丹参活血清心止痛,加强全方益气活血止痛之功效,共为臣药。

【说明书及超说明书适应证信息】说明书功能主治为"益气复脉,活血化瘀,养阴生津。用于气阴两虚、瘀血阻络之胸痹,症见胸痛胸闷、心悸气短、脉结代;冠心病心绞痛见上述症状者"。

(1)属于说明书适应证的病证包括(以气阴两虚兼血瘀为证型要素):

• 气阴两虚兼血瘀证

• 胸痹心痛

• 冠心病心绞痛(心肌缺血、肺源性心脏病、不稳定型心绞痛等)

• 心悸(心律失常、室性期前收缩、房性期前收缩、心房颤动、心脏神经官能症等)

• 冠心病心力衰竭(慢性心力衰竭、充血性心力衰竭等)

(2)根据临床文献报道,目前存在的超说明书使用的病症有:

• 更年期综合征(黄文曼,68 例,口服,3 粒/次,3 次/天,42 天)

• 高尿酸血症(蒋建中,60 例,口服,3 粒/次,3 次/天,配合常规治疗,6 个月)

• 糖尿病肾病(王凌芬,40 例,口服,3 粒/次,3 次/天,联合脉血康胶囊,28 天)

• 糖尿病合并失眠(王凌芬,90 例,口服,3 粒/次,3 次/天,配合常规治疗,4 周)

• 糖尿病周围神经病变(王凌芬,40 例,口服,3 粒/次,3 次/天,配合常规治疗,28 天)

• 病毒性心肌炎(何进波,117 例,口服,3 粒/次,3 次/天,联合曲美他嗪,6 周)

• 抑郁状态(王红霞,103 例,口服,3 粒/次,3 次/天,联合米氮平,8 周)

● 改善长期服用小剂量阿司匹林所致的血尿酸升高(蒋建中,30 例,口服,3 粒/次,3 次/天,6 个月)

【说明书及超说明书用法用量信息】益心舒胶囊说明书用法用量为"口服,一次 3 粒,一日 3 次"。根据文献报道,临床有一次 4 粒(1.6g),一天 3 次,连续使用 6 个月的治疗经验。

益心舒片说明书用法用量为"口服,一次 3 片,一日 3 次"。

【说明书及超说明书疗程信息】说明书未明确标明疗程。根据《中药新药临床研究指导原则》,冠心病心绞痛的疗程不少于 4 周。根据文献报道,治疗心律失常的疗程为 4 周,治疗心肌缺血时的疗程为 8 周,治疗慢性心力衰竭的疗程为 6 个月。

【重复用药信息】益心舒胶囊+参松养心胶囊:两药均能益气活血通络,均含有人参、麦冬、五味子、丹参,用于治疗气阴两虚所致的心悸不安,气短乏力。根据 2010 版北京市医保药品目录,两者均属于"益气活血剂",建议判定为重复用药。中成药联合用药智能评价模型的计算结果显示,两者的重复用药得分为 7 分。

【不良反应及禁忌证信息】有研究显示,采用益心舒胶囊(3 粒/次,3 次/天)治疗冠心病稳定型心绞痛(气阴两虚兼血瘀)6 个月后,患者的血常规、尿常规、肝肾功能无明显的指标性改变,提示安全性良好。

【十八反、十九畏及相互作用信息】从十八反、十九畏"诸参辛芍叛藜芦"的角度看,本品含有人参、丹参,与含有藜芦、五灵脂的中药复方或中成药联合使用时需注意监测,例如三七血伤宁胶囊(黑紫藜芦),小金胶囊(五灵脂),少腹逐瘀颗粒(五灵脂)。

【现代研究信息】现代研究显示,益心舒可以降低心肌缺血再灌注损伤(MIRI)大鼠血清中的肌酸激酶(CK)、乳酸脱氢酶(LHD)、天冬氨酸氨基转移酶(AST)含量,可明显升高超氧化物歧化酶(SOD)的活性,增加细胞凋亡相关蛋白 BCL-2 蛋白的表达,显著降低 Bax 蛋白的表达,对大鼠 MIRI 具有明显的保护作用。

【主要参考资料】

[1] 益心舒胶囊.贵州信邦制药股份有限公司.2007-02-28 核准.

[2] 益心舒片.广东尚瑞和药业股份有限公司.2010-03-15 核准.

[3] 钱越洲,刘宇,朱利民.益心舒胶囊对 60 例胸痹患者血液流变学影响[J].药物流行病学杂志,2007(05):267-268.

[4] 吴刚勇,宗刚军,陈景开,等.益心舒治疗冠心病慢性心力衰竭临床观察[J].心血管康复医学杂志,2009(03):295-297.

[5] 黄文曼,马慧姝.益心舒胶囊治疗更年期综合征 68 例疗效观察[J].中国医药科学,2013(14):78-79.

[6] 名盛.益心舒联用乐卡地平和美托洛尔治疗舒张期高血压伴心肌缺血的疗效观察

[J].世界最新医学信息文摘,2015(75):126-127.

　　[7] 王凌芬,苏敬文,柳宁,等.益心舒胶囊合用脉血康胶囊治疗老年糖尿病患者失眠的疗效观察[J].中西医结合心脑血管病杂志,2014(12):1505-1507.

　　[8] 李静,李莉.益心舒胶囊对冠心病不稳定型心绞痛患者血小板活化功能的影响[J].中西医结合心脑血管病杂志,2010(08):908-909.

　　[9] 蒋建中,杨妍,顾新南.益心舒胶囊对老年人尿酸、肌酐、尿素氮的影响[J].中国医院用药评价与分析,2010(11):1023-1025.

　　[10] 陈文丽.益心舒胶囊治疗慢性心力衰竭心功能不全的临床研究[J].中外医疗,2014(28):135-137.

　　[11] 王凌芬,史颖,焦红蕾,等 益心舒胶囊合用脉血康胶囊治疗老年糖尿病肾病40例[J].中西医结合心脑血管病杂志,2015(17):2016-2018.

　　[12] 何进波.观察益心舒胶囊联合曲美他嗪治疗病毒性心肌炎的疗效[J].临床医药文献电子杂志,2015(20):4248-4249.

　　[13] 蒋玉梅.益心舒胶囊治疗冠心病稳定型心绞痛(气阴两虚兼血瘀证)的临床观察[D].黑龙江中医药大学,2013.

48. 心脑欣胶囊(丸)

【制剂规格】胶囊0.5g/粒,丸剂1g/袋。

【药物组成】红景天、枸杞子、沙棘鲜浆。

【方剂来源】当代经验方。现行执行标准为《中国药典》(2015年版)一部。

【组方特点】本方益气养阴,活血化痰。用于气阴不足、瘀血阻滞所引起头晕头痛、气喘乏力和缺氧引起的红细胞增多症。方中的红景天既能益气活血,用于气虚血瘀所致的胸痹心痛,又能清肺平喘,用于倦怠气喘,为君药。枸杞补益肾精、平肝止眩,沙棘活血化瘀、止咳祛痰,为臣药。

【说明书及超说明书适应证信息】说明书功能主治为"益气养阴,活血化瘀。用于气阴不足、瘀血阻滞所引起头晕、头痛、心悸、气喘、乏力,缺氧引起的红细胞增多症见上述证候者"。

(1)属于说明书适应证的病证包括(以气阴两虚兼血瘀为证型要素):

● 气阴两虚兼血瘀证

● 头痛(血管性头痛、偏头痛等)

● 眩晕(头晕、慢性脑供血不足、椎-基底动脉供血不足等)

● 胸痹心悸(冠心病、冠心病心绞痛等)

● 红细胞增多症(高原红细胞增多症、肾移植术后红细胞增多症)

(2)根据临床文献报道,目前存在的超说明书使用的病证有:

● 焦虑障碍(罗娴,36例,胶囊口服,6粒/天,配合常规治疗,4周)

● 脑梗死恢复期(凌小林,45例,胶囊口服,2粒/次,2次/天,配合常规治

疗,8周)

• 一氧化碳中毒后迟发性脑病(王艳芳,60例,丸剂口服,1袋/次,2次/天,配合常规治疗,30天)

【说明书及超说明书用法用量信息】心脑欣胶囊说明书用法用量信息为"口服,2粒/次,2次/天,饭后服用"。大部分文献遵循说明书用法用量,但也有超量使用的文献报道,例如治疗焦虑障碍时为6粒/天。

心脑欣丸说明书用法用量信息为"口服,一次1袋,一日2次;饭后服"。暂未找到超说明书剂量使用的文献报道。

【说明书及超说明书疗程信息】说明书未明确标明疗程。根据文献报道,治疗红细胞增多症、偏头痛的疗程为4周,治疗脑供血不足、冠心病心绞痛的疗程在4~8周不等。

【重复用药信息】心脑欣胶囊+诺迪康胶囊:两药均能益气活血,心脑欣胶囊包含诺迪康胶囊的成分(红景天),治疗气虚血瘀所致的神疲乏力、心悸气短等症,建议判定为重复用药。中成药联合用药智能评价模型的计算结果显示,两者的重复用药得分为3分。

【不良反应及禁忌证信息】本品药味均为药食同源,药性相对平缓,未见不良反应报道。

【十八反、十九畏及相互作用信息】本方组成不含"十八反、十九畏"中所提及的药物。

【现代研究信息】现代研究表明,心脑欣的活性成分沙棘汁、沙棘油有抗心肌缺氧作用,沙棘总黄酮有增强心肌血流量、改善心肌微循环、抗心律失常等作用,红景天具有保护和促进修复血管内皮、恢复纤溶活性的功能。实验显示,服用心脑欣胶囊能降低不稳定型心绞痛患者的白介素-6(IL-6)、超敏C反应蛋白(hs-CRP)水平,有效抑制炎症反应,保护心肌细胞免受损伤。心脑欣丸能降低血浆内皮素(ET)、脑钠肽(BNP)水平,升高血浆红细胞生成素(EPO)水平,从而改善心力衰竭。另外,心脑欣胶囊能够增强小鼠的耐缺氧能力。

【主要参考资料】

[1] 心脑欣胶囊.三普药业有限公司.2015-12-01修订.

[2] 心脑欣丸.江苏康缘药业股份有限公司.2013-02-06修订.

[3] 牛晓亚,许有慧.心脑欣胶囊治疗椎-基底动脉供血不足眩晕33例[J].中医杂志,2011(16):1422-1423.

[4] 蒙兰青,黄瑞雅,韦叶生,等.心脑欣胶囊治疗慢性脑供血不足的疗效观察[J].中国中药杂志,2007(17):1798-1800.

[5] 凌小林.三普心脑欣胶囊治疗恢复期脑梗死疗效观察——附45例报告[J].实用临床医学,2005(11):34-35.

[6] 孙立群,宁桂兰.心脑欣胶囊与丹参片治疗冠心病 90 例疗效对比分析[J].实用心脑肺血管病杂志,2009(01):34,36.

[7] 涂宏海,张汝学,贾正平,等.三康胶囊与常见抗缺氧中药作用的比较[J].中药材,2009(10):1593-1595.

[8] 黄绍湘,解蓓,杨小英.心脑欣胶囊对不稳定型心绞痛患者疗效及血清 IL-6 和 hs-CRP 的影响[J].中国现代药物应用,2008(01):78-79.

[9] 王艳芳,刘宝梁,韩华柱,等.心脑欣丸结合西药治疗一氧化碳中毒后迟发性脑病的效果观察[J].陕西中医,2016(04):416-417.

[10] 罗娴,喻志敏,吕品,等.心脑欣治疗焦虑障碍脑血流灌注异常 36 例[J].江西中医药,2010(04):26-27.

49. 芪苈强心胶囊

【制剂规格】0.3g/粒。

【药物组成】黄芪、人参、黑顺片(毒)、丹参、葶苈子、泽泻、玉竹、桂枝、红花、香加皮(毒)、陈皮。

【方剂来源】当代经验方,可能源自于明·《内经拾遗方论》中"附子理苓汤"(附子、干姜、甘草、人参、白术、猪苓、茯苓、泽泻、官桂)或宋·《圣济总录》中"葶苈煎"(葶苈子、防己、泽漆叶、郁李仁、茯苓、泽泻、杏仁、柴胡)的加减。现行执行标准为《中国药典》(2015 年版)一部。

【组方特点】本方益气温阳,活血通络,利水消肿。用于阳气虚乏,络瘀水停者。方中的黄芪、附子为君药。其中,黄芪补中益气、利水消肿、养血行滞,治疗气虚血瘀所致的水肿;附子补脾肾阳、散寒除湿,用于脾肾阳虚所致的水肿。人参补气温阳,丹参活血化瘀,葶苈子利水消肿,配合君药益气活血通络使气旺血行,兼利水消肿达到标本兼治,为臣药。

【说明书及超说明书适应证信息】说明书功能主治为"益气温阳,活血通络,利水消肿。用于冠心病、高血压病所致的轻、中度充血性心力衰竭证属阳气虚乏、络瘀水停者,症见心慌气短、动则加剧、夜间不能平卧、下肢水肿、倦怠乏力、小便短少、口唇青紫、畏寒肢冷、咳吐稀白痰等"。

(1)属于说明书适应证的病证包括(以阳虚水泛兼血瘀为证型要素):

● 心力衰竭(慢性心力衰竭、充血性心力衰竭、收缩性心力衰竭、舒张性心力衰竭、心肾综合征、肺源性心力衰竭等)

● 心功能不全(慢性心功能不全)

● 缺血性心肌病、扩张型心肌病

(2)根据临床文献报道,目前存在的超说明书使用的病证有:

● 高血压合并高脂血症(刘瑾,100 例,口服,4 粒/次,3 次/天,配合降脂药和中药汤剂,3 个月)

● 短暂性脑缺血发作(潘湜,60 例,口服,4 粒/次,3 次/天,配合常规治疗,3 个月)

【说明书及超说明书用法用量信息】说明书用法用量信息为"口服,4 粒/次,3 次/天"。大部分文献未见超说明书用量信息,有报道采取单次减量(1~3 粒/次,3 次/天)的治疗方案;也有个别文献报道采取 4~6 粒/次,3 次/天的治疗方案,有效性和安全性良好。

【说明书及超说明书疗程信息】说明书未明确标明疗程。根据《中药新药临床研究指导原则》,充血性心力衰竭的疗程不宜少于 2~4 周。根据芪苈强心胶囊治疗慢性心力衰竭的 meta 分析,在常规治疗的基础上加用芪苈强心胶囊治疗(>4 周,纳入文献的疗程包括 4 周、6 周、8 周、3 个月、6 个月,最长为 9 个月)后,能够显著改善症状、增加左心室射血分数和心排血量,提高临床综合疗效。

【重复用药信息】芪苈强心胶囊+参桂胶囊:两药均能益气通阳、活血化瘀,均含有人参、桂枝,用于气虚血瘀型冠心病。根据 2017 版国家医保药品目录,两者均属于"温阳活血剂",建议判定为重复用药。中成药联合用药智能评价模型的计算结果显示,两者的重复用药得分为 6 分。

【不良反应及禁忌证信息】芪苈强心胶囊说明书未标明不良反应。相关文献显示,服药后可出现如头晕、干咳、皮疹、上腹部不适、胃胀等副作用,但均可耐受,腹部烧灼感也多可自行缓解,提示安全性良好。但也有文献表明,服用芪苈强心胶囊会出现洋地黄中毒的症状(7/258),中毒时间通常为用药后 1 周内;同时,如果芪苈强心胶囊与地高辛联用,出现毒性反应的可能性会更大,应避免两者联用。

【十八反、十九畏及相互作用信息】从十八反、十九畏"半蒌贝蔹及攻乌"的角度看,本品含有附子,与含有半夏、瓜蒌、浙贝母、川贝母、白蔹、白及的中药复方或中成药联用时应注意监测,例如通宣理肺口服液(半夏)、香砂养胃丸(半夏)、川贝枇杷颗粒(川贝母)、养阴清肺口服液(川贝母)、橘红片(半夏、浙贝母)等。

从十八反"诸参辛芍叛藜芦"和十九畏"人参畏五灵脂"的角度看,本品含有人参、丹参,与含有藜芦、五灵脂、皂荚的中药复方或中成药联合使用时需注意监测,例如三七血伤宁胶囊(黑紫藜芦)、小金胶囊(五灵脂)、宽中顺气丸(五灵脂)、少腹逐瘀颗粒(五灵脂)、平消片(五灵脂)、田七痛经胶囊(五灵脂)等。

【现代研究信息】现代研究显示,芪苈强心胶囊中的附子和葶苈子均含有强心成分,其中葶苈子含有毒毛花苷、伊夫单苷、葶苈苷、芥苷等强心苷。动物实验显示,芪苈强心胶囊能够明显降低心力衰竭大鼠的左心室收缩末内径

（LVESD）、左心室舒张末内径（LVEDD）及血管紧张素Ⅱ（AngⅡ）、脑钠肽（BNP）、心肌肌钙蛋白Ⅰ（cTnI）和醛固酮（ALD）水平，增强心肌收缩功能，修复心肌组织结构损伤，改善心舒张功能。

【主要参考资料】

［1］芪苈强心胶囊.石家庄以岭药业股份有限公司.2015-12-01 修订.

［2］魏聪,贾振华,吴以岭,等.芪苈强心胶囊对兔实验性慢性心力衰竭心室重构的保护作用［J］.疑难病杂志,2007（03）:144-147.

［3］董红科,孙洪平,姚文明,等.芪苈强心对阿霉素致心肌病大鼠心功能及血清因子的影响［J］.临床心血管病杂志,2010（02）:112-115.

［4］孙鑫,许静静,陈伟.芪苈强心胶囊对压力超负荷致慢性心衰大鼠的作用及机制研究［J］.中国中医基础医学杂志,2010（07）:560-562.

［5］刘涛,李论,郭张强,等.芪苈强心胶囊辅治慢性肺源性心脏病合并冠心病心力衰竭疗效观察［J］.疑难病杂志,2013（02）:85-87.

［6］钱玉红,李争,魏国清,等.芪苈强心胶囊辅治对慢性心力衰竭患者血清细胞因子的影响［J］.疑难病杂志,2013（04）:264-266.

［7］卢金萍,李夏,陈玲,等.芪苈强心胶囊治疗老年慢性心肾综合征的临床研究［J］.世界中医药,2013（12）:1496-1498.

［8］刘瑾,唐丽敏,卢岚,等.天麻泽泻方联合芪苈强心胶囊治疗高血压合并高血脂临床疗效探讨［J］.辽宁中医药大学学报,2016（11）:119-122.

［9］李俊文.复方丹参滴丸、芪苈强心胶囊应用于冠心病不同中医证型疗效观察［J］.河南中医,2016（03）:437-438.

［10］李琳,李琦,王金会,等.芪苈强心胶囊相关地高辛浓度监测 165 例分析［J］.中医药导报,2016（01）:82-84.

［11］李雄文,胡展瑞,罗洪民,等.芪苈强心胶囊治疗慢性心力衰竭疗效的 Meta 分析［J］.中国循证心血管医学杂志,2014（05）:529-533.

［12］何穗智,刘素芳,吴伟康,等.芪苈强心胶囊治疗慢性心力衰竭的安全性及有效性的系统评价［J］.临床心血管病杂志,2013（08）:605-608.

［13］徐宁,唐海沁,张亚文.芪苈强心胶囊治疗慢性心力衰竭疗效分析［J］.世界中医药,2014（02）:237-241.

［14］马芳放,路凤月,冯书文,等.芪苈强心胶囊对慢性心力衰竭患者血管内皮功能及心功能的影响［J］.现代中西医结合杂志,2008（17）:2602-2603.

［15］李琳,李琦,王金会,等.23 例芪苈强心胶囊相关洋地黄过量病例分析［J］.中国药物警戒,2015（06）:357-359,362.

［16］张碧华,李寅,杨莉萍,等.芪苈强心胶囊与西药联用治疗心衰的临床数据分析［J］.临床药物治疗杂志,2015（01）:70-75.

［17］刘瑾,唐丽敏,卢岚,等.天麻泽泻方联合芪苈强心胶囊治疗高血压合并高血脂临床疗效探讨［J］.辽宁中医药大学学报,2016（11）:119-122.

［18］潘涅,刘东艳,王好,等.芪苈强心胶囊治疗短暂性脑缺血发作 120 例疗效观察

[J].陕西医学杂志,2014(12):1674-1675.

50. 银丹心脑通软胶囊

【制剂规格】0.4g/粒。

【药物组成】银杏叶、丹参、灯盏细辛、绞股蓝、山楂、大蒜、三七、艾片。

【方剂来源】当代苗医经验方。现行执行标准为《中国药典》(2015年版)一部。

【组方特点】本方活血化瘀,行气止痛,消食化滞。用于气滞血瘀引起的胸痹心痛及中风。方中的银杏叶活血化瘀、通络止痛、化浊降脂,用于血瘀型胸痹及中风,为君药。丹参活血通络、清心止痛,山楂行气活血、消食化滞,艾片行气开窍、醒脑止痛,辅助君药行驶行气化瘀降浊止痛的作用,共为臣药。

【说明书及超说明书适应证信息】说明书功能主治为"活血化瘀,行气止痛,消食化滞。用于气滞血瘀引起的胸痹,症见胸痛、胸闷、气短、心悸等;冠心病心绞痛、高脂血症、脑动脉硬化、中风、中风后遗症见上述症状者"。

(1)属于说明书适应证的病证包括(以气滞血瘀兼食滞为证型要素):

● 胸痹心痛(气滞血瘀型冠心病、冠心病心绞痛、不稳定型心绞痛、室性期前收缩等)

● 中风、中风后遗症(脑血栓、动脉粥样硬化型脑梗死、椎-基底动脉供血不足性眩晕等)

● 高脂血症(糖尿病合并高脂血症、高血压合并高脂血症等)

● 脑动脉硬化

(2)根据临床文献报道,目前存在的超说明书使用的病证有:

● 慢性失眠、顽固性失眠(何琼,45例,口服,4粒/次,3次/天,配合艾司唑仑,4周;孟繁军,45例,口服,3粒/次,3次/天,配合米氮平,4周)

● 老年痴呆(于海洋,48例,口服,3粒/次,3次/天,配合多奈哌齐,24周)

● 糖尿病周围神经病变(孙敏,20例,口服,4粒/次,3次/天,联合甲钴胺,4周)

● 偏头痛(任丽娟,40例,口服,4粒/次,3次/天,配合盐酸氟桂利嗪片,1个月)

【说明书及超说明书用法用量信息】银丹心脑通软胶囊说明书用法用量信息为"口服,一次2~4粒(0.8~1.6g),一日3次"。

【说明书及超说明书疗程信息】说明书未明确标明疗程。根据文献报道,治疗椎-基底动脉供血不足性眩晕时为14天,治疗失眠、偏头痛、糖尿病周围神经病变时为 4 周,治疗老年高血压合并高脂血症时为 8 周,治疗颈动脉粥样硬化斑块时为 90 天,治疗老年痴呆时为 24 周。

【重复用药信息】银丹心脑通软胶囊+消栓通络片:两药均能活血化瘀,均含有丹参、三七、山楂、冰片,用于治疗中风恢复期半身不遂、肢体麻木,建议判定为重复用药。中成药联合用药智能评价模型的计算结果显示,两者的重复用药得分为 7 分。

银丹心脑通软胶囊+脑得生片:两药均能行气活血化瘀,均含三七、山楂,用于治疗脑动脉硬化及中风。根据 2017 版国家医保药品目录,两者均属于"行气活血剂",建议判定为重复用药。中成药联合用药智能评价模型的计算结果显示,两者的重复用药得分为 5 分。

【不良反应及禁忌证信息】说明书未提及不良反应及禁忌证信息。根据银丹心脑通软胶囊治疗冠心病心绞痛的 meta 分析显示,13 个观察了不良反应的随机对照研究中,有 1 个临床研究观察到 1 例患者出现头痛、2 例患者出现胃脘不适,减量后缓解。

【十八反、十九畏及相互作用信息】从十八反"诸参辛芍叛藜芦"的角度看,本品含有丹参,与含有藜芦的中药复方或中成药联合使用时需注意监测,例如三七血伤宁胶囊(黑紫藜芦)等。

【现代研究信息】现代研究显示,银丹心脑通软胶囊能显著降低高脂血症大鼠的总胆固醇(TC)、甘油三酯(TG)、低密度脂蛋白(LDL-C),并改善血管内皮功能。同时,能增强血管性痴呆模型动物的学习记忆功能,改善患者的神经功能缺损程度等。

【主要参考资料】

[1] 银丹心脑通软胶囊.贵州百灵企业集团制药股份有限公司.2012-02-27 核准.

[2] 熊晓玲,董守金.银丹心脑通软胶囊治疗老年高血压病合并高脂血症的临床疗效观察[J].中西医结合心脑血管病杂志,2012,10(4):412-414.

[3] 于海洋,葛彩英.银丹心脑通软胶囊联合多奈哌齐治疗老年性痴呆[J].中西医结合心脑血管病杂志,2013,11(1):126-127.

[4] 顾晓龙.银丹心脑通胶囊联合盐酸倍他司汀口服液治疗椎基底动脉供血不足性眩晕疗效观察[J].中西医结合心脑血管病杂志,2011,9(11):1335-1336.

[5] 张晓平.银丹心脑通软胶囊对颈动脉粥样硬化斑块的影响[J].现代中西医结合杂志,2012,21(3):3355-3356.

[6] 孙敏,葛彩英.银丹心脑通软胶囊联合甲钴胺治疗糖尿病周围神经病变疗效观察[J].中西医结合心脑血管病杂志,2013,11(7):882-883.

[7] 任丽娟,乔宏,高蕾.银丹心脑通软胶囊联合西比灵治疗偏头痛的临床观察[J].中国医药导报,2012,9(4):69-70.

[8] 何琼.银丹心脑通软胶囊联合艾司唑仑治疗血瘀型慢性失眠的疗效观察[J].中西

医结合心脑血管病杂志,2016(19):2316-2317.

[9]刘天华.银丹心脑通治疗冠心病心绞痛有效性及安全性的系统评价[D].甘肃中医学院,2014.

[10]孟繁军,展倩丽,张会凯,等.银丹心脑通软胶囊联合米氮平片治疗顽固性失眠[J].中西医结合心脑血管病杂志,2014(01):63-64.

51. 消栓通络胶囊(片、颗粒)

【制剂规格】胶囊0.54g/粒、0.37g/粒、0.35g/粒,片剂0.38g/片,颗粒剂12g/袋。

【药物组成】川芎、丹参、黄芪、泽泻、三七、槐花、桂枝、郁金、木香、冰片、山楂。

【方剂来源】当代经验方,可能源自于清·《医林改错》中"补阳还五汤"(黄芪、当归、赤芍、地龙、川芎、桃仁、红花)、清·《杂病源流犀烛》中"郁金散"(郁金、槐花)和汉·《金匮要略》中"黄芪桂枝五物汤"(黄芪、芍药、桂枝、生姜、大枣)的加减方。现行执行标准为《中国药典》(2015年版)一部。

【组方特点】本方活血化瘀,温经通络。用于中风恢复期半身不遂和肢体麻木。方中的黄芪既甘温补气,用于阳气虚弱,又行滞通痹,用于气滞血瘀;川芎既能活血祛瘀,治疗瘀血阻络,又能行气止痛,用于气滞而不能行血、肢体疼痛麻木,共为君药。丹参、三七活血祛瘀,桂枝温经助阳,郁金、冰片行气止痛,共为臣药。

【说明书及超说明书适应证信息】消栓通络胶囊(0.54g/粒)说明书功能主治为"活血化瘀,温经通络。用于气虚血瘀所致的中风病中经络恢复期,症见半身不遂、言语謇涩;轻、中度脑梗死恢复期及原发性高胆固醇血症见上述证候者"。

消栓通络片说明书功能主治为"活血化瘀,温经通络。用于中风(脑血栓)恢复期(1年内)半身不遂、肢体麻木"。

(1)属于说明书适应证的病证包括(以气虚血瘀为证型要素):

● 中风(缺血性中风)

● 脑梗死(脑血栓、短暂性脑缺血发作、脑梗死后遗症、脑梗死恢复期、动脉粥样硬化性血栓性脑梗死、缺血性脑血管病、椎-基底动脉供血不足等)

● 高脂血症(高血压合并高脂血症、脂肪肝等)

(2)根据临床文献报道,目前存在的超说明书使用的病证有:

● 脑血管性痴呆(吴康宁,66例,片剂口服,3片/次,3次/天,联合银杏叶片,24周)

- 糖尿病周围神经病变(郭明仁,50 例,片剂口服,5 片/次,3 次/天,配合常规治疗,2 周)
- 糖尿病视网膜病变(张鲲,34 例,胶囊口服,0.37g/粒,6 粒/次,3 次/天,配合常规治疗,3 个月)
- IgA 肾病(于伟,32 例,胶囊口服,0.37g/粒,3 粒/次,3 次/天,配合火把花根片,2 个月)
- 注射性静脉炎(曾白兰,63 例,将 0.37g/粒规格的胶囊 6~10 粒的药粉与米醋调至糊状,外敷 2 小时,2 次/天,3 天)

【说明书及超说明书用法用量信息】消栓通络胶囊(0.54g/粒)说明书用法用量为"口服,一次 2 粒,一日 3 次。用于高胆固醇血症的疗程为 8 周,脑梗死的疗程为 4 周"。

消栓通络胶囊(0.37g/粒)说明书用法用量为"口服,一次 6 粒,一日 3 次"。根据文献报道,在治疗注射性静脉炎时有胶囊粉末加米醋外敷的治疗经验,6~10 粒/次,2 次/天;在治疗 IgA 肾病时有 3 粒/次,3 次/天的治疗经验;在治疗椎-基底动脉供血不足时有 6 粒/次,2 次/天的治疗经验,有效性和安全性良好。

消栓通络胶囊(0.35g/粒)说明书用法用量为"口服,一次 6 粒,一日 3 次"。

消栓通络片说明书用法用量为"口服,一次 6 片,一日 3 次"。根据文献报道,临床治疗糖尿病周围神经病变时有 5 片/次,3 次/天的治疗经验,有效性和安全性良好。

消栓通络颗粒说明书用法用量为"口服,一次 1 袋,一日 3 次"。

【说明书及超说明书疗程信息】说明书明确"用于高胆固醇血症的疗程为 8 周,脑梗死的疗程为 4 周"。根据《中药新药临床研究指导原则》,血瘀证的推荐疗程不少于 4 周。文献报道中,治疗不同病证时的疗程不同,治疗脑梗死为 1 个月,治疗高脂血症为 1~3 个月。

【重复用药信息】消栓通络胶囊+消栓再造丸:两药均能活血化瘀通络,均含有丹参、川芎、桂枝、三七、郁金、黄芪、泽泻、山楂、冰片,用于气虚血滞、风痰阻络引起的中风后遗症。根据 2010 版北京市医保药品目录,两者均属于"化瘀通络剂",建议判定为重复用药。中成药联合用药智能评价模型的计算结果显示,两者的重复用药得分为 9 分。

消栓通络胶囊+天丹通络胶囊:两药均能活血通络,均含有川芎、丹参、槐花、黄芪,用于治疗中风、脑梗死恢复早期的半身不遂、肢体麻木。根据 2010 版北京市医保药品目录,两者均属于"化瘀通络剂",建议判定为重复用药。中成药联合用药智能评价模型的计算结果显示,两者的重复用药得分为 7 分。

【不良反应及禁忌证信息】说明书明确提示"妊娠期妇女忌用,患有肝脏疾病、肾脏疾病、出血性疾病及糖尿病患者应在医师指导下服药""少数患者服药后可出现轻度胃痛、尿蛋白阳性、血肌酐升高"。据报道,1 例 76 岁的男性脑梗死后遗症患者因肢体活动不利而服用消栓通络片(6 片/次,3 次/天),2 天后出现面部水肿、点状红疹、剧烈瘙痒,停药后缓解。

【十八反、十九畏及相互作用信息】从十八反、十九畏"诸参辛芍叛藜芦"的角度看,本品含有丹参,与含有藜芦的中药复方或中成药联用时应密切监测,例如三七血伤宁胶囊(黑紫藜芦)。

从十九畏"丁香畏郁金"的角度看,本品含郁金,与含有丁香的中药复方或中成药联用时应密切监测,例如苏合香丸(丁香)、伤科七味片(丁香)、松石丸(丁香)、香菊活血丸(丁香)。

【现代研究信息】现代研究显示,消栓通络胶囊能明显降低脑组织中白介素-1β(IL-1β)和肿瘤坏死因子-α(TNF-α)的水平,抑制脑缺血再灌注后 IL-1β 和 TNF-α 的表达,从而减轻脑组织的炎性损伤,保护脑组织。消栓通络胶囊能明显降低脑组织中的一氧化氮(NO)含量和一氧化氮合酶(NOS)活性,从而减轻 NO 对神经细胞的损伤,防治缺血性中风。

【主要参考资料】

[1] 消栓通络胶囊.锦州本天药业有限公司.2011-08-15 修订.

[2] 消栓通络片.山东孔府制药有限公司.2015-12-01 修订.

[3] 消栓通络颗粒.吉林益民堂制药有限公司.2010-10-01 修订.

[4] 石新涛,赵霞,柴志坤.消栓通络颗粒对缺血性中风风痰瘀阻证的早期干预[J].中国实验方剂学杂志,2017,23(14):198-203.

[5] 吴康宁,李友坪,陈大联,等.银杏叶提取物联合消栓通络片治疗脑血管性痴呆[J].河南科技大学学报(医学版),2014,32(01):10-12.

[6] 张鲲,王国彧,董彦宏,等.消栓通络胶囊辅助治疗单纯型糖尿病视网膜病变的临床疗效研究[J].现代生物医学进展,2013,13(29):5765-5768.

[7] 朱丹.消栓通络胶囊治疗脑梗死后遗症 180 例疗效观察[J].中国医药指南,2013,11(13):308.

[8] 李伟伟,王鸣池,于盼盼,等.丹红注射液联合消栓通络胶囊治疗脑梗死临床研究[J].中医学报,2013,28(01):108-109.

[9] 周碧源.消栓通络胶囊对高血压合并高脂血症的疗效与血脂的作用研究[J].中国医药指南,2010,8(04):56-57.

[10] 郭明仁.消栓通络片治疗糖尿病周围神经病变 50 例[J].辽宁中医药大学学报,2008(11):123.

[11] 应鑫.消栓通络胶囊(每粒装 0.54g)治疗动脉粥样硬化性血栓性脑梗死的临床观察[D].长春中医药大学,2008.

[12] 曾白兰.消栓通络胶囊加醋外敷治疗注射性静脉炎的研究[J].护理研究,2007(27):2457-2458.

[13] 黄孝玲.消栓通络胶囊治疗缺血性中风 21 例[J].长春中医药大学学报,2007(04):45.

[14] 张刚.消栓通络片过敏反应 1 例[J].黑龙江中医药,2003(05):42-43.

[15] 林捷.消栓通络胶囊治疗脂肪肝 32 例[J].中国中医药信息杂志,2004(04):337.

[16] 于伟,张史昭,邓伟.火把花根片合消栓通络胶囊治疗蛋白尿的 IgA 肾病临床观察[J].浙江中医学院学报,2004(04):34-35.

[17] 王新虎,李东,韩会萍.消栓通络胶囊治疗短暂性脑缺血发作临床观察[J].现代中西医结合杂志,2004(21):2849-2850.

[18] 白海侠,严亚锋.消栓通络胶囊对急性脑缺血再灌注大鼠脑组织中 NO 和 NOS 的影响[J].河南中医,2013,33(9):1430-1432.

52. 大黄䗪虫丸(片、胶囊)

【制剂规格】大蜜丸 3g/丸,水蜜丸 36g/瓶,片剂 0.6g/片,胶囊 0.4g/粒。

【药物组成】熟大黄、炒土鳖虫(小毒)、制水蛭(小毒)、虻虫(毒)、蛴螬(毒)、煅干漆、桃仁、苦杏仁(小毒)、黄芩、地黄、白芍、甘草。

【方剂来源】本方来自于汉·张仲景《金匮要略》中的"大黄䗪虫丸",原文为"五劳虚极羸瘦,腹满不能饮食,食伤、忧伤、饮伤、房室伤、饥伤、劳伤、经络营卫气伤,内有干血,肌肤甲错,两目黯黑。缓中补虚,大黄䗪虫丸主之"。现行执行标准为《中国药典》(2015 年版)一部。

【组方特点】本方活血破瘀,通经消癥。用于瘀血内停所致的癥瘕、闭经等。方中的土鳖虫与大黄共为君药。其中,大黄既能清热解毒、泻下攻积,用于癥瘕积聚,又能逐瘀通经,用于瘀血阻滞;土鳖虫咸寒入血,既能破血逐瘀、消肿块、通经脉,又能合大黄通达三焦以逐干血。水蛭、虻虫、蛴螬活血通络,配合土鳖虫消散积聚、攻逐瘀血;地黄、白芍滋阴清热、润燥养肝,配合大黄逐瘀热祛干血,共为臣药。

【说明书及超说明书适应证信息】说明书功能主治为"活血破瘀,通经消癥。用于瘀血内停所致的癥瘕、闭经,症见腹部肿块、肌肤甲错、面色黯黑、潮热羸瘦、经闭不行"。

(1)属于说明书适应证的病证包括(以瘀血内阻为证型要素):

● 癥瘕、积聚

● 瘀血所致的妇科疾病(子宫肌瘤、子宫内膜异位症、乳腺增生、继发性闭经、子宫腺肌症、盆腔瘀血综合征、辅助药物流产等)

● 瘀血所致的皮肤疾病(银屑病血瘀证、结节型痤疮、重度痤疮、气滞血瘀型黄褐斑、结节型红斑、淤积性皮炎等)

● 瘀血所致的内科虚劳羸瘦、腹部肿块相关疾病(肝纤维化、早期肝硬化、慢性肝炎肝纤维化、原发性肝癌、晚期血吸虫病、肾纤维化、肺癌、慢性胆囊炎等)

(2)根据临床文献报道,目前存在的超说明书使用的病证有:

● 室性期前收缩(闫虹,38 例,大蜜丸口服,3g/次,2 次/天,1 个月)

● 脑出血急性期(戴高中,22 例,水蜜丸口服,3g/次,2 次/天,配合常规治疗,15 天)

● 脂肪肝(靳华,52 例,胶囊口服,2 粒/次,2 次/天,配合疏肝消脂汤,4 周)

● 慢性前列腺炎(蒋建春,36 例,水蜜丸口服,4g/次,3 次/天,疗程未知)

● 糖尿病肾病(乔汉连,34 例,水蜜丸口服,5g/次,1 次/天,联合厄贝沙坦,1 个月)

● 糖尿病视网膜病变(刘爱琴,23 例,大蜜丸口服,3g/次,2 次/天,每服 5 天停 2 天,4 周)

● 特发性血小板减少性紫癜(彭利晖,12 例,水蜜丸口服,3g/次,2 次/天,2 个月)

【说明书及超说明书用法用量信息】大黄䗪虫丸(大蜜丸 3g/丸)说明书用法用量为"口服,一次 1~2 丸,一日 1~2 次"。根据文献报道,在治疗肝纤维化时有 1 丸/次,3 次/天的用药经验,有效性和安全性良好。

大黄䗪虫丸(水蜜丸 36g/瓶、3g/袋)说明书用法用量为"口服,一次 3g(约半瓶盖或 1 袋),一日 1~2 次"。根据文献报道,在用于脑出血急性期时有 3g/次,3 次/天的治疗方案,疗程为 15 天,有效性和安全性良好。

大黄䗪虫片说明书用法用量为"口服,一次 5 片,一日 2 次"。

大黄䗪虫胶囊说明书用法用量为"口服,一次 4 粒,一日 2 次"。根据文献报道,在辅助药物流产时有 2 粒/次,2 次/天的治疗经验,疗程为 3 天,有效性和安全性良好;在治疗脂肪肝时也有 2 粒/次,2 次/天的给药方案。

【说明书及超说明书疗程信息】说明书未明确标明疗程。根据《中药新药临床研究指导原则》,血瘀证的推荐疗程不少于 4 周。根据文献报道,治疗子宫肌瘤时的疗程为 3 个月,治疗闭经时的疗程为 20 天,治疗痤疮时的疗程为 8 周,治疗血瘀型银屑病时的疗程为 1 个月,治疗肝纤维化时的疗程为 6 个月,治疗慢性胆囊炎、脂肪肝时的疗程为 1 个月。

【重复用药信息】大黄䗪虫丸+脑血康胶囊:两药均能活血破瘀,大黄䗪虫丸包含脑血康胶囊的唯一成分(水蛭),用于治疗瘀血内停诸证。根据 2010 版北京市医保药品目录,两者均属于"活血消癥剂",建议判定为重复用药。中成药联合用药智能评价模型的计算结果显示,两者的重复用药得分为 6 分。

大黄䗪虫丸+宫瘤清胶囊：两药均能活血逐瘀、消癥，大黄䗪虫丸包含宫瘤清胶囊的全部成分（熟大黄、土鳖虫、水蛭），用于治疗于瘀血内停癥瘕、经闭，建议判定为重复用药。中成药联合用药智能评价模型的计算结果显示，两者的重复用药得分为7分。

【不良反应及禁忌证信息】说明书明确提示"妊娠期妇女禁用"。根据文献报道，1例48岁的女性患者因手术后肠粘连服用大黄䗪虫丸2丸后8小时出现全身皮肤猩红热型药疹伴瘙痒（先阴部及股内侧，后四肢及胸背），对症治疗后缓解；1例34岁的女性因乳腺增生服用大黄䗪虫胶囊（4粒/次，2次/天）2次后颜面部、四肢部出现皮疹瘙痒，对症治疗后缓解；1例70岁的肝硬化患者服用大黄䗪虫丸（3g/次，2次/天）1个月后突发心悸、胸闷，停药后缓解。还有5例患者因闭经服用大黄䗪虫丸后（约48小时内）出现经血来潮伴剧烈腹痛，X线光透视证实引起节育环（放环时间为2~11年不等）脱落。

【十八反、十九畏及相互作用信息】从十八反、十九畏"诸参辛芍叛藜芦"的角度看，本品含有白芍，在与含有藜芦的中药复方或中成药联用时应注意监测，例如三七血伤宁胶囊（黑紫藜芦）。

从十八反、十九畏"藻戟遂芫俱战草"的角度看，本品含有甘草，与含海藻、大戟、甘遂、芫花的中药复方或中成药联用时需注意监测，例如舟车丸（甘遂、大戟、芫花）、乳癖消片（海藻）、心通口服液（海藻）、紫金散（大戟）、祛痰止咳颗粒（甘遂、芫花）等。

【现代研究信息】现代研究显示，大黄䗪虫丸的醇提取物具有明显的抗血小板聚集、抗血栓形成、降低全血黏度、提高血浆纤溶酶原活性的作用。

【主要参考资料】

［1］大黄䗪虫丸（大蜜丸）.北京同仁堂股份有限公司同仁堂制药厂.2010-10-01修订.

［2］大黄䗪虫丸（水蜜丸）.北京同仁堂股份有限公司同仁堂制药厂.2010-10-01修订.

［3］大黄䗪虫片.广西玉林制药集团有限责任公司.2013-06-09修订.

［4］大黄䗪虫胶囊.吉林森工健今药业有限责任公司.2014-04-30修订.

［5］乔汉连.厄贝沙坦联合大黄䗪虫丸治疗早期糖尿病肾病34例总结［J］.湖南中医杂志,2017,33（10）:63-64.

［6］黎翠仪.大黄䗪虫胶囊联合米非司酮片、米索前列醇片治疗药物流产患者的临床观察［D］.广州中医药大学,2016.

［7］谢永财,胡国信,彭雁忠,等.大黄䗪虫胶囊联合恩替卡韦治疗慢性乙型肝炎肝纤维化的效果观察［J］.临床肝胆病杂志,2016,32（08）:1502-1507.

［8］丁海群.血府逐瘀口服液合大黄䗪虫丸治疗慢性胆囊炎90例［J］.中国民间疗法,2015,23（07）:51-53.

［9］邓艳芳,屈乐,宋亚南,等.大黄䗪虫丸治疗慢性乙型肝炎的系统评价［J］.北京中医药大学学报,2015,38（06）:420-425.

［10］靳华.疏肝消脂汤联合大黄䗪虫丸治疗脂肪肝的临床疗效分析［J］.中医临床研究,2015,7(11):74-75.

［11］王利霞,甘才斌,李万华.大黄䗪虫丸联合异维A酸治疗重度痤疮疗效观察［J］.中国美容医学,2014,23(11):923-925.

［12］朱凤,朱黎明,李英,等.大黄䗪虫胶囊治疗血瘀型银屑病30例临床观察［J］.中国皮肤性病学杂志,2014,28(02):195-196.

［13］蒋建春,黄晓朋,陈帝昂,等.大黄䗪虫丸治疗慢性前列腺炎/慢性盆腔疼痛综合征临床有效性分析［J］.成都中医药大学学报,2013,36(04):77-79.

［14］张欣.大黄䗪虫丸治疗子宫肌瘤30例［J］.内蒙古中医药,2013,32(34):17.

［15］李富娟.大黄䗪虫胶囊治疗子宫内膜异位症［J］.中国实验方剂学杂志,2013,19(04):297-299.

［16］赵敏.大黄䗪虫丸治疗气滞血瘀型黄褐斑临床观察［D］.辽宁中医药大学,2012.

［17］牛雪花,吴鹏飞,华海涌,等.大黄蛰虫丸治疗晚期血吸虫病临床疗效［J］.中国血吸虫病防治杂志,2011,23(06):701-703.

［18］彭利晖,王三斌.大黄䗪虫丸治疗难治性特发性血小板减少性紫癜临床观察［J］.现代中西医结合杂志,2011,20(03):308-309.

［19］王泉滔.阿德福韦酯联合大黄䗪虫丸治疗早期肝硬化67例［J］.中国实用医药,2010,5(20):143-144.

［20］金亚明,殷敏,邓跃毅,等.大黄䗪虫丸治疗肾纤维化血瘀证的临床研究［J］.中国中西医结合肾病杂志,2009,10(09):788-790.

［21］李文琍,吴诗品.大黄䗪虫丸治疗慢性肝炎肝纤维化的临床疗效观察［J］.中国药房,2008(21):1658-1660.

［22］刘爱琴.大黄䗪虫丸治疗老年糖尿病视网膜病变［J］.医药论坛杂志,2008(08):88-89.

［23］闫虹.大黄䗪虫丸治疗室性早搏38例临床体会［J］.中国中医急症,2007(11):1408-1409.

［24］戴高中,陈汝兴,顾明昌,等.大黄䗪虫丸治疗脑出血急性期的临床观察［J］.上海中医药杂志,2005(03):14-16.

［25］刘秀峰,陈丽笙,何珍.大黄䗪虫丸治疗子宫腺肌病30例观察［J］.实用中医药杂志,2004(02):64-65.

［26］李晓.大黄䗪虫丸治疗继发性闭经的疗效观察［J］.临床合理用药,2010,3(13):46.

［27］巩海涛.大黄䗪虫丸抗栓作用及机制的研究［J］.山东医药工业,2002,21(4):57.

［28］李曦,王劲.大黄䗪虫胶囊不良反应1例［J］.西南国防医药,2011,21(07):790.

［29］林嗣纬.大黄䗪虫丸引起心悸血压升高1例［J］.中国现代应用药学,2001(06):497-498.

［30］杜万祥,郑新艳.口服大黄䗪虫丸引起宫内节育环脱落5例报告［J］.新疆中医药,1999(04):59.

［31］刘汉平.大黄䗪虫丸致过敏反应一例［J］.中国中药杂志,1991(12):756.

53. 丹红注射液

【制剂规格】10ml/支。

【药物组成】丹参、红花。

【方剂来源】当代经验方,可能源自于宋·《朱氏集验方》中的"红花四物汤"。现行执行标准为国家药品标准修订件(2017)-2017B036。

【组方特点】本方活血化瘀,通脉舒络。用于瘀血闭阻所致的胸痹及中风。方中的两药均为活血化瘀、通经止痛的常用药,临床上两药常配伍使用治疗血瘀证及痛证。近代常将丹参、红花作为经典药对配伍,为治疗胸痹的常用药。

【说明书及超说明书适应证信息】说明书功能主治为"活血化瘀,通脉舒络。用于瘀血闭阻所致的胸痹及中风,症见胸痛、胸闷、心悸、口眼㖞斜、言语謇涩、肢体麻木、活动不利等;冠心病、心绞痛、心肌梗死、瘀血型肺心病、缺血性脑病、脑血栓见上述症状者"。

(1)属于说明书适应证的病证包括(以瘀血闭阻为证型要素):

● 胸痹

● 冠心病(高血压合并冠心病、心绞痛、稳定型心绞痛、不稳定型心绞痛、心肌梗死、肺心病、慢性心力衰竭等)

● 中风

● 脑梗死(脑血栓、缺血性脑卒中、脑梗死急性期、急性脑梗死、缺血性脑病、脑供血不足、椎-基底动脉供血不足、糖尿病合并脑梗死等)

(2)根据临床文献报道,目前存在的超说明书使用的病证有:

● 紧张性头痛(单亚利,80 例,静脉滴注,40ml/次,1 次/天,配合血脂康胶囊,2 周)

● 血管性痴呆(史德海,43 例,静脉滴注,30ml/次,1 次/天,联合吡拉西坦,4 周)

● 高血压性脑出血(邓青,70 例,静脉滴注,20ml/次,1 次/天,配合常规治疗,14 天)

● 肝纤维化(刘炜,229 例,静脉滴注,20ml/次,1 次/天,配合常规治疗,30 天)

● 间质性肺炎(戈艳蕾,46 例,静脉滴注,20ml/次,1 次/天,每个月 7 天,连续 4 个月)

● 高脂血症(刘芳,53 例,静脉滴注,40ml/次,1 次/天,配合血脂康胶囊,2 周)

● 慢性萎缩性胃炎(马文胜,56 例,静脉滴注,20ml/次,1 次/天,配合麦滋林,4 周)

● 糖尿病肾病、高血压肾病(欧阳兴廷,30 例,静脉滴注,20ml/次,1 次/天,配合常规治疗,2 周;彭静,36 例,静脉滴注,40ml/次,1 次/天,2 周,停药 2 周后再用药 2 周)

● 糖尿病周围神经病变(蔡红莉,50 例,静脉滴注,40ml/次,1 次/天,配合甲钴胺,14 天)

● 骨关节炎(黄伟毅,36 例,静脉滴注,40ml/次,1 次/天,2 周,停药 1 周后再用药 2 周)

● 下肢骨折(李秀芳,125 例,静脉滴注,40ml/次,2 次/天,配合常规治疗,4 周)

● 腰椎间盘突出急性期(赵友红,36 例,静脉滴注,20ml/次,1 次/天,联合针刺,疗程未知)

【说明书及超说明书用法用量信息】说明书用法用量信息为"肌内注射,一次 2~4ml,一日 1~2 次;静脉注射,一次 4ml,加入 50% 葡萄糖注射液 20ml 稀释后缓慢注射,一日 1~2 次:静脉滴注,一次 20~40ml,加入 5% 葡萄糖注射液 100~500ml 稀释后缓慢滴注,一日 1~2 次;伴有糖尿病等特殊情况时,改用 0.9%生理盐水稀释后使用"。文献报道显示,绝大部分治疗均采用 20~40ml/次,1 次/天的方案,个别案例采用 2 次/天的用法。

同时,说明书提示"本品不得与其他药物混合在同一容器内使用;谨慎联合用药,如确需联合使用其他药品,应谨慎考虑与中药注射剂的时间间隔以及药物相互作用等。本品为纯中药制剂,保存不当可能影响产品质量。如发现药液出现混浊、沉淀、变色、漏气或瓶身细微破裂等现象时不能使用"。

【说明书及超说明书疗程信息】说明书未明确标明疗程。根据《中药新药临床研究指导原则》,血瘀证的推荐疗程不少于 4 周。根据丹红注射液治疗冠心病心绞痛的系统综述,其治疗冠心病心绞痛的疗程以 14 天为最常见,治疗急性脑梗死的疗程以 14 天为最常见,治疗糖尿病肾病的疗程从 2~4 周不等,治疗糖尿病周围神经病变的疗程从 14~42 天不等,治疗血管性痴呆的疗程从 14 天~6 个月不等,治疗特发性肺纤维化的疗程从 6~12 周不等,治疗高脂血症的疗程从 14~30 天不等。

【重复用药信息】丹红注射液+注射用丹参多酚酸盐:两药均能活血、化瘀、通脉,丹红注射液的成分(丹参、红花)包含注射用丹参多酚酸盐的成分(丹参多酚酸盐),均能治疗冠心病、心绞痛,建议判定为重复用药。中成药联合用药智能评价模型的计算结果显示,两者的重复用药得分为 8 分。

丹红注射液+乐脉颗粒:两药均能活血、化瘀通脉,乐脉颗粒包含丹红注射液的成分(丹参、红花),用于治疗瘀血闭阻所致的胸痹。根据 2010 版北京市医保药品目录,两者均属于"养血活血剂",建议判定为重复用药。中成药联合用药智能评价模型的计算结果显示,两者的重复用药得分为7分。

【不良反应及禁忌证信息】说明书明确提示"有出血倾向者禁用,妊娠期妇女及哺乳期妇女忌用,月经期妇女慎用""本品偶有过敏反应,可见皮疹、瘙痒、头痛、头晕、心悸、寒战、发热、面部潮红、恶心、呕吐、腹泻、胸闷、呼吸困难、喉头水肿、抽搐等,停药后均能恢复正常。罕见过敏性休克"。

有学者总结分析了2005~2015年涉及丹红注射液不良反应的文献27篇共580例,结果显示这些病例中女性明显多于男性,年龄多集中在51~70岁,以皮肤损伤(36.9%,表现为皮疹、瘙痒等)和全身反应(22.6%,表现为寒战、发热、过敏性休克等)最常见,在用药10~30分钟出现不良反应最常见(41.3%)。也有学者对2004~2015年关于丹红注射液不良反应报道中信息更详细的116例进行分析,发现丹红注射液所致的不良反应与性别无相关性,多发生于50岁以上(全部病例从<30岁到>70岁不等)、30分钟以内(全部病例从<10分钟到>7天不等),不良反应表现累及多系统多器官,以皮肤组织、全身性和呼吸系统损害更常见,相应临床症状以瘙痒、皮疹、发热、寒战、气短为主,但需警惕过敏性休克。

【十八反、十九畏及相互作用信息】从十八反、十九畏"诸参辛芍叛藜芦"的角度看,本品含有丹参,在与含有藜芦的中药复方或中成药联用时应注意监测,例如三七血伤宁胶囊(黑紫藜芦)。

据报道,丹红注射液可抑制大鼠肝微粒体CYP1A2和CYP2C9。丹红注射液与阿司匹林联用,可增强抗血小板作用。丹红注射液抑制CYP2C9的活性,可能降低华法林的清除,增强抗凝作用。丹红注射液与茶碱合用,可能导致茶碱的血药浓度升高甚至中毒。丹红注射液与美托洛尔联用,可能增加后者在体内的暴露量,增加发生药物不良反应的风险。上述药物在联用时应加强监测。

【现代研究信息】现代研究显示,丹红注射液可显著降低老年心力衰竭患者的血清肿瘤坏死因子-α(TNF-α)、核因子-κB(NF-κB)和白介素-1β(IL-1β)水平,能有效改善冠状动脉供血及心肌再灌注损伤。丹红注射液联合西药治疗时,可显著改善患者血清中的氧化应激指标,使超氧化歧化酶(SOD)上升,而丙二醛(MDA)、过氧化物酶(MPO)及脂质过氧化物(LPO)下降,提高抗氧化能力。丹参酮、丹参酚酸、红花黄色素为丹红注射液的有效成分,均显示可提高抗氧化能力并有抑制血小板聚集、增加红细胞携氧能力的作用。

【主要参考资料】

[1] 丹红注射液.菏泽步长制药有限公司.2009-03-23修订.

[2] 王静静.丹红注射液不良反应的回顾性研究及防治对策[J].浙江中医杂志,2016,51(11):856-857.

［3］伏计能,付世龙.基于文献的丹红注射液所致药物不良反应分析［J］.中国中医药信息杂志,2016,23(11):39-41.

［4］谭慧心.2005—2015年丹红注射液的不良反应文献分析［J］.现代药物与临床,2016,31(02):242-245.

［5］李刚,任松.丹红注射液对高脂血症疗效的Meta分析［J］.湖南中医杂志,2015,31(08):150-155.

［6］汪子琪,王定超,董碧蓉,等.丹红治疗血管性痴呆疗效及安全性的系统评价［J］.中国老年学杂志,2015,35(05):1220-1223.

［7］易少凌,陈伶俐.丹红注射液治疗血管性痴呆的系统性评价［J］.中成药,2014,36(06):1164-1168.

［8］吴嘉瑞,张晓朦,张冰.丹红注射液治疗稳定型心绞痛的系统评价［J］.中国实验方剂学杂志,2014,20(14):219-223.

［9］彭静,崔洁,程业刚,等.丹红注射液干预早期高血压肾病的疗效观察［J］.湖南中医药大学学报,2013,33(06):12-13.

［10］戈艳蕾,李建,王红阳,等.丹红联合乙酰半胱氨酸治疗特发性间质性肺炎疗效观察［J］.临床肺科杂志,2012,17(12):2172-2173.

［11］黄伟毅,魏秋实,孙伟珊,等.丹红注射液治疗膝关节骨关节炎的疗效［J］.广东医学,2012,33(20):3147-3149.

［12］赵友红,王伟.丹红注射液配合针刺治疗腰椎间盘突出症急性发作期36例［J］.实用中医药杂志,2012,28(06):467.

［13］刘芳,朱美琳,吕孙成,等.血脂康胶囊加丹红注射液治疗高脂血症疗效观察［J］.中国临床研究,2011,24(07):630-631.

［14］史德海,张卉田,赵梦杨,等.丹红注射液联合吡拉西坦治疗血管性痴呆临床研究［J］.临床军医杂志,2011,39(01):43-45.

［15］彭丽虹,余正,盛春雷.丹红注射液治疗冠心病心绞痛随机对照试验的系统评价［J］.中国循证医学杂志,2011,11(01):57-63.

［16］杜书章.丹红注射液治疗糖尿病周围神经病变疗效的Meta分析［J］.医药导报,2010,29(12):1651-1653.

［17］单亚利,吴宏生,张元明.丹红注射液治疗紧张性头痛80例［J］.实用心脑肺血管病杂志,2010,18(08):1098-1099.

［18］李秀芳,孙继飞,刘振利,等.丹红注射液治疗老年下肢骨折的疗效观察［J］.解放军药学学报,2010,26(04):363-364.

［19］张明玺,崔凯,朱延敏,等.丹红注射液治疗糖尿病肾病的系统评价［J］.中国循证医学杂志,2009,9(10):1087-1093.

［20］邓青,张峻.黄芪注射液联合丹红注射液治疗急性高血压性脑出血70例疗效观察［J］.海峡药学,2009,21(04):101-103.

［21］刘炜.丹红注射液对不同肝脏疾病肝纤维化指标的影响［J］.中国中医药科技,2012,19(4):299-230.

［22］马文胜,席高琦,衡冲.丹红注射液治疗慢性萎缩性胃炎56例临床疗效观察［J］.

吉林医学,2012,33(19):4139.

[23] 蔡红莉,杨敏,邵良,等.甲钴胺联合丹红注射液治疗老年糖尿病周围神经病变的疗效观察[J].中国实用神经疾病杂志,2012,13(3):77-78.

[24] 樊鑫.丹红注射液治疗椎-基底动脉供血不足41例[J].陕西中医,2010,31(2):146-147.

[25] 欧阳兴廷,陈慧琴.丹红注射液治疗糖尿病早期肾病的疗效观察[J].实用心脑肺血管病杂志,2012,20(10):1685.

[26] 刘建和,莫观海,唐路.丹红注射液治疗冠心病心绞痛瘀血证的临床研究[J].中国医师杂志,2016,8(12):1715-1719.

[27] 肖跃红,刘洪波.丹红注射液治疗冠心病心绞痛的应用分析[J].中国中医基础医学杂志,2013,19(2):211-212.

[28] 胡爱民,孔春兰,赵家岭.丹红注射液对慢性肺心病急性期患者血液流变学的影响[J].山东医药,2006,46(20):41.

[29] 高春光,刘宝旭,高国,等.步长丹红治疗椎基底动脉供血不足62例临床观察[J].中国保健:医学研究版,2008,16(8):298.

[30] 余小翠,黄丽军,刘高峰,等.丹红注射液对大鼠肝微粒体5种CYP亚型酶活性的影响[J].医药导报,2012,31(03):277-281.

[31] 李建萍.丹红注射液与阿司匹林药物相互作用特征与机制研究[D].南京中医药大学,2017.

[32] 刘丽华,何鑫,张莉,等.冠心病支架置入住院患者中成药的使用及潜在药物相互作用分析[J].中南药学,2014,12(03):284-287.

[33] 中华医学会心血管病学分会,中国老年学学会心脑血管病专业委员会.华法林抗凝治疗的中国专家共识[J].中华内科杂志,2013,52(1):76-82.

[34] 张倩,居文政,郭建明,等.基于临床统计丹红注射液常见联合用药的药物相互作用文献研究[J].中国医院药学杂志,2016,36(09):773-777.

[35] 刘畅,张苗苗,刘丽.丹红注射液对老年心衰患者血清 TNF-α、NF-κB 和 IL-1β 的影响研究[J].河北医学,2017,23(01):10-13.

[36] 卢琴,熊金芳,郭珍立.丹红注射液对急性脑梗死患者临床疗效及氧化应激、NIHSS 评分影响研究[J].陕西中医,2017,38(01):16-17.

54. 苦碟子注射液

【制剂规格】20ml/支。

【药物组成】抱茎苦荬菜。

【方剂来源】当代经验方。苦碟子(抱茎苦荬菜)原为东北、内蒙古等地区具有止痛作用的地方本草,20世纪70年代经开发成为治疗胸痹心痛的中药注射剂。现行执行标准为国家药品标准(试行)颁布件2002ZD-0354。

【组方特点】本方活血止痛,清热祛瘀。用于瘀血闭阻的胸痹心痛。适用于冠心病、心绞痛见上述病状者,亦可用于脑梗死者。《中华本草》记载苦碟子"苦、辛,止痛消肿,清热解毒"。

【说明书及超说明书适应证信息】说明书功能主治为"活血止痛,清热祛瘀。用于瘀血闭阻的胸痹,症见胸闷、心痛、口苦、舌暗红或存瘀斑等。适用于冠心病、心绞痛见上述病状者。亦可用于脑梗死者"。

(1)属于说明书适应证的病证包括:

- 胸痹心痛
- 冠心病心绞痛(稳定型心绞痛、急性心肌梗死、肺心病等)
- 中风(缺血性中风等)
- 缺血性脑病(脑梗死、急性脑梗死、腔隙性脑梗死、缺血性脑血管病、慢性脑供血不足、颅脑损伤后脑缺血、椎-基底动脉供血不足等)

(2)根据临床文献报道,目前存在的超说明书使用的病证有:

- 偏头痛(李敬,45 例,静脉滴注,40ml/次,1 次/天,联合甲氧氯普胺,4周)
- 睡眠障碍(谷俊霞,60 例,静脉滴注,20ml/次,1 次/天,3 周)
- 缺血性视神经病变(张雪,46 例,静脉滴注,40ml/次,1 次/天,14 天)
- 慢性阻塞性肺疾病(张媛华,35 例,静脉滴注,20ml/次,1 次/天,配合常规治疗,10 天)
- 糖尿病肾病(张文,54 例,静脉滴注,20ml/次,1 次/天,联合前列地尔,2周)
- 糖尿病周围神经病变(魏红,60 例,静脉滴注,20ml/次,1 次/天,配合常规治疗,4 周)
- 糖尿病足溃疡(孔佩英,101 例,静脉滴注,40ml/次,1 次/天,配合康复新液,7 天)
- 糖尿病视网膜病变(张海尼,28 例,静脉滴注,20ml/次,1 次/天,10 天)
- 突发性耳聋(李永湘,60 例,静脉滴注,20ml/次,1 次/天,配合能量合剂和维生素 B_1、维生素 B_{12},14 天)
- 黄疸型肝炎(徐筱佳,30 例,静脉滴注,20~40ml/次,1 次/天,配合常规治疗,30 天)

【说明书及超说明书用法用量信息】说明书用法用量为"静脉滴注,一次10~40ml,一日 1 次;用5%葡萄糖或0.9%氯化钠注射液稀释至250~500ml 后应用"。同时,说明书提示"每 10ml 药液应用不少于 100ml 的葡萄糖或氯化钠注射液稀释后使用,滴速以每分钟 40~60 滴为宜。高龄患者单日的使用量应不超过 20ml,滴速以每分钟不超过 40 滴为宜"。

【说明书及超说明书疗程信息】说明书明确规定"14 天为 1 个疗程"。根据文献报道,治疗不同病证时的疗程不同,治疗冠心病、脑梗死时一般为 2 周,治疗急性脑梗死的疗程也可以为 5 天,治疗慢性阻塞性肺疾病、糖尿病视网膜病变为 10 天,治疗睡眠障碍为 3 周,治疗偏头痛、糖尿病周围神经病变、黄疸型肝炎时均为 4 周。

【重复用药信息】暂未找到。

【不良反应及禁忌证信息】说明书明确提示"严重肝肾损害、心力衰竭及其他严重器质性病变患者禁用。有出血倾向者禁用。低血压患者慎用。肝肾功能不全患者慎用""偶见皮疹、瘙痒、发热、寒战、头晕、恶心、腹痛、心悸、胸闷、血压下降等;罕见严重过敏反应,表现为呼吸困难、抽搐、过敏性休克等;极罕见曾使用过本品的患者再次使用时或在连续使用的过程中出现迟发性严重过敏反应"。

有学者系统综述了 2016 年之前涉及苦碟子注射液不良反应的全部临床文献(随机对照实验、病例对照研究、病例系列、病例报告等),共分析了 322 个研究,报告了 13 例不良事件和 330 例不良反应。330 例不良反应中,13 例为严重不良反应,主要表现为严重过敏(呼吸困难、高热、寒战、胸闷等),其余为轻度不良反应,主要表现为中枢及外周神经系统损害(头晕、头痛等)、消化系统损害(恶心、胃肠道不适等)和心脑血管系统损害(面色潮红等),总体不良反应发生率为 2.9%。不良反应的产生与药物本身、用法用量、溶媒和滴速、联合用药情况均有关。

【十八反、十九畏及相互作用信息】本品不含"十八反、十九畏"中所提及的药物。

动物实验显示,苦碟子注射液能诱导大鼠肝药酶 CYP2E1 活性,与经 CYP2E1 代谢的底物联合使用时应注意相互作用。苦碟子注射液与注射用血栓通联合使用时,可使注射用血栓通中 5 个皂苷成分(三七皂苷 R_1,人参皂苷 Rg_1、Re、Rb_1 和 Rd)的体内暴露水平降低,药动学过程发生变化,提示可能存在影响药效学相互作用。

【现代研究信息】现代研究显示,苦碟子注射液含有黄酮类、倍半萜内酯类、腺嘌呤核苷等多种化合物。现代研究发现苦碟子对心肌缺血具有明显的保护作用,还可以降低血脂水平,对脑缺血再灌注损伤具有积极的防治作用。实验表明,苦碟子注射液可降低急性脑梗死后患者的白介素-6(IL-6)、肿瘤坏死因子-α(TNF-α)水平。另有实验显示,苦碟子注射液能够减轻缺血性脑卒中火毒证大鼠的脑组织缺血形态学改变,调节部分差异蛋白的表达水平,保护脑组织。

【主要参考资料】

[1] 苦碟子注射液.沈阳双鼎制药有限公司.2013-01-24 修订.

[2] 李敬.苦碟子注射液联合甲氧氯普胺治疗偏头痛 45 例[J].中国老年学杂志,

2014,34(21):6189-6190.

　[3]唐秀丽.苦碟子联合尼莫地平治疗急性脑梗死25例临床疗效观察[J].中国民族民间医药,2014,23(16):38-39.

　[4]葛鹤立.苦碟子注射液治疗缺血性视神经病变45例疗效观察[J].中国实用神经疾病杂志,2013,16(07):68-69.

　[5]张文.苦碟子联合前列地尔治疗54例早期糖尿病肾病的临床观察[J].中外医学研究,2011,9(32):17-18.

　[6]姜燕飞,杨慧.苦碟子注射液治疗急性脑梗死55例临床观察[J].牡丹江医学院学报,2011,32(04):48-50.

　[7]刘涛,牛福娟,庄志传.苦碟子注射液治疗突发性耳聋50例疗效研究[J].中国中医药现代远程教育,2009,7(09):184.

　[8]张雪.苦碟子注射液治疗缺血性视神经病变46例临床观察及研究[D].长春中医药大学,2007.

　[9]谷俊霞,刘福来.苦碟子注射液治疗老年功能性睡眠障碍60例临床观察[J].时珍国医国药,2007(03):672-673.

　[10]丁立辉,丁新年.尼莫地平联合苦碟子治疗急性脑梗死35例疗效观察[J].中西医结合心脑血管病杂志,2007(03):273-274.

　[11]魏红,刘福来,佘鸿燕,等.苦碟子注射液治疗糖尿病周围神经病变60例[J].新中医,2006(08):75-76.

　[12]李永华.苦碟子注射液治疗多发腔隙性脑梗死149例临床分析[J].中国社区医师,2005(14):23.

　[13]张媛华,高云飞.苦碟子注射液治疗慢性阻塞性肺疾病急性期疗效观察[J].云南中医中药杂志,2015,36(4):43-44.

　[14]孔佩英.苦碟子注射液联合外用康复新液治疗糖尿病足溃疡的应用研究[J].北方药学,2015,12(5):68.

　[15]李水湘,张武宁,黄坚成.苦碟子注射液治疗突发性聋疗效的观察[J].山东大学耳鼻喉眼学报,2006,20(2):115.

　[16]张海尼,康志强,连中鄂.苦碟子注射液治疗非增生型糖尿病视网膜病变临床观察[J].医药论坛杂志,2006,27(16):74-75.

　[17]徐筱佳,孙志成.苦碟子、苦黄注射液在黄疸型肝炎中的应用比较[J].现代中西医结合杂志,2007,16(35):5274.

　[18]江芮.苦碟子注射液对肺心病高凝状态的临床效果观察[J].实用临床医学,2007,8(8):21-24.

　[19]崔瑞昭,谢雁鸣,廖星,等.苦碟子注射液用药安全性的系统评价[J].中国中药杂志,2017,42(12):2380-2390.

　[20]洪小风,林晶,杨强丽."Cocktail"探针药物法评价苦碟子注射液对大鼠CYP450酶活性的影响[J].海峡药学,2017,29(03):25-29.

　[21]王青,刘颖,张倩,等.苦碟子注射液对血栓通主要皂苷成分药物动力学的影响[J].中南药学,2014,12(03):212-216.

［22］刘秋庭,涂鄂文,谭达全,等.苦碟子注射液对急性脑梗死白细胞介素6及肿瘤坏死因子α的影响[J].湖南中医杂志,2014,30(05):38-39.

［23］王凤丽,张允岭,刘雪梅,等.苦碟子注射液对缺血性脑卒中火毒证大鼠作用的差异蛋白质研究[J].中国中药杂志,2014,39(10):1874-1879.

［24］冯玉书,桂绿荷,商晓华,等.苦碟子治疗冠心病的研究 2.苦碟子注射液对心血管系统的某些药理作用[J].沈阳药学院学报,1978(09):1-11.

［25］冯玉书,桂绿荷,商晓华,等.苦碟子治疗冠心病的研究 1.苦碟子注射液对狗冠脉流量及心肌耗氧量的影响[J].沈阳药学院学报,1977(08):22-28.

十一、理气消导剂

55. 加味逍遥丸(颗粒、胶囊、口服液)

【制剂规格】水丸 6g/袋,大蜜丸 9g/丸,颗粒剂 2g/袋,胶囊 0.3g/粒,口服液 10ml/支。

【药物组成】柴胡、当归、白芍、麸炒白术、茯苓、甘草、牡丹皮、姜炙栀子、薄荷。

【方剂来源】本方出自于宋·《太平惠民和剂局方》,原方为"逍遥散",用于"治血虚劳倦,五心烦热,肢体疼痛,头目昏重,心忪颊赤,口燥咽干,发热盗汗,减食嗜卧,及血热相搏,月水不调,脐腹胀痛,寒热如疟。又疗妇女血弱阴虚,荣卫不和,痰嗽潮热,肌体羸瘦,渐成骨蒸"。

【组方特点】本方疏肝健脾,养血调经兼清热。用于肝郁脾虚所致的郁闷不舒、胸胁胀痛、头晕目眩、食欲减退和月经不调。方中的柴胡疏肝解郁,使肝气得以调达,既能用于肝郁之疾,又能治疗月经不调之证,为君药。白芍酸苦微寒,养血敛阴、柔肝缓急,配合君药养肝止痛;当归甘辛苦温,养血和血,配合君药养血调经,共为臣药。

【说明书及超说明书适应证信息】说明书功能主治为"舒肝清热,健脾养血。用于肝郁血虚,肝脾不和,两胁胀痛,头晕目眩,倦怠食少,月经不调,脐腹胀痛"。

(1)属于说明书适应证的病证包括(以肝郁血虚为证型要素):

● 肝郁血虚证(肝郁脾虚证、肝脾不和证、肝郁血热证、肝气郁结证等)

● 月经不调(月经失调、月经先期、避孕药致月经过少、围排卵期出血、痛经等)

● 围绝经期综合征(更年期综合征、绝经综合征、更年期失眠、绝经后情绪障碍、肝郁型围绝经期综合征等)

● 倦怠食少(慢性疲劳综合征等)

● 胁胀痛、腹胀痛(慢性浅表性胃炎、慢性胆囊炎等)

(2)根据临床文献报道,目前存在的超说明书使用的病证有:

● 抑郁症、脑卒中后抑郁、糖尿病伴抑郁(李聪慧,43 例,水丸口服,6g/次,2 次/天,联合电针,6 周;芦新岩,55 例,水丸口服,6g/次,2 次/天,联合艾司西酞普兰,8 周;彭贤文,49 例,水丸口服,6g/次,2 次/天,联合氟西汀,4 周;娄彦珍,30 例,水丸口服,6g/次,2 次/天,联合盐酸舍曲林,8 周)

● 焦虑症、情绪压力[王晶,水丸口服,6g/次(原文为 8 丸,疑误),3 次/天,联合古典音乐,月经期停用,共 6 个月]

● 失眠(刘秀娟,60 例,水丸口服,6g/次,2 次/天,联合杞菊地黄丸+针灸,1 个月)

● 乳腺增生(黄伟,50 例,水丸口服,6g/次,3 次/天,联合乳腺病治疗仪,15 天)

● 多囊卵巢综合征合并甲状腺功能减退(周静,30 例,水丸口服,6g/次,2 次/天,联合二甲双胍+左甲状腺素钠,8 周)

● 小儿多发性抽动症(罗爱华,60 例,年龄为 5~17 岁,水丸口服,6g/次,2 次/天,联合陈夏六君子丸,3 个月)

● 急性球后视神经炎(崔晶莹,63 例,水丸口服,6g/次,2 次/天,联合曲克芦丁片,4 周)

● 肝硬化代偿期(杨建辉,33 例,胶囊口服,3 粒/次,2 次/天,联合阿德福韦酯,48 周)

【说明书及超说明书用法用量信息】加味逍遥丸(水丸)说明书用法用量为"口服,一次 1 袋(6g),一日 2 次"。根据文献报道,用于乳腺增生治疗时有 6g/次,3 次/天的治疗方案,有效性和安全性良好。

加味逍遥丸(大蜜丸)说明书用法用量为"口服,一次 1 丸,一日 2 次"。

加味逍遥颗粒说明书用法用量为"口服,一次 2g,一日 2 次"。

加味逍遥胶囊说明书用法用量为"口服,一次 3 粒,一日 2 次"。

加味逍遥口服液说明书用法用量为"口服,一次 1 支,一日 2 次"。

【说明书及超说明书疗程信息】说明书未明确标明疗程。根据临床文献报道,治疗不同病证的疗程不同。治疗更年期综合征的疗程从 14 天~1 个月不等,最长有 6 个月的疗程;治疗慢性疲劳综合征的疗程为 2~7 天;治疗抑郁症的疗程为 4~8 周;治疗慢性浅表性胃炎、慢性胆囊炎的疗程为 2~3 个月。

【重复用药信息】加味逍遥丸+舒肝止痛丸:两药均能舒肝理气,用于治疗肝气郁结、两胁胀痛,均含有白芍、白术、柴胡、当归。根据 2010 版北京市医保药品目录,两者均属于"疏肝解郁剂",建议判定为重复用药。中成药联合用药智能评价模型的计算结果显示,两者的重复用药得分为 6 分。

加味逍遥丸+逍遥丸:两药均能疏肝健脾、养血调经,用于治疗肝郁脾虚所致的郁闷不舒、胸胁胀痛。加味逍遥丸组方是在逍遥丸的基础上增加了牡丹皮、栀子两味药而成的。根据 2010 版北京市医保药品目录,两者均属于"疏肝解郁剂",建议判定为重复用药。中成药联合用药智能评价模型的计算结果显示,两者的重复用药得分为 6 分。

【不良反应及禁忌证信息】说明书提示"儿童、年老体弱、妊娠期妇女、哺乳期妇女及月经量多者,有高血压、心脏病、肝病、糖尿病、肾病等慢性病严重者应在医师指导下服用"。

【十八反、十九畏及相互作用信息】从十八反"藻戟遂芫俱战草"的角度看,本品含有甘草,与含有甘遂、大戟、海藻、芫花的中药复方或中成药联合使用时需注意监测,例如舟车丸(甘遂、芫花)、乳癖消片(海藻)、心通口服液(海藻)、祛痰止咳颗粒(甘遂、芫花)等。

从十八反、十九畏"诸参辛芍叛藜芦"的角度看,本品含有白芍,在与含有藜芦的中药复方或中成药联用时应注意监测,例如三七血伤宁胶囊(黑紫藜芦)。

【现代研究信息】现代研究显示,逍遥丸能上调卵巢壁颗粒细胞激活素受体激酶 5(ALK5)和 Smad2 mRNA 及蛋白,从而促进卵泡发育,调节卵巢功能。逍遥丸含药血清可以通过抑制小鼠腹腔巨噬细胞一氧化氮(NO)、肿瘤坏死因子-α(TNF-α)的生成而发挥抗炎作用。

【主要参考资料】

［1］加味逍遥丸(水丸).北京同仁堂科技发展股份有限公司制药厂.2010-10-01 修订.

［2］加味逍遥丸(大蜜丸).兰州佛慈制药股份有限公司.

［3］加味逍遥颗粒.四川宝兴制药有限公司.2011-12-27 核准.

［4］加味逍遥胶囊.四川宝兴制药有限公司.2011-12-27 核准.

［5］加味逍遥口服液.四川泰华堂制药有限公司.

［6］李聪慧,杨淑红,赵淑芝.加味逍遥丸配合电针治疗抑郁症临床研究[J].中国民间疗法,2016,24(10):66-67.

［7］王晓羽,于俊伟.探究加味逍遥丸在治疗更年期综合征中的临床效果[J].中国医药指南,2016,14(12):13-14.

［8］周静,高晟,吴深涛.加味逍遥丸联合左甲状腺素钠片和二甲双胍治疗肝气郁结型多囊卵巢综合征合并甲状腺机能减退的疗效观察[J].现代药物与临床,2016,31(03):329-334.

［9］黄伟.加味逍遥丸与乳腺病治疗仪联合治疗乳腺增生的疗效分析[J].中国医学工程,2016,24(02):81-83.

［10］芦新岩,赵龙.加味逍遥丸联合草酸艾司西酞普兰治疗抑郁症的疗效[J].世界最新医学信息文摘,2015,15(82):84,89.

［11］梁乃军.六味地黄汤合加味逍遥丸更年期综合征的临床观察[J].现代诊断与治疗,2015,26(18):4115-4116.

［12］包红霞,宋卓敏.归芍地黄丸、加味逍遥丸、血府逐瘀胶囊对避孕药致月经过少及

子宫内膜的影响[J].中药药理与临床,2015,31(02):166-167.

［13］娄彦珍.加味逍遥丸联合盐酸舍曲林治疗糖尿病伴抑郁症30例[J].中医临床研究,2014,6(13):84-85.

［14］彭贤文.加味逍遥丸联合氟西汀对脑卒中后抑郁症的临床治疗效果[J].实用中西医结合临床,2014,14(04):50-51.

［15］徐利明,王向东.加味逍遥丸治疗慢性疲劳综合症临床分析[J].内蒙古中医药,2014,33(06):12-13.

［16］王晶,魏传芳.加味逍遥丸联合古典音乐综合干预对缓解急诊科护士压力的临床疗效观察[J].中国医药指南,2013,11(13):681-682.

［17］梁立新.加味逍遥丸的临床应用5则[J].中国社区医师,2012,28(04):15.

［18］刘秀娟.杞菊地黄丸加加味逍遥丸辅助针灸治疗失眠症60例分析[J].中国疗养医学,2011,20(12):1083-1084.

［19］崔晶莹.加味逍遥丸联合维脑路通片治疗急性球后视神经炎的临床疗效观察[J].中国医药指南,2010,8(29):234-235.

［20］罗爱华,孙业红.陈夏六君子丸合加味逍遥丸治疗小儿多发性抽动症的临床疗效观察[J].中国民族民间医药,2010,19(10):21-22.

［21］杨建辉,谢新科.阿德福韦酯联合加味逍遥胶囊治疗乙肝肝硬化代偿期的临床观察[J].现代中医药,2011,31(03):15-16.

［22］梁莹,赵胜男,常秀峰,等.逍遥丸对人卵巢壁颗粒细胞ALK5/Smads通路的影响[J].中医杂志,2013,54(09):754-757.

［23］王佳娜,孙桂华,刘海洋,等.逍遥丸含药血清影响巨噬细胞RAW264.7的功能[J].中国中药,2014(06):261.

56. 保和丸(颗粒、口服液)

【制剂规格】大蜜丸6g/丸,水丸6g/袋,浓缩丸200丸/瓶(每8丸相当于原生药3g),颗粒剂4.5g/袋,口服液10ml/支。

【药物组成】焦山楂、茯苓、制半夏、炒六神曲、炒莱菔子、陈皮、炒麦芽、连翘。

【方剂来源】本方出自于元·朱震亨《丹溪心法》中的"保和丸",用于"治一切食积"。

【组方特点】本方消食导滞和胃。用于食积停滞诸症,表现为脘腹胀满、嗳腐吞酸、不欲饮食等。方中重用山楂,可消一切饮食积滞,尤善消肉食油腻之积,为君药。神曲消食健脾,善化酒食陈腐之积;莱菔子下气消食,长于消谷面之积,并为臣药。

【说明书及超说明书适应证信息】说明书功能主治为"消食,导滞,和胃。用于食积停滞,脘腹胀满,嗳腐吞酸,不欲饮食"。

(1)属于说明书适应证的病证包括(以食积内停为证型要素):

- 食积内停证（小儿食积、小儿厌食、食积腹痛、食积腹胀等）
- 消化不良（功能性消化不良等）
- 伴有腹胀、嗳腐吞酸的消化系统疾病（胃食管反流病、消化功能紊乱、十二指肠溃疡伴幽门不全梗阻、溃疡性结肠炎等）

（2）根据临床文献报道，目前存在的超说明书使用的病证有：

- 糖尿病胃轻瘫（李桂珍，38 例，水丸 6g/次，2 次/日，配合莫沙必利片，1个月）
- 胃结石（张银华，88 例，大蜜丸 4~6 丸/次，3 次/天，14 天）
- 非酒精性脂肪肝病（罗蕾蕾，52 例，浓缩丸 8 粒/次，3 次/日，配合逍遥丸，12 周）
- 抗结核药引起的胃肠道反应（慎留兴，92 例，浓缩丸 8 粒/次，3 次/天，10 天）
- 慢性心力衰竭（朱林平，40 例，自制保和颗粒，1 袋/次，2 次/天，2 周）

【说明书及超说明书用法用量信息】保和丸（水丸）说明书用法用量为"口服，一次 6~9g，一日 2 次；小儿酌减"。

保和丸（大蜜丸）说明书用法用量为"口服，一次 1~2 丸，一日 2 次；小儿酌减"。根据文献报道，在治疗胃内结石时，用量为一次 4~6 丸，一日 3 次。

保和丸（浓缩丸）说明书用法用量为"口服，一次 8 丸，一日 2 次；小儿酌减"。根据文献报道，在治疗抗结核药引起的胃肠道反应时，用量为浓缩丸一次 8 粒，一日 3 次。

保和颗粒说明书用法用量为"开水冲服，一次 4.5g，一日 2 次"。

保和口服液说明书用法用量为"口服，一次 10~20ml（1~2 支），一日 2 次"。根据文献报道，保和口服液在治疗小儿食积时的用法用量为 1~3 岁一次 1 支，一天 2 次；3~7 岁一次 2 支，一天 2 次。有效性和安全性良好。

【说明书及超说明书疗程信息】说明书未明确标明疗程。根据文献报道，治疗不同病证时的疗程不同，治疗食积内停证的疗程一般为 5~7 天，治疗糖尿病胃轻瘫时为 1 个月，治疗非酒精性脂肪肝病时为 12 周。

【重复用药信息】保和丸+二陈丸：两药均能理气和胃，均含有陈皮、半夏、茯苓，用于治疗胸脘胀满、不欲饮食，建议判定为重复用药。中成药联合用药智能评价模型的计算结果显示，两者的重复用药得分为 4 分。

保和丸+化积口服液：两药均能消食化积，用于治疗食积停滞、不欲饮食，均含有山楂、麦芽、六神曲。根据 2017 版国家医保药品目录，两者均属于"消食导滞剂"，建议判定为重复用药。中成药联合用药智能评价模型的计算结果显示，两者的重复用药得分为 3 分。

【不良反应及禁忌证信息】说明书提示"妊娠期妇女忌服。有高血压、心脏病、肝病、糖尿病、肾病等慢性病严重者,以及儿童、妊娠期妇女、哺乳期妇女、年老体弱者应在医师指导下服用"。

【十八反、十九畏及相互作用信息】说明书提示"不宜在服药期间同时服用滋补性中成药"。从十八反、十九畏"半蒌贝蔹及攻乌"的角度看,本品含有半夏,与含有乌头的中药复方或中成药联用时需注意监测,例如小活络丸(川乌、草乌)、附桂骨痛片(附子)、盘龙七片(川乌、草乌)、虎力散胶囊(草乌)、附子理中丸(附子)、金匮肾气丸(附子)、右归丸(附子)、芪苈强心胶囊(附子)等。

有研究显示,保和丸富含有机酸成分,不宜与碱性西药碳酸氢钠、氢氧化铝、碳酸钙、氨茶碱、复方氢氧化铝及磺胺类药同服。

【现代研究信息】现代研究显示,保和丸能提高大鼠的血清促胃液素和血浆胃动素水平从而促进胃肠内动力。应用保和丸干预可以明显减低高脂饮食大鼠的肥胖状况,保和丸干预高脂饮食大鼠可明显提高血清脂连蛋白水平,降低瘦蛋白水平,且干预效果与干预时间具有相关性,干预时间越长,体内的瘦蛋白水平越低。

【主要参考资料】

[1] 保和丸(大蜜丸).江西广信药业有限公司.2016-01-19 修订.

[2] 保和丸(水丸).北京同仁堂科技发展股份有限公司制药厂.2012-10-01 修订.

[3] 保和丸(浓缩丸).兰州太宝制药有限公司.2014-07-29 修订.

[4] 保和颗粒.兰州太宝制药有限公司.2012-09-13 修订.

[5] 保和口服液.广东宏兴集团股份有限公司宏兴制药厂.2013-11-04 修订.

[6] 李桂珍,周晓黎,时昭红.莫沙必利联合保和丸治疗糖尿病胃轻瘫 38 例[J].临床消化病杂志,2012,24(1):43-44.

[7] 罗蕾蕾,邵建国,孙源源.逍遥丸联合保和丸治疗非酒精性脂肪肝病 52 例[J].江西中医药,2014,45(10):48-50.

[8] 张银华,刘福国,赵存新,等.大剂量保和丸治疗胃内结石[J].中国医师杂志,2006,8(10):1434.

[9] 慎留兴.保和丸治疗因抗结核药引起胃肠反应[J].医药论坛杂志,2006,27(21):112.

[10] 彭娟娟,胡靖,王冰,等.保和丸干预对高脂饮食大鼠血清脂联素、瘦素及相关指标影响[J].辽宁中医药大学学报,2016,18(5):28-30.

[11] 陈建峰,唐铭翔,周知午.保和丸对大鼠血液中胃泌素及胃动素含量的影响[J].湖南中医杂志,2008,24(4):89-90.

[12] 朱林平,李侠,冯利民,等.保和颗粒对慢性心衰中医证候疗效及胃肠激素分泌影响的临床研究[J].世界科学技术-中医药现代化,2014,16(01):87-92.

[13] 李栩堂.保和丸合元胡止痛胶囊治疗幽门不全梗阻[J].中成药研究,1986(02):21-22.

十二、祛风剂

57. 培元通脑胶囊

【制剂规格】0.6g/粒。

【药物组成】制何首乌、熟地黄、天冬、醋龟甲、鹿茸、酒苁蓉、肉桂、赤芍、全蝎(毒)、烫水蛭(小毒)、地龙、炒山楂、茯苓、炙甘草。

【方剂来源】当代经验方,可能来源于明·《景岳全书》中"右归丸"(熟地黄、山药、山萸肉、枸杞、菟丝子、鹿角胶、杜仲、肉桂、当归、制附片)、"左归丸"(熟地黄、山药、枸杞、山茱萸、川牛膝、鹿角胶、龟甲胶、菟丝子)和汉·张仲景《伤寒论》中"桂枝汤"(桂枝、芍药、甘草、大枣、生姜)的合方加减。现行执行标准为《中国药典》(2015 年版)一部。

【组方特点】本方益肾填精,息风通络。用于缺血性中风中经络恢复期肾元亏虚、瘀血阻络证。方中的熟地黄、何首乌为君药。其中,熟地黄味甘性微温,能补血滋阴、补肾益精,治疗精血不足、筋脉失养;何首乌补肝肾、益精血,用于肝肾精血亏虚,治疗下元亏虚。龟甲滋阴潜阳益肾,天冬滋肾养阴清热,两药均能益肾养阴;鹿茸温肾壮阳益精,肉苁蓉补肾阳益精血,两药均能温补肾阳;全蝎、水蛭活血通络,共为臣药。

【说明书及超说明书适应证信息】说明书功能主治为"益肾填精,息风通络。用于肾元亏虚、瘀血阻络证,症见半身不遂、口舌㖞斜、语言不清、偏身麻木、眩晕耳鸣、腰膝酸软、脉沉细;缺血性中风中经络恢复期见上述症状者"。

(1)属于说明书适应证的病证包括(以肾精亏虚为证型要素):

- 肾精亏虚证
- 中风(卒中、缺血性中风、中风后遗症、肾元亏虚型缺血性脑中风等)
- 缺血性脑梗死(脑血栓恢复期等)
- 眩晕(老年眩晕)
- 脑供血不足

(2)根据临床文献报道,目前存在的超说明书使用的病证有:

- 急性脑梗死(贾巍,80 例,常规用法用量,联合奥扎格雷钠,14 天)
- 帕金森病(邹小冬,62 例,3 粒/次,3 次/天,联合多巴丝肼,2 个月)
- 冠心病心绞痛(安素,118 例,3 粒/次,3 次/天,联用硝酸异山梨酯,90 天)
- 老年血管性痴呆(李跃华,68 例,3 粒/次,3 次/天,3 个月)

【说明书及超说明书用法用量信息】说明书用法用量信息为"口服,一次 3 粒,一日 3 次"。

【说明书及超说明书疗程信息】说明书未明确标明疗程。根据《中药新

药临床研究指导原则》,肾阴虚证和肾阳虚证的推荐疗程不少于 4 周。根据文献报道,治疗不同病证时的疗程不同,治疗眩晕为 4~8 周,治疗帕金森病为 8 周,治疗脑供血不足为 2~4 周,治疗冠心病心绞痛为 8~12 周,治疗老年血管性痴呆为 3 个月。

【重复用药信息】培元通脑胶囊+心宝丸:两药均能益肾通络,用于治疗心肾阳虚、心脉瘀阻证,均含有肉桂、鹿茸。根据 2010 版北京市医保药品目录,两者均属于"补肾活血剂",建议判定为重复用药。中成药联合用药智能评价模型的计算结果显示,两者的重复用药得分为 7 分。

培元通脑胶囊+复方苁蓉益智胶囊:两药均能补肾活血,均含何首乌、肉苁蓉、地龙。培元通脑胶囊用于缺血性中风恢复期,复方苁蓉益智胶囊用于血管性痴呆,均属于肾亏痰阻引起的脑血管病,建议判定为重复用药。中成药联合用药智能评价模型的计算结果显示,两者的重复用药得分为 3 分。

培元通脑胶囊+防衰益寿丸:两药均能培补肾元,均含制何首乌、熟地黄、龟甲、肉苁蓉、肉桂、茯苓、炙甘草,用于治疗肾元亏虚证,建议判定为重复用药。中成药联合用药智能评价模型的计算结果显示,两者的重复用药得分为 3 分。

【不良反应及禁忌证信息】说明书提示"个别患者服药后出现恶心,一般不影响继续服药。偶见嗜睡、乏力,继续服药能自行缓解""妊娠期妇女禁用,产妇慎用"。文献未见关于本品的不良反应报道。但本品君药为制何首乌,根据国家药品监督管理部门的合理用药提示,长期使用可能存在肝损害的风险。

【十八反、十九畏及相互作用信息】从十八反、十九畏"诸参辛芍叛藜芦"的角度看,本品含有赤芍,在与含有藜芦的中药复方或中成药联用时应注意监测,例如三七血伤宁胶囊(黑紫藜芦)。

从十八反、十九畏"藻戟遂芫俱战草"的角度看,本品含有炙甘草,与含海藻、大戟、甘遂、芫花的中药复方或中成药联用时需注意监测,例如舟车丸(甘遂、大戟、芫花)、乳癖消片(海藻)、心通口服液(海藻)、紫金散(大戟)、祛痰止咳颗粒(甘遂、芫花)等。

从十九畏"官桂畏赤石脂"的角度看,本品含有肉桂,与含有赤石脂的中药复方或中成药联用时需注意监测,例如固肠胶囊(赤石脂)、女金胶囊(赤石脂)、补脾益肠丸(赤石脂)等。

【现代研究信息】现代研究显示,培元通脑胶囊可改善帕金森病模型小鼠的活动能力、行为学及爬杆时间。培元通脑胶囊可显著降低甘油三酯、总胆固醇、低密度脂蛋白胆固醇,升高高密度脂蛋白胆固醇;同时,对降低血黏度及 C 反应蛋白、提高神经功能积分、减少后遗症有一定作用。

【主要参考资料】

[1] 培元通脑胶囊.河南羚锐制药股份有限公司.2013-11-10 修订.

[2] 宣雅波,刘红.培元通脑胶囊对中风病恢复期患者血脂影响的临床观察[J].北京中医药大学学报(中医临床版),2011(01):17-19.

[3] 李跃华.培元通脑胶囊治疗老年血管性痴呆的临床观察[J].求医问药(下半月),2011(06):110,143.

[4] 袁灿兴,吴克明,韩建新,等.培元通脑胶囊结合西医常规疗法治疗恢复期脑梗死的临床多中心随机对照研究[J].上海中医药大学学报,2016(02):19-22.

[5] 霍颖浩,王进,张春霞.培元通脑胶囊对帕金森病小鼠的作用[J].中国老年学杂志,2015(17):4778-4779.

[6] 金洁婷,杨金禄.培元通脑胶囊治疗肾元亏虚瘀血阻络型缺血性脑中风 102 例[J].上海中医药杂志,2014(05):36-37.

[7] 李燕梅,刘万磊,陈洪开.培元通脑胶囊联合多巴丝肼治疗帕金森病的疗效观察[J].中国处方药,2014(04):121-122.

[8] 金亮亮,杨文燕.培元通脑胶囊治疗老年眩晕 46 例[J].中国民间疗法,2013(01):41-42.

[9] 杨敏,唐明山.培元通脑胶囊联合长春西汀治疗慢性脑供血不足疗效观察[J].医药论坛杂志,2013(07):12-13.

[10] 安素,安冬会.培元通脑胶囊治疗冠心病心绞痛 60 例[J].中国药业,2012(22):104-105.

[11] 贾巍,付国惠,沈雷.培元通脑胶囊对急性脑梗死患者血黏度和 C-反应蛋白的影响[J].中国医药指南,2013,11(09):643-644.

[12] 邹小冬,胡智伟,李微浪.多巴丝肼联合培元通脑胶囊治疗帕金森病临床观察[J].新中医,2015,47(03):41-43.

58. 松龄血脉康胶囊

【制剂规格】0.5g/粒。

【药物组成】鲜松叶、葛根、珍珠层粉。

【方剂来源】当代经验方。现行执行标准为《中国药典》(2015 年版)一部。

【组方特点】本方平肝潜阳,镇心安神。用于肝阳上亢所致的头痛、眩晕、心悸诸症。方中的松叶鲜品祛风止痛、活血安神,葛根升举清阳、解肌止痉,珍珠层粉平肝潜阳、镇心安神。三药合用,共奏平肝息风、活血安神之功效。

【说明书及超说明书适应证信息】说明书功能主治为"平肝潜阳,镇心安神。用于肝阳上亢所致的头痛、眩晕、急躁易怒、心悸、失眠,高血压病及原发性高脂血症见上述证候者"。

(1)属于说明书适应证的病证包括(以肝阳上亢为证型要素):

- 肝阳上亢证
- 高血压(原发性高血压,轻、中度高血压,更年期高血压,肝阳上亢型高血压等)
- 高脂血症(原发性高脂血症、心绞痛伴高脂血症、糖尿病合并高脂血症等)
- 高血压合并代谢综合征
- 眩晕(椎-基底动脉供血不足性眩晕、高脂血症伴眩晕、后循环缺血性眩晕、顽固性眩晕等)
- 头痛(肝阳上亢型头痛等)
- 失眠

(2)根据临床文献报道,目前存在的超说明书使用的病证有:

- 甲状腺功能亢进(王璐,28 例,3 粒/次,3 次/天,配合常规治疗,12 周)
- 耳鸣(路军章,30 例,3 粒/次,3 次/天,联合耳聋左慈丸,1 个月)
- 轻型突发性耳聋(任贤灵,56 例,3 粒/次,3 次/天,联合激素中耳灌注,20~30 天)
- 急性脑梗死、短暂性脑缺血发作(魏晓健,60 例,3 粒/次,3 次/天,常规治疗的基础上联用脉络宁注射液,2 周;刘英,50 例,3 粒/次,3 次/天,配合常规治疗,6 个月)
- 老年睡眠呼吸暂停综合征伴动脉硬化(裴晶,68 例,3 粒/次,3 次/天,配合常规治疗,12 周)
- 老年痴呆、血管性痴呆(陈思宇,42 例,3 粒/次,3 次/天,配合常规治疗,12 周;吴会清,39 例,配合盐酸多奈哌齐片,3 粒/次,3 次/天,饭后服用,2 周)
- 脑梗死后抑郁(刘秋景,32 例,4 粒/次,3 次/天,配合常规治疗,4 周)
- 慢性心力衰竭(候晓亮,45 例,2 粒/次,3 次/天,配合常规治疗,3 个月)
- 冠心病心绞痛(刘海燕,56 例,3 粒/次,3 次/天,配合常规治疗,2 个月)
- 更年期综合征(赵永峰,73 例,3 粒/次,3 次/天,配合常规治疗,8 周)

【说明书及超说明书用法用量信息】说明书用法用量信息为"口服,一次 3 粒,一日 3 次"。根据文献报道,158 例高血压患者治疗时使用的常规疗程为 2 周,疗效不佳者增加剂量为一次 4 粒,一日 3 次,仅有便秘、面色潮红各 1 例。32 例脑梗死后抑郁患者治疗时,采用一次 4 粒,一日 3 次的治疗方案。同时,在治疗慢性心力衰竭时,也有 2 粒/次,3 次/天的治疗方案,有效性和安全性良好。

【说明书及超说明书疗程信息】说明书未明确标明疗程。根据文献报道,治疗不同病证时的疗程不同,治疗高血压的疗程从 2~12 周不等,治疗高脂血症的疗程为 4~8 周,治疗脑梗死和血管性痴呆的疗程为 2 周,治疗冠心病心绞痛的疗程为 2 个月,治疗甲亢和慢性心力衰竭的疗程为 3 个月。

【重复用药信息】松龄血脉康胶囊+珍菊降压胶囊:两药均能降压,用于治疗高血压,均含珍珠粉。根据 2010 版北京市医保药品目录,两者均属于"平肝息风剂",建议判定为重复用药。中成药联合用药智能评价模型的计算结果显示,两者的重复用药得分为 3 分。

松龄血脉康胶囊+愈风宁心滴丸:松龄血脉康胶囊包含愈风宁心滴丸的成分(葛根),均能治疗高血压引起的头晕、头痛,建议判定为重复用药。中成药联合用药智能评价模型的计算结果显示,两者的重复用药得分为 2 分。

【不良反应及禁忌证信息】说明书提示"个别患者服药后可出现轻度腹泻、胃脘胀满等,饭后服用有助于减轻或改善这些症状"。也有文献报道有患者使用后出现便秘、面色潮红的副作用。

【十八反、十九畏及相互作用信息】本方组成不含"十八反、十九畏"中所提及的药物。

动物实验显示,松龄血脉康可以明显加快胃肠道对卡马西平的吸收,提高卡马西平的血浆峰浓度和脑组织的生物利用度。

【现代研究信息】现代研究显示,松龄血脉康可增加 ABCA1 蛋白的表达,降低细胞内的胆固醇含量,起到抗动脉粥样硬化作用;上调 PPARγ mRNA 的表达和蛋白合成,抑制 AT_1R mRNA 的表达和蛋白合成,达到降压的作用。

【主要参考资料】

[1] 松龄血脉康胶囊.成都康弘制药有限公司.2010-10-18 修订.

[2] 吴会清,黄海燕,刘军.松龄血脉康治疗血管性痴呆患者的疗效观察[J].中国民康医学,2015(02):88-89,103.

[3] 王璐,高斌,吴寅.松龄血脉康治疗 28 例甲状腺功能亢进患者疗效观察[J].淮海医药,2015(03):280.

[4] 陈思宇,刘新.松龄血脉康治疗老年痴呆的疗效观察[J].中西医结合心脑血管病杂志,2015(09):1118-1119.

[5] 赵永峰.松龄血脉康胶囊治疗更年期综合征患者 73 例临床分析[J].世界中医药,2014(06):756-758.

[6] 罗弟祥,闪建成,张顺华,等.自发性高血压大鼠基因表达变化及松龄血脉康对其的影响[J].中西医结合心脑血管病杂志,2008(07):804-806.

[7] 梁汝庆,华烨,丁新生,等.松龄血脉康预处理对脑缺血再灌注大鼠全脑及血清 IL-6 表达的影响[J].中风与神经疾病杂志,2013(07):625-628.

[8] 李杰,柳威,赵英强.松龄血脉康胶囊对自发性高血压大鼠 PI_3K/Akt 信号通路的调节机制探讨[J].湖南中医杂志,2013(07):112-115.

[9] 苟连平,吕湛,王玉兵,等.松龄血脉康对 THP-1 源性泡沫细胞 ABCA1 蛋白表达及细胞内胆固醇含量的影响[J].中国老年学杂志,2011(11):2037-2038.

[10] 任贤灵.松龄血脉康胶囊加激素中耳灌注治疗突发性耳聋(轻型)疗效观察[J].

现代诊断与治疗,2015,26(16):3637-3638.

[11]裴晶,张晓波,白红梅.松龄血脉康联合瑞舒伐他汀治疗老年睡眠呼吸暂停综合征动脉硬化[J].实用医药杂志,2015,32(03):205-206,209.

[12]刘秋景.松龄血脉康胶囊对急性脑梗死后抑郁症患者脑动脉流速及生活质量的影响[J].中医药导报,2014,20(04):37-39.

[13]刘英,刘小军,廖贻刚,等.松龄血脉康治疗短暂性脑缺血发作的临床研究[J].亚太传统医药,2012,8(07):79-81.

[14]高西平.松龄血脉康胶囊治疗后循环缺血38例临床分析[J].中西医结合心脑血管病杂志,2011,9(07):803-804.

[15]刘海燕,姚红.松龄血脉康治疗冠心病心绞痛110例疗效观察[J].中西医结合心脑血管病杂志,2010,8(03):257.

[16]侯晓亮,陈发胜,肖雪云,等.松龄血脉康对慢性心力衰竭病人B型尿钠肽的影响[J].中西医结合心脑血管病杂志,2008(05):589.

[17]魏立明,贾晨,党翔吉,等.松龄血脉康胶囊对卡马西平在戊四唑诱导癫痫小鼠体内药动学的影响[J].中药药理与临床,2014,30(06):136-138.

[18]魏晓健,魏茂纯.松龄血脉康联合脉络宁注射液治疗急性脑梗死疗效观察[J].当代临床医刊,2015,28(02):1299-1300.

[19]路军章,赵红,李为民.耳聋左慈丸联合松龄血脉康治疗耳鸣的临床观察[J].中华耳科学杂志,2009,7(03):204-207.

59. 肿痛安胶囊

【制剂规格】0.28g/粒。

【药物组成】三七、天麻、僵蚕、制白附子(毒)、防风、羌活、制天南星(毒)、白芷。

【方剂来源】本方来源于明·陈实功《外科正宗》中"玉真散"(天南星、防风、白芷、天麻、羌活、白附子)的加减方,在原方的基础上增加了三七和僵蚕,用于"治破伤风牙关紧急,角弓反张,甚则咬牙缩舌"。现行执行标准为国家药品标准 WS3-B-3872-98-2005。

【组方特点】本方祛风化痰,行瘀散结,消肿定痛。用于风痰瘀阻引起的牙痛、咽喉肿痛、口腔溃疡、关节肿痛、经脉拘挛等,是治疗破伤风的专用方。方中的白附子祛风定惊、化痰解毒、散结止痛,天南星燥湿化痰、祛风止痉、散结消肿,既能治疗惊风癫痫、破伤风,又能用于痰厥头痛、瘰疬痰核,共为君药。羌活、防风疏风通络,天麻、僵蚕息风止痉,配合君药祛外风、息内风、散结止痛,共为臣药。

【说明书及超说明书适应证信息】说明书功能主治为"祛风化痰,行瘀散结,消肿定痛。用于风痰瘀阻引起的牙痛、咽喉肿痛、口腔溃疡,及风痰瘀血阻络引起的痹病,症见关节肿胀疼痛、筋脉拘挛、屈伸不利;用于破伤风的辅助治疗"。

(1)属于说明书适应证的病证包括(以风痰瘀互结为证型要素):

● 牙痛(牙周炎、冠周炎、智齿冠周炎、干槽症、牙周组织急性炎症、根管治疗术后疼痛、小儿根尖周炎等)

● 口腔溃疡(复发性口疮、复发性阿弗他溃疡、老年口疮、癌症化疗后口腔黏膜炎、口角炎、慢性糜烂性唇炎、疱疹性口腔炎、口腔糜烂型扁平苔癣、手足口病口腔疱疹等)

● 痹病(风湿性关节炎、类风湿关节炎、膝骨关节炎、肩周炎、颈椎病、踝创伤性关节炎等)

● 咽喉肿痛(急性咽炎)

● 破伤风

(2)根据临床文献报道,目前存在的超说明书使用的病证有:

● 三叉神经痛(孙林琳,110 例,2 粒/次,3 次/天,联合使用甲钴胺,4 周为1 个疗程,连用 2 个疗程)

● 疱疹后神经痛(夏永华,95 例,2 粒/次,3 次/天,配合音频电疗,10 天)

● 坐骨神经痛(喻忠,60 例,2 粒/次,3 次/天,10 天)

● 面瘫(安坤杰,2 粒/次,3 次/天,配合常规治疗,2 周)

● 痤疮(张洁,170 例,2 粒/次,3 次/天,配合火针,1 个月)

● 隐翅虫皮炎(崔勇,240 例,肿痛安胶囊 2.8g 加入 100ml 炉甘石洗剂中外用,5~6 次/天,7 天)

● 软组织损伤(汪炜,150 例,2 粒/次,3 次/天,联用伤科灵喷雾剂,7 天)

● 肛周湿疹(段素梅,72 例,肿痛安胶囊 1~5 粒以适量生理盐水调成糊状外涂患处+纱布包扎,30 分钟/次,2 次/天,10 天)

【说明书及超说明书用法用量信息】说明书用法用量信息为"口服。一次 2 粒,一日 3 次,小儿酌减。外用,用盐水清洁创面,将胶囊内的药粉撒于患处,或用香油调敷"。在外用治疗小儿疱疹性口炎时,一般将 1~2 粒胶囊内的药粉用香油调匀后,用无菌棉签蘸涂于口腔黏膜处,禁食水半小时,3 次/天。

【说明书及超说明书疗程信息】说明书未明确标明疗程。根据《中药新药临床研究指导原则》,咽喉肿痛的疗程设定为 3~5 天,复发性口疮的疗程不宜超过 5 天。根据文献报道,治疗不同病证时的疗程不同,牙痛的疗程为 7 天,痹病(关节炎)的疗程为 4 周,牙周炎、口角炎、皮炎、软组织挫伤等疾病的疗程在 1 周以内,慢性疾病如三叉神经痛为 4 周、面瘫为 2 周、痤疮为 4 周、颈椎病为 8 周。

【重复用药信息】肿痛安胶囊+强力天麻杜仲丸:两药均能散风活络,用于治疗筋脉挈痛、肢体麻木等,均含有天麻、羌活。根据 2017 版国家医保药品目录,两者均属于"化瘀祛风剂",建议判定为重复用药。中成药联合用药智能评价模型的计算结果显示,两者的重复用药得分为 5 分。

肿痛安胶囊+活络丸:两药均能祛风活络,用于治疗手足麻木、筋脉拘挛,均含有天麻、僵蚕、防风、羌活、白芷。根据 2010 版北京市医保药品目录,两者均属于"祛风通络剂",建议判定为重复用药。中成药联合用药智能评价模型的计算结果显示,两者的重复用药得分为 5 分。

【不良反应及禁忌证信息】说明书未提示不良反应信息。根据文献报道,1 例患者因复发性口腔溃疡首次口服肿痛安胶囊 2 粒后 30 分钟即出现口唇发麻,继而全身发麻、头面部出现红色皮疹,经抗过敏治疗后好转。

【十八反、十九畏及相互作用信息】本方组成不含"十八反、十九畏"中所提及的药物。

【现代研究信息】现代研究显示,肿痛安对甲氧西林敏感金黄色葡萄球菌、耐甲氧西林金黄色葡萄球菌、甲氧西林敏感表皮葡萄球菌、耐甲氧西林表皮葡萄球菌均有较好的体外抗菌活性;肿痛安胶囊能显著抑制二甲苯所致的小鼠耳肿胀,具有良好的抗菌消炎、消肿止痛疗效;能降低慢性牙周炎患者的炎症因子 IL-1β 和 IL-6 水平。同时,肿痛安胶囊的成分天南星可提高小鼠对电、热刺激的痛阈值,对蟾蜍的坐骨神经有局部麻醉作用,可阻断疼痛的神经传导冲动,并可显著改善微循环。

【主要参考资料】

[1] 肿痛安胶囊.河北奥星集团药业有限公司.2013-12-31 修订。

[2] 成永忠,王鹏,赵继阳,等.肿痛安胶囊治疗风痰瘀血阻络型膝骨关节炎临床对照研究[J].中国中医基础医学杂志,2012(02):181-182.

[3] 孙林琳.甲钴胺联合肿痛安治疗三叉神经痛[J].中国医院药学杂志,2012(20):1636-1639.

[4] 汪炜.肿痛安胶囊治疗气滞血瘀型软组织损伤 189 例的临床观察[J].中国实用医药,2013(36):169.

[5] 李笑飞.肿痛安胶囊治疗面瘫的临床疗效观察[J].慢性病学杂志,2013(10):730-732.

[6] 崔勇.额敏地区外用肿痛安胶囊治疗隐翅虫皮炎 240 例临床疗效观察[J].吉林医学,2013(05):857-858.

[7] 安坤杰,刘淑刚.肿痛安胶囊联合超短波治疗周围性面瘫 90 例[J].中国中医基础医学杂志,2013(08):848.

[8] 韩庆,仲文军,杨军.肿痛安胶囊治疗腰痛的临床疗效观察[J].中国医学工程,2014(01):26-27.

[9] 卢冰,刘仲前,胡豇.肿痛安胶囊治疗颈椎病的临床研究[J].中外医疗,2014(06):32-33.

[10] 李菊明.肿痛安胶囊治疗肩周炎的临床疗效观察[J].吉林医学,2014(16):3549-3550.

[11] 赵凤.肿痛安胶囊致不良反应 1 例[J].中国中医药信息杂志,2014(09):121.

[12] 张晓蕊,张芳,周春红.肿痛安胶囊外用治疗小儿口角炎疗效观察[J].陕西中医,

2014(12):1633-1635.

　　[13]张洁.肿痛安胶囊配合火针治疗结节囊肿型痤疮85例疗效观察[J].湖南中医杂志,2015(11):85-87.

　　[14]夏永华,李敏,郭金梅,等.肿痛安胶囊加音频电疗治疗带状疱疹后遗神经痛[J].中国误诊学杂志,2008(28):6832-6833.

　　[15]陈斌,王峰,李文华.肿痛安胶囊抗菌消炎消肿止痛的作用研究[J].中华全科医学,2013(07):1085-1086.

　　[16]刘继锋,尹健康,王会肖,等.肿痛安胶囊水提物对金黄色葡萄球菌和表皮葡萄球菌的体外抗菌活性[J].河北医药,2015(03):436-438.

　　[17]邓莉.肿痛安胶囊对慢性牙周炎患者临床疗效及炎症因子IL-1β和IL-6影响的研究[J].临床和实验医学杂志,2016(16):1628-1630.

　　[18]张晓蕊,周春红,杨锦菊.肿痛安胶囊外用联合喜炎平静点治疗小儿疱疹性口腔炎50例疗效观察[J].世界最新医学信息文摘,2016,16(18):172-173.

　　[19]李立强,杨家祥,温志刚,等.肿痛安胶囊治疗踝创伤性关节炎的效果观察[J].中国当代医药,2015,22(30):103-105.

　　[20]段素梅,吴海建,李玲,等.肿痛安外敷治疗肛周外阴湿疹疗效观察[J].海南医学,2015,26(04):560-562.

　　[21]张晓蕊,张芳,周春红.肿痛安胶囊外用治疗小儿口角炎疗效观察[J].陕西中医,2014,35(12):1633-1635.

十三、祛湿剂

60. 独活寄生合剂(颗粒、丸)

【制剂规格】合剂100ml/瓶,颗粒剂5g/袋,大蜜丸9g/丸,水蜜丸6g/袋,水蜜丸0.07g/丸。

【药物组成】独活、桑寄生、秦艽、防风、细辛、当归、白芍、川芎、熟地黄、盐杜仲、川牛膝、党参、茯苓、甘草、桂枝。

【方剂来源】本方出自于唐·孙思邈《备急千金要方》,原方名为"独活寄生汤"。原文为"夫腰背痛者,皆由肾气虚弱、卧冷湿地当风得之,不时速治,喜流入脚膝为偏枯冷痹缓弱疼重,或腰痛挛脚重痹,宜急服此方"。现行执行标准为《中国药典》(2015年版)一部。

【组方特点】本方养血舒筋,祛风除湿。用于风寒湿痹所致的腰膝冷痛,屈伸不利。方中的独活为君药,长于祛下焦之风寒湿邪,既能祛风除湿,又能通痹止痛,用于治疗风湿痹痛。防风、秦艽、细辛祛风散寒,胜湿止痛;桂枝温经通脉,散寒止痛。四药合用,以增强君药祛风除湿止痛之力,共为臣药。

【说明书及超说明书适应证信息】独活寄生合剂说明书功能主治为"养血舒筋,祛风除湿。用于风寒湿痹所致的腰膝冷痛,屈伸不利"。独活寄生丸说明书功能主治为"祛风湿,散寒邪,养肝肾,补气血,止痹痛。用于肝肾两

321

亏、气血不足之风湿久痹、腰膝冷痛、关节不利等症"。

（1）属于说明书适应证的病证包括（以风寒湿阻、肝肾亏虚为证型要素）：

● 风寒湿痹（风寒湿阻伴气血两虚、风寒湿阻伴肝肾亏虚等）

● 痹病（风湿性关节炎、类风湿关节炎、膝骨关节炎等）

（2）根据临床文献报道，目前存在的超说明书使用的病证有：

● 腰椎间盘突出（黄勇，颗粒剂口服，6g/次，3 次/天，结合小针刀，60 天）

● 椎间盘源性腰痛（徐德利，46 例，大蜜丸口服，1 丸/次，3 次/天，配合射频消融术，15 天）

● 老年退行性腰椎管狭窄症（张贺民，256 例，合剂口服，20ml/次，3 次/天，1 个月）

● 腰臀肌筋膜炎（邵金阶，45 例，丸剂口服，1 丸/次，3 次/天，配合药浴，10～30 天）

【说明书及超说明书用法用量信息】独活寄生合剂说明书用法用量为"口服，一次 15～20ml，一日 3 次；用时摇匀"。根据文献报道，临床有一次服用约 40ml 出现严重不良反应的报道。

独活寄生颗粒说明书用法用量为"温开水冲服，一次 1 袋，一日 3 次"。

独活寄生丸（大蜜丸）说明书用法用量为"口服，一次 1 丸，一日 2 次"。

独活寄生丸（水蜜丸 6g/丸）说明书用法用量为"口服，一次 6g，一日 2 次"。

独活寄生丸（水蜜丸 0.07g/丸）说明书用法用量为"口服，一次 6g，一日 2 次"。

【说明书及超说明书疗程信息】说明书未明确标明疗程。根据文献报道，治疗风寒湿痹的疗程从 4～8 周不等，一般用药后观察 1～2 个疗程。

【重复用药信息】独活寄生合剂＋痹祺胶囊：两药均能养血舒筋、祛风除湿，均含党参、茯苓、甘草、川芎，用于治疗风湿性关节炎、类风湿关节炎。根据 2010 版北京市医保药品目录，两者均属于"扶正祛湿剂"，建议判定为重复用药。中成药联合用药智能评价模型的计算结果显示，两者的重复用药得分为 9 分。

独活寄生合剂＋四物合剂：两药均能养血，用于气血亏虚证，独活寄生合剂包含四物合剂的全部成分（当归、川芎、白芍、熟地黄），建议判定为重复用药。中成药联合用药智能评价模型的计算结果显示，两者的重复用药得分为 3 分。

【不良反应及禁忌证信息】说明书提示"妊娠期妇女禁用，发热患者暂停使用""严重心、肝、肾功能损害者慎用，高血压、心脏病、肝病、糖尿病、肾病等慢性病严重者应在医师指导下服用"。有报道称，1 例患者服用独活寄生合剂约 40ml 后，约 0.5 小时出现脸部潮热、头晕、恶心、呕吐、咽喉部水肿、心跳加快、呼吸抑制伴四肢麻木、两腿发软，送往急救中心治疗后缓解。本品含有马兜铃酸中药细辛，使用时应定期监测肾功能，并且避免与其他可能导致肾损伤的中西药联用。

【十八反、十九畏及相互作用信息】从十八反、十九畏"藻戟遂芫俱战草"的角度看,本品含有甘草,与含海藻、大戟、甘遂、芫花的中药复方或中成药联用时需注意监测,例如舟车丸(甘遂、大戟、芫花)、乳癖消片(海藻)、心通口服液(海藻)、紫金散(大戟)、祛痰止咳颗粒(甘遂、芫花)等。

从十八反、十九畏"诸参辛芍叛藜芦"的角度看,本品含有党参、细辛和芍药,与含有藜芦的中药复方或中成药联用时应密切监测,例如三七血伤宁胶囊(黑紫藜芦)。

【现代研究信息】现代研究显示,独活寄生颗粒对二甲苯所致的小鼠耳肿胀、角叉菜胶所致的大鼠足肿胀有明显的抑制作用,对化学性刺激引起的小鼠疼痛具有明显的镇痛作用;能降低急性血瘀模型大鼠的全血黏度和红细胞聚集指数,显著延长 PT 和 APTT 时间;具有明显的抗炎、镇痛和活血化瘀作用,提示临床对风湿性关节炎和类风湿关节炎可能具有综合治疗作用。

【主要参考资料】

[1] 独活寄生合剂.四川绵阳一康制药有限公司.2007-06-22 修订.

[2] 独活寄生颗粒.海南海力制药有限公司.2009-06-02 修订.

[3] 独活寄生丸(水蜜).山西华康药业股份有限公司.2011-11-09 核准.

[4] 独活寄生丸(大蜜).山西华康药业股份有限公司.2011-05-17 核准.

[5] 张莹,周小莉,吴斌,等.独活寄生合剂对老年膝骨关节炎核磁共振成像积分和血清软骨代谢标志物的影响[J].中国实验方剂学杂志,2016,22(10):154-157.

[6] 周小莉,李映,苟晓燕,等.独活寄生合剂联合盐酸氨基葡萄糖胶囊治疗肝肾亏虚型膝骨关节炎骨髓水肿的临床观察[J].中国药房,2015,26(11):1520-1522.

[7] 赵海荣,王清敏.独活寄生合剂加肿痛安治疗膝骨性关节炎 122 例[J].中国社区医师(医学专业),2012,36(10):10.

[8] 张贺民.督脉论治治疗老年退行性腰椎管狭窄症 256 例[J].中国中医骨伤科杂志,2013,21(6):14-15.

[9] 方一清,杨春.独活寄生合剂毒性反应 1 例[J].西北药学杂志,2004,19(2):76.

[10] 罗先钦,刘剑毅,黄崇刚,等.独活寄生颗粒主要药效学的实验研究[J].重庆中草药研究,2004,12(2):38-43.

[11] 黄勇,周英杰,杨晓姣,等.独活寄生丸联合小针刀治疗腰三横突综合症临床观察[J].世界中西医结合杂志,2016,11(06):836-839.

[12] 徐德利.独活寄生丸联合低温等离子射频消融术治疗椎间盘源性腰痛 46 例[J].河南中医,2015,35(05):1029-1031.

[13] 邵金阶.独活寄生丸合药浴法治疗腰臀肌筋膜炎 45 例[J].河北中医,2002(10):758-759.

61. 眩晕宁片(颗粒)

【制剂规格】片剂 0.38g/片,颗粒剂 8g/袋。

【药物组成】泽泻、白术、茯苓、制半夏、女贞子、墨旱莲、菊花、牛膝、陈皮、甘草。

【方剂来源】当代经验方,可能是汉·张仲景《金匮要略》中"泽泻汤"(泽泻、白术)、宋·《太平惠民和剂局方》中"四君子汤"(人参、茯苓、白术、甘草)和"二陈汤"(陈皮、半夏)联合方的加减方。现行执行标准为《卫生部药品标准·中药成方制剂》(第18册)WS3-B-3482-98。

【组方特点】本方健脾利湿,滋肾平肝。用于痰湿中阻、肝肾不足引起的头昏头晕。方中的白术、泽泻为君药。其中,白术健脾益气,燥湿利水;泽泻利水渗湿,治疗水湿内停、头目眩晕。茯苓健脾利湿、半夏燥湿化痰、陈皮燥湿理气,三药合用,以加强白术健脾益气、燥湿化痰之功效,共为臣药。

【说明书及超说明书适应证信息】说明书功能主治为"健脾利湿,滋肾平肝。用于痰湿中阻、肝肾不足引起的头昏头晕"。

(1)属于说明书适应证的病证包括(以痰湿中阻、肝肾不足为证型要素):

● 痰湿中阻伴肝肾不足

● 眩晕症(痰湿型眩晕)

● 耳性眩晕(梅尼埃综合征、前庭神经炎眩晕、位置性眩晕、晕动病、内耳缺血相关性眩晕等)

● 脑性眩晕(后循环缺血性眩晕、椎-基底动脉供血不足性眩晕、短暂性脑缺血发作性眩晕、脑动脉硬化性眩晕等)

● 颈性眩晕、眼原性眩晕、系统性眩晕等其他眩晕

(2)根据临床文献报道,目前存在的超说明书使用的病证有:

● 神经性耳鸣(施维,29例,2片/次,3次/天,配合尼麦角林+维生素 B_1 片,3周)

● 老年痴呆症(梅应兵,30例,3片/次,3次/天,配合脑脉泰胶囊,2个月)

● 2级高血压(马晓莹,99例,2片/次,3次/天,10天)

【说明书及超说明书用法用量信息】眩晕宁片说明书用法用量为"口服,一次2~3片,一日3~4次";同时建议应餐后服用。

眩晕宁颗粒说明书用法用量为"开水冲服,一次8g,一日3~4次"。

【说明书及超说明书疗程信息】说明书未明确标明疗程。根据《中药新药临床研究指导原则》,肾阴虚证和肾阳虚证的推荐疗程不少于4周。根据文献报道,治疗不同病证时的疗程不同,治疗梅尼埃病时为1周~1个月,治疗位置性眩晕时为2周~1个月,治疗内耳缺血相关性眩晕时为1个月,治疗后循环缺血性眩晕时为10天~2个月,治疗短暂性脑缺血发作性眩晕时为15天,治疗脑动脉硬化性眩晕时为2周,治疗颈性眩晕时为1~2周,治疗神经性耳鸣时为3周,治疗老年性痴呆症时为2个月。

【重复用药信息】眩晕宁片+二陈丸:两药均能燥湿健脾,用于治疗痰湿

中阻证,眩晕宁片包含二陈丸的全部成分(陈皮、半夏、茯苓、甘草),建议判定为重复用药。中成药联合用药智能评价模型的计算结果显示,两者的重复用药得分为5分。

【不良反应及禁忌证信息】说明书提示"妊娠期妇女禁用;外感者禁服""儿童、年老体弱者,有高血压、心脏病、糖尿病、肝病、肾病等慢性病严重者应在医师指导下服用"。根据文献报道,1例患者因眩晕服用眩晕宁片(3片/次,3次/天)与院内自制中药制剂(既往服用过)3次后出现脸部红斑型药疹,抗过敏治疗后缓解;1例患者因眩晕服用眩晕宁片(2片/次,3次/天)2次后出现恶心、呕吐、胃痛的副作用表现,停药后缓解;1例患者因脑梗眩晕服用眩晕宁片(1片/次,3次/天)后出现胃部烧灼、眼睑下垂的不良反应,停药后缓解。

【十八反、十九畏及相互作用信息】从十八反、十九畏"半蒌贝蔹及攻乌,藻戟遂芫俱战草"的角度看,本品含有半夏,与含有乌头的中药复方或中成药联用时需注意监测,例如小活络丸(川乌、草乌)、附桂骨痛片(附子)、盘龙七片(川乌、草乌)、虎力散胶囊(草乌)、附子理中丸(附子)、金匮肾气丸(附子)、右归丸(附子)、芪苈强心胶囊(附子)等;本品含有甘草,与含海藻、大戟、甘遂、芫花的中药复方或中成药联用时需注意监测,例如舟车丸(甘遂、大戟、芫花)、乳癖消片(海藻)、心通口服液(海藻)、紫金散(大戟)、祛痰止咳颗粒(甘遂、芫花)等。

【现代研究信息】现代研究显示,眩晕宁对颈性眩晕有较好的治疗作用,能明显改善椎动脉血供,显著降低血浆内皮素和升高降钙素基因相关肽的水平,降低血胆固醇和全血比黏度,改善眩晕症状。

【主要参考资料】

[1] 眩晕宁片.桂林三金药业股份有限公司.2014-11-10修订.

[2] 眩晕宁颗粒.桂林三金药业股份有限公司.2012-11-13修订.

[3] 李云燕,谢艳,冯小莉,等.敏使朗联合眩晕宁治疗良性阵发性位置性眩晕疗效观察[J].实用中医药杂志,2016,32(12):1205-1206.

[4] 毛艳,李蓓芸.眩晕宁片致脸部红斑型药疹1例[J].长江大学学报(自科版),2013,10(33):131.

[5] 谷慧敏.眩晕宁片治疗美尼尔氏综合症72例[J].中医临床研究,2011,3(04):97,99.

[6] 施维,丁燕.眩晕宁联合西药治疗神经性耳鸣的效果观察[J].中国中医药现代远程教育,2010,8(24):56-57.

[7] 方宝霞,时晓亚,李鹏,等.眩晕宁治疗椎基底动脉供血不足性眩晕的系统评价[J].现代中西医结合杂志,2010,19(16):1963-1964,1974.

[8] 梅应兵,姚雪婷.脑脉泰联合眩晕宁治疗老年性痴呆60例临床研究[J].实用心脑肺血管病杂志,2010,18(04):436,438.

[9] 张晨霞.眩晕宁片治疗前庭神经炎 104 例[J].中国中医药现代远程教育,2010,8(04):98.

[10] 刘传,程常福,王嵘.眩晕宁颗粒剂治疗颈性眩晕 70 例疗效观察[J].实用心脑肺血管病杂志,2010,18(01):24-25.

[11] 马晓莹,于金芳.眩晕宁与牛黄降压丸对 2 级高血压的疗效观察[J].实用心脑肺血管病杂志,2009,17(10):871.

[12] 张兰柱.眩晕宁治疗眩晕 108 例疗效观察[J].实用心脑肺血管病杂志,2008(04):54.

[13] 江慧,陈雅敏,刘秀利.眩晕宁治疗椎-基底动脉供血不足性眩晕 40 例临床观察[J].实用心脑肺血管病杂志,2008(04):55-56.

[14] 陈新彤,王占鹏.眩晕宁片致不良反应 2 例临床讨论[J].中国中医药信息杂志,2007(12):106.

62. 癃清片(胶囊)

【制剂规格】片剂 0.6g/片,胶囊 0.5g/粒。

【药物组成】泽泻、车前子、败酱草、金银花、牡丹皮、白花蛇舌草、赤芍、仙鹤草、黄连、黄柏。

【方剂来源】当代经验方,可能是源于清·《杂病源流犀烛》中"车前子汤"(泽泻、车前子、厚朴)和当代《新急腹症学》中"消脓汤"(大黄、黄芩、黄连、黄柏、冬瓜仁、败酱草、银花、连翘、蒲公英、地丁、当归、赤芍、木香)的联合加减方。现行执行标准为《中国药典》(2015 年版)一部。

【组方特点】本方清热解毒,凉血通淋。用于下焦湿热所致的热淋。方中的泽泻、车前子为君药。其中,泽泻既能利水渗湿,又能泄热,治疗小便不利、热淋涩痛;车前子清热利尿通淋,用于小便不利、水肿兼有热者。金银花、败酱草、黄连、白花蛇舌草清热解毒燥湿,诸药合用增强君药清热凉血通淋之功效,为臣药。

【说明书及超说明书适应证信息】说明书功能主治为"清热解毒,凉血通淋。用于下焦湿热所致的热淋,症见尿频、尿急、尿痛、腰痛、小腹坠胀"。

(1)属于说明书适应证的病证包括(以湿热瘀阻为证型要素):

● 湿热淋证(热淋等)

● 尿路感染(复发性尿路感染、泌尿系统感染、上尿路感染、下尿路感染、糖尿病合并尿路感染等)

● 前列腺炎(慢性前列腺炎、慢性非细菌性前列腺炎等)

● 前列腺增生

(2)根据临床文献报道,目前存在的超说明书使用的病证有:

● 预防膀胱镜检查术后下尿路感染(代宏亮,52 例,片剂口服,8 片/次,2

次/天,术前 1 天晚至术后第 2 天晚,共用药 7 次)

【说明书及超说明书用法用量信息】癃清片说明书用法用量为"口服。一次 6 片,一日 2 次;重症一次 8 片,一日 3 次"。也有文献在治疗或预防下尿路感染时采取一次 8 片,一天 2 次的中剂量方案。

癃清胶囊说明书用法用量为"口服。一次 4 粒,一日 2 次;重症一次 5~6 粒,一日 3 次"。

【说明书及超说明书疗程信息】说明书未明确标明疗程。根据《中药新药临床研究指导原则》,慢性前列腺炎的疗程为 4 周。根据文献报道,急性尿路感染的疗程为 1 周,慢性尿路感染的疗程为 2 周。预防膀胱镜检查术的用药时间为 3 天。

【重复用药信息】癃清片+前列舒通胶囊:两药均能清热通淋,均含有黄柏、赤芍、泽泻,用于治疗下焦湿热所致的热淋证。根据 2010 版北京市医保药品目录,两者均属于"清热通淋剂",建议判定为重复用药。中成药联合用药智能评价模型的计算结果显示,两者的重复用药得分为 4 分。

癃清片+分清五淋丸:两药均能清热通淋,均含车前子、黄柏、泽泻,用于治疗湿热下注所致的淋证,建议判定为重复用药。中成药联合用药智能评价模型的计算结果显示,两者的重复用药得分为 3 分。

【不良反应及禁忌证信息】说明书提示"体虚胃寒者不宜服用。淋证属于肝郁气滞或脾肾两虚,膀胱气化不行者不宜使用。肝郁气滞、脾虚气陷、肾阳衰惫、肾阴亏耗所致的癃闭不宜使用"。有文献报道在治疗尿路感染时,使用说明书范围内的最高剂量(8 片/次,3 次/天)可能增加出现胃肠道不良反应的风险,但均于停药后消失。

【十八反、十九畏及相互作用信息】从十八反、十九畏"诸参辛芍叛藜芦"的角度看,本品含有赤芍,在与含有藜芦的中药复方或中成药联用时应注意监测,例如三七血伤宁胶囊(黑紫藜芦)

【现代研究信息】现代研究显示,癃清片能明显降低二甲苯致炎小鼠血清中的 PGE_2、MAD、TNF-α 含量,抑制角叉菜胶致小鼠足趾肿胀,能延长热板所致的小鼠舔后足的时间,减少乙酸致小鼠扭体反应的次数。癃清片能显著降低由乙型链球菌、金黄色葡萄球菌、致病大肠埃希菌感染小鼠的死亡率。癃清片可抑制丙酸睾酮所致的前列腺增生大鼠前列腺各叶的质量指数增加与前列腺腹叶体积增生,对前列腺腹叶背侧叶和腺腔直径的增加及腹叶、头叶腺上皮细胞高度的增加有明显的抑制作用。

【主要参考资料】

[1] 癃清片.天津中新药业集团股份有限公司隆顺榕制药厂.2010-10-01 修订.

[2] 癃清胶囊.重庆科瑞南海制药有限责任公司.2011-05-31 修订.

［3］张晓静,邓雁如,刘德福,等.癃清片抗炎镇痛作用研究［J］.中药药理与临床,2015（01）:213-217.

［4］唐明茹,苏婕,石光梅.癃清片对小鼠体内抗菌作用的研究［J］.天津药学,1994（04）:15-17.

［5］郭剑明.癃清片治疗前列腺增生症的疗效观察［J］.天津医药,2007(11):872.

［6］韩双红,王玉芬,陈卫平,等.癃清片对大鼠前列腺炎的抑制作用［J］.中草药,2004（07）:74-76.

［7］陈潇雨,屈颖伟,王锁刚,等.不同剂量癃清治疗上、下尿路感染临床研究［J］.中医学报,2016,31（06）:899-901.

［8］厉东亚,孙文强.左氧氟沙星胶囊联合癃清片治疗 2 型糖尿病合并尿路感染的疗效观察［J］.现代药物与临床,2014,29（01）:68-70.

［9］安海燕,郭颖博,谢璇,等.癃清片配合抗生素治疗复发性尿路感染 68 例临床观察［J］.长春中医药大学学报,2011,27（05）:782-783.

［10］高筱松,高文喜,贺菊乔,等.癃清片治疗慢性前列腺炎多中心双盲安慰剂对照试验研究［J］.中国男科学杂志,2010,24（09）:21-25.

［11］代宏亮,贾玉森,陈小均,等.癃清片预防膀胱镜检术后下尿路感染的临床研究［J］.中国临床药理学杂志,2016,32（09）:795-796.

十四、化浊降脂

63. 血脂康胶囊

【制剂规格】0.3g/粒。

【药物组成】红曲。

【方剂来源】当代经验方。红曲的传统功效为健脾消食、活血化瘀。20世纪 70 年代日本及欧美学者从红曲霉菌中提取出具有降脂作用的 monacolin 类物质(结构类似于洛伐他汀),开启了红曲的现代降脂药效研究。现行执行标准为《中国药典》(2015 年版)一部。

【组方特点】本方成分为红曲,能够除湿祛痰、活血化瘀、健脾消食,用于脾虚痰瘀证,现代用于高脂血症以及动脉粥样硬化引起的心脑血管疾病的辅助治疗。《中华本草》记载其"主饮食积滞,脘腹胀满,赤白下痢,产后恶露不尽,跌打损伤"。

【说明书及超说明书适应证信息】说明书功能主治为"除湿祛痰,活血化瘀,健脾消食。用于脾虚痰瘀阻滞症的气短、乏力、头晕、头痛、胸闷、腹胀、食少纳呆等;高脂血症;也可用于由高脂血症及动脉粥样硬化引起的心脑血管疾病的辅助治疗"。

(1)属于说明书适应证的病证包括(以脾虚痰瘀为证型要素)

● 脾虚痰瘀证

● 高脂血症(原发性高脂血症、高胆固醇血症、高甘油三酯血症、冠心病血

脂异常、混合性高脂血症、代谢综合征等）

● 动脉粥样硬化引起的心脑血管疾病（冠心病、高血压合并冠心病、颈动脉粥样硬化、不稳定型心绞痛、周围血管动脉硬化闭塞症、无症状性心肌缺血等）

● 脂肪肝（非酒精性脂肪肝、糖尿病性脂肪肝等）

（2）根据临床文献报道，目前存在的超说明书使用的病证有：

● 高血压（武彩娥，60例，口服，2粒/次，2次/天，配合常规治疗，24周）

● 改善老年认知功能（蔡颖颖，29例，口服，2粒/次，2次/天，配合常规治疗，3个月）

● 改善胰岛素敏感性（王彩玲，30例，口服，4粒/天，8周）

● 糖尿病肾病（王锋，9个随机对照研究的系统评价）

● 儿童肾病综合征（孙荣，58例，口服，<5岁，每天1粒；≥5岁，每天2粒，联合泼尼松，8周）

【说明书及超说明书用法用量信息】说明书用法用量为"口服，一次2粒，一日2次，早、晚饭后服用；轻、中度患者一日2粒，晚饭后服用"。针对1996~2004年血脂康胶囊治疗高脂血症的22篇随机对照试验的系统综述显示，除了2篇采用5g/d的治疗方案外，其余20篇均采用1.2g/d（相当于2粒/次，2次/天）的用法用量。针对2013年之前血脂康胶囊治疗高脂血症合并冠心病的系统综述显示，用法用量均为1.2g/d。针对1997~2008年血脂康胶囊治疗糖尿病肾病的系统综述显示，用法用量均为1.2g/d。

【说明书及超说明书疗程信息】说明书未明确标明疗程。根据系统综述报道，血脂康胶囊治疗高脂血症的疗程从4~24周不等，以8周最为常见；血脂康胶囊辅助治疗冠心病的疗程从4周~4年不等，以2~6个月最常见；血脂康胶囊治疗糖尿病肾病的疗程为2~4个月。另外，文献报道显示，治疗儿童肾病综合征的疗程为8周，改善老年认知功能的疗程为3个月。

【重复用药信息】血脂康胶囊+脂必妥片：两药均能除湿祛痰、活血化瘀、健脾消食，两药的成分同为红曲（有效成分为洛伐他汀及他汀类同系物），用于治疗高脂血症和动脉粥样硬化。根据2010版北京市医保药品目录，两者均属于"化浊降脂剂"，建议判定为重复用药。中成药联合用药智能评价模型的计算结果显示，两者的重复用药得分为7分。

血脂康胶囊+脂必泰胶囊：两药均能消痰化瘀、健脾和胃，脂必泰胶囊包含血脂康胶囊的成分（红曲），用于治疗高脂血症。根据2010版北京市医保药品目录，两者均属于"化浊降脂剂"，建议判定为重复用药。中成药联合用药智能评价模型的计算结果显示，两者的重复用药得分为5分。

【不良反应及禁忌证信息】说明书提示"一般耐受性良好，大部分副作用轻微而短暂。常见不良反应为肠胃道不适,如胃痛、腹胀、胃部灼热等。偶可引起血清氨基转移酶和肌酸磷酸激酶可逆性升高。罕见乏力、口干、头晕、头痛、肌痛、皮疹、胆囊疼痛、水肿、结膜充血和泌尿道刺激症状"。同时,"活动性肝炎或无法解释的血清氨基转移酶升高者禁用,不推荐给妊娠期妇女及哺乳期妇女使用,治疗期间应监测血清氨基转移酶和肌酸磷酸激酶"。

文献报道显示,2010~2015年针对血脂康胶囊与他汀类降脂药有效性和安全性的对比研究显示,两组均报道了头痛、头晕、胃肠道不适等不良反应,但血脂康组的发生率较低。有个案报道显示,1例83岁的患者将阿托伐他汀换成血脂康胶囊(0.6g/d)时可出现横纹肌溶解;1例63岁的脑梗死患者服用血脂康胶囊(1.2g/d)导致横纹肌溶解症。也有文献报道,1例53岁的女性因高甘油三酯血症服用血脂康胶囊2粒后出现肝胆区域剧烈疼痛,停药后缓解;1例68岁的男性房颤患者因服用胺碘酮和血脂康胶囊出现肝功能异常。

【十八反、十九畏及相互作用信息】本方组成不含"十八反、十九畏"中所提及的药物。

【现代研究信息】现代研究显示,血脂康胶囊的主要调脂成分为洛伐他汀及他汀类同系物,1.2g血脂康胶囊相当于10mg洛伐他汀,可使低密度脂蛋白胆固醇(LDL-C)降低28.5%。药理学研究显示,本品有调脂、冠心病二级预防的作用,同时也存在调脂以外的作用,例如抑制炎症反应、改善胰岛素抵抗、辅助降压作用、改善血管内皮功能等。另据报道,血脂康胶囊不仅含有天然复合他汀及少量其他他汀类同系物,而且含有多种不饱和脂肪酸、氨基酸、生物碱、麦角固醇、γ-氨基丁酸及黄酮类物质等有益成分,同样有降脂、抗炎、抗氧化、抑制平滑肌细胞增殖、调节免疫功能等作用。

【主要参考资料】

[1] 血脂康胶囊.北京北大维信生物科技有限公司.2009-03-19修订.

[2] 李杰,黄淑田.血脂康致高龄病人横纹肌溶解症1例[J].中西医结合心脑血管病杂志,2017,15(07):890-891.

[3] 蔡颖颖.中药血脂康胶囊早期介入改善老年高血压患者认知功能的临床研究[D].南京中医药大学,2017.

[4] 徐智超,唐海沁,张亚文,等.血脂康与他汀类药物调脂效果对比及安全性分析[J].中国临床保健杂志,2017,20(01):28-32.

[5] 蔡强文,郭照军,张献波.血脂康胶囊联合依那普利和硝苯地平治疗高血压合并冠心病的疗效观察[J].现代药物与临床,2016,31(01):45-49.

[6] 王洋,陈智慧,刘光辉,等.血脂康胶囊辅助治疗冠心病随机对照试验系统综述[J].中国中西医结合杂志,2014,34(10):1182-1191.

[7] 李银花,贾张蓉,江龙,等.血脂康对冠心病合并高脂血症患者疗效的Meta分析[J].中国循证心血管医学杂志,2014,6(01):25-30.

［8］敖莉，王泽茂，姜云.阿托伐他汀联合血脂康治疗高血压伴颈动脉斑块的效果观察［J］.中国医药导报，2013，10（32）：95-97，108.

［9］苏玲，李晋，刘贺萍，等.胺碘酮片与血脂康胶囊联用致肝功能异常一例［J］.药学服务与研究，2013，13（05）：331，335.

［10］刘绍屏.血脂康胶囊治疗高脂血症 60 例临床观察［J］.天津中医药，2013，30（04）：203-204.

［11］曹永芬，姚宇红，罗心一，等.中药联合血脂康胶囊治疗周围血管动脉硬化闭塞症 25 例［J］.中医杂志，2011，52（03）：242-243.

［12］蓝晓红，周永刚.血脂康胶囊致横纹肌溶解症 1 例［J］.中国药物警戒，2010，7（04）：255-256.

［13］王锋，吴红梅.血脂康治疗糖尿病肾病的系统评价［J］.中国循证医学杂志，2009，9（01）：63-70.

［14］孙荣，栾福伦，臧权祖，等.血脂康胶囊辅助治疗儿童肾病综合征的疗效［J］.儿科药学杂志，2007（03）：43-45.

［15］赵瑞云，安可英，郭娟.血脂康对非酒精性脂肪肝患者的治疗观察［J］.实用肝脏病杂志，2007（01）：33-35.

［16］张分明.血脂康治疗非酒精性脂肪肝病 35 例临床分析［J］.中国基层医药，2006（10）：1682-1683.

［17］武彩娥，叶平.血脂康对高血压患者降压治疗中多项指标改善的协同效应［J］.中华心血管病杂志，2006（10）：886-889.

［18］姚宗良，朱承超，万希琴.血脂康联合运动治疗有症状性脂肪肝的临床研究［J］.中国现代医学杂志，2006（02）：253-256.

［19］王卫霞.血脂康胶囊治疗高脂血症有效性和安全性的系统评价［D］.北京中医药大学，2005.

［20］漆满英，章璟，肖建纲.血脂康治疗高胆固醇血症 112 例疗效观察［J］.实用临床医学，2004（06）：20-22.

［21］王彩玲，李曙远，张伟.血脂康对 2 型糖尿病人胰岛素敏感性的影响［J］.中国糖尿病杂志，2001（03）：171-173.

［22］韦敬东.血脂康胶囊致胆囊疼痛 1 例［J］.井冈山医专学报，2000（02）：82.

［23］石湘芸，田慧生，吴旭辉，等.不同剂量血脂康治疗原发性高脂血症 81 例［J］.中国新药杂志，1997（06）：32-35.

［24］于普林，沈志卫，迟家敏，等.血脂康治疗老年人原发性高脂血症的临床观察［J］.中国老年学杂志，1996（04）：206-208.

十五、外科用药

64. 胆宁片

【制剂规格】0.36g/片。

【药物组成】大黄、虎杖、青皮、白茅根、陈皮、郁金、山楂。

【方剂来源】当代经验方。现行执行标准为《中国药典》（2015 年版）一部。

【组方特点】本方疏肝利胆，清热通下。用于肝郁气滞、湿热未清所致的慢性胆囊炎。方中的大黄清热泻火、导滞消胀、利湿退黄，用于肝胆湿热所致的腹胀腹痛、嗳气面黄诸症，为君药。青皮、陈皮疏肝破气、燥湿化痰，虎杖、白茅根利湿退黄、清热养阴，配合君药治疗肝胆湿热，共为臣药。

【说明书及超说明书适应证信息】说明书功能主治为"疏肝利胆，清热通下。用于肝郁气滞、湿热未清所致的右上腹隐隐作痛、食入作胀、胃纳不香、嗳气、便秘，慢性胆囊炎见上述证候者"。

（1）属于说明书适应证的病证包括（以肝郁气滞、湿热蕴结为证型要素）：

● 肝郁气滞兼湿热内蕴证

● 慢性胆囊炎（慢性湿热型胆道疾病、胆管炎、胆囊疾病、急性胆囊炎、慢性胆囊炎急性发作等）

● 胆石症（胆囊泥沙样结石、胆固醇结石、胆内胆管结石、胆管镜治疗术后残石等）

● 便秘（习惯性便秘、老年便秘、化疗后便秘等）

● 胆囊切除术后综合征（胆囊摘除术后血脂升高）

（2）根据临床文献报道，目前存在的超说明书使用的病证有：

● 非酒精性脂肪性肝病（季光，102 例，口服，5 片/次，3 次/天，24 周）

● 预防高血脂性急性胰腺炎（盛潇磊，22 例，口服，4 片/次，3 次/天，3 个月）

● 高脂血症（袁婧，25 例，口服，3 片/次，3 次/天，配合辛伐他汀，3 个月）

● 代偿期肝硬化（韩捷，20 例，口服，5 片/次，3 次/天，20 天）

● 黄疸型病毒性肝炎（窦婷婷，30 例，口服，5 片/次，3 次/天，4 周）

● 结肠冗长症（郑晓蕾，17 例，口服，5 片/次，3 次/天，联合莫沙必利，12 周）

● 胆汁反流性胃炎（金小晶，20 例，口服，5 片/次，3 次/天，联合铝碳酸镁，1 个月）

● 糖尿病胃轻瘫（王诗才，54 例，口服，5 片/次，3 次/天，配合常规治疗，4 周）

【说明书及超说明书用法用量信息】胆宁片说明书用法用量信息为"口服，一次 5 片，一日 3 次，饭后服用"。根据文献报道，治疗高脂血症时可采用一次 3 片，一天 3 次的治疗方案，有效性和安全性良好。另外，根据文献报道，胆宁片临床应用时需注意根据患者便溏或腹泻的情况调整剂量，可将单次剂量减为 4 或 3 片，或将给药频次减为一天 2 次。

【说明书及超说明书疗程信息】说明书未明确标明疗程。根据文献报道,治疗非酒精性脂肪性肝病时的疗程为 24 周,治疗代偿期肝硬化时的疗程为 20 天,治疗结肠冗长症时的疗程为 12 周,治疗糖尿病胃轻瘫时的疗程为 4 周,治疗高脂血症时的疗程为 3 个月,治疗黄疸型病毒性肝炎时的疗程为 4 周。

【重复用药信息】胆宁片+胆石利通片:两药均能疏肝利胆,均含有郁金、陈皮、大黄,用于治疗慢性胆囊炎。根据 2010 版北京市医保药品目录,两者均属于"清利肝胆剂",建议判定为重复用药。中成药联合用药智能评价模型的计算结果显示,两者的重复用药得分为 6 分。

胆宁片+舒胆片:两药均能清热利胆,均含郁金、大黄、虎杖,用于治疗肝胆湿热所致的胆囊炎,建议判定为重复用药。中成药联合用药智能评价模型的计算结果显示,两者的重复用药得分为 3 分。

【不良反应及禁忌证信息】说明书提示"可引起大便次数增多,偶有轻度腹泻""服用本品后,如每日排便增至 3 次以上者,应酌情减量服用"。有文献统计了 7653 例患者服用胆宁片的药物不良反应情况,仅有 1.8%(138/7653)的患者发生药物不良反应,主要不良反应表现为腹泻者 104 例(75.36%)、稀便者 21 例(15.22%)、胃肠道反应者 8 例(5.80%)、腹痛者 3 例(2.17%)、口苦者 2 例(1.45%)。

【十八反、十九畏及相互作用信息】从十八反、十九畏"丁香莫与郁金见"的角度看,本品含有郁金,与含有丁香的中药复方或中成药联合使用时应注意监测,例如炎立消胶囊(丁香)、冠心舒通胶囊(丁香)、康力欣胶囊(丁香)等。

【现代研究信息】现代研究显示,胆宁片对实验性高脂饮食性脂肪肝大鼠具有一定的治疗作用,其作用机制可能与促进肝脏摄取氧化脂肪酸与胆固醇有关。胆宁片可通过调控血浆 CCK 水平而调节胆囊运动功能,促进胆囊排空,降低结石形成,对胆囊胆固醇结石有一定的防治作用。

【主要参考资料】

[1] 胆宁片.上海和黄药业有限公司.2007-01-18 核准.

[2] 季光,范建高,陈建杰,等.胆宁片治疗非酒精性脂肪性肝病(湿热型)的临床研究[J].中国中西医结合杂志,2005,25(6):485-488.

[3] 韩捷.胆宁片治疗湿热内蕴型代偿期肝硬化 20 例临床观察[J].中成药,2014,36(1):213-214.

[4] 郑晓蕾,米彩锋.胆宁片联合莫沙必利片治疗结肠冗长症 17 例疗效分析[J].中国实用医药,2016(2):129-130.

[5] 王诗才,施秀娟,邓钰杰,等.胆宁片治疗肝胃郁热型糖尿病胃轻瘫临床观察[J].湖北中医杂志,2015,37(1):9-10.

[6] 袁婧,陈虎.胆宁片在高血脂治疗中的疗效观察[J].中国社区医师(医学专业),2013,15(1):198.

[7] 窦婷婷,何锐,陈巍.胆宁片治疗黄疸型病毒性肝炎的临床疗效观察[J].山西医药杂志,2013,42(4):181-182.

[8] 路夷平,唐亮.胆宁片治疗慢性弹道感染、胆石症的疗效及安全性分析[J].上海医药,2008,29(3):128-130.

[9] 杨英昕,朱培庭,张静喆,等.胆宁片对高脂模型大鼠脂肪肝及PPARct、CYP7A1表达的影响[J].中国新药与临床杂志,2007,26(10):721-726.

[10] 王莉,丁丽丽,杨帆,等.胆宁片对胆汁瘀积小鼠肝脏转运体及代谢酶基因表达的影响[J].中成药,2013,35(7):1385-1389.

[11] 刘皓,范尧夫,王平,等.胆宁片对胆固醇结石模型豚鼠胆囊运动功能及血浆CCK水平的影响[J].长春中医药大学学报,2014,30(5):773-776.

[12] 盛潇磊,袁睿,蔺汝云.胆宁片预防性治疗复发性高甘油三酯血症性胰腺炎合并脂肪肝22例临床分析[J].云南中医中药杂志,2016(04):85-87.

[13] 许源,许国振.胆宁片治疗胆囊摘除后血脂升高32例[J].中国中医药现代远程教育,2014(17):49.

[14] 郭明浩.胆宁片治疗胆囊切除术后综合征82例疗效分析[J].中国伤残医学,2013(09):165-166.

[15] 金小晶,蔡燕峰.胆宁片治疗肝胃不和型胆汁反流性胃炎随机对照临床研究[J].实用中医内科杂志,2012(04):39-40.

65. 迈之灵片

【制剂规格】每片含马栗种子提取物150mg。

【药物组成】马栗种子提取物。

【方剂来源】进口药品,进口注册标准JZ20080004。

【组方特点】本方成分为马栗种子提取物,用于慢性静脉功能不全所致的肿胀、痔疮诸症。

【说明书及超说明书适应证信息】说明书功能主治为:"①用于慢性静脉功能不全,静脉曲张,深静脉血栓形成及血栓性静脉炎后综合征引起的下肢肿胀、痉挛、瘙痒、灼热、麻木、疼痛、疲劳沉重感、皮肤色素沉着、郁血性皮炎、溃疡、精索静脉曲张引起的疼痛等;②用于手术后、外伤、创伤、烧烫伤所致的软组织肿胀,静脉性水肿;③痔静脉曲张引起的内、外痔急性发作症状,如肛门潮湿、瘙痒、出血、疼痛等"。

(1)属于说明书适应证的病证包括:

• 慢性静脉功能不全相关病证(原发性下肢静脉功能不全、精索静脉曲张、精索静脉曲张伴弱精症、下肢淋巴水肿等)

• 治疗手术、外伤、创伤等所致的软组织肿胀(急性软组织损伤、肢体创伤后肿胀、静脉曲张术后肿胀、脑卒中后患肢肿胀、包皮环切术后水肿、牙拔除术后肿胀、乳腺癌术后上肢肿胀、视网膜水肿、慢性心力衰竭合并下肢水肿等)

- 预防手术后软组织肿胀(动力髋螺钉固定术前预防)
- 痔疮(内痔、混合痔、痔疮术后吻合口周围淤血、肛门瘙痒症等)
- 静脉曲张性湿疹

(2)根据临床文献报道,目前存在的超说明书使用的病证有:

- 糖尿病周围神经病变[楼朝飞,60 例,口服,2 片/次,2 次/天,联合甲钴胺片(弥可保),6 个月]
- 周围性面瘫(郭冬梅,21 例,口服,2 片/次,3 次/天,配合常规治疗,2周)
- 湿热蕴结型溃疡性结肠炎(刘佃温,30 例,口服,2 片/次,2 次/天,10天)
- 梅尼埃综合征(侯春丽,120 例,口服,病情发作期 2 片/次,2 次/天;间歇期 1 片/次,2 次/天;长期治疗,随访 1 年)
- 紫癜性皮病(祁凤娥,90 例,口服,2 片/次,2 次/天,4 周)
- 输尿管结石(冯战启,98 例,口服,2 片/次,2 次/天,3 周)

【说明书及超说明书用法用量信息】迈之灵片说明书用法用量信息为"饭后口服,成人每日 2 次,早、晚各 1 次,每次 1~2 片。病情重或治疗初期每日 2 次,每次 2 片"。文献报道,在治疗周围性面瘫时有 2 片/次,3 次/天的治疗方案,有效性和安全性良好。

【说明书及超说明书疗程信息】说明书明确标明疗程"20 天为 1 个疗程,可长期服用"。根据文献报道,治疗急性软组织损伤水肿 3~5 天后可显效,治疗痔疮 7~10 天后可显效;而治疗精索静脉曲张的疗程为 2 个月,治疗糖尿病周围神经病变的疗程为 6 个月。

【重复用药信息】迈之灵片+威利坦片:两药均只含有同一种成分马栗种子提取物,治疗因静脉功能障碍导致的慢性静脉功能不全及解除骨及关节于创伤及手术后的肿胀,建议判定为重复用药。中成药联合用药智能评价模型的计算结果显示,两者的重复用药得分为 6 分。

【不良反应及禁忌证信息】说明书提示"可有轻微胃肠道不适",所以"胃溃疡患者慎用"。有报道称,1 例患者服用迈之灵片(2 片/次,2 次/天)并外用马应龙麝香痔疮膏治疗痔疮 7 天后出现头痛、血压升高,停迈之灵片并加用珍菊降压片治疗 1 天后缓解。一项涉及 14 个临床研究 2014 例迈之灵片治疗静脉血管疾病的 meta 分析显示,其中 4 个研究报道了个别患者出现了不良反应,主要表现为恶心和腹部不适,减量或停药后缓解,未见严重不良反应发生。

【十八反、十九畏及相互作用信息】本药不含"十八反、十九畏"中所提及的药物。

【现代研究信息】现代研究显示,马栗种子提取物可降低组胺和5-羟色胺诱导的皮肤毛细血管通透性,能够减轻大鼠后肢足部水肿,抑制角叉菜胶致大鼠腹膜炎模型中的白细胞渗出,减轻氧自由基对周围组织的损害。

【主要参考资料】

[1] 迈之灵片.德国礼达大药厂.2009-03-02核准.

[2] 廖晓红.迈之灵治疗精索静脉曲张40例的疗效及超声学变化[J].中国药业,2015(17):35-36.

[3] 冯战启,景治安,李纪华.迈之灵片治疗输尿管结石的临床疗效观察[J].中国现代医生,2015(24):105-107.

[4] 汤忠木.迈之灵联合药物治疗对精索静脉曲张伴弱精子症及精液质量的影响[J].中国优生与遗传杂志,2015(02):110-112.

[5] 马敏,汪克纯.迈之灵在慢性心力衰竭顽固性下肢水肿治疗中的临床疗效[J].中国老年学杂志,2015(01):233-234.

[6] 王俊卿,车欣颖.迈之灵片治疗静脉血管疾病临床应用的Meta分析[J].药学研究,2013(07):412-415.

[7] 祁凤娥,许力华,谢明星,等.迈之灵片治疗进行性色素性紫癜性皮病的疗效[J].中国临床药理学杂志,2012(10):788-789.

[8] 刘佃温,颜帅,陈淑君.迈之灵片联合肠清舒方治疗湿热蕴结型溃疡性结肠炎的临床研究[J].光明中医,2012(01):49-50.

[9] 楼朝飞.迈之灵与弥可保联用治疗糖尿病视网膜及周围神经病变60例临床观察[J].中国现代医生,2011(29):73-74,76.

[10] 张蓓,陈蓉.马栗树种子提取物制剂的研究进展[J].中草药,2011(08):1658-1660.

[11] 侯春丽.迈之灵治疗美尼尔综合征的临床研究[J].中华临床医师杂志(电子版),2016(11):1652-1654.

[12] 沈国鼎,王吉广.动力髋螺钉固定联合迈之灵治疗老年股骨粗隆间粉碎性骨折157例分析[J].海峡药学,2010(06):189-190.

[13] 樊永华.迈之灵治疗视网膜水肿的临床观察[J].内蒙古中医药,2010(02):81.

[14] 鞠应东.迈之灵治疗PPH术后吻合口周围淤血118例[J].结直肠肛门外科,2007(06):390.

[15] 曹永安,施文艳.迈之灵片致血压升高1例[J].中国现代应用药学,2006(03):203.

[16] 周亚鹏.迈之灵治疗急性软组织损伤水肿61例疗效分析[J].中国煤炭工业医学杂志,2005(08):819-820.

66. 康复新液

【制剂规格】液体 100ml/瓶。

【药物组成】美洲大蠊干燥虫体的提取物。

【方剂来源】当代经验方。现行执行标准为《卫生部药品标准·中药成方制剂》(第 19 册)WS3-B-3674-98。

【组方特点】本方成分为美洲大蠊干燥虫体提取物。能够通利血脉,养阴生肌。内服用于胃痛出血和阴虚肺结核,外用治疗金疮外伤、烧伤烫伤、瘘管压疮等。

【说明书及超说明书适应证信息】说明书功能主治为"通利血脉,养阴生肌。内服:用于瘀血阻滞,胃痛出血,胃、十二指肠溃疡的治疗;以及阴虚肺结核的辅助治疗。外用:用于金疮、外伤、溃疡、瘘管、烧伤、烫伤、压疮之创面"。

(1)属于说明书适应证的病证包括:

● 上消化道出血(胃出血、鼻出血等)

● 消化道溃疡、消化道黏膜损伤(胃溃疡、慢性糜烂性胃炎、十二指肠溃疡、消化性溃疡、溃疡型结肠炎、酒精相关性胃黏膜损伤、放射性食管炎、放射性肠炎、放射性直肠炎、慢性萎缩性胃炎所致的黏膜损伤、预防阿司匹林所致的胃黏膜损伤等)

● 口腔溃疡相关病证(口腔溃疡、复发性阿弗他溃疡、鹅口疮、手足口病、疱疹性咽峡炎、化疗后口腔溃疡、慢性牙周炎等)

● 皮肤溃疡(糖尿病足溃疡、下肢静脉溃疡、紫杉醇渗漏致皮肤溃烂等)

● 术后创面愈合不全(肛瘘术后创面愈合不全、产后会阴伤口愈合不全、扁桃体切除术后、痔疮微创术后、胃肠息肉电切术后等)

● 皮炎疮疡相关病证(压疮、湿疹、肛周皮炎、尿布性皮炎、小儿包皮龟头炎、糖尿病外阴瘙痒等)

● 烧伤、烫伤(头面部烧伤,轻、中度烧烫伤等)

● 金疮、外伤(外伤性鼓膜穿孔、肛裂等)

● 肺结核(空洞性肺结核、复治性肺结核等)

(2)根据临床文献报道,目前存在的超说明书使用的病证有:

● 胃食管反流病(史秋香,40 例,口服,10ml/次,3 次/天,配合雷贝拉唑,8 周)

● 婴幼儿抗生素相关性腹泻[赵青,90 例,口服,1~1.5ml/(kg·d),配合常规治疗,7 天]

● 慢性咽炎(吴欣华,250 例,口服,10ml/次,3 次/天,配合银黄含化片,1 个月)

【说明书及超说明书用法用量信息】康复新液说明书用法用量信息为"口服,一次10ml,一日3次,或遵医嘱。外用,用医用纱布浸透药液后敷于患处,感染创面先清创后再用本品"。根据文献报道,临床上内服的用法用量调整较为常见,例如治疗小儿手足口病时按年龄给药的方案有≤4岁5ml/次,3次/天;>4岁10ml/次,3次/天。治疗上消化道出血时采用40ml/次,4次/天口服的超说明书用量方案。

另外,除了说明书用法外,临床上本品内服、外用、内服+外用的特殊治疗方案很多。例如采用含漱(5~10ml/次,3次/天)治疗口腔溃疡的方案、采用涂抹+口服(5~10ml)治疗小儿(1个月~4岁)鹅口疮的方案、采用溃疡面外用治疗疱疹性咽峡炎的方案、采用温水稀释擦洗+涂抹治疗肛周皮炎的方案、采用康复新液100ml+其他药物(云南白药、庆大霉素等)保留灌肠治疗溃疡型结肠炎的方案、采用直接外涂或将药液浸湿无菌纱布覆盖或填塞深部治疗糖尿病足的方案、采用康复新液稀释(20ml置于纸杯中加满水)后浸泡龟头10分钟治疗小儿包皮龟头炎的方案、采用消毒棉片浸药后贴补穿孔治疗外伤性鼓膜穿孔的方案、采用雾化吸入(原液2ml+生理盐水5ml)治疗放疗后口腔黏膜损伤的方案、采用鼻腔内冲洗改善鼻内镜术后创面愈合的方案等,均显示出良好的有效性和安全性。

【说明书及超说明书疗程信息】说明书未明确标明疗程。根据文献报道,治疗不同病证时的显效时间和疗程不同。治疗口腔溃疡、小儿鹅口疮、小儿疱疹性咽峡炎时为2~3天,治疗肛周皮炎、小儿包皮龟头炎时为1周,而治疗慢性糜烂性胃炎、溃疡性结肠炎、消化性溃疡、放射性食管炎、外伤性鼓膜穿孔、慢性咽炎、牙周炎等的常见疗程为4周,治疗老年反流性食管炎、肺结核的常见疗程为8周。

【重复用药信息】暂未找到。

【不良反应及禁忌证信息】说明书未提示不良反应和禁忌证信息。根据文献报道,1例有磺胺过敏史的患者在外用康复新液处理烧伤4小时后出现伤口疼痛加剧、面部肿胀、睁眼困难、心慌等过敏表现,换药并抗过敏治疗后缓解。也有报道称,康复新液联合法莫替丁治疗消化性溃疡患者82例中有5例口干、6例便秘、1例皮疹,因能耐受而继续用药至疗程结束。

【十八反、十九畏及相互作用信息】本品不包含"十八反、十九畏"中所提及的药味。

【现代研究信息】现代研究显示,康复新液对大鼠烧伤和家兔烫伤模型的创面具有促进愈合的作用。在乙酸诱导的大鼠实验性胃溃疡模型的治疗过程中,康复新液具有在早期减少炎症细胞浸润,在中期和愈合阶段促进肉芽组织增生、黏膜再生及纤维化的作用。

【主要参考资料】

[1] 康复新液.四川好医生攀西药业有限责任公司.2007-05-14 核准.

[2] 关云艳,刘万里,苏暾.康复新液联合法莫替丁治疗消化性溃疡 82 例[J].中国中西医结合消化杂志,2003,11(2):83-84.

[3] 张敏.康复新液辅助质子泵抑制剂治疗慢性萎缩性胃炎疗效探讨[J].泰山医学院学报,2016(01):49-51.

[4] 张彦娜,李谊,赵颜颜,等.氦氖激光加康复新液治疗外伤性鼓膜穿孔的疗效观察[J].山东医药,2016(01):108.

[5] 陆莉莉,王威,费素娟.康复新液治疗慢性糜烂性胃炎的 Meta 分析[J].中国中西医结合消化杂志,2015(12):874-877,884.

[6] 冯韶燕,洪海裕,樊韵平,等.康复新液应用在扁桃体切除术后的临床疗效[J].华西药学杂志,2007,22(4):461-462.

[7] 李黎.康复新液治疗手足口病口腔溃疡给药途径的对比性研究[J].护士进修杂志,2011,26(6):835-836.

[8] 尹敏,黄林江,宣桂红.盐酸米诺环素软膏配合康复新液漱口对慢性牙周炎患者龈沟液 IL-8 和 TNF-α 水平的影响研究[J].中国生化药物杂志,2016(5):166-168.

[9] 王章洪,任文东,唐燕.康复新液治疗手足口病 208 例临床观察[J].中外医学研究,2012(10):63-64.

[10] 刁凌云.康复新液联合云南白药及西药灌肠治疗直肠型溃疡性结肠炎 144 例临床疗效观察[J].现代医学,2013(11):841-844.

[11] 宫文晶,李敏.鼻内镜术后康复新稀释液冲洗鼻腔配合布地奈德喷鼻剂的疗效观察[J].四川医学,2013(09):1447-1448.

[12] 王建英.肤阴洁联合康复新液治疗肛周皮炎的护理研究[J].中国实用护理杂志,2013,29(z1):128-129.

[13] 王巍,冯中平.标准化疗方案联合康复新液治疗初治肺结核的疗效观察[J].中国医药指南,2013(13):656-657.

[14] 于谦.利巴韦林气雾剂联合康复新液治疗小儿疱疹性口腔炎 76 例[J].中国医药科学,2013(02):80-81.

[15] 赵青,孙晋芳,李亚蕊,等.康复新液治疗婴幼儿抗生素相关性腹泻 90 例[J].中国中西医结合消化杂志,2012(12):563-564.

[16] 赵郁,张蕴铭,李宝新.康复新液佐治儿童鹅口疮 65 例的临床观察[J].求医问药(下半月),2011(07):243.

[17] 宋华,王健,霍华英,等.云南白药联合康复新液口服治疗上消化道出血 186 例疗效观察[J].中国医药指南,2012(10):294-295.

[18] 刘晓玲.康复新液治疗 40 例放射性食管炎的临床观察[J].中国辐射卫生,2011(02):254-255.

[19] 黄少雅.康复新液治疗产后会阴伤口愈合不良 30 例疗效观察[J].中国民族民间

医药,2010(11):154.

[20]李颖.外用康复新液内服中药治疗糖尿病足32例疗效观察[J].中国医药指南,2008(19):98-99.

[21]钟毅,周红,钟灵,等.康复新液治疗难治性消化性溃疡50例临床观察[J].深圳中西医结合杂志,2004(06):333-336,338.

[22]童卫杭,徐士春.康复新液外用致过敏反应[J].药物不良反应杂志,2001(01):50.

[23]史秋香,李晓华.康复新液联合雷贝拉唑治疗老年反流性食管炎40例[J].中国老年学杂志,2013,33(03):649-650.

[24]吴欣华.康复新液治疗慢性咽炎的临床观察[J].华西药学杂志,2008(03):378.

67. 裸花紫珠片(胶囊、颗粒)

【制剂规格】普通片剂0.5g/片,分散片0.5g/片,胶囊0.3g/粒,颗粒剂3g/袋。

【药物组成】裸花紫珠。

【方剂来源】当代经验方。现行执行标准为《中国药典》(2015年版)一部。

【组方特点】本方成分为裸花紫珠(俗名赶风柴),能够清热解毒、收敛止血,用于热毒证及出血诸症。《中药大辞典》记载裸花紫珠的功效为"止血,消炎,祛瘀,止痛"。

【说明书及超说明书适应证信息】说明书功能主治为"消炎,解毒,收敛,止血。用于细菌感染引起的炎症,急性传染性肝炎,呼吸道和消化道出血"。

(1)属于说明书适应证的病证包括:

● 热毒证、血热证

● 细菌感染性炎症(毛囊皮脂腺炎、痤疮、慢性胆囊炎、玫瑰糠疹血热证、慢性盆腔炎、念珠菌阴道炎、脓毒症、预防外伤伤口感染等)

● 出血性疾病(呼吸道出血、消化道出血、鼻出血、咯血、阴道出血、药物流产后出血、痔疮出血、肛肠病术后出血、IgA肾病血尿、外伤性前房积血、溃疡型结肠炎便血等)

● 传染性肝炎(病毒性肝炎)

(2)根据临床文献报道,目前存在的超说明书使用的病证有:

● 湿疹(杨政,82例,片剂口服,2片/次,3次/天,配合地塞米松乳膏,20天)

● 口腔溃疡(黄开明,片剂口服,4片/次,3次/天,同时研末涂患处,3次/天,2个月)

● 带状疱疹(孔凤利,40例,分散片口服,4片/次,3次/天,同时白酒调外敷患处,隔日换药1次,16天)

● 过敏性紫癜(张莹,76 例,片剂口服,2 片/次,3 次/天,儿童用量减半,2 周)

● 过敏性皮炎(朱胜娟,98 例,片剂口服,2 片/次,3 次/天,联合氯雷他定+肌内注射甲泼尼龙,4 周)

● 皮肤血管炎(陈晓旭,122 例,片剂口服,2 片/次,3 次/天,配合常规治疗,3 周)

【说明书及超说明书用法用量信息】裸花紫珠片说明书用法用量为"口服,一次 2 片,一日 3 次"。有文献报道,在治疗口腔溃疡时采用 4 片/次,3 次/天的治疗方案,有效性和安全性良好。同时,在治疗口腔溃疡、带状疱疹等皮肤黏膜疾病时,通常还会采用片剂研末或白酒调外敷的外治法,增强临床疗效。

裸花紫珠分散片说明书用法用量为"口服,一次 3~5 片,一日 3~4 次"。

裸花紫珠胶囊说明书用法用量为"口服,一次 3~5 粒,一日 3~4 次"。有文献报道,治疗痔疮出血时采用 2 粒/次,3 次/天的治疗方案,有效性和安全性良好。

裸花紫珠颗粒说明书用法用量为"开水冲服,一次 1 袋,一日 3~4 次"。

【说明书及超说明书疗程信息】说明书未明确标明疗程。根据文献报道,治疗出血性疾病的疗程在 3~7 天不等,预防外伤伤口感染的疗程为 6 天,治疗慢性盆腔炎、脓毒症的疗程为 3 周,治疗急性肝炎、痤疮、过敏性皮炎的疗程为 2~4 周,治疗慢性肝炎的疗程不少于 3 个月。

【重复用药信息】裸花紫珠片+紫地宁血散:两药均能收敛止血,用于治疗胃及十二指肠溃疡出血,裸花紫珠片的成分为裸花紫珠,紫地宁血散的成分为大叶紫珠、地稔。根据 2010 版北京市医保药品目录,两者均属于"止血剂",建议判定为重复用药。中成药联合用药智能评价模型的计算结果显示,两者的重复用药得分为 4 分。

裸花紫珠片+三七血伤宁胶囊:两药均能止血,用于治疗呼吸道及消化道出血,含有马鞭草科紫珠属植物(裸花紫珠和大叶紫珠)。根据 2010 版北京市医保药品目录,两者均属于"止血剂",建议判定为重复用药。中成药联合用药智能评价模型的计算结果显示,两者的重复用药得分为 4 分。

【不良反应及禁忌证信息】说明书未提示不良反应及禁忌证信息。根据文献报道,裸花紫珠片和胶囊都有引起药疹的不良反应报道,不良反应发生的时间从服药后 2 小时~3 天不等,发生部位通常是上肢和上半身,停药后可自行缓解。

【十八反、十九畏及相互作用信息】本品不包含"十八反、十九畏"中所提及的药味。

【现代研究信息】现代研究显示,裸花紫珠叶煎液对金黄色葡萄球菌、白色葡萄球菌敏感,对铜绿假单胞菌、伤寒杆菌、嗜盐菌及肠炎杆菌和脑膜炎双球菌较敏感。实验结果表明,裸花紫珠片对引起上呼吸道感染的常见细菌有抗菌作用,对冰醋酸所致的小鼠腹部毛细血管通透性增加、二甲苯引起的小鼠耳肿胀、大鼠蛋清性足跖肿均有明显的抑制作用。裸花紫珠醇提取物、裸花紫珠总黄酮对小鼠的出血时间和凝血时间均有一定的缩短作用。

【主要参考资料】

［1］裸花紫珠片.海南九芝堂药业有限公司.2014-02-24 修订.

［2］裸花紫珠片(分散片).湖南华纳大药厂有限公司.2013-08-07 修订.

［3］裸花紫珠胶囊.海南中盛合美生物制药有限公司.2013-04-22 修订.

［4］裸花紫珠颗粒.江西普正制药有限公司.2014-06-23 修订.

［5］杨双喜,董丽丽,贾志彬,等.美罗培南联合裸花紫珠软胶囊治疗脓毒症临床疗效分析[J].中国医药导刊,2015(11):1150,1152.

［6］曾良,邹华英,贺小丽.裸花紫珠胶囊联合抗生素治疗慢性盆腔炎的临床观察[J].实用中西医结合临床,2014(11):27-28.

［7］屈思萌,韦秋红,陈琛,等.裸花紫珠颗粒治疗外伤性前房积血 38 例疗效观察[J].中医药导报,2014(02):46-48.

［8］刘录.裸花紫珠胶囊致皮疹 3 例[J].中国社区医师(医学专业),2013(09):89.

［9］陆丽.裸花紫珠片致过敏反应 1 例[J].长江大学学报(自科版),2013(33):132.

［10］李岭森,胡德建,贾德兴,等.裸花紫珠片治疗病毒性肝炎 54 例疗效观察[J].中成药,1999(11):30-31.

［11］席作武,高宗跃,牛明了.裸花紫珠片治疗肛肠病术后出血临床研究[J].中医学报,2010(01):136-137.

［12］何婉珊,杨笑棠.裸花紫珠片对药物流产出血的影响[J].中国医师杂志,2004,6(9):1280.

［13］张莹,张瑶,缪惠琼.裸花紫珠片治疗过敏性紫癜的疗效观察[J].皮肤病与性病,2016(02):137-138.

［14］朱胜娟.裸花紫珠片治疗过敏性皮炎 48 例疗效观察[J].陕西中医,2014(06):707-708.

［15］陈晓旭,陈国羽.裸花紫珠片治疗皮肤血管炎 122 例[J].皮肤病与性病,2011(05):276-277.

［16］杨政,文海泉.裸花紫珠片治疗慢性湿疹疗效观察[J].中外医疗,2010(27):109.

［17］杨道秋,姜岩峰.裸花紫珠片治疗寻常型痤疮的疗效观察[J].实用医学杂志,2005(04):336.

［18］符健,邝少轶,王世雄.裸花紫珠片的抗菌消炎和止血作用研究[J].海南大学学报(自然科学版),2002(2):154-157.

［19］冯世秀,张旻,易博,等.裸花紫珠化学成分与药理活性研究进展[J].中草药,2017,48(5):1015-1026.

［20］黄开明,沈映冰.裸花紫珠片内服外敷治疗口腔溃疡的疗效观察[J].中药材,2012,35(08):1364-1366.

［21］孔凤利.阿昔洛韦联合裸花紫珠分散片治疗带状疱疹 40 例[J].中国药业,2010,19(05):50-51.

十六、妇产科

68. 少腹逐瘀胶囊（颗粒）

【制剂规格】胶囊 0.45g/粒，颗粒剂 1.6g/袋（无糖型）、5g/袋。

【药物组成】当归、蒲黄、醋制五灵脂、赤芍、盐制小茴香、醋制延胡索、炒没药、川芎、肉桂、炮姜。

【方剂来源】本方出自于清·王清任《医林改错》，原方为"少腹逐瘀汤"，用于"治少腹积块疼痛，或有积块不疼痛，或疼痛而无积块，或少腹胀满，或经血见时，先腰酸少腹胀，或经血一月见三、五次，接连不断，断而又来，其色或紫、或黑、或块、或崩漏，兼少腹疼痛，或粉红兼白带"。现行执行标准为《中国药典》（2015 年版）一部。

【组方特点】本方温经活血，散寒止痛。用于寒凝血瘀所致的月经延期、痛经、经血紫暗有血块等症。方中的当归、川芎为君药。其中，当归甘温质润、补血活血、调经止痛；川芎辛散温通、活血化瘀、行气止痛，用于治疗血瘀兼血虚寒凝所致的月经病。小茴香、肉桂散寒通阳、温暖冲任，蒲黄、延胡索活血祛瘀、散结定痛，诸药配合助君药温经活血、散寒止痛之功效，共为臣药。

【说明书及超说明书适应证信息】说明书功能主治为"活血逐瘀，祛寒止痛。用于血瘀有寒引起的月经不调，小腹胀痛，腰痛，白带"。

（1）属于说明书适应证的病证包括（以寒凝血瘀为证型要素）：

● 寒凝血瘀证

● 月经不调（月经过少、月经延期等）

● 痛经（原发性痛经、寒凝血瘀型痛经、子宫肌瘤伴发痛经等）

● 急、慢性盆腔炎，盆腔静脉瘀血综合征等

（2）根据临床文献报道，目前存在的超说明书使用的病证有：

● 人工流产后宫内残留（郝淑娟，90 例，颗粒剂口服，5g/次，3 次/天，联合米索前列醇片，10 天；刘格，45 例，颗粒剂口服，1 袋/次，3 次/天，配合缩宫素肌内注射，3 天）

● 异位妊娠（陈玉玲，60 例，颗粒剂口服，1 袋/次，3 次/天，联合肌内注射甲氨蝶呤+口服米非司酮，3 周）

● 青春期多囊卵巢综合征［冯光荣，40 例，胶囊口服，3 粒/次，3 次/天，7 天（经期前 3 天至经期第 4 天）/月，联合逍遥丸，6 个月］

● 预防子宫内膜息肉切除术后的复发［胡秀笼，40 例，胶囊口服，3 粒/次，3 次/天，5 天（月经第 1~5 天）/月，3 个月经周期］

● 前列腺炎（肖洲南，80 例，颗粒剂口服，1 袋/次，3 次/天，配合提肛运动，1 个月）

【说明书及超说明书用法用量信息】少腹逐瘀胶囊说明书用法用量为"温开水送服,一次 3 粒,一日 3 次"。

少腹逐瘀颗粒说明书用法用量为"开水冲服,一次 1 袋,一日 2~3 次;或遵医嘱"。

据文献报道,用于某些病证的治疗时,少腹逐瘀制剂的服用方法与月经周期相关,例如治疗痛经时通常在月经到来前 5 天服药,连续服至月经第 3 天,坚持服用 3 个月经周期。治疗多囊卵巢综合征、预防子宫内膜息肉切除术后的复发也有类似的服药方法。

【说明书及超说明书疗程信息】说明书未明确标明疗程。根据文献报道,治疗痛经的疗程为 3 个月,但每个月只在月经到来前后服药 8 天。治疗多囊卵巢综合征的疗程为 6 个月,但每个月也只在经期到来前后服药 7 天。关于治疗其他病证的疗程,治疗人流术后宫内残留为 3~10 天,治疗急、慢性盆腔炎为10~15 天,治疗盆腔静脉瘀血综合征为 35 天,治疗前列腺炎、月经后期为 1 个月。

【重复用药信息】少腹逐瘀胶囊+调经活血片:两药均能活血止痛,均含有川芎、延胡索、当归、赤芍,用于治疗月经不调、行经腹痛。根据 2010 版北京市医保药品目录,两者均属于妇科"活血化瘀剂",建议判定为重复用药。中成药联合用药智能评价模型的计算结果显示,两者的重复用药得分为 6 分。

少腹逐瘀胶囊+田七痛经胶囊:两药均能活血调经止痛,均含五灵脂、蒲黄、延胡索、川芎、小茴香,治疗经期腹痛及因寒所致的月经失调。根据 2010 版北京市医保药品目录,两者均属于妇科"活血化瘀剂",建议判定为重复用药。中成药联合用药智能评价模型的计算结果显示,两者的重复用药得分为 7 分。

【不良反应及禁忌证信息】说明书提示"妊娠期妇女忌服。偶见胃肠道不适及轻度皮肤过敏"。有报道称,1 例患者服用少腹逐瘀胶囊后出现剥脱性皮炎,治疗 3 天后缓解。

【十八反、十九畏及相互作用信息】从十八反"诸参辛芍叛藜芦"的角度看,本品含有赤芍,与含有藜芦的中药复方或中成药联合使用时需注意监测,例如三七血伤宁胶囊(黑紫藜芦)。从十九畏"人参畏五灵脂"的角度看,本品含有五灵脂,在与含人参的中药复方或中成药合用时应注意监测,例如参苓白术散(人参),芪苈强心胶囊(人参),生脉饮红参方(人参)。

从十九畏"官桂畏石脂"的角度看,本品含有肉桂,与含有赤石脂的中成药联用时应注意监测,例如女金胶囊(赤石脂)、安坤赞育丸(赤石脂)、小儿腹泻散(赤石脂)等。

【现代研究信息】现代研究显示,少腹逐瘀丸能显著降低子宫内膜异位症大鼠基质金属蛋白酶-9（MMP-9）mRNA、肿瘤坏死因子-α（TNF-α）和血管内皮生长因子（VEGF）mRNA 的表达，升高基质金属蛋白酶抑制剂-1（TIMP-1）mRNA 的表达，调节 MMP-9/TIMP-1 比例的平衡，阻止子宫内膜组织的异位黏附、种植和生长，从而对子宫内膜异位症起到防治作用。同时，少腹逐瘀胶囊通过促进血液循环、活化血瘀，加速红细胞对循环免疫复合物的清除率，并进一步调节 T 淋巴细胞的黏附及杀伤功能，从而增强机体免疫力，有效提高慢性盆腔炎患者的临床治疗效果并改善患者的症状。

【主要参考资料】

［1］少腹逐瘀胶囊.东阿澳东药业有限公司.2007-04-22 修订.

［2］少腹逐瘀颗粒（无糖型）.北京北卫药业有限责任公司.2007-07-01 核准.

［3］少腹逐瘀颗粒说明书.吉林敖东延边药业股份有限公司.2007-03-16 核准.

［4］胡秀笼.宫腔镜子宫内膜息肉切除术后口服少腹逐瘀胶囊预防复发的疗效观察［J］.现代中西医结合杂志,2016（11）:1180-1182.

［5］唐爱华.妈富隆联合少腹逐瘀胶囊治疗子宫内膜息肉疗效探讨［J］.北方药学,2015（5）:73.

［6］房玥,徐铁锋,孙丹华,等.内美通联合少腹逐瘀胶囊治疗子宫肌瘤与痛经 50 例疗效观察［J］.实用临床医药杂志,2013（14）:113-114,116.

［7］郝淑娟,王伟.少腹逐瘀胶囊配合米索前列醇治疗宫内残留［J］.中外医疗,2013（30）:112-113.

［8］张瑜,白雁,赵福民,等.少腹逐瘀冲剂的药理实验研究［J］.中成药,1997（11）:34-36.

［9］陈秀亭,郭秀芝.少腹逐瘀胶囊防治药物流产后异常出血 60 例［J］.河南中医,2005（7）:52-53.

［10］冯光荣,周艳艳,胡晓华.少腹逐瘀胶囊联合逍遥丸治疗青春期多囊卵巢综合征 40 例［J］.中国中西医结合杂志,2010（3）:320-322.

［11］姚爱荣,贾存义,罗滕月.少腹逐瘀胶囊治疗寒凝血滞型月经量少 60 例临床观察［J］.中国中医药科技,2001（4）:261-262.

［12］贾存义,陈建民,罗滕月.少腹逐瘀胶囊治疗月经后期 60 例临床观察［J］.时珍国医国药,2001（5）:432-433.

［13］李文杰.少腹逐瘀胶囊致剥脱性皮炎 1 例［J］.药学实践杂志,2002（4）:256.

［14］加秋萍.少腹逐瘀颗粒辅助治疗慢性盆腔炎临床效果观察［J］.内蒙古中医药,2014（33）:3.

［15］陈玉玲.少腹逐瘀颗粒联合氨甲蝶呤、米非司酮治疗异位妊娠体会［J］.临床合理用药杂志,2011（14）:4.

［16］徐薇.少腹逐瘀颗粒联合盆底康复治疗盆腔静脉瘀血综合征 55 例疗效观察［J］.中国民族民间医药,2014,23（3）:80-81.

［17］肖洲南,陶华清.少腹逐瘀颗粒联合提肛运动治疗Ⅲ型前列腺炎临床疗效观察［J］.中国性科学,2011,20（6）:33-35.

［18］刘格,吴丽雅,孙静,等.少腹逐瘀颗粒配合缩宫素治疗人流术后宫腔残留45例
［J］.长春中医药大学学报,2012,28(3):509-510.

69. 益母草颗粒(胶囊、片、口服液、软胶囊、膏)

【制剂规格】颗粒剂15g/袋,5g/袋(无糖型),胶囊0.36g/粒,片剂0.28g/片,口服液10ml/支,软胶囊0.5g/粒,膏剂125g/瓶。

【药物组成】益母草。

【方剂来源】当代经验方。现行执行标准为《中国药典》(2015年版)一部。

【组方特点】本方由益母草单味药组成,能够祛瘀生新,用于月经病。《中华本草》记载益母草能够"活血调经,利尿消肿。用于月经不调,痛经,经闭,恶露不尽,水肿尿少"。

【说明书及超说明书适应证信息】说明书功能主治为"活血调经。用于月经量少,产后腹痛"。

(1)属于说明书适应证的病证包括(以血瘀为证型要素):

● 血瘀证

● 月经不调

● 痛经(原发性痛经)

● 辅助人工、药物流产后恢复(药物流产后恶露不尽、药物流产后宫内残留、人工流产术后阴道出血等)

● 促进产后恢复(促进产后子宫复旧、产后闭经等)

(2)根据临床文献报道,目前存在的超说明书使用的病证有:

● 高脂血症(郑国伟,30例,片剂口服,4片/次,3次/天,30天)

● 冠心病心肌缺血(郑国伟,54例,片剂口服,4片/次,2次/天,1个月)

● 皮肤瘙痒症(陈红英,21例,膏剂口服,20g/次,3次/天,20天)

● 脑血管病(王陵,10例,膏剂口服,30ml/次,3次/天,3个月)

● 偏头痛(张维颖,45例,片剂口服,联合谷维素+盐酸氟桂利嗪,具体方案未知)

【说明书及超说明书用法用量信息】益母草颗粒说明书用法用量为"口服,一次1袋,一日2次"。根据文献报道,在药物流产的辅助治疗时,临床有1~2袋/次,3次/天的治疗经验,有效性和安全性良好。

益母草胶囊说明书用法用量为"口服,一次2~4粒, 口3次"。根据文献报道,临床有6粒/次,3次/天的治疗经验,有效性和安全性良好。

益母草片说明书用法用量为"口服,一次3~4片,一日2~3次"。

益母草口服液说明书用法用量为"口服,一次10~20ml,一日3次;或遵医嘱"。

益母草软胶囊说明书用法用量为"口服,一次1~2粒,一日3次"。

益母草膏说明书用法用量为"口服,一次10g,一日1~2次"。

根据文献报道,在药物流产的辅助治疗中,有些案例的给药时间较早,一般在服用米索前列醇的当天或孕囊排出后的当天就立即启动益母草制剂的口服。也有些案例的给药时间较晚,在流产5~7天后复查发现仍有阴道出血时才开始口服益母草制剂。在人工流产的辅助治疗中,一般都是在人工流产术后直接给予益母草制剂的口服,疗程为7~10天。

【说明书及超说明书疗程信息】说明书未明确标明疗程。根据文献报道,治疗药物流产后出血的疗程为1~2周,治疗人工流产后出血的疗程为7~10天,治疗原发性痛经的疗程为10天。

【重复用药信息】益母草颗粒+新生化片:两药均能化瘀、止痛,新生化片的组方包含益母草颗粒的成分(益母草),治疗血瘀所致的少腹疼痛。根据2010版北京市医保药品目录,两者均属于妇科"活血化瘀剂",建议判定为重复用药。中成药联合用药智能评价模型的计算结果显示,两者的重复用药得分为3分。

益母草颗粒+八珍益母丸:两药均能活血调经,八珍益母丸的组方包含益母草颗粒的成分(益母草),用于治疗血瘀所致的月经不调,症见月经周期错后、行经量少,建议判定为重复用药。中成药联合用药智能评价模型的计算结果显示,两者的重复用药得分为2分。

【不良反应及禁忌证信息】说明书提示本品"妊娠期妇女禁用。气血两虚引起的月经量少、色淡质稀,伴有头晕心悸、疲乏无力等不宜选用本药。有高血压、心脏病、肾病、糖尿病、青春期少女及更年期妇女均应在医师指导下服用"。据文献报道,服用益母草口服制剂(膏、颗粒、片)有出现宫缩痛的不良反应,发生时间在服药后2~5天,主要表现为下腹正中阵发性剧痛,或伴有恶心、呕吐等表现,停药后自行缓解。另有文献报道,有1例患者服用过量的益母草膏(一次60或30g,说明书为10g)后出现腹泻,表现为黄色水样便、无腹痛,停药后自行缓解。还有报道1例患者服用益母草流浸膏后出现皮肤潮红、胸闷心慌等过敏反应,治疗后缓解。同时,现代研究显示,益母草具有一定的肾损伤风险。

【十八反、十九畏及相互作用信息】本品不包含"十八反、十九畏"中所提及的药味。

【现代研究信息】现代研究显示,益母草可减少药物流产后的阴道出血量,缩短出血时间。同时,益母草水溶性生物碱和总黄酮对离体子宫有兴奋作用,其作用机制与增加子宫平滑肌细胞胞质中的Ca^{2+}含量有关,而脂溶性生物碱对离体子宫有一定的抑制作用。同时,益母草提取物可显著抑制前列腺素所致的小鼠类痛经反应,并通过抑制炎症介质的释放而发挥抗炎镇痛作用。

【主要参考资料】

[1] 益母草颗粒.北京同仁堂天然药物(唐山)有限公司.2014-04-30 修订.

[2] 益母草颗粒(无糖型).江西济民可信药业有限公司.2015-12-01 修订.

[3] 益母草胶囊.沈阳永大制药有限公司.2008-12-15 修订.

[4] 益母草片.云南永安制药有限公司.2007-04-10 修订.

[5] 益母草口服液.商丘市金马药业有限公司.

[6] 益母草软胶囊.北京长城制药厂.2015-05-07 修订.

[7] 益母草膏.南宁市维威制药有限公司.2015-12-14 修订.

[8] 王煜,赵长石,王春玲.益母草胶囊治疗产后胎盘胎膜部分残留 45 例分析[J].中国妇幼保健,2005(09):1127.

[9] 李万,蔡亚玲.益母草总生物碱的药理实验研究[J].华中科技大学学报:医学版,2002,31(2):168-170.

[10] 李素云,姜水印,卫洪昌,等.益母草生物碱和黄酮成分抗大鼠心肌缺血药效学研究[J].上海中医药大学学报,2006(20):61-63.

[11] 金若敏,陈兆善,陈长勋,等.益母草治疗痛经机制探索[J].中国现代应用药学杂志,2004(21):90-93.

[12] 钟月平.益母草及其制剂在妇科的临床应用[J].湖南中医药大学学报,2010(30):69-70.

[13] 朱清.益母草碱在大鼠体内药动学及代谢研究[D].复旦大学,2012.

[14] 方瑞娟,张莹.葆宫止血颗粒联合益母草颗粒治疗药物流产后阴道出血 100 例疗效观察[J].北京中医药,2012(31):448-449.

[15] 李明慧,芦小娟,张亚凤,等.益母草膏对比丹莪妇康煎膏治疗原发性痛经的临床观察[J].中国药房,2016(27):4221-4223.

[16] 周一帆.益母草胶囊治疗药物流产后出血临床疗效观察[J].亚太传统医药,2017(03):124-125.

[17] 黄庆芳,冯承恩.益母草对小鼠子宫平滑肌双向调节作用研究[J].亚太传统医药,2014(14):11-13.

[18] 李蕾.益母草颗粒在药物流产中的作用观察[J].实用中医药杂志,2012(03):180.

[19] 俞捷,王璟,赵荣华,等.益母草肾脏不良反应研究进展[J].中国中药杂志,2010(09):1213-1216.

[20] 黄艳艳,徐大宝,程春霞,等.益母草胶囊预防药物流产后出血 60 例小结[J].中医药导报,2008(05):52-53.

[21] 郑国伟.益母草片治疗高脂血症的临床研究[A].中国中西医结合学会.第二次世界中西医结合大会论文摘要集[C].2002:1.

[22] 张淑杰,王春芳.益母草致产后宫缩痛[J].浙江中医杂志,2002(06):7.

[23] 丁春丽.服益母草膏出现腹泻 1 例[J].中国中药杂志,2001(01):17.

[24] 张维颖.益母草片与谷维素、西比林合用治疗偏头痛临床观察[A].中国中西医结合学会神经科专业委员会.第三届全国中西医结合神经系统疾病学术会议论文集[C].2000:1.

[25] 郑国伟,陈少如.益母草片治疗心肌缺血的临床观察[J].中国中医药信息杂志,2000(02):29.

[26] 陈红英.益母草膏治疗女性皮肤瘙痒症 21 例[J].中国社区医师,1999(01):36.

[27] 陆学娅.口服益母草流浸膏出现过敏反应 1 例[J].中国中药杂志,1995(12):758.

70. 乌鸡白凤丸(颗粒、胶囊、片、口服液)

【制剂规格】水蜜丸 6g/袋,大蜜丸 9g/丸,颗粒剂 2g/袋,胶囊 0.3g/粒,片剂 0.5g/片,口服液 10ml/支。

【药物组成】乌鸡、鹿角胶、制鳖甲、煅牡蛎、桑螵蛸、人参、黄芪、当归、白芍、醋制香附、天冬、甘草、地黄、熟地黄、川芎、银柴胡、丹参、山药、炒芡实、鹿角霜。

【方剂来源】本方源自于明·龚廷贤《寿世保元》中"乌鸡丸"(乌鸡、海金沙、侧柏叶、厚朴、当归、白术、川芎、白芍药、熟地黄、羌活、防风、炒香附、人参、砂仁、甘草)的加减方。原方用于"妇人二十七八岁,身体虚败,经水不时淋漓,或成片,或下黑水,面色青黄,头晕眼花,四肢困倦"。现行执行标准为《中国药典》(2015 年版)一部。

【组方特点】本方补气养血,调经止带。用于气血两虚,身体瘦弱,腰膝酸软,月经不调。方中的乌鸡为君药,既能养血生津、滋阴清热,治疗崩中及一切虚损,又能健脾补血,增强生化之源后天之本,以疗虚损而固表。人参大补元气、生津止渴,生、熟地黄滋补肝肾、清热凉血,鹿角胶温肾壮阳、填精养血,丹参活血通经、清心除烦,配合君药达到气血双补、活血调经之功效,共为臣药。

【说明书及超说明书适应证信息】说明书功能主治为"补气养血,调经止带。用于气血两虚,身体瘦弱,腰膝酸软,月经不调,白带量多"。

(1)属于说明书适应证的病证包括(以气血两虚兼血瘀为证型要素):

● 气血两虚证

● 月经不调(月经先后无定期、痛经、停经、功能性子宫出血、围绝经期综合征、多囊卵巢综合征等)

● 乏力、虚弱

(2)根据临床文献报道,目前存在的超说明书使用的病证有:

● 斑秃(潘藩,43 例,大蜜丸口服,1 丸/次,2~3 次/天,10~20 天)

● 慢性顽固性腹泻、五更泻(武运喜,28 例,大蜜丸口服,1 丸/次,2 次/

天,儿童酌减,20~30 天;庞学军,60 例,大蜜丸口服,1 丸/次,2 次/天,配合洛哌丁胺,2 周)

- 老年便秘(赵韶光,361 例,大蜜丸口服,1 丸/次,2 次/天,30 天)
- 慢性前列腺炎、前列腺增生(张风梧,100 例,大蜜丸口服,1 丸/次,2 次/天,3 个月;曾倩一,1 例,淡盐水送服大蜜丸,1 丸/次,2 次/天,14 天)
- 再生障碍性贫血、血小板减少症(姚乃中,20 例,大蜜丸口服,1 丸/次,1~2 次/天,7 天~4 个月)
- 乳腺增生(杨廷友,500 例,大蜜丸口服,1 丸/次,2 次/天,配合复合维生素,1 个月)
- 复发性卵巢癌(李文敏,48 例,大蜜丸口服,1 丸/次,2 次/天,配合卡铂+紫杉醇化疗方案,6 个化疗周期)
- 抗精神病药所致的高催乳素血症(于丽燕,28 例,大蜜丸口服,1 丸/次,2 次/天,4 周;江红霞,50 例,水蜜丸口服,6g/次,2 次/天,经期暂停,联合阿立哌唑,8 周)
- 肝纤维化(陈瑞红,58 例,大蜜丸口服,1 丸/次,2 次/天,联合大黄䗪虫丸,6 个月)
- 肝硬化(占国清等,65 例,水蜜丸口服,6g/次,3 次/天,联合促肝细胞生长素,3 个月)
- 精液不液化(李瑞云,21 例,大蜜丸口服,1 丸/次,2 次/天,4 个月)
- 中风后痴呆(李祥舒,52 例,大蜜丸口服,1 丸/次,2 次/天,6 个月)

【说明书及超说明书用法用量信息】乌鸡白凤丸大蜜丸说明书用法用量信息为"口服。温黄酒或温开水送服,一次 1 丸,一日 2 次"。根据文献报道,临床治疗斑秃时有 1 丸/次,3 次/天的治疗方案,有效性和安全性良好。在治疗儿童五更泻时,可减量为一次半丸,一天 2 次。

乌鸡白凤丸水蜜丸说明书用法用量信息为"口服。水蜜丸一次 6g,一日 2 次"。根据文献报道,临床治疗肝硬化时有 6g/次,3 次/天并且连续治疗 3 个月的报道,有效性和安全性良好。

【说明书及超说明书疗程信息】说明书未明确标明疗程。根据《中药新药临床研究指导原则》,以调经为目的,其疗程一般连续观察 2~3 个月经周期。根据文献报道,治疗乳腺增生时 1 个月为 1 个疗程,治疗慢性顽固性腹泻时 2 周为 1 个疗程,治疗高催乳素血症时 1~2 个月为 1 个疗程,治疗肝硬化和肝纤维化时 3~6 个月为 1 个疗程。

【重复用药信息】乌鸡白凤丸+艾附暖宫丸:两药均能养血调经,均含香附、当归、川芎、白芍、地黄、黄芪,用于治疗气血两虚、月经不调。根据 2010 版北京市医保药品目录,两者均属于妇科"扶正剂",建议判定为重复用药。中成药联合用药智能评价模型的计算结果显示,两者的重复用药得分为 5 分。

乌鸡白凤丸+定坤丹:两药均能益气养血调经,均含人参、白芍、熟地黄、当归、香附、川芎、鹿角霜、甘草,治疗气血两虚、月经不调。根据 2010 版北京市医保药品目录,两者均属于妇科"扶正剂",建议判定为重复用药。中成药联合用药智能评价模型的计算结果显示,两者的重复用药得分为 5 分。

【不良反应及禁忌证信息】说明书提示"妊娠期妇女忌服""月经过多者不宜服用本药"。有文献报道,前列腺增生患者在服用乌鸡白凤丸(1 丸/次,2次/天)10 天后出现室性期前收缩,服用美托洛尔治疗后缓解,数月后服用乌鸡白凤丸时再次出现上述症状。

【十八反、十九畏及相互作用信息】从十八反"诸参辛芍叛藜芦"和十九畏"人参畏五灵脂"的角度看,本品含有人参、丹参、白芍,与含有藜芦、五灵脂、皂荚的中药复方或中成药联合使用时需注意监测,例如三七血伤宁胶囊(黑紫藜芦)、小金胶囊(五灵脂)、宽中顺气丸(五灵脂)、少腹逐瘀颗粒(五灵脂)、平消片(五灵脂)、田七痛经胶囊(五灵脂)等。此外,本品不宜与感冒类药同用,不宜喝茶和吃萝卜以免影响药效。

从十八反"藻戟遂芜俱战草"的角度看,本品含有甘草,与含海藻、大戟、甘遂、芜花的中药复方或中成药联用时需注意监测,例如舟车丸(甘遂、大戟、芜花)、乳癖消片(海藻)、心通口服液(海藻)、紫金散(大戟)、祛痰止咳颗粒(甘遂、芜花)等。

【现代研究信息】现代研究显示,乌鸡白凤丸具有一定的雌激素样作用,可显著升高去卵巢大鼠的血清雌二醇含量。乌鸡白凤丸可能通过调节血清雌二醇、黄体酮水平及子宫内膜转化生长因子($TGF-\beta_1$)蛋白表达,促进子宫内膜修复,调节月经。乌鸡白凤丸和口服液均具有抗炎、镇痛和抗应激作用,还对丙酸睾酮所致的去势大鼠前列腺增生有良好的改善作用。

【主要参考资料】

[1] 乌鸡白凤丸(水蜜丸).北京同仁堂股份有限公司同仁堂制药厂.2001-11-21 修订.

[2] 乌鸡白凤丸(大蜜丸).北京同仁堂股份有限公司同仁堂制药厂.2007-04-10 修订.

[3] 乌鸡白凤颗粒.佛山德众药业有限公司.2010-12-09 修订.

[4] 乌鸡白凤胶囊.长春天诚药业有限公司.2012-03-16 修订.

[5] 乌鸡白凤片.天津中新药业集团股份有限公司达仁堂制药厂.2015-04-23 修订.

[6] 乌鸡白凤口服液.北京同仁堂股份有限公司同仁堂制药厂.

[7] 余加友,赵勇.温经汤合乌鸡白凤丸治疗原发性痛经 60 例[J].河南中医,2009(27):715-716.

[8] 李小媚,杨前生,赵勇.乌鸡白凤丸治疗围绝经期综合征 120 例临床观察[J].中国现代医学杂志,2006(16):1077-1078.

［9］李小芹,贺蓉,周爱香,等.乌鸡白凤口服液及丸剂对中毒性肝损伤影响的比较［J］.中药药理与临床,2000(16):1-3.

［10］宋翠淼,王桂英,岳华,等.乌鸡白凤口服液对无排卵大鼠卵巢的影响［J］.中成药,2007(29):1212-1214.

［11］杨廷友,方卡玲.乌鸡白凤丸为主治疗乳腺增生症500例［J］.实用中医药杂志,2003(19):412.

［12］庞学军,姚惠玲.乌鸡白凤丸合并洛哌丁胺治疗慢性顽固性腹泻60例的疗效观察［J］.宁夏医科大学学报,2012(34):92-93.

［13］于丽燕.乌鸡白凤丸与阿立哌唑治疗利培酮所致女性精神分裂症患者高催乳素血症的对照研究［J］.医学研究与教育,2015(32):20-23.

［14］占国清,郑三菊,朱琳,等.促肝细胞生长素联合乌鸡白凤丸治疗肝硬化65例疗效观察［J］.中国药房,2009(20):2861-2862.

［15］陈瑞红,公建庄,徐丽文.乌鸡白凤丸与大黄䗪虫丸治疗肝炎肝纤维化58例［J］.陕西中医,2008(09):1118-1119.

［16］武运喜,郭玉芳,崔振生.乌鸡白凤丸治疗五更泻28例［J］.新中医,2006(01):82-83.

［17］李瑞云.乌鸡白凤丸治疗精液不液化21例临床观察［J］.新中医,1996(10):39.

［18］潘藩,任启龙.乌鸡白凤丸治疗斑秃43例［J］.山东中医杂志,1996(08):358-359.

［19］李祥舒.乌鸡白凤丸治疗中风病后痴呆52例近期疗效观察［J］.北京中医,1993(06):49-50.

［20］姚乃中.乌鸡白凤丸治疗慢性再障贫血、血小板减少症20例［J］.上海中医药杂志,1983(08):24-25.

［21］左艇,郭琳,苗明三.乌鸡白凤丸对前列腺增生大鼠模型的生化指标及组织形态的影响［J］.中华中医药杂志,2015(09):3253-3256.

［22］李文敏.乌鸡白凤丸联合化疗治疗复发性卵巢癌的疗效观察［J］.药学研究,2014(12):730-732.

［23］赵韶光.乌鸡白凤丸治疗老年性便秘对照研究［J］.实用中医内科杂志,2012(10):84,86.

［24］姚泉清,张武正,李志刚.乌鸡白凤丸致心律失常1例［J］.中国医药指南,2008(24):374-375.

［25］赵世泽,罗美丽.乌鸡白凤丸治疗抗精神病药所致停经［J］.临床精神医学杂志,2005(04):206-207.

［26］张风梧.乌鸡白凤丸治疗慢性前列腺炎100例［J］.安徽中医学院学报,2002(03):23.

［27］曾倩一.乌鸡白凤丸治愈前列腺增生［J］.四川中医,1989(12):28.

十七、五官科(眼耳鼻喉)用药

71. 六神丸

【制剂规格】小水丸每1000粒重3.125g。

【药物组成】(人工)麝香、牛黄、珍珠粉、蟾酥(毒)、雄黄(毒)、冰片。

【方剂来源】本方出自于清·雷大升《雷允上诵芬堂方》,是"雷允上诵芬堂"的药铺方。现行执行标准为《卫生部药品标准·中药成方制剂》(第18册)WS3-B-3374-98。

【组方特点】本方清热解毒,散结消肿止痛。用于烂喉丹痧、喉风喉痛、单双乳蛾、痈疡疔疮、乳痈发背、无名肿毒等。方中的牛黄清热解毒、清心祛痰,治疗咽喉肿痛、口舌生疮;麝香活血散结、消肿止痛,用于疔疮肿毒、乳痈恶疮,共为君药。冰片清热解毒、化腐消肿,蟾酥解毒消肿、消肿止痛,配合君药增强清热解毒、消肿止痛之功效,为臣药。

【说明书及超说明书适应证信息】说明书功能主治为"清凉解毒,消炎止痛。用于烂喉丹痧,咽喉肿痛,喉风喉痛,单双乳蛾,小儿热疖,痈疡疔疮,乳痈发背,无名肿毒"。

(1)属于说明书适应证的病证包括(以热毒内盛为主要证型要素)

● 热毒证

● 喉痹、乳蛾、喉痛(急性咽喉疼痛、急性咽炎、慢性咽炎急性发作、急性扁桃体炎、急性化脓性扁桃体炎、扁桃体周围脓肿、急性会厌炎、小儿咽喉炎、传染性单核细胞增多症等)

● 牙齿宣肿(牙宣、急性牙周炎、牙周脓肿、牙龈炎、智齿冠周炎、牙痛、龋齿疼痛、牙髓炎、牙髓失活术等)

● 痈疡、疔疮、疖肿(口腔溃疡、皮肤溃疡、阿弗他溃疡、化疗所致的溃疡、溃疡型口炎、口腔扁平苔藓、蛇串疮、带状疱疹、疱疹后神经痛、寻常疣、扁平疣、传染性软疣、毛囊炎、脓疱疮、压疮、背痈、疮痈肿毒、皮肤急性化脓性感染、小儿疖肿等)

● 烂喉丹痧、痄腮(烂喉痧、疫喉、猩红热、流行性腮腺炎、化脓性腮腺炎等)

● 喉风(锁喉风、急性喉炎等)

● 乳痈(急性乳腺炎)

● 无名肿毒(发无定处的痈疽疮疡等,例如药物性静脉炎、输液后静脉炎、留置针致静脉炎、痛风急性发作关节肿痛等)

(2)根据临床文献报道,目前存在的超说明书使用的病证有:

● 面神经麻痹(梁克几,30例,蘸少许白醋敷于相应的穴位,1~2粒/穴位,每个穴位刺激3~5分钟,3次/天,7天)

● 早泄(王青,88例,六神丸10粒碾碎成粉,加2ml凉开水浸透成稀糊,外敷20分钟,20次为1个疗程)

● 癌性疼痛(陈立新,22例,口服六神丸10粒/次,3次/天,配合三阶梯止

痛法,7 天)

- 滴虫阴道炎(卜庆丰,60 例,15 粒放入阴道内,1 次/晚,月经期停用,6 天为 1 个疗程,1~2 个疗程)
- 宫颈糜烂(屠秀珍,139 例,60 粒浸于 50ml 米醋中完全溶解,消毒棉球 1 枚浸透置于阴道后穹窿,1 次/晚,4 周)
- 溃疡性结肠炎(王小流,96 例,15 粒研碎,以 100ml 温开水溶化,深部保留灌肠,早、晚各 1 次,联合参苓白术散,30 天)
- 不稳定型心绞痛(吴建民,46 例,口服,胸痛明显时可含服,10 粒/次,3 次/天,配合丹水二地汤,20 天)
- 慢性乙型肝炎(张火根,20 例,10 粒/次,3 次/天,联合肝炎灵等,1 个月)

【说明书及超说明书用法用量信息】说明书用法用量信息为"口服。一日 3 次,温开水吞服;1 岁每次服 1 粒,2 岁每次服 2 粒,3 岁每次服 3~4 粒,4~8 岁每次服 5~6 粒,9~10 岁每次服 8~9 粒,成年每次服 10 粒。另可外敷在皮肤红肿处,取丸十数粒,用冷开水或米醋少许,盛食匙中化散,敷搽 4 周,每日数次常保潮润,直至肿退为止。如红肿已将出脓或已穿烂,切勿再敷"。

六神丸的外用法较为丰富,例如在治疗口腔溃疡时,可将六神丸 10 粒研成细粉,用生理盐水或凉开水 20ml 调成糊状,消毒棉签蘸药涂于患处,3 次/天,3~5 天为 1 个疗程;或者将六神丸 30 粒碾碎成粉,加 2ml 凉开水浸透成稀糊,餐前 10~15 分钟涂于溃疡面,3 次/天;还可以将六神丸碾成细粉,与熟蜂蜜 1∶1 调匀成稀糊状,涂于溃疡表面,3 次/天。

在治疗牙源性牙痛(龋齿、牙周炎、智齿冠周炎)时,可以将六神丸 2~3 粒置于盲袋或龋洞内,或者将六神丸数粒碾粉涂于病牙龈和牙周袋内,咬住 30 分钟,1 次/天,连用 4 天;用于牙髓失活术时,可以将六神丸 2~4 粒细研为末,置于乳牙龋齿洞内露髓处,暂封 5~7 日。

在治疗痄腮(流行性腮腺炎)时,可以将 10~20 粒研为细末,加米醋或白酒少许调匀外敷,可超过肿胀区域 0.5cm 左右,2 次/天;同时内服,1 岁 1 粒/次,2 岁 2 粒/次,3 岁 3~4 粒/次,4~8 岁 4~6 粒/次,9~15 岁 7~8 粒/次,3 次/天,连用 3 天。在治疗带状疱疹时,可以口服 10 粒/次,3 次/天;同时外用 30 粒米醋化散敷搽。

在治疗药物性静脉炎时,可以取六神丸适量研细,用双氯芬酸乳剂调匀外敷于患处,再用无菌纱布覆盖固定,2 次/天;治疗留置针所致的静脉炎时,可将六神丸 10 粒溶于 2ml 蜂蜜中外敷局部,外敷面积超出肿胀范围 3~4cm,3 次/天,连用 3 天。

另据个别文献报道,在联用相似功效的中药汤剂时,六神丸应该减量,例如六神丸联合普济消毒饮治疗传染性单核细胞增多症时,1 岁 1 粒,每增加 1 岁则增加 1 粒,9~14 岁每次 8 粒,2 次/天。同时也有个别超量内服的报道,例如六神丸治疗心房纤颤时,每服六神丸 30 粒,每天 3 次,连服 2 周后心律转为正常。

【说明书及超说明书疗程信息】说明书未明确标明疗程。有文献报道联合普济消毒饮内服治疗 1~14 岁患儿传染性单核细胞增多症时的疗程为 7 天;六神丸吞服配合碘附治疗口唇周围疱疹时为 7 天;联合卡马西平治疗疱疹后神经痛时为 15 天;治疗不稳定型心绞痛时为 20 天;治疗慢性乙型肝炎时为 1 个月。外敷治疗留置针致静脉炎时的疗程为 3 天;治疗流行性腮腺炎时为 3~7 天;治疗口腔溃疡时为 5 天;治疗牙源性疼痛为 4~7 天;治疗痛风急性发作关节肿痛时为 3~5 天;治疗滴虫阴道炎时为 6~12 天;治疗宫颈糜烂时为 4 周。联合参苓白术散深部保留灌肠治疗慢性非特异性溃疡性结肠炎时,30 天为 1 个疗程,治疗 2 个疗程,中间休息 1 周。口服配合外用治疗带状疱疹时为 10 天。

【重复用药信息】六神丸+六灵丸:两药均能清热解毒、消肿利咽,用于治疗咽喉肿痛、喉风喉痹,两药的成分同为牛黄、麝香、珍珠、冰片、雄黄(毒)、蟾酥(毒),建议判定为重复用药。中成药联合用药智能评价模型的计算结果显示,两者的重复用药得分为 10 分。

六神丸+安宫牛黄丸:两药均能清热解毒,安宫牛黄丸包含六神丸组方中的牛黄、麝香、珍珠、冰片、雄黄(毒),服用安宫牛黄丸时不宜同时服用六神丸,建议判定为重复用药。中成药联合用药智能评价模型的计算结果显示,两者的重复用药得分为 7 分。

六神丸+牛黄解毒片:两药均能清热解毒,均含人工牛黄、雄黄(毒)、冰片,治疗火热内盛、咽喉肿痛等症,建议判定为重复用药。中成药联合用药智能评价模型的计算结果显示,两者的重复用药得分为 7 分。

六神丸+喉症丸:两药均能清热解毒、消肿止痛,均含牛黄、雄黄(毒)、蟾酥(毒),用于治疗咽喉肿痛、痈疡疔疮。根据 2010 版北京市医保药品目录,两者均属于"咽喉病"药,建议判定为重复用药。中成药联合用药智能评价模型的计算结果显示,两者的重复用药得分为 8 分。

【不良反应及禁忌证信息】说明书提示本品的不良反应为主要包括过敏反应(药疹、喉头水肿、过敏性休克等)、子宫收缩和脱毛,妊娠期妇女禁用、运动员慎用。同时强调"易败胃,故宜饭后服用。凡脾胃不足、身体虚弱者应慎用或禁用"。

2015 年 2 篇关于六神丸不良反应的综述提供了本品的药害事件概况。据孙氏统计,1995~2014 年来源可靠、报道准确的六神丸不良反应报道文献

51篇,涉及病例86例,其中68例严重病例、12例死亡病例。其中,男性38例、女性32例、性别不详16例;年龄最小者3天,最大者70岁,年龄范围占比最高的为3~25天的新生儿(15例)、21~30岁的青年人(13例)和2~11岁的儿童(11例);用法方面,内服药品85例、外敷1例;用量方面,除17例用量不详外,超剂量用药37例,28例10岁以下的患儿中超剂量用药26例;合并用药方面,单独用药65例,合并用药4例(分别为速效感冒片、维C银翘片、穿心莲片、乙酰螺旋霉素片),其余不详17例;不良反应发生时间方面,除5例不详外,最短4分钟,最长4天,1小时以内发生的有54例,2~8小时发生的有14例,1~4天发生的有13例;不良反应累及器官方面,按照出现频次从高到低依次为呼吸系统损害(呼吸困难、喉头水肿、胸闷、肺水肿、口干等)、心血管系统损害(房室传导阻滞、心悸/心律失常、心动过速、窦性心动过缓、频发性期前收缩、血压下降等)、皮肤及附件损害(瘙痒、皮疹、面色苍白、口唇发绀、水肿等)、消化系统损害(呕吐、恶心、腹泻、药物性肝炎、消化道出血等)、全身性损害(过敏反应、过敏性休克)、中枢及周围神经系统损害(口唇麻木、舌麻木、四肢麻木、头剧痛、头晕、惊厥等)、血小板异常和出血、凝血功能障碍(血小板减少性紫癜、过敏性紫癜、过敏性紫癜关节型)、生殖系统损害(先兆流产、阴茎异常勃起)、泌尿系统损害(急性肾损害)、视觉损害(角膜损害)及其他(烦躁、口有异味、梅尼埃综合征、口舌肿胀、言语不清、四肢厥冷、全身多汗、脱水等);在用药方案方面,其中1/8的患者遵医嘱用药,其余7/8的患者属于自行用药。张氏的统计分析也展现出类似的结果。

由此可知,六神丸的不良反应累及全身多器官系统,大多数为严重的毒副作用,单独用药即可发生。不良反应大多发生在用药后1小时内,新生儿、婴幼儿、儿童案例常见,大多数与超剂量用药和自行用药相关。因此,使用六神丸应严格控制不同年龄下的剂量与疗程,不可久服。心脏病患者、妊娠期妇女、新生儿应禁用,婴幼儿慎用,小儿勿超量服用;有药物、食物过敏史及过敏体质者、体质虚弱者、肝肾功能不全者慎用。注意辨证施治,如遇气血虚衰、脾胃不足之体质,即使为热毒症,亦不宜用;一般患者应在医师指导下应用,切忌自行用药。外用时,痈疖疮面化脓溃烂者不可外敷六神丸,更不可大面积或长期涂搽。另有文献认为,六神丸不宜空腹服用,宜温开水吞服,不宜直接口含服用。

【十八反、十九畏及相互作用信息】本方组成不含"十八反、十九畏"中所提及的药物。说明书提示"含有雄黄,故不宜与多酶丸及胃蛋白酶合用,否则会使药物降效或失效。更不宜与阿托品等联用,否则会促使雄黄氧化,增加毒性反应"。文献报道显示,六神丸不宜与以下几类药物同时服用:①亚铁盐、亚硝酸盐:此类药物与雄黄合用可生成硫化砷酸盐,疗效降低。②硝酸盐、硫酸盐:此类西药所产生的微量硝酸、硫酸可使雄黄的4价砷氧化,增加毒性。③消化酶:雄黄可抑制酶的活性,降低疗效或失效。④强心药:蟾酥所含成分的水解产物的结构类似于强心苷,与强心药合用,对心脏的作用可大大增强,导致强心苷中毒。有报道称服用地高辛的心脏病患者即使应用常规剂量的六神丸,仍然会引起中毒。⑤含碘药品:有报道称1例患者同时服用六神丸(同名异物,另一含有朱砂的配方)与四季润喉片(含碘)造成肾功能损害,可能与两者形成的碘化汞类有毒汞盐沉淀有关。

【现代研究信息】现代研究显示,六神丸能激活小鼠腹腔游走巨噬细胞,提高其吞噬能力,而被激活的巨噬细胞能处理抗原,又能直接杀伤细菌和抑制细菌生长,这一作用有益于提高机体的抗感染能力。另外,还具有抗病毒、抗炎镇痛、强心、抗肿瘤等作用。

【主要参考资料】

[1] 六神丸.雷允上药业有限公司.2014-07-01修订.

[2] 贾晓静.六神丸治疗带状疱疹22例疗效分析[J].临床医药实践,2013,22(5):391-392.

[3] 冯培民,陈雷.六神丸治疗带状疱疹后遗神经痛的临床研究[J].中成药,2008,30(6):799-801.

[4] 解艳嫣.六神丸配合碘伏治疗口唇周围疱疹50例[J].现代中西医结合杂志,2009,18(3):291.

[5] 郑美玲,徐伟.六神丸治疗疖肿50例[J].中外健康文摘,2011,8(22):272.

[6] 甘炳天.聚肌胞联合六神丸治疗小儿流行性腮腺炎36例[J].华夏医学,2001,14(2):197.

[7] 秦秀芳,严小蓓.六神丸外服治疗痛风急性发作临床观察[J].上海中医药杂志,2006,40(5):30.

[8] 沈永红,陆静波,赵丽萍,等.六神丸蜂蜜膏治疗留置针致静脉炎[J].护理学杂志,2010,25(24):10-11.

[9] 赵晓峰.六神丸在智齿冠周炎的局部应用[J].长春中医药大学学报,2013,29(6):1094-1095.

[10] 冯仲贤.六神丸外用治疗牙源性牙痛50例体会[J].医学理论与实践,2014,27(14):1901.

[11] 高赟,姬随平."六神丸"治疗失活乳牙牙髓29例[J].陕西中医学院学报,2009,32(5):47-48.

[12] 张建平.六神丸治疗口腔溃疡35例体会[J].中国现代药物应用,2012,6(17):77-78.

[13] 蒲开春,彭介年,王洪飞.六神丸联合转移因子治疗阿弗他溃疡41例疗效观察[J].海南医学,2009,20(9):60-61.

[14] 华丹,王益君,叶晶,等.六神丸加蜂蜜治疗手足口病患儿口腔溃疡的疗效观察及

护理[J].使用临床医学,2012,13(10):111-112.

[15]王莉.六神丸糊剂治疗白血病化疗致口腔溃疡疗效观察[J].护理学杂志,2009,24(7):48-49.

[16]曹必宏.复方曲安奈德联合六神丸治疗口腔扁平苔藓的疗效观察[J].皖南医学院学报,2011,30(3):233-234.

[17]陈治珍,许华.普济消毒饮合六神丸治疗传染性单核细胞增多症32例[J].山东中医杂志,2005,24(11):663-664.

[18]梁克儿.六神丸穴位贴敷治疗面神经炎30例观察[J].使用中医药杂志,2013,29(6):472.

[19]王青,张小森.六神丸外敷治疗早泄88例[J].河北中医,2011,33(8):1208-1209.

[20]王小流.参苓白术散加六神丸治疗慢性非特异性溃疡性结肠炎96例[J].河南中医,2002,22(6):40.

[21]陈立新,张建华,黄秀峰.六神丸配合三阶梯止痛法治疗癌性疼痛疗效观察[J].承德医学院学报,2016,33(2):129-130.

[22]任日君,于明东.中成药最新临床应用[M].济南:山东科学技术出版社,1993:108-115.

[23]卜庆丰,刘艳平.六神丸治疗阴道炎[J].时珍国医国药1999,10(4):288.

[24]屠秀珍,王宜.六神丸米醋浸液治疗宫颈糜烂139例[J].现代中医药,2008,28(4):41-42.

[25]吴建民,徐捷,郭亮.六神丸合丹水二地汤治疗不稳定型心绞痛临床观察[J].中国中医急症,2006,15(10):1069-1070.

[26]张火根.肝炎灵、聚肌胞、六神丸联合治疗慢性乙型肝炎20例疗效观察[J].中外健康文摘,2013,10(24):181.

[27]孙旌文,魏从建.86例六神丸不良反应/事件文献分析[J].中国药物警戒,2015,12(7):428-431.

[28]张雷.六神丸致不良反应44例分析[J].中成药,2015,37(4):921-923.

[29]幸良诠,涂建中.六神丸治疗顽固性心房扑动1例[J].中成药,1990(07):46.

72. 鼻渊通窍颗粒

【制剂规格】15g/袋。

【药物组成】辛夷、炒苍耳子(小毒)、麻黄、白芷、薄荷、藁本、黄芩、连翘、野菊花、天花粉、地黄、丹参、茯苓、甘草。

【方剂来源】当代经验方,可能源自于明·《片玉心书》中"辛夷散"(辛夷仁、苍耳子、白芷、薄荷、黄连)和明·《医学入门》中"藁苍散"(藁本、苍耳子)的合方加减。现行执行标准为《中国药典》(2015年版)一部。

【组方特点】本方疏风清热,宣肺通窍。用于急鼻渊属外邪犯肺证。方中的辛夷、苍耳子为君药。其中,辛夷疏风散寒、通利鼻窍;苍耳子发散风寒、通窍止痛,用于风邪犯肺导致的鼻塞、流涕和头痛。黄芩、连翘疏风清热利肺,麻黄、白芷解表宣肺通窍,地黄养阴清热凉血,诸药配伍增强君药疏风通窍之功效,共为臣药。

【说明书及超说明书适应证信息】说明书功能主治为"疏风清热,宣肺通窍。用于急鼻渊(急性鼻窦炎)属外邪犯肺证,症见前额或颧骨部压痛,鼻塞时作,流涕黏白或黏黄,或头痛,或发热,苔薄黄或白,脉浮"。

(1)属于说明书适应证的病证包括(以风热犯肺为证型要素):

• 急鼻渊(鼻窦炎、儿童鼻窦炎、急性鼻窦炎、慢性鼻窦炎急性发作等)

• 风热袭肺证(风热袭肺型呼吸睡眠暂停综合征)

• 鼻腔疾病术后的局部反应

• 儿童多涕症

(2)根据临床文献报道,目前存在的超说明书使用的病证有:

• 内镜鼻窦手术后鼻腔冲洗(董国华,45 例,颗粒剂溶解于 200ml 水温保持在 30~34℃的热水中,于术后第 3 天开始冲洗鼻腔,1 次/天,4 周)

• 慢性鼻窦炎[廖伟,56 例,颗粒剂口服,15g/次,2 次/天,3 个月]

• 过敏性鼻炎(常涛,50 例,颗粒剂口服,配合羟甲唑啉鼻喷剂,15g/次,3 次/天,3 周)

• 分泌性中耳炎(朱红美,38 例,颗粒剂口服,按年龄给药,联合常规治疗,14 天)

• 小儿咳嗽(张静平,100 例,颗粒剂口服,配合孟鲁司特钠,7.5g/d,3 次/天,2 周)

【说明书及超说明书用法用量信息】说明书用法用量信息为"开水冲服,一次 15g,一日 3 次"。据报道,鼻渊通窍颗粒治疗小儿鼻窦炎时,6 岁以下 7.5g/次,7~12 岁 15g/次,3 次/天;治疗分泌性中耳炎时,6 岁以下 5g/次,6~14 岁 7.5g/次,3 次/天。同时,也有文献报道了鼻渊通窍颗粒稀释液进行内镜术后鼻腔冲洗的临床经验,有效性和安全性良好。

【说明书及超说明书疗程信息】说明书未明确标明疗程。根据《中药新药临床研究指导原则》,急性鼻窦炎的推荐疗程为 10 天,但文献报道的疗程大多为 2~4 周,慢性鼻窦炎的疗程甚至为 6 周。

【重复用药信息】鼻渊通窍颗粒+鼻渊舒口服液:两药均能疏风清热通窍,均含苍耳子(小毒)、辛夷、薄荷、白芷、黄芩、茯苓,用于治疗鼻窦炎属外邪犯肺证。根据 2010 版北京市医保药品目录,两者均属于"鼻病"药,建议判定为重复用药。中成药联合用药智能评价模型的计算结果显示,两者的重复用药得分为 5 分。

鼻渊通窍颗粒+鼻窦炎口服液:两药均能疏散风热、宣通鼻窍,均含辛夷、薄荷、苍耳子(小毒)、白芷、黄芩、茯苓,用于治疗鼻窦炎属外邪犯肺证。根据2010版北京市医保药品目录,两者均属于"鼻病"药,建议判定为重复用药。中成药联合用药智能评价模型的计算结果显示,两者的重复用药得分为5分。

【不良反应及禁忌证信息】说明书提示本品"偶见腹泻",同时建议"脾虚腹胀者慎用,运动员慎用,糖尿病患者请遵医嘱"。本品含有毒、烈性饮片苍耳子、麻黄等,高血压和肝功能不全患者慎用。

【十八反、十九畏及相互作用信息】从十八反、十九畏"诸参辛芍叛藜芦"的角度看,本品含有丹参,与含有藜芦的中药复方或中成药联合使用时需注意监测,例如三七血伤宁胶囊(黑紫藜芦)等。

从十八反、十九畏"藻戟遂芫俱战草"的角度看,本品含有甘草,与含海藻、大戟、甘遂、芫花的中药复方或中成药联用时需注意监测,例如舟车丸(甘遂、大戟、芫花)、乳癖消片(海藻)、心通口服液(海藻)、紫金散(大戟)、祛痰止咳颗粒(甘遂、芫花)等。

【现代研究信息】现代研究显示,鼻渊通窍颗粒对角叉菜胶所致的大鼠足跖肿胀、5-羟色胺和组胺所致的毛细血管通透性增加均有明显的抑制作用,对急、慢性炎症均有较好的抗炎作用。同时,鼻内镜术后应用鼻渊通窍颗粒冲洗能促进黏膜纤毛功能的恢复。

【主要参考资料】

［1］鼻渊通窍颗粒.山东新时代药业有限公司.2011-12-09 修订.

［2］廖伟,郭新铭.鼻渊通窍颗粒治疗慢性鼻窦炎的临床评价[J].中国老年保健医学,2011,9(3):36-37.

［3］常涛,金建平,杨建明.用鼻渊通窍颗粒治疗过敏性鼻炎的临床疗效分析[J].当代医药论丛,2015,13(3):256-257.

［4］张静平.孟鲁司特钠联合鼻渊通窍颗粒治疗小儿呼吸道感染后咳嗽的观察[J].中国医药导刊,2016,18(7):691-692.

［5］黄瑛.鼻渊通窍颗粒联合阿莫西林治疗急性鼻窦炎随机平行对照研究[J].实用中医内科杂志,2014,28(6):137-138.

［6］郭国平.鼻渊通窍颗粒治疗急性鼻窦炎的疗效观察[J].临床合理用药,2015,8(1):89.

［7］龙丽萍,蔡桂华.鼻渊通窍颗粒临床观察[J].中国现代药物应用,2010(14):138-139.

［8］刘艳艳.鼻渊通窍颗粒对阻塞性睡眠呼吸暂停低通气综合征患者鼻阻力的影响[D].河南中医学院,2015.

［9］董国华.鼻内镜术后不同冲洗液冲洗鼻腔的效果对比[J].中国医药导刊,2015(01):48-49.

［10］朱红美,鲍学礼,储九圣,等.鼻渊通窍治疗儿童分泌性中耳炎的体会[J].泰州职

业技术学院学报,2013(03):62-64.

[11] 蔡丽.鼻渊通窍颗粒治疗鼻腔疾病术后局部反应98例[J].中国药业,2008(15):66.

73. 石斛夜光丸(颗粒)

【制剂规格】水蜜丸6g/袋,小蜜丸6g/10丸,大蜜丸9g/丸,颗粒剂2.5g/袋。

【药物组成】石斛、人参、山药、茯苓、甘草、肉苁蓉、枸杞子、菟丝子、地黄、熟地黄、五味子、天冬、麦冬、苦杏仁、防风、川芎、炒枳壳、黄连、牛膝、菊花、盐炒蒺藜、青葙子、决明子、水牛角浓缩粉、羚羊角。

【方剂来源】本方出自于元·沙图穆苏《瑞竹堂经验方》,原方为"夜光丸",用于"治肾虚血弱,风毒上攻,眼目视物昏花不明,久而渐变内障。常服降心火,益肾水,明目除障,夜可读细字"。

【组方特点】本方滋阴补肾,清肝明目。用于肝肾两亏,阴虚火旺,内障目暗,视物昏花。方中的二地(生地黄和熟地黄)、二冬(天冬和麦冬)合用为君药。其中,二地入肝肾经,补肾生精、养血滋阴,用于肝肾阴虚所致的视物昏花;二冬滋阴清热、养阴生津,用于阴虚火旺。枸杞子、菟丝子补肾益精,人参、山药补气生精,配合君药补肾明目,共为臣药。

【说明书及超说明书适应证信息】说明书功能主治为"滋阴补肾,清肝明目。用于肝肾两亏,阴虚火旺,内障目暗,视物昏花"。

(1)属于说明书适应证的病证包括(以肝肾阴虚为证型要素):

● 肝肾阴虚证(阴虚风动证、肾阴虚证等)

● 圆翳内障(白内障、老年性白内障)

● 其他可导致视物昏花的眼病(眼干燥症、玻璃体混浊、中心性浆液性脉络膜视网膜病变、慢性退行性眼底病等)

(2)根据临床文献报道,目前存在的超说明书使用的病证有:

● 足跟痛(潘静,45例,水蜜丸口服6g/次,小蜜丸口服9g/次,2次/天,7天)

● 冠心病、心肌梗死(吕树进,2例,大蜜丸口服,1丸/次,2~3次/天,联合常规治疗,3个月)

● 高血压、神经性头痛、耳鸣耳聋、更年期综合征等非眼科疾病(梁临芳,4例,水蜜丸/小蜜丸/大蜜丸口服,2次/天,3~9个月)

【说明书及超说明书用法用量信息】石斛夜光丸水蜜丸说明书用法用量为"口服,一次6g,一日2次";小蜜丸说明书用法用量为"口服,一次15丸(9g),一日2次";大蜜丸说明书用法用量为"口服,大蜜丸一次1丸,一日2

次"；颗粒剂说明书用法用量为"开水冲服，一次 2.5g，一日 2 次"。据报道，石斛夜光丸在超说明书治疗冠心病时有 3 次/天的用法，有效性和安全性较好。

【说明书及超说明书疗程信息】说明书未明确标明疗程。根据文献报道，石斛夜光丸治疗眼干燥症的疗程为 2~4 周，治疗老年性白内障的疗程为 3 个月。

【重复用药信息】石斛夜光丸+明目地黄丸：两药均能滋肾、养肝、明目，均含熟地黄、山药、茯苓、枸杞子、菊花、蒺藜，用于治疗肝肾亏虚、内障目暗。根据 2010 版北京市医保药品目录，两者均属于眼科"扶正剂"，建议判定为重复用药。中成药联合用药智能评价模型的计算结果显示，两者的重复用药得分为 7 分。

石斛夜光丸+复明片：两药均能滋阴补肾、清肝明目，均含蒺藜、菊花、决明子、人参、石斛、枸杞子、菟丝子、黄连、熟地黄、山药、泽泻、茯苓、地黄，治疗肝肾阴虚引起的羞明畏光、视物模糊等病。根据 2010 版北京市医保药品目录，两者均属于眼科"扶正剂"，建议判定为重复用药。中成药联合用药智能评价模型的计算结果显示，两者的重复用药得分为 7 分。

【不良反应及禁忌证信息】说明书提示"妊娠期妇女、哺乳期妇女及脾虚便溏者，有高血压、心脏病、肝病、糖尿病、肾病等慢性病严重者应在医师指导下服用"；同时强调"本品适用于早期圆翳内障老年性白内障"。有文献曾报道石斛夜光丸引起肝损伤的案例，但缺少具体资料。

【十八反、十九畏及相互作用信息】从十八反"诸参辛芍叛藜芦"和十九畏"人参畏五灵脂"的角度看，本品含有人参，与含有藜芦、五灵脂、皂荚的中药复方或中成药联合使用时需注意监测，例如三七血伤宁胶囊（黑紫藜芦）、小金胶囊（五灵脂）、宽中顺气丸（五灵脂）、少腹逐瘀颗粒（五灵脂）、平消片（五灵脂）、田七痛经胶囊（五灵脂）等。

从十八反、十九畏"藻戟遂芫俱战草"的角度看，本品含有甘草，与含海藻、大戟、甘遂、芫花的中药复方或中成药联用时需注意监测，例如舟车丸（甘遂、大戟、芫花）、乳癖消片（海藻）、心通口服液（海藻）、紫金散（大戟）、祛痰止咳颗粒（甘遂、芫花）等。

【现代研究信息】现代研究显示，石斛夜光丸能够升高慢性葡萄膜炎所致的低眼压，而石斛夜光颗粒剂具有延缓大鼠实验性白内障形成和改善家兔球结膜微循环的作用。

【主要参考资料】

［1］石斛夜光丸（大蜜丸）.北京同仁堂股份有限公司同仁堂制药厂.2010-10-01 修订.

[2]石斛夜光丸(水蜜丸).湖北诺得胜制药有限公司.2014-02-20修订.

　　[3]石斛夜光颗粒.广州白云山陈李济药厂有限公司.

　　[4]潘静.石斛夜光丸治疗足跟痛45例临床疗效观察[J].中国医药指南,2013(28):484.

　　[5]彭志华.石斛夜光丸联合弱剂量光动力治疗慢性迁延性中心性浆液性脉络膜视网膜病变38例疗效观察[J].中国激光医学杂志,2012(05):341.

　　[6]徐静静,叶河江.石斛夜光丸联合羟糖苷滴眼液治疗肝肾阴虚型干眼症的临床观察[J].成都中医药大学学报,2010(01):18-20.

　　[7]程凯尧.石斛夜光丸、血塞通片联合氨碘肽滴眼液治疗玻璃体变性混浊[J].江西医药,2008(04):334-335.

　　[8]胡建华.172例药物性肝病调查分析[A].《中华中医药杂志》编辑部.中华中医药学会中医药传承创新与发展研讨会专辑[C].2007:4.

　　[9]卓耀.启明丸治疗老年性白内障肝肾不足证的临床研究[D].湖南中医药大学,2007.

　　[10]吕树进,吕树芸.石斛夜光丸新用[J].山东中医杂志,2000(07):438.

　　[11]孙兆泉,彭源贵,首弟武,等.石斛夜光颗粒剂对大鼠实验性白内障及家兔球结膜微循环的影响[J].中国中医眼科杂志,1998(01):1-4.

　　[12]梁临芳.石斛夜光丸在非眼科疾患中的应用[J].中医药研究,1997(04):20-21.

　　[13]王惠民,杜曼华.石斛夜光丸治疗各种慢性葡萄膜炎引起的低眼压32例临床观察[J].工企医刊,1994(01):14-15.

十八、骨伤科用药

74. 虎力散胶囊(片)

【制剂规格】胶囊0.3g/粒,片剂0.5g/片。

【药物组成】制草乌(毒)、三七、断节参、白云参。

【方剂来源】当代经验方。现行执行标准为《卫生部药品标准·中药成方制剂》(第10册)WS3-B-1957-95。

【组方特点】本方祛风除湿,活血定痛。用于风湿麻木,筋骨疼痛,跌打损伤,创伤流血。方中的制草乌为君药,既能祛风除湿散寒,治疗风湿痹阻,又能温经止痛,用于筋脉拘挛疼痛。三七活血化瘀、消肿止痛,增强君药化瘀止痛之功效,为臣药。

【说明书及超说明书适应证信息】说明书功能主治为"祛风除湿,舒筋活络,行瘀,消肿定痛。用于风湿麻木,筋骨疼痛,跌打损伤,创伤流血"。

(1)属于说明书适应证的病证包括(以风寒湿痹证为证型要素)

● 风寒湿痹、痹病(风寒湿痹型关节痛、类风湿关节炎、骨关节炎、膝骨关节炎、强直性脊柱炎)

● 跌打损伤(急性软组织损伤等)

● 骨关节术后创伤恢复、骨折术后切口肿胀

（2）根据临床文献报道，目前存在的超说明书使用的病证有：

● 机械性静脉炎、药物性静脉炎（赵洁，22 例，胶囊 2 粒用无菌生理盐水调和成糊状外敷，每 4～6 小时外敷 1 次，联合手臂运动法，7 天；胡淑芬，51 例，虎力散胶囊药粉用生理盐水调敷后保鲜膜保湿，具体用量不详，3 次/天，3 天）

● 足副舟骨急性发作（张欣泰，20 例，胶囊外敷，8 粒/次，隔日换药 1 次，6～8 天）

● 压疮（温桂侠，22 例，胶囊外敷，根据创面大小决定用量，具体不详，4～6 次/天，7 天）

【说明书及超说明书用法用量信息】虎力散说明书用法用量为"口服，一次 0.3g，一日 1～2 次。外用，将内容物撒于伤口处"；同时"本品宜饭后服用"。根据文献报道，虎力散胶囊外用治疗类风湿关节炎、膝骨关节炎的一般用法为将 8 粒胶囊内药粉用蜂蜜或香油调匀后外敷于疼痛关节处，4～12 小时/次，1～2 次/天；虎力散胶囊外用促进骨折术后手术切口肿胀的一般方法为将 8 粒胶囊均匀地直接涂撒于手术切口后再用无菌敷料包扎，每 2 日换药 1 次。

虎力散片说明书用法用量为"口服。一次 1 片，一日 1～2 次，开水或温酒送服"。

【说明书及超说明书疗程信息】说明书未明确标明疗程。根据文献报道，虎力散胶囊内服时，用于骨关节术后恢复的疗程为 2 周，用于治疗风寒型关节痛、膝骨关节炎的疗程为 3～5 周，用于治疗强直性脊柱炎的疗程为 2 个月。另外，虎力散胶囊外用治疗类风湿关节炎、膝骨关节炎的疗程为 2～4 周。

【重复用药信息】虎力散胶囊+祛风止痛胶囊：两药均能祛风活络、止痛，均含制草乌（大毒）成分，用于治疗风寒湿痹证，建议判定为重复用药。中成药联合用药智能评价模型的计算结果显示，两者的重复用药得分为 5 分。

虎力散胶囊+三七伤药胶囊：两药均能舒筋活血、散瘀止痛，均含有制草乌（大毒）、三七，用于治疗跌打损伤，建议判定为重复用药。中成药联合用药智能评价模型的计算结果显示，两者的重复用药得分为 5 分。

【不良反应及禁忌证信息】说明书明确提示"妊娠期妇女及哺乳期妇女禁服。严重心脏病、高血压、肝肾疾病忌服""本品性味辛温，属风湿热痹者禁用""本品含乌头碱，应严格在医师指导下按规定量服用。不得任意增加服用量和服用时间""服药后如果出现唇舌发麻、头痛头昏、腹痛腹泻、心烦欲呕、呼吸困难等情况，应立即停药并到医院就医"。

根据文献报道，虎力散的不良反应并不少见，其中包括 3 例联合用药的案

例,值得警惕。例如 12 例患者因不同原因(6 例软组织损伤、5 例关节炎、1 例急性腹痛)口服虎力散片(正常治疗量 8 例、超量 4 例,最大 2 片/次,2 次/天)出现口唇麻木、头晕、腹泻的不良反应,治疗后缓解;5 例患者因腰腿痛、肩周炎等服用虎力散胶囊+祖师麻片后(用法用量不详,推测未超过说明书用量)出现全身发紧、手脚发麻现象,停药后缓解;1 例 43 岁的女性患者因骨质增生自行购买服用虎力散胶囊(1 片,0.3g)2 小时后出现全身麻木、恶心、胸闷的不良反应,治疗后缓解;1 例 38 岁的女性患者因腰椎间盘突出服用虎力散片(1 片,0.3g)+痹祺胶囊(4 粒,0.3g)10 分钟后出现恶心、呕吐、呼吸困难、双腿发麻的不良反应,大量饮水并休息后缓解,再次服药症状再现;1 例 81 岁的肋骨骨折患者服用虎力散片(1 片/次,2 次/天)+接骨七厘片(5 片/次,2 次/天)24 天后出现肝损伤,治疗后好转。

【十八反、十九畏及相互作用信息】从十八反、十九畏"半蒌贝蔹及攻乌"的角度看,本品含有草乌,与含有半夏、瓜蒌、浙贝母、川贝母、白蔹、白及的中药复方或中成药联用时应注意监测,例如通宣理肺口服液(半夏)、香砂养胃丸(半夏)、川贝枇杷颗粒(川贝母)、养阴清肺口服液(川贝母)、橘红片(半夏、浙贝母)等。

【现代研究信息】现代研究显示,虎力散有效成分具明显的抑制局部炎症反应、促进组织愈合、改善微循环、降低血浆纤维蛋白原、促进纤溶抗血栓的作用,显著促进骨关节术后的组织生长修复。虎力散片可显著缩短大鼠的凝血酶原时间,降低血小板聚集率,具有显著的活血的药理作用。虎力散胶囊外敷对大鼠手术切口愈合有良好的促进作用。

【主要参考资料】

［1］虎力散胶囊.云南云河药业股份有限公司.2013-12-05 修订.

［2］虎力散片.云南云河药业股份有限公司.2013-12-05 修订.

［3］赵英.虎力散联合接骨七厘片治疗肋骨骨折导致严重肝损害一例［J］.上海医药,2016,37(06):39,56.

［4］赵为公,杨益民,王莹.虎力散片配合中药外贴治疗强直性脊柱炎 39 例［J］.河南中医,2015,35(11):2688-2689.

［5］张清,白云静,纪泉,等.虎力散胶囊外敷治疗膝骨关节炎的有效性与安全性研究［J］.中华关节外科杂志(电子版),2015,9(05):603-607.

［6］刘镇源.虎力散胶囊联合通络骨质宁膏治疗膝关节骨性关节炎 80 例临床观察［J］.中国民族民间医药,2015,24(10):71,74.

［7］张欣泰.外敷虎力散治疗痛性足副舟骨急性发作的临床观察［J］.中国中医急症,2014,23(07):1372-1373.

［8］邵佳希,黄晓英,孔飞飞.同时服用虎力散片、痹祺胶囊致不良反应 1 例［J］.中国医药指南,2013,11(04):304-305.

［9］温桂侠.虎力散外敷治疗Ⅱ期压疮临床疗效观察［J］.山西医药杂志（下半月刊），2012,41（12）:1341-1342.

［10］赵洁,刘晓红,郭佳华,等.虎力散外敷联合手臂运动治疗 PICC 所致静脉炎的效果观察［J］.现代临床护理,2012,11（03）:42-44.

［11］王晓钟.独一味胶囊治疗急性软组织损伤的临床疗效［J］.吉林医学,2011,32（31）:6616-6617.

［12］刘劲松,顾庚国.虎力散胶囊应用于骨关节术后的临床疗效研究［J］.中国全科医学,2011,14（15）:1721-1723.

［13］胡淑芬,张晶,何晓芳.虎力散外敷治疗胺碘酮静脉给药所致静脉炎的疗效［J］.岭南心血管病杂志,2010,16（06）:489-490.

［14］王永刚.虎力散 8 例不良反应和 4 例中毒原因浅析［J］.遵义医学院学报,2010,33（05）:480,482.

［15］任彬,杨敏.虎力散胶囊治疗风湿寒性关节痛 80 例临床观察［J］.内蒙古中医药,2009,28（08）:10.

［16］刘致珍.虎力散胶囊致不良反应五例报告［J］.贵州医药,2006（07）:648.

［17］章卉,魏妍.虎力散片止血活血药理活性实验研究［J］.首都食品与医药,2017,24（18）:99-100.

［18］牛壮,牛辉,段大航.虎力散胶囊外敷对大鼠手术切口愈合的影响［J］.中国民康医学,2008（20）:2393,2442.

［19］刘劲松,顾庚国.虎力散胶囊应用于骨关节术后的临床疗效研究［J］.中国全科医学,2011,14（5C）:1721-1723.

75. 根痛平片（颗粒、胶囊、丸）

【制剂规格】片剂 0.3g/片、0.5g/片,颗粒剂 8g/袋（无糖型）、12g/袋,胶囊 0.3g/粒、0.5g/粒,水丸 4g/袋。

【药物组成】白芍、葛根、桃仁、红花、醋乳香、醋没药、续断、烫狗脊、伸筋草、牛膝、地黄、甘草。

【方剂来源】当代经验方,可能源自于清·《伤科补要》中的"壮筋养血汤"（白芍、当归、川芎、续断、红花、生地黄、牛膝、牡丹皮、杜仲）和明·《普济方》中的"乳香接骨散"（乳香、没药、肉桂）。现行执行标准为《中国药典》（2015 年版）一部。

【组方特点】本方活血通络止痛。用于风寒阻络所致的颈椎病,症见肩颈疼痛、活动受限、上肢麻木。方中的君药白芍既能活血养肝,使筋脉得到濡养,又能柔肝止痛,用于筋脉挛急。葛根、伸筋草解肌止痉,续断、狗脊补肾活血通络,配合增强君药祛瘀通络之功效,共为臣药。

【说明书及超说明书适应证信息】说明书功能主治为"活血,通络,止痛。用于风寒阻络所致颈椎病、腰椎病,症见肩颈疼痛、活动受限、上肢麻木"。

（1）属于说明书适应证的病证包括（以风寒痹阻证为证型要素）：

● 风寒痹阻证

● 颈椎病（神经根型颈椎病等）

● 腰椎病（腰椎骨质增生、腰椎间盘突出症、腰椎间盘脱出、驾驶员下腰痛等）

（2）根据临床文献报道，目前存在的超说明书使用的病证暂未找到。

【说明书及超说明书用法用量信息】根痛平片（0.3g/片）说明书用法用量为"口服，一次 5 片，一日 3 次；饭后服用"。根痛平片（0.5g/片）说明书用法用量为"口服，一次 3 片，一日 3 次；饭后服用"。

根痛平颗粒说明书用法用量为"开水冲服，一次 1 袋，一日 2 次；饭后服用"。根据文献报道，根痛平颗粒用于腰椎间盘突出症时有 1 袋/次，3 次/天的治疗方案，有效性和安全性良好。

根痛平胶囊（0.3g/粒）说明书用法用量为"口服，一次 5 粒，一日 3 次；饭后服用"。根痛平胶囊（0.5g/粒）说明书用法用量为"口服，一次 5 粒，一日 2 次；饭后服用"。

根痛平丸说明书用法用量为"口服，一次 1 袋，一日 2 次；饭后服用"。

【说明书及超说明书疗程信息】说明书未明确标明疗程。根据《中药新药临床研究指导原则》，颈椎病的疗程不少于 3 周。根据文献报道，治疗颈椎病的疗程为 1~3 个月，治疗腰椎间盘突出、腰椎骨质增生的疗程为 4 周。

【重复用药信息】根痛平片+颈腰康胶囊：两药均能活血、通络、止痛，均含伸筋草、乳香、没药、红花、牛膝，用于治疗瘀阻经脉证，建议判定为重复用药。中成药联合用药智能评价模型的计算结果显示，两者的重复用药得分为 5 分。

【不良反应及禁忌证信息】说明书明确提示"严重肝肾功能不良者忌用；胃溃疡、十二指肠溃疡、急性胃炎、胃出血患者忌用；妊娠期妇女禁用"。同时，"本品对胃肠道有轻度刺激作用；儿童、哺乳期妇女、高血压、心脏病、糖尿病等慢性病严重者及年老体弱者应在医师指导下服用；妇女月经期停止用药；服药过程中一旦发现有过敏性皮炎、荨麻疹或其他过敏现象者立即停药"。部分厂家的药品提示该药"可见瘙痒、皮疹、食欲缺乏、上腹部不适、腹痛"的不良反应。

根据文献报道，1 例 53 岁的女性因腰腿痛口服根痛平片（5 片/次，3 次/天）2 天后出现胸腹部皮肤瘙痒伴药疹，停药并对抗过敏治疗后好转。

【十八反、十九畏及相互作用信息】从十八反"诸参辛芍叛藜芦"的角度看，本品含有白芍，与含有藜芦的中药复方或中成药联合使用时需注意监测，例如三七血伤宁胶囊（黑紫藜芦）。

从十八反"藻戟遂芫俱战草"的角度看，本品含有甘草，与含海藻、大戟、甘遂、芫花的中药复方或中成药联用时需注意监测,例如舟车丸(甘遂、大戟、芫花)、乳癖消片(海藻)、心通口服液(海藻)、紫金散(大戟)、祛痰止咳颗粒(甘遂、芫花)等。

【现代研究信息】现代研究显示,根痛平治疗组椎动脉型颈椎病患者的血清肿瘤坏死因子-α(TNF-α)和白介素-6(IL-6)水平均显著降低,有效下调了患者的炎症水平,并且左椎动脉、右椎动脉和基底动脉的平均血流速度均升高明显,有效改善了患者的椎-基底动脉供血不足症状。

【主要参考资料】

[1] 根痛平片.承德燕峰药业有限责任公司.2012-09-04 修订.

[2] 根痛平颗粒.北京汉典制药有限公司.2014-06-19 修订.

[3] 根痛平胶囊.黑龙江省济仁药业有限公司.2013-01-09 修订.

[4] 根痛平丸.吉林敖东集团金海发药业股份有限公司.2013-12-03 修订.

[5] 焦红军.根痛平片治疗颈椎病 120 例[J].河南中医,2005(10):35.

[6] 王庆华.常规理疗配合中药根痛平治疗腰椎间盘突出症[J].中国临床康复,2005(02):213.

[7] 刘志刚,刘蔚,王景春,等.根痛平治疗腰椎骨质增生症的疗效观察[J].河南大学学报(医学版),2009(01):70-71.

[8] 吴清,吕复红.根痛平致变态反应 1 例报告[J].济宁医学院学报,1996(03):29.

[9] 史先知,李其富,赵振强,等.乙哌立松与根痛平颗粒治疗神经根型颈椎病的疗效观察[J].中医临床研究,2014,6(35):21-23.

[10] 程振伦,周保定,康青乐.星状神经节阻滞结合根痛平颗粒治疗颈椎病[J].中国实用医药,2011,6(28):145-146.

[11] 汪晗.根痛平片联合理疗治疗椎动脉型颈椎病的临床研究[J].中国生化药物杂志,2017,37(8):42-44.

十九、肿瘤科用药

76. 西黄丸(胶囊)

【制剂规格】糊丸 1g/20 丸,胶囊 0.25g/粒。

【药物组成】(人工)牛黄、(人工)麝香、醋制乳香、醋制没药。

【方剂来源】本方出自于清·王洪绪《外科全生集》,原方为"犀黄丸",用于"治乳岩、横痃、瘰疬、痰核、流注、肺痈、小肠痈等症"。现行执行标准为《中国药典》(2015 年版)一部。

【组方特点】本方清热解毒,和营消肿。用于痈疽疔毒,瘰疬,流注,癌肿等。方中的牛黄为君药,既能清热解毒,用于热毒痈肿,又能豁痰散结,治疗痰核瘰疬。麝香辛香走窜、活血散结、通经活络,助牛黄活血化痰散结,为臣药。

【说明书及超说明书适应证信息】西黄丸说明书功能主治为"清热解毒,和营消肿。用于痈疽疔毒,瘰疬,流注,癌肿等"。西黄胶囊说明书功能主治为"解毒散结,消肿止痛。用于毒瘀互结,痈疽疮疡,阴疽肿痛,多发性脓肿,淋巴结炎,寒性脓疡属上述证候者"。

(1)属于说明书适应证的病证包括(以火郁毒瘀互结为证型要素):

● 癌肿一(肿瘤,恶性肿瘤,中、晚期恶性肿瘤,癌症,急性白血病,原发性肝癌,乳岩,乳腺癌,三阴乳腺癌,子宫肌瘤,卵巢癌,食管癌,非霍奇金淋巴瘤,胶质瘤,非小细胞肺癌,胰腺癌,胃癌,膀胱癌,大肠癌,直肠癌,恶性肿瘤骨转移,乳腺癌骨转移,肝癌淋巴结转移,胸腺恶性肿瘤,甲状腺癌,咽鳞癌等)

● 癌肿二(乳腺增生、乳腺炎、乳腺癌后上肢水肿、盆腔炎性包块、舌下肿块、甲状腺肿、疣状胃炎、非寄生虫性肝囊肿等)

● 痈疽、疮疡、疖肿(肺痈、肠痈、阴疽、糖尿病足坏疽、胃溃疡、溃疡型结肠炎、蛇串疮、带状疱疹、耳疖、痤疮、毛囊炎、口腔炎、化疗后静脉炎、放射性肠炎、蜂窝织炎等)

● 瘰疬(颈部淋巴结核、淋巴结炎、颈部淋巴结肿大、颈动脉炎等)

● 流注(脓肿、寒性脓疡、多发性脓肿、肺脓肿、下肢脓肿、肛周脓肿等)

(2)根据临床文献报道,目前存在的超说明书使用的病证有:

● 冠心病心绞痛(李卓明,30 例,丸剂口服,3g/次 2 次/天,28 天)

● 偏头痛(黄自芸,10 例,丸剂口服,1.5~3g/次,2 次/天,3 天)

● 类风湿关节炎(吴社泉,30 例,丸剂口服,3g/次,2 次/天,联合中药汤剂,30 天)

● 痛风性关节炎(王自辉,35 例,丸剂口服,3g/次,2 次/天,7 天)

● 慢性肥厚性喉炎、失音(张浩杰,68 例,丸剂口服,3g/次,2 次/天,配合布地奈德雾化,14 天;白海星,1 例,丸剂口服,3g/次,2 次/天,15 天)

【说明书及超说明书用法用量信息】西黄丸说明书用法用量为"口服,一次 3g(1 瓶),一日 2 次"。从文献报道看,绝大多数临床治疗都采用了说明书用法用量,但也有部分临床研究进行了调整,包括上调和下调。例如隋氏在治疗急性乳腺炎时采用了 3g/次,3 次/天的治疗方案,并联合抗菌药和外敷中药,疗程为 1 周;李氏在治疗肛周脓肿初发期时也采用了 3g/次,3 次/天,饭前口服的治疗方案,疗程为 10 天;王氏在治疗非寄生虫性肝囊肿时采用了 1.5g/次,2 次/天,持续 3 个月的治疗方案。又如樊氏在治疗脑干胶质瘤时采用了进展期与稳定期不同的服药方案,进展期为 3g/次,2 次/天;稳定期为 1.5g/次,2 次/天。

西黄丸还存在很多超说明书的外用法,例如治疗带状疱疹时,可以将药研为细末,用白开水调成糊状直接涂于患处,1~2次/天;同时口服3g/次,2次/天,疗程为2周(李红霞)。在治疗静脉炎时,将3g西黄丸碾粉末,温水调和成糊状外敷在患处,用保鲜膜覆盖,每日1次,连用2天即可痊愈(贾致俊)。在治疗耳疖时,可以将西黄丸研为极细末,在耳疖破溃前用香油或白酒调敷(破溃后用生理盐水涂抹),1~2次/天,连用7天(郝冀桂)。

西黄胶囊说明书用法用量为"口服,一次4~8粒,一日2次"。据报道,田氏在治疗聚合性痤疮时采取了3粒/次,3次/天的治疗方案,有效性和安全性良好。

【说明书及超说明书疗程信息】说明书未明确标明疗程。根据《中药新药临床研究指导原则》,参照肿瘤的药物治疗,建议1个月为1个疗程。从文献报道来看,西黄丸治疗癌肿的疗程较长,郜氏的系统综述表明西黄丸辅助治疗恶性肿瘤的疗程从14~112天不等,但绝大多数在1个月以上。芦氏的研究显示,西黄丸/胶囊辅助治疗乳腺癌的疗程一般都伴随着放化疗周期,最短的为6个7天周期共42天,最长的为10个180天周期共5年,常见的疗程在2~4个月。在治疗其他疾病方面,西黄丸的疗程较短,例如治疗偏头痛、静脉炎时为2~3天,治疗耳疖、痛风性关节炎时为7天,治疗带状疱疹、肥厚型喉炎时为2周。

【重复用药信息】西黄丸+牛黄醒消丸:两药均能清热解毒消肿,牛黄醒消丸包含西黄丸的全部成分(牛黄、麝香、乳香、没药),用于治疗痈疽瘰疬、无名肿毒,建议判定为重复用药。中成药联合用药智能评价模型的计算结果显示,两者的重复用药得分为6分。

西黄丸+梅花点舌丸:两药均能清热解毒、消肿止痛,梅花点舌丸包含西黄丸的全部成分(牛黄、麝香、乳香、没药),建议判定为重复用药。中成药联合用药智能评价模型的计算结果显示,两者的重复用药得分为5分。

【不良反应及禁忌证信息】说明书提示"妊娠期妇女禁用""运动员慎用"。据文献报道,西黄丸在治疗急性扁桃体炎和乳腺增生时可引起过敏性药疹和皮炎,均在停药并给予相应的治疗后缓解。2009年张氏统计了所在医院近5年的17例西黄丸不良反应报告,其中40岁以上13例,单独用药14例,发生在用药24小时内者8例,以皮疹、瘙痒等皮肤过敏反应为主者14例,另外3例的不良反应表现为心慌气短、腹痛腹泻和尿频。由此可知,西黄丸的主要副作用应该为皮肤过敏反应(皮疹、瘙痒等),一般在用药1~2天内即可出现。同时,郜氏的系统综述显示,西黄丸联合化疗与单纯化疗组比较,其治疗恶性肿瘤带来的消化道副作用发生率更低。

【十八反、十九畏及相互作用信息】本品不含"十八反、十九畏"中所提及的药物。

【现代研究信息】现代研究显示,西黄丸能明显提高荷瘤大鼠的外周血白介素-2(IL-2)、干扰素 γ(IFN-γ)水平及黏附分子 B7-1(CD80)及 CD3$^+$、CD4$^+$T 淋巴细胞含量,增强其免疫清除功能。西黄丸可明显抑制小鼠体内的肺癌移植瘤,同时可明显降低 Wnt 信号转导通路关键蛋白 β 链蛋白(β-catenin)mRNA 及蛋白表达,阻止肺癌干细胞 Wnt 信号转导通路激活,从而抑制肺癌干细胞增殖为肺癌细胞。

【主要参考资料】

[1] 西黄丸.北京同仁堂科技发展股份有限公司制药厂.2012-10-01 修订.

[2] 西黄胶囊.河北万邦复临药业有限公司.2015-08-25 核准.

[3] 芦琴,项景芳,张秉.西黄丸/胶囊辅助治疗乳腺癌有效性和安全性 Meta 分析[J].中国老年学杂志,2015(24):7092-7094.

[4] 郭杨志,冯兴中,杜娟,等.西黄丸联合化疗治疗恶性肿瘤疗效的 Meta 分析[J].中医杂志,2015(11):929-933.

[5] 窦海忠,周桂林.西黄丸联合蓝红光治疗中重度痤疮 39 例疗效观察[J].云南中医中药杂志,2013(03):33-34.

[6] 王留晏,李皓帆,俎青,等.西黄丸配合 CHOP 化疗方案治疗非霍奇金淋巴瘤 60 例[J].山东中医药大学学报,2012(04):313-315.

[7] 程志强,朱文婷.西黄丸联合化疗治疗晚期食管癌 18 例临床观察[J].中华中医药杂志,2010(08):1302-1304.

[8] 李卓明.西黄丸治疗冠心病心绞痛临床研究[J].中华中医药杂志,2010(07):1143-1145.

[9] 刘博,于硕,邢莉,等.西黄丸联合介入化疗治疗中晚期原发性肝癌 80 例疗效分析[J].中华中医药杂志,2010(06):947-948.

[10] 樊永平.中医辨证结合西黄丸治疗 1 例脑干胶质瘤体会[J].中华中医药杂志,2010(02):245-248.

[11] 程志荣.西黄丸外敷配合汤药内服治愈多发性子宫肌瘤 1 例[A].西黄丸临床应用研究论文集[C],2009:1.

[12] 孔涛.膀胱癌根治术后应用西黄丸辅助治疗 1 例报告[A].西黄丸临床应用研究论文集[C],2009:1.

[13] 王自辉.西黄丸治疗痛风性关节炎效果观察[A].西黄丸临床应用研究论文集[C],2009:1.

[14] 刘宝清.西黄丸辅助治疗糖尿病足坏疽 1 例[A].西黄丸临床应用研究论文集[C],2009:1.

[15] 李聚林.西黄丸治疗甲状腺癌 1 例[A].西黄丸临床应用研究论文集[C],2009:1.

[16] 白海星.西黄丸治疗失音患者 1 例[A].西黄丸临床应用研究论文集[C],2009:1.

[17] 朱文婷.西黄丸联合化疗治疗晚期食管癌 18 例临床观察[A].西黄丸临床应用研究论文集[C],2009:1.

[18] 李聚林.西黄丸配合放化疗治疗宫颈癌的疗效研究[A].西黄丸临床应用研究论

文集[C],2009:1.

[19] 王幸.西黄丸联合 GP 方案治疗晚期非小细胞肺癌 16 例临床观察[A].西黄丸临床应用研究论文集[C],2009:1.

[20] 杨静哲.前列腺癌根治术后应用西黄丸辅助治疗 1 例报告[A].西黄丸临床应用研究论文集[C],2009:1.

[21] 于涛.化湿散结汤合西黄丸治疗子宫平滑肌瘤 30 例疗效观察[A].西黄丸临床应用研究论文集[C],2009:1.

[22] 孙艳淑,严静.西黄丸治疗小儿乳蛾的临床观察[J].中国中医药信息杂志,1999(11):24.

[23] 司雁菱,武秀文.西黄丸治疗疣状胃炎 20 例[J].中成药,1996(04):52.

[24] 吴社泉.人参养荣汤、阳和汤、西黄丸治类风湿性关节炎临床观察[J].实用医学杂志,1995(09):620-621.

[25] 史青春,许丽杰,孙本林.四神丸合西黄丸治疗溃疡性结肠炎例[J].实用中医内科杂志,1994(01):23-24.

[26] 楼孝惠.西黄丸治疗肝病低黄疸滞留 7 例[J].中西医结合肝病杂志,1992(03):44-45.

[27] 黄自芸.西黄丸治疗偏头痛[J].天津中医,1989(02):44.

[28] 李殿伟.西黄丸治疗肛周脓肿 10 例[A].西黄丸临床应用研究论文集[C],2009:1.

[29] 隋艳波.应用西黄丸中西医结合治疗急性乳腺炎 48 例临床观察[A].西黄丸临床应用研究论文集[C],2009:2.

[30] 张碧华,高素强,傅得兴.西黄丸不良反应 17 例分析[J].中国中药杂志,2009(02):234-235.

[31] 张娟,庞剑威.西黄丸引起重度皮疹例析[J].实用中医内科杂志,2008(06):93.

[32] 王克勤.服西黄丸致药物性皮炎 1 例[J].中国中药杂志,1996(05):33.

[33] 马杰,王一尧,杨伟,等.西黄丸抗肿瘤作用及其免疫清除功能的实验研究[J].中国中药杂志,2014,39(8):1499-1501.

[34] 肖桦,秦旭华,金沈锐,等.西黄丸经 Wnt 信号转导通路关键蛋白 β-catenin 调控人肺癌干细胞增殖[J].中药药理与临床,2014,30(2):21-23.

[35] 郜贺,金文杰,杨宇峰,等.西黄丸治疗恶性肿瘤临床疗效的系统评价[J].湖北中医杂志,2015,37(11):11-15.

[36] 贾致俊,陈豫.巧用西黄丸治疗化疗后静脉炎 1 例[J].新疆中医药,2010,28(05):93-94.

[37] 郝冀桂,贾春芒,刘文泰,等.西黄丸外治耳疔 60 例临床观察[J].河北中医药学报,2000(01):21.

77. 小金丸(胶囊)

【制剂规格】糊丸 0.6g/袋、1.2g/支、3g/瓶,胶囊 0.3g/粒、0.35g/粒。

【药物组成】人工麝香、木鳖子(毒)、制草乌(毒)、枫香脂、制乳香、制没药、醋炒五灵脂、酒炒当归、地龙、香墨。

【方剂来源】本方出自于清·王洪绪《外科全生集》,原方为"小金丹",用于"治一应流注、痰核、瘰疬、乳岩、横痃、贴骨疽、鳝拱头等症"。现行执行标准为《中国药典》(2015 年版)一部。

【组方特点】本方散结消肿,化瘀止痛。用于痰气凝滞所致的瘰疬、瘿瘤、乳岩、乳癖。方中的制草乌辛温有毒,能够祛风寒湿、散结止痛;木鳖子苦温有毒,能够散结消肿、解毒止痛,用于治疗血瘀痰凝、痰气寒凝所致的疼痛。乳香、没药、麝香活血祛瘀、消肿定痛,共为臣药。

【说明书及超说明书适应证信息】小金丸(永康、九芝堂等)和小金胶囊说明书功能主治为"散结消肿,化瘀止痛。用于阴疽初起,皮色不变,肿硬作痛,多发性脓肿,瘿瘤,瘰疬,乳岩,乳癖"。小金丸(同仁堂、胡庆余堂等)说明书功能主治为"散结消肿,化瘀止痛。用于痰气凝滞所致的瘰疬、瘿瘤、乳岩、乳癖,症见肌肤或肌肤下肿块一处或数处,推之能动,或骨及骨关节肿大、皮色不变、肿硬作痛"。

(1)属于说明书适应证的病证包括(以痰瘀互结为证型要素):

● 乳岩、乳癖(乳腺增生、乳腺囊性增生、乳腺小叶增生、乳腺纤维瘤、乳腺异常发育、乳腺癌等)

● 瘿瘤(结节性甲状腺肿、单纯性甲状腺肿、甲状腺结节、甲状腺肿瘤、甲状腺癌、甲亢等)

● 瘰疬(颈部淋巴结核、颈部淋巴结肿大、恶性淋巴瘤、声带结节性病变、声带小结等)

● 阴疽、脓肿(痈疽、痤疮、聚合型痤疮、丹毒、蛇串疮、带状疱疹、胸腹脓肿、盆腔脓肿、盆腔炎性包块等)

(2)根据临床文献报道,目前存在的超说明书使用的病证有:

● 子宫内膜异位症(文红萍,60 例,丸剂口服,1.2~3g/次,2 次/天,联合米非司酮,每月连服 10~14 天,3 个月经周期为 1 个疗程)

● 慢性前列腺炎、附睾炎、男性尿道炎后综合征等男性泌尿系统疾病[付正丰,38 例,丸剂口服,1.2g/次,2 次/天,30 天;孙哲,24 例,胶囊(0.35g/粒)口服,5 粒/次,2 次/天,21 天;张伟强,46 例,胶囊(0.3g/粒)口服,4 粒/次,2 次/天,1 个月]

● 阴茎硬结症[严丰,2 例,丸剂口服,0.6g(原文"半支")/次,3 次/天,联合六味地黄丸,15~30 天]

● 小儿急性肠系膜淋巴结炎(索桂海,68 例,丸剂口服,0.3~0.6g/次,2 次/天,联合青霉素,10 天)

● 慢性乙型肝炎肝纤维化（韦照永，39 例，丸剂口服，1.2g/次，2 次/天，6个月）

● 脑血管硬化症（李小莉，50 例，用法用量不详，30 天）

【说明书及超说明书用法用量信息】小金丸说明书用法用量为"打碎后口服，一次 1.2～3g，一日 2 次；小儿酌减"。根据文献报道，小金丸的用法用量存在诸多调整的情况。例如在治疗恶性淋巴瘤时，陈氏采取了阶梯式给药方案，第一阶段方案为 0.6g/次，3 次/天；2 周后调整为 0.6g/次，2 次/天；1 个月后调整为 0.6g/次，1 次/天。在治疗乳腺增生时，胡氏采取了病轻者 0.6g/次、病重者 1.2g/次，伴有月经错后、痛经者在经前 10 天开始 1.2g/次，经期停药，经后 0.6g/次，均为 3 次/天。在治疗小儿肠系膜淋巴结炎（2～14 岁）时，索氏采取了 0.3～0.6g/次，2 次/天的治疗方案。

小金胶囊（0.35g/粒）说明书用法用量为"口服，一次 3～7 粒，一日 2 次；小儿酌减"，小金胶囊（0.3g/粒）说明书用法用量为"口服，一次 4～10 粒，一日 2 次；小儿酌减"。

【说明书及超说明书疗程信息】说明书未明确标明疗程。根据文献报道，小金丸治疗声带小结的疗程为 10～14 天，治疗恶性淋巴瘤的疗程为 2 个月，治疗结节性甲状腺肿的疗程为 1～2 个月，治疗乳腺增生的疗程为 6 周～3个月。

【重复用药信息】小金丸+西黄丸：两药均能消肿散结，均含有麝香、乳香、没药，用于治疗痈疽疔毒、瘰疬瘿瘤。根据 2017 版国家医保药品目录，两者均属于"温经理气活血散结剂"，建议判定为重复用药。中成药联合用药智能评价模型的计算结果显示，两者的重复用药得分为 4 分。

小金丸+消肿片：两药均能消肿散结，均含制草乌（大毒）、枫香脂、地龙、五灵脂、乳香、没药、当归、香墨，治疗瘰疬痰核、阴疽肿毒，建议判定为重复用药。中成药联合用药智能评价模型的计算结果显示，两者的重复用药得分为7 分。

【不良反应及禁忌证信息】说明书提示"妊娠期妇女禁用""运动员慎用""偶有皮肤红肿、瘙痒等过敏反应，停药后上述症状自行消失"。根据文献报道，蔡氏统计了 1994～2012 年公开发表的小金丸/胶囊不良反应案例，包括个案报道 9 例，其中皮肤过敏反应（瘙痒、皮疹）6 例、消化系统反应（腹泻）1 例、肝胆系统反应（联合乳癖消片致药物性肝损害）1 例、鼻出血 1 例；以及群案报道 7 篇共 87 例，以药疹、红肿和瘙痒等皮肤及附件损害反应为主。张氏报道了所在医院 45 例小金丸/胶囊药害事件，发现 40 岁以上的人群占比最高，多数出现在服药后 0～3 天，均为皮肤过敏反应。另外，也有报道显示，小金胶囊辅助左甲状腺素钠治疗结节性甲状腺肿时能够降低不良反应的发生率。

【十八反、十九畏及相互作用信息】从十八反、十九畏"半蒌贝蔹及攻乌"的角度看,本品含有制草乌,与含有半夏、瓜蒌、浙贝母、川贝母、白蔹、白及的中药复方或中成药联用时应注意监测,例如通宣理肺口服液(半夏)、香砂养胃丸(半夏)、川贝枇杷颗粒(川贝母)、养阴清肺口服液(川贝母)、橘红片(半夏、浙贝母)、复胃散胶囊(白及)等。

从十八反、十九畏"人参畏五灵脂"的角度看,本品含有五灵脂,在与含有人参的中药复方或中成药联用时应注意监测,例如生脉饮(人参)、脑安颗粒(人参)、参芪消渴颗粒(人参)、参苓白术散(人参)、芪苈强心胶囊(人参)、麝香保心丸(人参提取物)等。

【现代研究信息】现代研究显示,小金胶囊对模型鼠耳炎和足跖肿胀有明显的抑制及治疗作用,对乙酸和甲醛所致的小鼠疼痛均有明显的对抗作用。小金丸对甲状腺功能正常的甲状腺结节患者的血清促甲状腺激素(TSH)水平无影响,能显著提高甲状腺结节的治疗效果,且不影响正常甲状腺功能。

【主要参考资料】

[1] 小金丸.北京同仁堂股份有限公司同仁堂制药厂.2013-12-27修订.

[2] 小金胶囊.武汉健民药业集团股份有限公司.2015-12-01修订.

[3] 张伟强.小金胶囊治疗男性尿道炎后综合征的效果分析[J].中国医药科学,2015(07):102-104.

[4] 赵钢,郭瑞亚,贾振.巴曲酶小金胶囊联合抗生素治疗丹毒20例[J].中国中西医结合外科杂志,2014(02):211,214.

[5] 孙哲,张淑杰,常宝忠.小金胶囊治疗慢性附睾炎24例[J].中国民间疗法,2010(05):38.

[6] 文红萍,罗玉芳.米非司酮联合小金丸治疗子宫内膜异位症60例临床观察[J].黑龙江医药,2008(02):68-69.

[7] 付正丰.小金丸治疗痰湿瘀阻型慢性前列腺炎的临床研究[D].成都中医药大学,2007.

[8] 张万能.小金丹治愈胸腹腔炎性包块和脓肿三例[J].江苏中医杂志,1982(05):40-41.

[9] 胡新霞,陈立志.小金丸治疗乳腺增生病35例[J].邯郸医学高等专科学校学报,2004(01):33.

[10] 徐斌.小金胶囊辅助治疗结节性甲状腺肿的临床疗效及安全性[J].中外医疗,2015(36):108-109.

[11] 蔡伟,陈兴莉,程小平,等.小金丸的安全性评价与合理使用[J].中国医院药学杂志,2013(10):819-820.

[12] 张征,张佳丽.小金丸及小金胶囊致45例不良反应分析[J].中国药物警戒,2012(04):242-244.

[13] 李桂梅.小金丸致鼻衄1例[J].中国现代药物应用,2009(03):128.

［14］孟召秀.小金丸与乳癖消片并用致胆汁淤积性肝炎［J］.药物不良反应杂志,2004（04）:256-257.

［15］周阿高,丁钰熊,郭海燕,等.小金丸加减抗肿瘤的实验研究［J］.上海第二医科大学学报,1990(03):185-188.

［16］索桂海,郑玉芹.小金丸联合青霉素治疗小儿急性肠系膜淋巴结炎临床疗效［J］.中国实用医药,2015,10(28):15-16.

［17］韦照永,潘丽莹,覃益.小金丸治疗慢性乙型肝炎肝纤维化疗效观察［J］.中国药业,2011,20(04):73.

［18］严丰,吉庆.小金丸合六味地黄丸治疗阴茎硬结症 2 例［J］.湖南中医杂志,2009,25(05):83.

［19］李小莉.小金丸治疗脑血管硬化 50 例［J］.现代医药卫生,2007(11):1694.

78. 百令胶囊

【制剂规格】0.5g/粒。

【药物组成】发酵冬虫夏草菌粉(Cs-C-Q80)。

【方剂来源】当代经验方。现行执行标准为《中国药典》(2015 年版)一部。

【组方特点】本方成分为发酵冬虫夏草菌粉(Cs-C-Q80),能够补肺肾、益精气,用于肺肾两虚引起的咳嗽、气喘、腰背酸痛诸症。

【说明书及超说明书适应证信息】说明书功能主治为"补肺肾,益精气。用于肺肾两虚引起的咳嗽、气喘、咯血、腰背酸痛、面目水肿、夜尿清长;慢性支气管炎、慢性肾功能不全的辅助治疗"。

（1）属于说明书适应证的病证包括（以肺肾两虚为证型要素）:

• 肺肾两虚证（肺气虚证、肾气虚证等）

• 咳嗽（支气管炎、慢性支气管炎、肺炎、社区获得性肺炎、小儿反复呼吸道感染、肺纤维化、特发性肺纤维化、硅沉着病等）

• 哮病、哮喘病（支气管哮喘、咳嗽变异性哮喘等）

• 喘病（慢性阻塞性肺疾病,急、慢性心肺功能不全,肺心病等）

• 咯血（肺结核、支气管扩张等）

• 慢性肾功能不全相关疾病（糖尿病肾病、痛风性肾病、IgA 肾病、膜性肾病、高血压肾病、慢性肾小球肾炎、间质性肾炎、紫癜性肾炎、狼疮肾炎、慢性铅中毒肾损伤、慢性马兜铃酸肾病、肾病综合征、慢性移植肾肾病、甲状腺功能亢进伴肾衰竭等）

（2）根据临床文献报道,目前存在的超说明书使用的病证有:

• 肺癌（朱思红,20 例,胶囊口服,2g/次,3 次/天,联合化疗药物,4~6 个化疗周期;唐亮,40 例,胶囊口服,5g/次,3 次/天,配合化疗和玉屏风颗粒,8

周)

- 肾血管性高血压(杨娥,192 例,胶囊口服,2g/次,3 次/天,联合马来酸依那普利片+丹参酮 II$_A$ 磺酸钠,21 天)
- 糖尿病阳痿(徐泽杰,68 例,胶囊口服,1g/次,3 次/天,配合常规降糖治疗,12 周)
- 精液不液化症(李广裕,100 例,胶囊口服,1g/次,3 次/天,12 周)
- 慢性前列腺炎(王洽会,73 例,胶囊口服,1.5g/次,3 次/天,配合常规治疗,8 周)
- 多囊卵巢综合征(李扬璐,50 例,胶囊口服,2g/次,3 次/天,21 天/月经周期,联合常规治疗,3 个月经周期)
- 反复发作性尿路感染、女性尿道综合征、滴虫性尿道炎等(简桂花,26 例,胶囊口服,2.5g/次,3 次/天,联合阿莫西林,3 个月;赵建清,28 例,胶囊口服,1g/次,2 次/天,4 周;杜晓娅,30 例,胶囊口服,具体方案不详,联合塞克硝唑,2 周)
- 乙型肝炎(李鸿霞,25 例,胶囊口服,10 粒/次,2 次/天,联合干扰素;于文龙,50 例,胶囊口服,1g/次,3 次/天,联合维生素 E 胶囊,4 个月)
- 胃肠道恶性肿瘤手术及化疗后(周荣耀,50 例,胶囊口服,1.0g/次,3 次/天,1 个月)
- 溃疡性结肠炎(刘谦,30 例,胶囊口服,2g/次,3 次/天,联合美沙拉嗪,4 周)
- 自身免疫性甲状腺疾病、桥本甲状腺炎、毒性弥漫性甲状腺肿等(罗敏,36 例,胶囊口服,2.5g/次,3 次/天,联合左甲状腺素,6 个月;李晓雯,100 例,胶囊口服,0.4g/次,3 次/天,12 周;徐寒松,30 例,胶囊口服,2g/次,3 次/天,联合丙塞磷氧嘧啶,1 年)
- 脊柱结核术后(许大勇,31 例,胶囊口服,3g/次,3 次/天,配合四联抗结核治疗,1 年)
- 顽固性心律失常(潘建新,40 例,胶囊口服,1g/次,3 次/天,3 个月)
- 小儿脑性瘫痪反复感染(王静,68 例,胶囊口服,<3 岁的患儿 1.5g/次,3 次/天;≥3 岁则调整为 2.5g/次,3 次/天;配合抗生素,3 个月)
- 重度烧伤感染(焦建强,20 例,胶囊口服,2g/次,3 次/天,配合常规治疗+连续性血液净化治疗,3 个月)
- 复发难治多发性骨髓瘤(赵红勉,15 例,胶囊口服,2g/次,3 次/天,联合沙利度胺,6 个月)
- 银屑病(蒋忠达,44 例,胶囊口服,1g/次,3 次/天,1 个月)
- 变应性鼻炎(杨姜德,48 例,胶囊口服,2g/次,3 次/天,联合粉尘螨滴

剂,6个月)

【说明书及超说明书用法用量信息】百令胶囊说明书用法用量信息为"口服,一次2~6粒(0.5g/粒),一日3次。慢性肾功能不全一次4粒,一日3次"。曾经有过0.2g/粒规格的药品,其说明书用法用量为"口服,一次5~15粒,一日3次。慢性肾功能不全一次10粒,一日3次"。两者换算成克数后完全一致,即1~3g/次(慢性肾功能不全2g/次),3次/天的用法。大部分文献报道的治疗方案符合说明书用法用量范围,但也有文献报道了超说明书用法用量的治疗情况,例如李氏治疗桥本甲状腺炎,用法用量为0.4g/次,3次/天;唐氏治疗肺癌时,用法用量为5g/次,3次/天。

部分临床文献报道了小儿用量,例如拉氏在治疗小儿反复呼吸道感染时的方案为4~6岁0.5g/次,7~12岁1.0~1.5g/次,3次/天;王氏在治疗小儿脑性瘫痪反复感染时的方案为<3岁的患儿1.5g/次,≥3岁的患儿2.5g/次,3次/天。

需要注意的是,百令胶囊的规格发生过变化,曾经使用0.2g/粒,现在使用0.5g/粒,对于某些未标明胶囊规格的临床报道来说,不能确定单次剂量是否超过说明书要求。例如文献报道,治疗慢性阻塞性肺疾病急性期合并肾损害的用法用量为10粒,3次/天;治疗乙型肝炎的用法用量为10粒/次,2次/天;治疗肝硬化腹水合并蛋白尿的用法用量为9粒/次,3次/天等。

【说明书及超说明书疗程信息】说明书规定慢性肾功能不全的用药疗程为8周,其他未明确标明。根据文献报道,治疗不同病证时的疗程不同。治疗慢性移植肾肾病、毒性弥漫性甲状腺肿及用于脊柱结核术后时为1年(12个月);治疗支气管扩张症、肺结核、硅沉着病、紫癜性肾炎、慢性马兜铃酸肾病、慢性肾衰竭合并甲状旁腺功能亢进、自身免疫性甲状腺疾病、复发难治多发性骨髓瘤、变应性鼻炎及用于慢性阻塞性肺疾病缓解期时为6个月;治疗糖尿病肾病、乙肝病毒携带时为4个月(16周);治疗特发性肺纤维化、痛风性肾病、高血压肾病、慢性肾小球肾炎、糖尿病阳痿、精液不液化、多囊卵巢综合征、反复发作性尿路感染、桥本甲状腺炎、顽固性心律失常、小儿脑性瘫痪反复感染、重度烧伤感染及用于慢性阻塞性肺疾病稳定期时为3个月(12周,3个月经周期);治疗支气管哮喘、咳嗽变异性哮喘、小儿反复呼吸道感染、肺癌化疗后、IgA肾病、膜性肾病、肾病综合征、慢性前列腺炎时为2个月(8周);治疗慢性肾衰竭、肺心病、慢性铅中毒肾损伤、急性药物性间质性肾炎、肾性蛋白尿、中老年女性尿道综合征、狼疮肾炎、溃疡性结肠炎、银屑病及用于胃肠道恶性肿瘤手术及化疗后时为1个月(4周);治疗肺癌合并糖尿病时为4~6个化疗周期;治疗肾血管性高血压时为3周;治疗肾病综合征并发上呼吸道感染、滴虫性尿道炎时为2周;治疗难治性衣原体肺炎时为2周;治疗社区获得性肺炎时为 10 天。

【重复用药信息】百令胶囊+金水宝胶囊:两药均能补肺肾、益精气,用于治疗肺肾两虚、精气不足及慢性支气管炎。百令胶囊和金水宝胶囊的成分同为发酵冬虫夏草菌粉。根据 2010 版北京市医保药品目录,两者均属于"肿瘤辅助用药",建议判定为重复用药。中成药联合用药智能评价模型的计算结果显示,两者的重复用药得分为 5 分。

百令胶囊+扶正化瘀胶囊:扶正化瘀胶囊的组方包含百令胶囊的唯一成分(发酵冬虫夏草菌粉),两药均能补肾益精,建议判定为重复用药。中成药联合用药智能评价模型的计算结果显示,两者的重复用药得分为 2 分。

【不良反应及禁忌证信息】说明书提示服药后"个别患者咽部不适"。

【十八反、十九畏及相互作用信息】本品不含"十八反、十九畏"中所提及的药物。

【现代研究信息】现代研究表明,百令胶囊能够显著提高慢性阻塞性肺疾病(COPD)患者的外周血辅助性 T 细胞 17(Th17)和 Th17/Treg(调节性 T 细胞)水平,有助于改善 COPD 稳定期患者的免疫功能。百令胶囊可能通过调节内凹陷蛋白(caveolin-1)表达,从而对糖尿病肾病(DN)患者的肾脏损伤起到一定的保护作用。

【主要参考资料】

[1] 百令胶囊.杭州中美华东制药有限公司.2012-01-10 修订.

[2] 马红霞,刘虎.α-硫辛酸联合百令胶囊治疗糖尿病肾病Ⅲ期 32 例临床观察[J].新疆中医药,2013(05):25-26.

[3] 刘丽娟,马世尧,袁宝荣.百令胶囊的药理作用及临床应用[J].中成药,2004(06):65-68.

[4] 许惠娟,李时悦.百令胶囊的药理作用及其在肺部疾病的研究进展[J].中国中药杂志,2010(20):2777-2781.

[5] 徐寒松,谢晓云,赵胜,等.百令胶囊对 Graves 病自身抗体的影响[J].中国实验方剂学杂志,2011(16):253-256.

[6] 李扬璐,阮祥燕,赵越,等.百令胶囊对多囊卵巢综合征代谢指标的影响[J].首都医科大学学报,2016(04):437-443.

[7] 简桂花,高许萍,盛晓华,等.百令胶囊对反复发作性尿路感染的治疗作用[J].中国临床医学,2000(03):292-293.

[8] 吴艺虹,王实.百令胶囊对肺心病病人免疫功能作用的研究[J].中国实验方剂学杂志,1995(01):45-46.

[9] 许大勇.百令胶囊对脊柱结核术后血沉和 C-反应蛋白水平的影响研究[J].中国生化药物杂志,2014(05):106-107.

[10] 戎小龙.百令胶囊对慢性阻塞性肺疾病稳定期肺功能及 T 细胞亚群变化的临床观察[J].现代妇女(下旬),2015(01):221-234.

[11] 左霞,郭俐宏,李莉.百令胶囊对肾移植大鼠肾功能及排斥反应的影响[J].现代中西医结合杂志,2015(12):1279-1282.

[12] 傅丽波.百令胶囊对支气管哮喘慢性持续期患者生存质量的影响[J].中国乡村医药,2013(24):48-49.

[13] 罗敏,顾燕云,李果,等.百令胶囊对自身免疫性甲状腺疾病(AITD)免疫调节作用[J].中国中医基础医学杂志,2006(04):261-262.

[14] 马婧,袁维真.百令胶囊辅助治疗特发性肺纤维化临床疗效观察[J].北方药学,2013(12):25.

[15] 付水鸽.百令胶囊辅助治疗原发性肾病综合征临床分析[J].中医临床研究,2015(29):68-69.

[16] 李强.百令胶囊降低尿蛋白的作用机制研究进展[J].中国医药指南,2014(08):32-33.

[17] 李晓雯,廖春分,陈思思,等.百令胶囊口服联合曲安奈德局部注射治疗桥本氏甲状腺炎的疗效观察[J].中南医学科学杂志,2016(03):319-322.

[18] 俞雪蕾,祝国宁.百令胶囊联合贝那普利治疗IgA肾病对尿蛋白、血肌酐的影响[J].新中医,2015(03):83-84.

[19] 唐榕,陈路佳,黄玲,等.百令胶囊联合常规治疗早期糖尿病肾病的系统评价[J].中国药业,2013(14):19-23.

[20] 王文娟.百令胶囊联合厄贝沙坦治疗膜性肾病的疗效观察[J].临床合理用药杂志,2014(24):37-38.

[21] 杨姜德,徐挺兰,张敏,等.百令胶囊联合粉尘螨滴剂治疗变应性鼻炎的疗效观察[J].中国药师,2016(05):947-949.

[22] 赵红勉,杨柳.百令胶囊联合化疗治疗复发难治多发性骨髓瘤的疗效观察[J].中国现代医生,2011(14):60-61.

[23] 刘东华,黄干洪.百令胶囊联合抗痨药治疗肺结核62例疗效观察[J].实用全科医学,2005(06):474-520.

[24] 朱欢扬.百令胶囊联合氯沙坦治疗糖尿病肾病疗效分析[J].新中医,2015(06):88-89.

[25] 刘谦,许晓芳,夏兴洲.百令胶囊联合美沙拉嗪治疗溃疡性结肠炎疗效观察[J].药物流行病学杂志,2012(09):425-426.

[26] 罗亚丹,袁朝勇.百令胶囊联合肾康注射液治疗慢性肾衰竭临床观察[J].内蒙古中医药,2013(15):64.

[27] 周洋,黄河,张家洪,等.百令胶囊联合舒利迭治疗慢性阻塞性肺疾病缓解期的疗效观察[J].基层医学论坛,2014(04):458-460.

[28] 沈蓓莉.百令胶囊联合缬沙坦对慢性移植肾肾病治疗的影响[J].中国临床药理学杂志,2013(12):917-918.

[29] 陈凯.百令胶囊联合缬沙坦佐治紫癜性肾炎的临床观察[J].中国药师,2013(05):739-741.

[30] 何剑零,谢海英,李青华.百令胶囊联合依地酸钠钙治疗成人慢性铅中毒肾损伤

的临床效果观察[J].中国全科医学,2014(16):1917-1919.

[31] 常晓,黄若兰,乔秋杰,等.百令胶囊联合自血疗法治疗咳嗽变异性哮喘的临床观察[J].中医药通报,2013(02):49-50.

[32] 于文龙.百令胶囊伍用维生素E治疗乙肝病毒携带者50例疗效观察[J].蛇志,2003(04):21-22.

[33] 苏雯枫,汪虹,吴瑞格.百令胶囊在肺部疾病的应用初探[J].世界中医药,2015(A01):792.

[34] 周荣耀,吴丽英,束家和.百令胶囊在胃肠道恶性肿瘤手术和化疗后的应用[J].浙江中西医结合杂志,2002(7):406-407.

[35] 刘冬梅,王长宏,李雪萍.百令胶囊治疗65例狼疮性肾炎的临床分析[J].中国社区医师,2006(23):21.

[36] 朱思红,宗岚.百令胶囊治疗肺癌合并糖尿病临床观察与分析[J].内蒙古中医药,2014(16):15.

[37] 张萌,艾丽莎,闫会杰.百令胶囊治疗肝硬化腹水合并蛋白尿的疗效观察及护理[J].中国误诊学杂志,2009(32):7851-7852.

[38] 罗恒.百令胶囊治疗急性药物性间质性肾炎32例临床观察[J].中国民族民间医药,2010(23):172-173.

[39] 李广裕,梁季鸿,蒙志彬,等.百令胶囊治疗精液不液化症临床观察[J].中国药师,2012(05):697-699.

[40] 潘建新,汤礼文.百令胶囊治疗老年人顽固性心律失常40例疗效观察[J].浙江中西医结合杂志,2001(12):22-52.

[41] 高智,库宝庆,秦永芳,等.百令胶囊治疗慢性马兜铃酸肾病的临床观察[J].中国药师,2007,10(9):851-853.

[42] 戴慧雪.百令胶囊治疗慢性肾小球肾炎的疗效观察[J].现代实用医学,2014(10):1212-1213.

[43] 徐泽杰.百令胶囊治疗糖尿病阳痿68例[J].中国药师,2014(02):271-273.

[44] 王静,马彩云,尚清.百令胶囊治疗小儿脑性瘫痪反复感染分析[J].中国卫生产业,2013(31):179-181.

[45] 蒋忠达.百令胶囊治疗银屑病的临床观察[J].中国皮肤性病学杂志,1997(06):32-33.

[46] 赵建清.百令胶囊治疗中老年女性尿道综合征28例[J].湖南中医杂志,2012(02):65.

[47] 徐建东.百令胶囊佐治成人肾病综合征并发上呼吸道感染临床观察[J].海峡药学,2013(1):160-161.

[48] 拉热,康宏.百令胶囊佐治小儿反复呼吸道感染疗效观察[J].中国误诊学杂志,2010(04):786-787.

[49] 杨娥,李小燕,杨萍,等.丹参酮Ⅱ-A磺酸钠注射液联合百令胶囊治疗肾血管性高血压的疗效观察[J].现代药物与临床,2016(03):315-319.

[50] 王战建,王书畅.冬虫夏草治疗糖尿病肾病的作用机制研究进展[J].中国中西医

结合肾病杂志,2008(01):88-90.

[51] 王洽会.复方梅笠草片联合百令胶囊治疗慢性前列腺炎的疗效观察[J].中国保健营养,2013(05):1359.

[52] 李鸿霞.干扰素联合百令胶囊治疗乙型肝炎的疗效观察[J].临床医药文献电子杂志,2015(12):2431.

[53] 何钦,王智.汉防己甲素和百令胶囊联合治疗矽肺的临床疗效观察[J].江西医药,2014(12):1463-1464.

[54] 赵荣.健脾益肾泄浊化瘀法联合百令胶囊治疗痛风性肾病的临床研究[J].当代医学,2011(22):157-158.

[55] 王再红,田孝平,郭琳.抗菌素联合百令胶囊治疗社区获得性肺炎的疗效观察[J].河北医药,2009(07):845.

[56] 焦建强,李烨,梁庆国,等.连续性血液净化联合百令胶囊治疗重度烧伤感染患者初探[J].世界中医药,2015(A01):543-544.

[57] 易祥明.慢性肾衰竭并甲状旁腺功能亢进的治疗体会[J].海南医学,2012(17):43-44.

[58] 蔡晓华,谢城.匹多莫德分散片联合百令胶囊治疗难治性支原体肺炎临床研究[J].中国现代药物应用,2014(11):141-143.

[59] 杜晓娅.塞克硝唑联合百令胶囊对滴虫性尿道炎的治疗研究[J].中国医药导报,2010(04):51-52.

[60] 蒲超,陈永忠,朱再志,等.肾康注射液联合百令胶囊治疗急性期COPD合并肾损害的疗效观察[J].四川医学,2013(11):1683-1685.

[61] 耿荣娟,刘小华,陈筱津.肾移植术后巨细胞病毒肺炎的中西医治疗[J].中国中西医结合急救杂志,2005(03):189.

[62] 马素昕.缬沙坦联合百令胶囊治疗高血压肾病的临床效果分析[J].中国农村卫生,2016(14):32.

[63] 唐亮.玉屏风颗粒联合百令胶囊对肺癌化疗患者免疫功能的调节作用[J].现代中西医结合杂志,2015(12):1318-1319.

[64] 孙威.百令胶囊对COPD稳定期患者免疫功能的影响[J].中医临床研究,2017,9(20):26-27.

[65] 韩坤,郑亚萍.百令胶囊影响糖尿病肾病大鼠Caveolin-1蛋白表达机制探讨[J].湖北民族学院学报,2017,34(2):21-23,28.

二十、中西药复方制剂

79. 维C银翘片(颗粒、软胶囊)

【制剂规格】片剂0.5g/片(含维生素C 49.5mg、对乙酰氨基酚105mg、马来酸氯苯那敏1.05mg),颗粒剂10g/袋(含维生素C 99mg、对乙酰氨基酚210mg),软胶囊0.6g/粒(含维生素C 49.5mg、对乙酰氨基酚105mg、马来酸氯苯那敏1.05mg)。

【药物组成】金银花、连翘、荆芥、淡豆豉、淡竹叶、牛蒡子、芦根、桔梗、甘草、马来酸氯苯那敏、对乙酰氨基酚、维生素 C、薄荷素油。

【方剂来源】本方源自于清·吴瑭《温病条辨》中"银翘散"（连翘、银花、桔梗、薄荷、淡竹叶、生甘草、荆芥穗、淡豆豉、牛蒡子、芦根）的加减，在原方的基础上增加了化学药品马来酸氯苯那敏、对乙酰氨基酚和维生素 C 而成。银翘散原方用于"太阴风温、温热、温疫、冬温，但热不恶寒而渴者"。现行执行标准为《中国药典》（2015 年版）一部。

【组方特点】本方疏风解表，清热解毒。用于外感风热所致的流行性感冒，症见发热、头痛、咳嗽、口干、咽喉疼痛。方中的金银花、连翘既能清热解毒，用于咽喉肿痛，又能疏散风热，用于外感风热证，共为君药。薄荷、牛蒡子利咽解毒、清热解毒；淡豆豉、荆芥辛散开窍、透邪外出，共为臣药。另外，马来酸氯苯那敏为抗过敏药，用于缓解流鼻涕、打喷嚏等卡他症状；对乙酰氨基酚为解热镇痛药，用于缓解发热、全身酸痛等流感样症状；维生素 C 为营养补充剂，据报道在感冒时服用维生素 C 可以缩短病程。

【说明书及超说明书适应证信息】说明书功能主治为"疏风解表，清热解毒。用于外感风热所致的流行性感冒，症见发热、头痛、咳嗽、口干、咽喉疼痛"。

（1）属于说明书适应证的病证包括（以外感风热为证型要素）：
- 风热表证（外感风热等）
- 感冒（风热感冒、上呼吸道感染、病毒性感冒等）
- 流行性感冒
- 咽喉疼痛（急性咽炎）

（2）根据临床文献报道，目前存在的超说明书使用的病证有：
- 小儿手足口病（邓宇红，50 例，2 片/次，3 次/日，配合炉甘石洗剂，15 天）
- 儿童过敏性紫癜（苗娓娓，52 例，年龄不详，片剂口服，1 片/次，3 次/天，配合常规治疗，4 周）
- 儿童基孔肯雅热（关江伟，22 例，6~8 岁，片剂口服，1 片/次，3 次/天，联合利巴韦林，每天监测，连续 5 天）

【说明书及超说明书用法用量信息】维 C 银翘片说明书用法用量为"口服，一次 2 片，一日 3 次"。根据文献报道，治疗急性咽炎时有 1 片/次，3 次/天的治疗方案，有效性和安全性良好；辅助治疗小儿过敏性紫癜时也有 1 片/次，3 次/天的治疗方案，服药过程中有 10% 的患儿出现胃肠道不适，结束治疗后好转。

维 C 银翘颗粒说明书用法用量为"开水冲服，一次 10g，一日 3 次"。

维 C 银翘软胶囊说明书用法用量为"口服,一次 2 粒,一日 3 次"。

【说明书及超说明书疗程信息】说明书未明确标明疗程。根据《中药新药临床研究指导原则》,感冒的推荐疗程为 3 天。根据文献报道,维 C 银翘片在治疗急性咽炎时为 7 天,治疗小儿手足口病时为 15 天,在治疗儿童过敏性紫癜时为 4 周。

【重复用药信息】维 C 银翘片+羚羊感冒片:两药均能清热解表,均含有牛蒡子、淡豆豉、金银花、荆芥、连翘、淡竹叶、桔梗、薄荷、甘草,用于治疗流行性感冒。根据 2010 版北京市医保药品目录,两者均属于"辛凉解表剂",建议判定为重复用药。中成药联合用药智能评价模型的计算结果显示,两者的重复用药得分为 8 分。

维 C 银翘片+精制银翘解毒胶囊:两药均能清热解表,均含对乙酰氨基酚、淡豆豉、金银花、薄荷脑、桔梗、甘草、牛蒡子、连翘、淡竹叶,用于治疗流行性感冒,建议判定为重复用药。中成药联合用药智能评价模型的计算结果显示,两者的重复用药得分为 10 分。

【不良反应及禁忌证信息】说明书明确提示本品的不良反应为"可见困倦、嗜睡、口渴、虚弱感;偶见皮疹、荨麻疹、药物热及粒细胞减少、过敏性休克、重型多形红斑型药疹、大疱性表皮松解症;长期大量用药会导致肝肾功能异常""严重肝肾功能不全者禁用"。同时,"肝、肾功能不全者慎用;膀胱颈梗阻、甲状腺功能亢进、青光眼、高血压和前列腺肥大者慎用;妊娠期妇女及哺乳期妇女慎用;儿童、年老体弱者、心脏病、糖尿病等慢性病严重者应在医师指导下服用"。

根据国家药监局 2010 年 9 月 19 日专门针对维 C 银翘片的不良反应通报,2004 年 1 月 1 日~2010 年 4 月 30 日国家药品不良反应监测中心病例报告数据库中有关维 C 银翘片的病例报告数共计 1885 例,不良反应/事件主要累及中枢及外周神经系统、消化系统、皮肤及附属器等。

其中,严重病例报告共计 48 例,约占所有报告的 2.55%,无死亡报告。严重病例的不良反应/事件表现如下:皮肤及附属器损害占 75%,表现为全身发疹型皮疹伴瘙痒、严重荨麻疹、重症多形红斑型药疹、大疱性表皮松解症;消化系统损害占 12.50%,表现为肝功能异常;全身性损害占 10.1%,表现为过敏性休克、过敏样反应、昏厥;泌尿系统损害占 4.17%,表现为间质性肾炎;血液系统损害占 4.16%,表现为白细胞减少、溶血性贫血。

典型病例 1:患者,男,42 岁。因"咽痛 1 天"自购维 C 银翘片,口服 2 小时后出现"皮肤瘙痒、呼吸困难、胸闷",立即就诊。查体:血压 90/40mmHg,脉搏 104 次/分,不齐,二联律,全身皮肤红斑疹,压之褪色,两肺呼吸音清,心律不齐,未闻及杂音。立即给予地塞米松注射剂 10mg 静脉推注、异丙嗪注射剂 25mg 肌内注射、5% 葡萄糖 250ml+10% 葡萄糖酸钙注射剂 20ml 静脉滴注,1

小时后症状减轻,测血压 110/60mmHg。

典型病例 2:患者,女,33 岁。因"发热、咽喉痛"到药店购买维 C 银翘片,口服 3 次/日,每次 3 片,服药 3 天后,体温未降反而上升至 39℃以上,伴畏食、上腹部不适。前往医院就诊,实验室检查报告显示丙氨酸氨基转移酶 364U/L,天冬氨酸氨基转移酶 265U/L,γ-谷氨酰转肽酶 189U/L,碱性磷酸酶 259U/L,总胆汁酸 58.8μmol/L,乳酸脱氢酶 407U/L,甲肝抗体、丙肝抗体、戊肝抗体均阴性。患者 1 个月前体检肝功能正常,乙肝表面抗体阳性。停用所有药品,给予垂盆草颗粒、肌苷口服液、维生素 C 治疗,3 个月后复查肝功能正常。

据分析,维 C 银翘片严重不良反应发生的原因包括:①未按照说明书推荐的用法用量使用。维 C 银翘片说明书提示,用于成人时每次 2 片,每日 3 次;国家中心接收的病例中约 14%的患者使用维 C 银翘片每次 3~4 片,每日 3 次。②同时合并使用与本品成分相似的其他药品。维 C 银翘片说明书提示,服用本品时不能同时服用与本品成分相似的其他抗感冒药;国家中心收到的维 C 银翘片严重病例报告中有部分病例同时合并使用其他成分相似的抗感冒药。③对本品所含的成分过敏者用药。维 C 银翘片说明书中提示,对本品过敏者禁用,过敏体质者慎用;国家中心数据库分析显示,个别对本品所含的某些成分过敏的患者使用后出现严重不良反应。

同时,方氏报道 1 例长期服用华法林的患者因服用维 C 银翘片(2 片/次,3 次/天)+头孢氨苄(0.5g/次,3 次/天)1 天后致 INR 值升高至 11.7,出现口水中带暗红色血丝、鼻出血、抽血针孔渗血等出血倾向,静脉滴注维生素 K 治疗后缓解。

另外,2013 年广西盈康药业公司的维 C 银翘片出现质量问题,用山银花枝梗代替山银花花冠,且经工业硫黄熏蒸,含剧毒砷、汞残留。这种质量问题也给临床合理使用留下安全隐患。

【十八反、十九畏及相互作用信息】从十八反"藻戟遂芫俱战草"的角度看,本品含有甘草,与含海藻、大戟、甘遂、芫花的中药复方或中成药联用时需注意监测,例如舟车丸(甘遂、大戟、芫花)、乳癖消片(海藻)、心通口服液(海藻)、紫金散(大戟)、祛痰止咳颗粒(甘遂、芫花)等。

本品属于解表之品,说明书提示"不宜在服药期间同时服用滋补性中药",例如地黄丸类、复方阿胶浆等。

说明书提示"本品含马来酸氯苯那敏、对乙酰氨基酚、维生素 C,服用本品期间不得饮酒或含有乙醇的饮料",否则会加重氯苯那敏和对乙酰氨基酚的副作用。同时,说明书提示"与其他解热镇痛药并用,有增加肾毒性的风险"。

【现代研究信息】现代研究显示,维 C 银翘片中的马来酸氯苯那敏为抗过敏药,用于缓解流鼻涕、打喷嚏等卡他症状;对乙酰氨基酚为解热镇痛药,用于缓解发热、全身酸痛等流感样症状;维生素 C 为营养补充剂,据报道在感冒时服用维生素 C 可以缩短病程。也有研究表明,维 C 银翘片中的连翘、牛蒡子在复方中起重要作用,连翘苷具有抗氧化、抑制甲型流感病毒核蛋白(NP)基因转染后表达和退热作用等。另外,维 C 银翘片在辅助治疗儿童过敏性紫癜时,可显著改善免疫球蛋白 A(IgA)、免疫球蛋白 G(IgG)水平。

【主要参考资料】

[1] 维 C 银翘片.江西南昌桑海制药厂.2012-09-27 修订.

[2] 维 C 银翘颗粒.南宁市维威制药有限公司.2013-02-07 修订.

[3] 维 C 银翘软胶囊.深圳市佳泰药业股份有限公司.2015-12-14 修订.

[4] 邓宇红,李莉,王克平.维 C 银翘片对手足口病治疗效果的临床分析[J].国际病毒学杂志,2016,23(2):117-120.

[5] 吴俊贤,陈俊琦,张少群,等.维 C 银翘片和银黄含片治疗急性咽炎疗效观察[J].陕西中医,2012,33(8):955-957.

[6] 苗娓娓.维 C 银翘片辅助治疗对过敏性紫癜儿童 IgA、IgG 水平的影响研究[J].中国实用医药,2016,11(12):129-130.

[7] 孟晓锐.维 C 银翘片不良反应 1 例[J].全科护理,2011,9(8):2051.

[8] 药品不良反应信息通报(第 32 期)——关注中西药复方制剂维 C 银翘片的安全性问题[N].国家食品药品监督管理总局,http://www.sda.gov.cn/WS01/CL1989/53951.html.2010-9-19.

[9] 邱小婷.维 C 银翘片引起不良反应 76 例分析[J].现代诊断与治疗,2014,25(8):1760-1761.

[10] 方华,张金辉,张兰.维 C 银翘头孢氨苄致服用华法林患者出凝血检测指标升高 1 例[J].中华保健医学杂志,2016,18(5):424.

[11] 关江伟,陈进杰,苏淑仪,等.维 C 银翘片对儿童基孔肯雅热患者疗效的评价[J].海南医学,2012,23(10):75-76.

80. 消渴丸

【制剂规格】 每 10 丸重 2.5g(含格列本脲 2.5mg)。

【药物组成】 葛根、地黄、黄芪、天花粉、玉米须、南五味子、山药、格列本脲。

【方剂来源】 当代经验方,可能源自于元·《丹溪心法》中"消渴方"(黄连末、天花粉末、生地黄汁、藕汁、人乳汁、姜汁、蜂蜜)和宋·《鸡峰普济方》中"葛根饮子"(葛根、麦门冬、竹茹、菝葜)的合方加减。现行执行标准为《中国药典》(2015 年版)一部。

【组方特点】 本方滋肾养阴,益气生津。用于气阴两虚型消渴病。方中的生地黄为君药,既能滋肾养阴,治疗肾阴虚,又能清热生津,用于津亏消渴。黄芪、山药益气健脾,葛根、五味子生津止渴,配合君药益气养阴,共为臣药。另外,格列本脲为磺脲类降血糖药,主要通过刺激胰岛素分泌达到降糖作用。

【说明书及超说明书适应证信息】说明书功能主治为"滋肾养阴,益气生津。用于气阴两虚所致的多饮、多尿、多食、消瘦、体倦乏力、眠差、腰痛,2 型糖尿病见上述证候者"。

(1)属于说明书适应证的病证包括:

● 2 型糖尿病

● 糖尿病相关并发症(糖尿病肾病、糖尿病足、糖尿病性胃轻瘫、糖尿病性阳痿等)

● 改善其他降血糖药的疗效

(2)根据临床文献报道,目前存在的超说明书使用的病证暂未找到。

【说明书及超说明书用法用量信息】说明书用法用量信息为"口服,饭前用温开水送服。一次 5 ~ 10 丸,一日 2 ~ 3 次"。同时,说明书注意事项提示"本品服用量应根据病情从每次 5 丸起逐渐递增。每次服用量不超过 10 丸,每日不超过 30 丸;至疗效满意时,可逐渐减少每次服用量或减少服用次数至每日 2 次的维持剂量。每日服用 2 次时,应在早餐及午餐前各服用 1 次,晚餐前尽量不服用"。

【说明书及超说明书疗程信息】说明书未明确标明疗程。根据《中药新药临床研究指导原则》,2 型糖尿病控制血糖的推荐疗程在 4~8 周。

【重复用药信息】消渴丸+渴乐宁胶囊:两药均能益气养阴、生津,均含黄芪、天花粉、地黄,用于治疗气阴两虚型消渴病。根据 2010 版北京市医保药品目录,两者均属于"益气养阴剂",建议判定为重复用药。中成药联合用药智能评价模型的计算结果显示,两者的重复用药得分为 6 分。

消渴丸+十味降糖颗粒:两药均能益气养阴、生津,均含格列本脲、黄芪、葛根、山药、天花粉、五味子,用于治疗消渴病属气阴两虚型,建议判定为重复用药。中成药联合用药智能评价模型的计算结果显示,两者的重复用药得分为 8 分。

【不良反应及禁忌证信息】说明书明确提示"妊娠期妇女、哺乳期妇女不宜服用。1 型糖尿病患者,2 型糖尿病患者伴有酮症酸中毒、昏迷、严重烧伤、感染、严重外伤和重大手术者禁用。肝肾功能不全者、对磺胺类药物过敏者、白细胞减少者禁用"。同时,"体质虚弱、高热、恶心和呕吐、肾上腺皮质功能减退或腺垂体功能减退者慎用"。

关于不良反应,说明书明确提示"文献报道不良反应主要为:①低血糖反应,其诱因为进餐延迟、剧烈的体力活动,或药物剂量过大,以及合用一些可增加低血糖发生的药物。发生低血糖反应后,进食、饮糖水通常均可缓解。在肝肾功能不全、年老体弱者若剂量偏大(对成年患者的一般剂量对年老体弱者即可能过量),则可引起严重的低血糖。②偶见药疹。③偶见轻度恶心、呕吐等消化道反应。④罕见脱发。"

2017年,一篇涉及14篇文献2269例患者的消渴丸有效性和安全性的系统评价显示,其中7篇文献报告了不良反应,最常见的不良反应为低血糖,其余为肝功能异常、恶心、呕吐、血常规升高等。有学者对消渴丸所致的低血糖不良反应进行研究,发现以老年病例为多,大约一半病例存在不规范用药的情况(超说明书剂量、联合用药等)。研究显示,诸多发生不良反应的患者并不清楚消渴丸中含有格列本脲的西药成分,以至于在使用时存在服药剂量、时间、疗程不规范的情况,最终造成血糖失控。

【十八反、十九畏及相互作用信息】从十八反、十九畏"半蒌贝蔹及攻乌"的角度看,本品含有天花粉,与含有乌头的中药复方或中成药联用时需注意监测,例如小活络丸(川乌、草乌)、附桂骨痛片(附子)、盘龙七片(川乌、草乌)、虎力散胶囊(草乌)、附子理中丸(附子)、金匮肾气丸(附子)、右归丸(附子)、芪苈强心胶囊(附子)等。

说明书提示"本品不宜与其他磺脲类药物合用"。

说明书提示"本品与下列药物合用,可增加低血糖的发生:①抑制磺脲类药物由尿中排泄,如治疗痛风的丙磺舒、别嘌醇。②延迟磺脲类药物的代谢,如乙醇、H_2受体拮抗剂(西咪替丁、雷尼替丁)、氯霉素、抗真菌药咪康唑、抗凝药。磺脲类与乙醇同服可引起腹痛、恶心、呕吐、头痛以及面部潮红(尤以使用氯磺丙脲时)。与香豆素类抗凝剂合用时,开始两者的血浆浓度皆升高,以后两者的血浆浓度皆降低,故应按情况调整两药的用量。③促使与血浆白蛋白结合的磺脲类药物分离出来,如水杨酸盐、贝特类降血脂药。④药物本身具有致低血糖作用:乙醇、水杨酸类、胍乙啶、单胺氧化酶抑制剂、奎尼丁。⑤合用其他降血糖药物:胰岛素、二甲双胍、阿卡波糖、胰岛素增敏剂。⑥β肾上腺受体拮抗剂可干扰低血糖时机体的升血糖反应,阻碍肝糖酵解,同时又可掩盖低血糖的警觉症状"。

说明书提示"本品与下列药物合用,可增加高血糖的发生:①糖皮质激素、雌激素、噻嗪类利尿药、苯妥英钠、利福平;②β肾上腺受体拮抗剂可拮抗磺脲类药物的促胰岛素分泌作用,故也可致高血糖"。

【现代研究信息】现代研究显示,消渴丸含有格列本脲,可以刺激胰岛素释放,中药成分具有保护胰岛、调节脂肪代谢紊乱、抑制α-葡萄糖苷酶的作用。消渴丸可以提高糖尿病大鼠动脉血中的内皮祖细胞(EPCS)数量并改善其黏附、迁移能力及体外生成血管的能力,维持血管内皮功能稳定。

【主要参考资料】

[1] 消渴丸.广州白云山中一药业有限公司.2010-10-01修订.

[2] 于芳辰,宋进喜.消渴丸治疗糖尿病肾病的临床研究[A].中华中医药学会.第七次全国中医糖尿病学术大会论文汇编[C].2003:1.

［3］曲毅,张力.消渴丸致严重低血糖反应 36 例文献分析［J］.中国药物警戒,2009 (02):99-101.

［4］韩茹,曾志航,陈光亮.消渴丸治疗 2 型糖尿病及低血糖反应研究概况［J］.中成 药,2013(06):1299-1303.

［5］马玉梅.消渴丸致低血糖昏迷 2 例［J］.临床合理用药杂志,2014(25):8.

［6］齐学林,翟晓一.消渴丸引起严重脱发 1 例［J］.现代中医药,2003(02):18.

［7］钱瑾,黎明,吴嘉瑞,等.消渴丸中药成分对 α-葡萄糖苷酶抑制作用的研究［J］.中 国实验方剂学杂志,2012(07):173-176.

［8］耿春贤,刘菊妍,邹琦,等.消渴丸中药组分对 GK 大鼠血脂、胰岛素和胰腺影响的 实验研究［J］.世界中西医结合杂志,2014(08):822-825.

［9］冯杰,王焱,于志瀛.消渴丸对 GK 糖尿病大鼠内皮祖细胞功能的影响［J］.生物技 术世界,2015(03):51.

附　录

附录一　中成药临床合理用药处方点评北京共识

【本共识发表于《中国中药杂志》2018 年 43 卷 5 期】

北京中医药学会中药药理与中成药专业委员会，
北京中医药学会临床合理用药评价专业委员会，
临床合理用药评价北京市重点实验室

[摘要] 随着中成药品规数和临床使用的增长，中成药临床合理使用问题日趋严峻。由于中成药本身的复杂性和临床应用的不确定性影响，中成药处方点评长期缺乏行业技术规范，导致其临床合理使用缺乏科学的风险管控措施。遵循中医药基本理论及独特的临床治疗学特点，结合中成药临床实践经验和专家意见，形成《中成药临床合理用药处方点评专家共识》，包括中成药处方点评基本方法、技术以及主要点评要点，以期为规范中成药临床合理用药处方点评行为，提升中成药临床合理用药水平提供技术参考。

中成药是指在中医药理论指导下，经过医学和药学研究，获得国家药品管理部门批准，以中医处方为依据，中药饮片为原料，按照规定的生产工艺和质量标准制成的中药制剂[1]。相对中药饮片煎剂而言，具有现成可用、适应急需、存贮方便、随身携带、无异味和少刺激的优点，也有药味组成、剂量配比不能随证/症加减的不足。

随着国家医药分开综合改革的全面推进，以及中成药品规数和临床使用的快速增长，有关中成药的临床不合理使用特别是不良事件/不良反应的报道备受关注，甚至产生了质疑中药乃至中医药事业的杂音，这已引起政府职能部门、医药人员、科研人员和社会各界的广泛关注。针对这一严峻问题以及目前缺乏中成药临床合理用药处方点评技术规范的现状，结合近几年北京地区医疗机构在中成药处方点评领域的探索工作，作者参考《医院处方点评

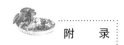

管理规范(试行)》《北京市医疗机构处方点评专项指南(试行)》[2-3]等相关文件,遵循中医药基本理论及独特的临床治疗学特点,分析与一般处方点评的特殊之处,结合中成药在综合性医院和中医专科医院的临床实践经验,通过行业内专家的反复沟通,在中成药处方点评基本方法、技术以及主要点评要点等方面,形成专家共识,以期为规范中成药临床合理用药处方点评行为、提升其临床合理用药水平以及优化医疗资源配置等提供技术参考。

1 适用范围

本专家共识所指的"中成药"限于国家食品药品监督管理总局批准的直接供临床使用的中药成方制剂,不包括中药饮片、民族药、中药注射剂和保健品;所形成的中成药临床合理用药处方点评专家共识,可供各级各类医疗机构、高等院所从事临床中药学、医院药事管理、药事绩效评估相关职业的人员参考使用。

2 定义

处方点评是根据相关法规、技术规范,对处方书写的规范性及药物临床使用的适宜性(包括但不限于用药适应证、药物选择、给药途径、用法用量、药物相互作用、配伍禁忌)进行评价,发现存在或潜在的问题,制定并实施干预和改进措施,促进临床药物合理应用的过程[2]。中成药临床合理用药处方点评是对中成药处方或含有中成药的处方进行点评、干预及提升合理用药水平的系统过程。

3 基本方法

中成药处方点评的组织管理、实施方案、结果应用、持续改进和监督管理,均遵照国家卫生和计划生育委员会颁发的《医院处方点评管理规范(试行)》的要求开展工作。

3.1 处方点评依据

中成药临床合理用药处方点评要求处方点评人员对中成药处方合理性进行回顾性分析(事后评价),即基于药品说明书、《中国药典》、《中成药临床应用指导原则》、卫生行政主管部门颁布的诊疗指南、国家食药总局合理用药通报等权威参考资料,对中成药临床使用的合理性进行评价。

3.2 处方点评抽样方法

根据医院诊疗科目、科室设置、技术水平、诊疗量等实际情况,确定具体抽样方法和抽率,其中门急诊处方的抽样率不应少于总处方量的1‰,且每月点评处方绝对数不应少于100张。目前,许多医疗机构的处方点评数量远高于规定要求,一般可选取整日,或整周,或整月,或在当月分散选取覆盖周一至周日的处方进行点评。

3.3　处方点评结果分类

中成药处方点评结果分为合格处方和不合格处方,不合格处方又分为用药不规范处方、用药不适宜处方和超常处方。其中,用药不适宜处方是中成药处方点评的重点和难点。

3.4　处方点评结果应用

医院药学(药事)部门和医疗管理部门定期公布处方点评结果,通报不合理处方,并将处方点评结果纳入临床科室/医生合理用药水平的考核指标;同时依据处方点评结果,对医院在药事管理、处方管理和临床用药方面存在的问题,进行综合分析评价,提出质量改进建议。建议根据医师执业资质类型(中医类、西医类、中西医结合类)进行差异化绩效考核。

4　主要点评内容

遵循中医药基本理论及独特的临床治疗学特点,针对中成药在综合性医院和中医专科医院的基本现状,中成药临床合理用药处方点评基本流程及主要内容一般应包括以下几方面(处方点评工作表见表 1,点评结果汇总表见表 2)。

4.1　适应证点评

适应证是指药物根据其用途,采用准确的表述方式,明确用于预防、治疗、诊断、缓解或者辅助治疗的某种疾病或者症状。在制定治疗方案和开具处方时,药物的适应证应与患者病理、病因、病情和临床诊断相符合。适应证点评是中成药合理用药处方点评的首要内容,应遵循中医药理论、中医药治疗学理论(处方诊断信息体现八纲辨证、脏腑辨证、六经辨证、气血津液辨证)以及药品说明书的基本原则。中成药处方诊断一般要求书写中医病证名称,包括中医病名、中医证名、中医病名+中医证名、现代医学疾病名+中医证名多种表述形式;少数用于治疗证候属性区分度不强的疾病或病证的中成药,只书写西医疾病名也可[4-5]。

4.2　遴选药品点评

遴选药品点评是指患者具有使用某类药物的指征,但所选用的药物相对于老年、儿童、妊娠期妇女、哺乳期妇女等特殊人群,以及肝、肾功能不全或患有其他严重疾病的患者,存有潜在的不良反应或安全风险等情况。例如,老年人群的药品遴选应遵循中医药基本理论,考虑老年人脏腑功能减弱的体质特点,重点关注病证虚实的辨证论治。儿童人群的药品遴选应避免使用含有儿童禁用中药,或说明书明确规定"儿童禁用"的中成药。妊娠人群的药品遴选应避免使用含有妊娠禁忌药,或说明书明确规定"妊娠禁用"的中成药。肝肾功能不全患者的药品遴选应避免使用目前已知具有明确肝肾损伤的药品，其中，肝功能不全患者应避免使用说明书明确规定"肝功能不全者禁用"，或含有较明确肝损伤风险中药（包括但不限于雷公藤、千里光、朱砂、雄黄、何首乌），或国家药品行政管理部门曾通报过具有肝损伤风险的中成药；肾功能不全患者应避免使用说明书明确规定"肾功能不全者禁用"，或含有较明确肾损伤风险中药（包括但不限于马兜铃、关木通、朱砂、雄黄），或国家药品行政管理部门曾通报过具有肾损伤风险的中成药。其他病证禁忌也是遴选药品不适宜的点评范围，点评时应遵循说明书禁忌证和注意事项要求。此外，说明书提示特殊人群"慎用"的中成药，应在中医师指导下使用。

4.3 用法用量点评

用法点评主要指药品的给药途径点评，中成药以内服（包括但不限于口服、冲服、含服、舌下含服、吸入）和外用（包括但不限于外敷、外贴、外洗、外搽、熏蒸、喷服、吹服、滴眼、阴道给药、直肠给药、纳肛）为主，一些既可内服、又可外用的剂型（如散剂）应针对其不同适应证而选择不同用法。在超说明书给药途径用药时，应当具有医学实践证据并充分考虑用法的安全性和潜在风险，权衡利弊后使用[5,6]。

传统中药用量往往争议较大，加之中成药说明书时常缺少针对不同患者、不同疾病、不同病证发展阶段的精准给药量，因此用量合理性判定成为了中成药处方点评的难点。中成药用量合理性点评推荐采取分层分类方式，对不同药品（含毒性和不含毒性药味的中成药）、不同病证进展类型（急性期和慢性期）、不同病情严重程度（脏器功能损害的分级分期）、不同患者（儿童、成年、老年）采取不同的点评策略。单日给药剂量是基本的点评单元，辅以单次给药剂量和给药频次的考察，综合确定用量合理性。存在较高安全风险的治疗方案（包括但不限于含毒性药味的中成药、含铅基质贴膏、中西药复方制剂、疾病进展期、脏器功能损害严重、多药联合、辨证失当），应严格管控单次用量和单日用量[7]。

4.4 重复用药点评

重复用药属于中成药处方点评中用药不适宜范畴，发生原因与临床处方时相须、相使配伍的思维定势有关。判断是否属于重复用药，主要依据：①中成药适应证（包括但不限于疾病、证型、疾病+证型）；②药味组成（包括但不限于数目、占比和君臣佐使地位）；③特殊组分（包括但不限于毒烈性成分、化学药物成分、单纯而明确的有效成分）；④衍生方（能够溯源加减关系的传统衍生方）；⑤功效类别（分类方法参考《国家基本医疗保险和工伤保险药品目录》《中成药临床应用指导原则》《中成药学》）。如据此判断存在相同或高度相似的联用组合，则属于重复用药。在实际操作中，上述不同评判角度存在各自的优缺点,所以综合多维视角评判更为适宜。例如,存在成分完全包含的衍生方关系,且治疗目的相同的;有相同功效、有相同成分且位于同一功效亚类的;存在相同毒性成分且功效相近的;含西药成分的中西药复方制剂与该西药联合使用的中成药联用组合,均可判断为重复用药[8]。

4.5　联合用药点评

联合用药是临床诊疗中时常出现,主要可分为中成药与中药联用,中成药与西药联用。本专家共识仅就中成药与中成药、中成药与西药的联合用药进行介绍,不包括中成药与中药饮片、民族药或中药注射剂相关内容。

(1)中成药与中成药的联合用药点评应主要关注药性冲突方面。药性冲突指由于药性或功效相反而造成减效或增毒的现象。例如,解表类中成药与滋补类中成药不宜同时服用,治疗同一疾病寒证和热证的中成药不宜同时服用(明确为寒热错杂证除外),点评时应遵循说明书禁忌证和注意事项要求。传统十八反、十九畏配伍禁忌源于煮水共煎的饮片配伍,且长期存在学术争议。中成药属于成方制剂,其配伍使用不存在共煎过程。所以,十八反、十九畏可暂不作为中成药配伍禁忌的点评内容,但其中的毒性饮片仍然可按照含毒中成药严格管理。

(2)中成药与西药的联合用药点评主要关注相互作用方面。推荐采用分类模型法评估中成药与西药的相互作用,可将相互作用分解为Ⅰ、Ⅱ、Ⅲ类途经及其组合,其中Ⅰ类途经定义为体内或体外直接接触后的物理或化学反应途经,Ⅱ类途经定义为以药动学过程为中间媒介的作用途经,Ⅲ类途经定义为药理效应或生物学通路的协同/拮抗作用途经[9]。目前,关于此类相互作用的评价证据以非临床试验为多、临床案例为少,评价时应注意考虑转化为临床合理性评价证据的可行性和可靠性。

4.6　超说明书用药点评

超说明书用药又称药品未注册用法,是指药品使用的适应证、给药方法或剂量不在国家药品监督管理部门批准的说明书之内的用法[10]。临床上采取超说明书用药方案时应具备基本条件:为达到重要的治疗目标而无合理的可替代药品、用药方案有合理的医学实践证据,并且获得医疗机构药事管理与药物治疗学委员会的批准和患者的知情同意。中成药超说明书用药主要包括适应证、给药途径、遴选药品、用法用量方面,所有的超说明书用药处方均应给予点评和提示;但对遵循中医药基本理论、无替代药品且有医学实践证据(包括但不限于中医临床循证指南、中医治疗专家共识和中医医案报道)的超说明书用药,可不纳入不合理处方范围。

5　讨论

中成药临床合理用药处方点评专家共识所包括的适应证点评、遴选药品点评、用法用量点评、重复用药点评、联合用药点评、超说明书用药仅是其主要内容,随着中成药临床使用品规数量、药品说明书、疾病情况、国家政策法规等变化而不断更新与完善。不同点评内容之间是一个相互关联、相互协同的动态整体,点评流程可依据不同医疗机构临床用药特点、医生处方行为规律进行适当调整。此外,随着国家对上市后药品循证评价工作的高度关注[11-13],以及中西药联合使用及相互作用机制等科研新成果的涌现,中成药临床合理用药处方点评必将逐步建立吐故纳新、与时俱进的科学点评机制与点评标准,切实从中医药产业链终端提升中成药临床合理用药水平,促进中医药产业健康可持续发展!

共识编写参与人员:

金　锐,首都医科大学附属北京世纪坛医院,北京 100038,

赵奎君,首都医科大学附属北京友谊医院,北京 100050,

郭桂明,首都医科大学附属北京中医医院,北京 100010,

张　冰,北京中医药大学,北京 100029,

王宇光,北京中医药大学第三附属医院,北京 100029,

薛春苗,北京中医药大学东直门医院,北京 100700

杨毅恒,北京大学第三医院,北京 100191

王丽霞,中国中医科学院广安门医院,北京 100053

李国辉,中国医学科学院肿瘤医院,北京 100021

唐进法,河南中医药大学第一附属医院,河南 郑州 450008

聂黎行,中国食品药品检定研究院,北京 100050

张相林,中日友好医院,北京 100029

赵婷婷,国家食品药品监督管理总局药品审评中心,北京 100045

张　毅,重庆市食品药品检验检测研究院,重庆 401121

严　灿,广州中医药大学,广东 广州 510405

袁锁中,首都医科大学附属北京世纪坛医院,北京 100038,

孙路路,首都医科大学附属北京世纪坛医院,北京 100038,

冯兴中,首都医科大学附属北京世纪坛医院,北京 100038,

鄢　丹,首都医科大学附属北京世纪坛医院,北京 100038

参 考 文 献

[1] 吴俊荣,马波.方剂与中成药[M].北京:人民卫生出版社,2013

[2] XU Z J,FANG L Z,PAN D Z.Regulate prescription of Chinese medicines[J].Nature,2018,553:405.

［3］医院处方点评管理规范(试行)［S］.卫生部关于印发《医院处方点评管理规范(试行)》的通知(卫医管发［2010］28号).2010

［4］北京市医疗机构处方点评专项指南(试行)［S］.卫生部办公厅关于转发《北京市医疗机构处方专项点评指南(试行)》的通知(卫办医管函〔2012〕1179号).2012.

［5］金锐,王宇光,薛春苗,等.中成药处方点评的标准与尺度探索(四):适应证不适宜［J］.中国医院药学杂志,2015(35):1161.

［6］史楠楠,申长春,曾宪涛,等.《中成药超说明书使用循证评价》技术操作规范［J］.中国研究型医院,2017(4):56.

［7］刘莹,商洪才.心血管中成药超说明书用药循证评价方法和程序的建立［J］.世界中医药,2017(12):1253.

［8］金锐,王宇光,薛春苗,等.中成药处方点评的标准与尺度探索(一):超说明书剂量用药［J］.中国医院药学杂志,2015(35):473.

［9］金锐,王宇光,薛春苗,等.中成药处方点评的标准与尺度探索(二):重复用药［J］.中国医院药学杂志,2015(35):565.

［10］金锐,黄建梅,王宇光,等.中西药物相互作用研究框架:Ⅰ/Ⅱ/Ⅲ类途经的构建［J］.中国中药杂志,2016(41):545.

［11］药品未注册用法专家共识［S］.广东省药学会关于印发《药品未注册用法专家共识》的通知(粤药会［2010］8号).2010

［12］张俊华,任经天,胡镜清,等.中药注射剂临床安全性集中监测研究设计与实验专家共识［J］.中国中药杂志,2017(1):6.

［13］LI B,GAO H Y,GAO R,et al.Joint development of evidence-based medical record by doctors and patients through integrated Chinese and western medicine on digestive system diseases ［J］.Chin J Integr Med,2016(2):83.

表 1　中成药临床合理用药处方点评工作表

中成药临床合理用药处方点评工作表

点评日期：

序号：　　　性别：

患者姓名：　　　年龄：

医生诊断：

用药情况：

序号	药品名称	用法	用量	给药天数
1				
2				

可自行增加

适应症点评
□ 适应症适宜
□ 适应症不适宜（是否存在超说明书证据：□有　□没有　）
如果不适宜，则根据患者病证特征，建议适应症为

遴选药品点评
□ 遴选药品适宜
□ 遴选药品不适宜（是否存在超说明书证据：□有　□没有　）
如果不适宜，则患者是否为以下特殊人群：
□ 老年人　□ 儿童　□ 妊娠期　□ 哺乳期　□ 肝功能不全　□ 肾功能不全
□ 其他疾病情况，包括
不适用的药物功效或成分可能为

临床药师签名或盖章：

续表

用法用量点评	□ 用法用量适宜 □ 用法用量不适宜(是否存在超说明书证据:□ 有 □ 没有) 如果用量不适宜,则具体原因为 　□ 含有毒烈性饮片 　□ 给药途径不适宜,药物应该采取的给药途径是_____ 　□ 单次用量或单日用量偏大或偏小,药物应该采取的剂量为_____ 　□ 给药频次不适宜,药物应该采取的给药频次为_____
重复用药点评	□ 不存在重复用药 □ 存在重复用药 如果存在重复用药,则最主要的原因为: 　□ 药品功效相同或十分相似 □ 药物组成相似度很高 □ 君药相同 □ 含相同或相似毒烈性成分 　□ 存在衍生药关系 □ 属于同一功效亚类 □ 联合用药品种>3种 　□ 其他_____
联合用药点评	□ 单药应用或联合用药适宜 □ 联合用药不适宜 如果联合用药不适宜,则具体原因为: 　□ 解表药与滋补药同时服用 □ 同一疾病寒证与热证的治疗用药同时服用 　□ 存在影响药效/毒的相互作用,具体为_____
整体用药评价	□ 合格处方 □ 不合格处方 　□ 用药不规范处方 □ 用药不适宜处方 □ 超常处方

表 2　中成药处方点评结果汇总表

序号	患者编号	性别	年龄	科室	医生	主要诊断	药品名称	单次剂量	次数	日数	药品用法	点评分析
1	××	×	×	××	××	××××	××××	××	×	×	××	××××
2	××	×	×	××	××	××××	××××	××	×	×	××	××××
自行增加												

附录二　北京地区基层医疗机构中成药处方点评共识报告（2018 版）

【本共识发表于《中国医院药学杂志》2018 年 38 卷 18 期】

北京市卫生和计划生育委员会基层医疗机构处方点评工作组，
北京中医药学会临床药学专业委员会青年委员组，
北京中医药大学中药药物警戒与合理用药研究中心

[摘要] 基层医疗机构的中成药品种数和临床使用日益增长，合理用药问题日趋突出，但目前缺少适用于基层医疗机构中成药处方合理性评价的技术规范和指导。针对这一亟需解决的问题，北京市卫计委基层医疗机构处方点评工作组中成药学组会同北京市 10 余家二、三级医院的一线临床中药师，在前期工作和现有认识基础上，编写了本共识。本共识的编写遵循中华医学会、中华中医药学会关于指南编写的建议，参考国内外权威、常用的 Delphi 专家咨询法和 GRADE 证据评价系统，采取最新的共识报告形式完成。最终形成的共识涉及点评工作的组织管理、适应证和遴选药品点评、用法用量和疗程点评、联合用药点评 4 部分共 27 条"陈述"，为基层医疗机构的中成药处方点评提供技术参考和学术指导。

基层医疗机构和分级诊疗制度是中国特色基本医疗卫生制度的重要内容，对于合理配置医疗卫生资源、促进医疗卫生服务均等化具有重要意义。2015 年国务院《关于推进分级诊疗制度建设的指导意见》[1]明确指出，未来应该以"强基层"为重点完善分级诊疗服务体系。目前，基层医疗机构的中成药品种多、占比高、临床使用量大，误用、滥用中成药的情况比较常见，不合理使用造成的不良反应/不良事件呈现上升趋势，亟需合理用药规范指导。2017 年，北京市卫生和计划生育委员会（以下简称北京市卫计委）和北京市中医管理局（以下简称北京市中医局）联合出台了《关于加强中成药合理使用管理的通知》[2]，再次明确了中成药处方点评在医疗机构中成药合理使用工作中的重要性。针对这一问题，遵循中医药基本理论，依据各级卫生行政主管部门关于医疗机构处方点评相关法律法规和基层医疗机构处方用药现状，结合北京市卫计委社区处方点评工作组近 10 年的工作经验，形成本共识报告。制订本共识报告的方法如下：

（1）成立共识筹备小组：根据中华医学会、中华中医药学会相关要求[3-4]，参考国内相关领域共识报告编制的成熟经验[5-6]，成立"基层医疗机构中成药

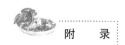

处方点评共识报告"筹备小组,下设首席专家、组长、副组长和学术秘书。

(2)共识相关"陈述"的构建:通过既往处方集中点评数据、文献数据和问卷调研结果,结合中成药处方点评的热点和难点问题,构建相关"陈述"。

(3)认可度和推荐度的评估:参考国际权威的GRADE评价系统中关于"证据质量"和"推荐强度"的概念[7-8],本共识定义"认可度"和"推荐度"2个指标以评价"陈述"的准确性、重要性和有益性。由于处方点评指南与疾病诊治指南不同,故对本共识所采用的证据质量分级和推荐强度判定方法进行调整和说明。

GRADE评价系统认为,"证据质量"反映了专家对效应估计值正确性的认可度[9],即专家对本共识中"陈述"以及相关证据是否真实准确的判断。根据真实性和准确性高低,可分为高认可、中等认可和低认可3个等级。"推荐强度"反映了专家对实施干预措施的利弊关系的判断[9],即专家对本共识中"陈述"在基层医疗机构推行实施的重要性和有益性的判断。根据重要性和有益性高低,推荐强度分为强推荐、中等推荐和弱推荐3类。证据质量与推荐强度可以不相关,中等认可度的"陈述"也可以获得强推荐。

(4)共识达成过程:采用Delphi法[10-11]达成相关"陈述"的共识。构建的"陈述"先通过电子问卷方式征询专家意见(共23位),经过2轮征询后,对初步达成共识的"陈述"进行投票表决,并在面对面会议上逐条讨论和修改。表决意见分为4级:①完全同意;②基本同意,有小调整;③基本不同意,但一部分内容可以保留;④不同意。表决意见①+②>90%属于达成共识。23位专家中的19名参加了现场讨论修改和最终投票,对"陈述"的认可度和推荐度进行了评价,加权计分后得到最终的认可度和推荐度。

本共识内容分为点评工作的一般管理,适应证与遴选药品点评,用法用量与疗程点评,联合用药点评共4个部分,27条"陈述"。

一、相关概念

处方点评:根据相关法规、技术规范,对处方书写的规范性及药物临床使用的适宜性(包括但不限于用药适应证、药物选择、给药途径、用法用量、药物相互作用、配伍禁忌)进行评价,发现存在或潜在的问题,制定并实施干预和改进措施,促进临床药物合理应用的过程[12]。医疗机构应当建立处方点评制度[13]。处方点评工作的现行指导文件是国家卫生行政主管部门2010年颁布的《医院处方点评管理规范(试行)》(以下简称《点评规范》)。

中成药:国家药品行政管理部门批准的直接供临床使用的中药成方制剂。本共识所涵盖的中成药,不包括中药饮片、民族药、中药注射剂和保健品。

含毒性饮片中成药:组方中含有《中华人民共和国药典》[14](以下简称《中国药典》)《医疗用毒性药品管理办法》[15],或其他法定药品标准标示为毒性中药饮片(包括但不限于有毒、小毒、大毒)的中成药。

中医病证分型:传统中医理论对人体疾病状态的认识,表现形式为一种既包含中医(或西医)病名,也包含中医证名的诊断术语。具体参见《中华人民共和国国家标准——中医病证分类与代码》(GB/T 15657—1995)[16]和中华中医药学会《中医常见病诊疗指南》系列[17-23]。

中医类别医师:获得中医执业类别医师资格的医师,执业范围包括中医专业、中西医结合专业和民族医专业。

西医类别医师:获得临床执业类别医师资格的医师,执业范围包括内科、外科、妇产科、儿科、眼耳鼻喉科、精神卫生、康复医学、预防保健等国家卫生行政主管部门规定的专业。获得口腔、公共卫生执业类别医师资格的医师,视为西医类别医师。

西医全科类别医师:获得临床执业类别医师资格、执业范围为全科医学专业的医师。

中医全科类别医师:获得中医执业类别医师资格、执业范围为全科医学专业的医师。

中药师:获得中药学类别卫生专业技术资格,或者中药学类别执业药师资格的药学专业技术人员。

西药师:获得药学类别卫生专业技术资格,或者药学类别执业药师资格的药学专业技术人员。

北京市基层医疗机构中成药处方点评情况调研(以下简称"219 北京调研"):2018 年 2 月 19 日,共识筹备小组在全市发起了基层医疗机构中成药处方点评的情况调研,来自全市的 133 家社区卫生服务中心参与调研。调研项目涉及中成药处方点评的组织管理、负责人员、不合理处方分布等内容。

二、点评工作的组织管理

【陈述 1】基层医疗机构应在药事管理与药物治疗学组下,设立中成药处方点评与合理用药小组,由院长(中心主任、站长)或主管院长任组长,医疗科、绩效办、药剂科负责人任副组长。已有处方点评与合理用药小组的单位,应增设中成药专项点评相关内容与负责人。中成药处方点评结果应当在医师的定期绩效考核中有所体现。

认可度:高。推荐度:高。共识水平:100%。

根据《点评规范》要求,医院处方点评工作在医院药物与治疗学委员会(组)和医疗质量管理委员会领导下,由医院医疗管理部门和药学部门共同组织实施[12]。同时,借鉴全国抗菌药物临床应用管理的先进经验,建议由基层医疗机构负责人(院长、中心主任或站长)或主管院长任中成药处方点评与合理用药小组组长,医疗科、绩效办、药剂科负责人任副组长。医院应当将处方点评结果纳入相关科室及其工作人员绩效考核和年度考核指标,建立健全相关的奖惩制度[12]。

【陈述 2】中成药处方点评工作的主要负责人应为中药师(主管及以上技术职称),中成药处方点评人员可以是中药师、中医师,或者参加过相关中医药培训的西药师。

认可度:高。推荐度:高。共识水平:100%。

"219 北京调研"结果显示,对于中成药处方点评工作的主要负责人,22.6%的基层医疗机构由中药专业的药师担任,53.4%的基层医疗机构由西药专业的药师担任,其余由中、西医师等其他人员担任。实际上,中成药的合理使用离不开中医药基本理论的指导,中成药处方点评的诸多内容(例如重复用药、寒热冲突、配伍失当等)也需要中医辨证理论和中药药性理论的指导[24]。因此,中成药处方点评的主要负责人应当为掌握中医药基本理论的中药专业技术人员(主管及以上技术职称),而接受过相关中医药培训的西药师也可参加点评工作。

【陈述 3】中成药处方点评应覆盖医疗机构所有科室的所有医师,各个社区卫生服务中心(站)根据实际情况抽取中成药处方(单张处方全为中成药或含中成药),社区卫生服务站的处方可纳入上级中心进行点评。中成药处方点评数量不宜少于 100 张/月。处方点评基数小于 100 张/月的,建议全部点评。

认可度:高。推荐度:高。共识水平:100%。

根据《点评规范》要求,门急诊处方的抽样率不应少于总处方量的 1‰,且每月点评处方绝对数不应少于 100 张[12]。"219 北京调研"的结果显示,不同基层医疗机构的总处方量和抽样量差异悬殊:49.6%的医疗机构的中成药点评数不足 100 张/月,39.9%的医疗机构的中成药点评数在 100~200 张/月之间,3.8%的医疗机构的中成药点评数在 200~500 张/月之间,6.7%的医疗机构的中成药点评数在 500 张/月以上。因此,建议基层医疗机构根据各自具体情况抽取中成药处方(单张处方全为中成药或含中成药),但绝对值不宜少于 100 张/月,抽样方法应涵盖所有医师,可选取覆盖周一至周五的 5 个不连续工作日的所有处方开展点评工作。建议社区卫生服务中心根据实际情况,增加中成药处方点评数至 300 张/月以上。

【陈述 4】实施中成药处方点评的分类管理和专项点评,可根据中成药的成分、剂型、功效特点实施差异化的点评要求,对含毒性饮片中成药的用药管控应更为严格。

认可度:高。推荐度:高。共识水平:100%。

近年来,中成药品种日益增多、适应证广泛,不同中成药之间的成分、剂型、功效特点存在差异,可根据安全性风险或适应证范围宽窄的不同,对中成药进行分类管理,并针对含有特定成分,或特定剂型,或特定功效的中成药开展专项点评。例如,含毒性饮片中成药的偏性大,不对证用药、超疗程用药、重复用药时出现不良反应的风险高[25-26],应该在处方点评时采取更为严格的管理和限制措施,保障临床安全合理用药。含毒性饮片中成药的合理用药管控措施可参考 2010 版《中成药临床应用指导原则》(以下简称《指导原则》)中关于"含毒性中药材的中成药临床应用管理"[27]。

【陈述 5】处方点评结果应分为用药不规范处方、用药不适宜处方和超常处方。超常处方属于存在主观故意的不合理处方行为,医疗机构可依法限制或取消开具超常处方医师的处方权,故应谨慎点评。

认可度:高。推荐度:高。共识水平:100%。

根据《点评规范》要求,处方点评结果分为合理处方和不合理处方,不合理处方包括不规范处方、用药不适宜处方及超常处方。其中,超常处方包括无适应证用药、无正当理由开具高价药、无正当理由超说明书用药和无正当理由为同一患者同时开具 2 种以上药理作用相同的药物 4 个亚类。对于开具超常处方的医师按照《处方管理办法》规定予以处理[12]。《处方管理办法》规定,医疗机构应当对出现超常处方 3 次以上且无正当理由的医师提出警告,限制其处方权;限制处方权后,仍连续 2 次以上出现超常处方且无正当理由的,取消其处方权[13]。因此,将不合理处方点评为超常处方时需谨慎。

【陈述 6】中成药处方点评的依据包括直接资料和间接资料,两者相互印证、综合而成最终判准。直接资料包括但不限于:药品说明书、《中国药典》《中成药临床应用指导原则》、卫生行政主管部门颁布的诊疗指南和国家食品药品监督管理总局定期发布的合理用药通报。间接资料包括但不限于:中医医案、临床文献、相关专著和专家共识。

认可度:高。推荐度:高。共识水平:100%。

一般来看,处方点评的依据包括药品说明书、《中国药典》和临床诊疗指南,中成药处方点评也不例外。实际上,中成药处方点评的依据来源多样且广泛,除了药品说明书和药典之外,国家卫生相关行政主管部门颁布的诊疗指南和国家食药品药品监督管理总局(以下简称"国家食药总局")的合理用药通报都是直接依据。其他资料如临床文献、相关专著和中医医案等可作为间接资料和辅助依据。"219 北京调研"的结果显示,上述资料在中成药处方点评实际工作中均作为依据使用,使用热度排序为:药品说明书(98.5%)、《中成药临床应用指导原则》(70.7%)、《中国药典》(56.4%)、卫生行政主管部门颁布的临床诊疗指南(29.3%)、领域内专家共识(27.8%)、国家食药总局定期发布的合理用药通报(14.3%)、临床文献报道(12.0%)、领域内相关专著(8.3%)、中医医案报道(6.8%)。特殊情况下,在直接依据缺失或相互矛盾时,辅助依据也可以作为决定性证据获得推荐。

【陈述7】应加强对西医师、全科医师、西药师的中成药合理使用培训。逐步实施全市(区/县)统一的培训与考核。将考核结果与中成药处方权或调配审核权挂钩。

认可度:中等。推荐度:高。共识水平:100%。

非中医类专业的医务工作者(例如西医师、西药师和全科医师)缺少对于中医基本理论和中药药性理论的系统学习,容易出现辨证选药和联合用药的不当。国内学者研究统计,西医师大多依据说明书和临床经验开具中成药,18.4%的人毫不了解中医辨证理论,58.8%的人初步了解中医辨证理论[28]。应加强对此类医务工作者的中成药合理用药科普与培训,并逐步实施全市(区/县)统一的考核。培训教材的编写应考虑到西医师的知识背景,建议可开展实用、简明的中成药辨证/症使用培训。

【陈述8】遵循中医药基本理论、无替代药品且有医学实践证据(包括但不限于中医临床循证指南、中医治疗专家共识和中医医案)和安全风险评估的超说明书用药,可不纳入不合理处方范围,并定期向北京市基层医疗机构处方点评工作组汇总上报。

认可度:高。推荐度:中等。共识水平:100%。

超说明书用药又称药品未注册用法,是指药品使用的适应证、给药方法或剂量不在国家药品监督管理部门批准的说明书之内的用法[29-30]。一般认为,临床上采取超说明书用药方案时应具备基本条件:为达到重要的治疗目标而无合理的可替代药品、用药方案有合理的医学实践证据,并且获得医疗机构药事管理与药物治疗学委员会的批准和患者的知情同意。中成药超说明书用药主要包括适应证、给药途径、遴选药品、用法用量方面,所有的超说明书用药处方均应给予点评和提示。但对遵循中医药基本理论、无替代药品且有医学实践证据的超说明书用药,可不纳入不合理处方范围,并定期向北京市基层医疗机构处方点评工作组上报。

三、适应证与遴选药品点评

【陈述9】中医、中医全科、中西医结合类别的医师在开具中成药时,处方诊断应体现中医病证分型。西医全科医师经由上级卫生行政主管部门认可的统一培训后,也应逐步达到上述要求。

认可度:中等。推荐度:中等。共识水平:100%。

中医辨证是处方中成药的基本要求[27,31]。2017年的哨点监测显示,北京地区基层医疗机构的中成药处方中,大约有 70%～90% 由全科医师开出,且很少标注中医病证分型;大约有 10%～30% 由中医师开出,且至少约一半处方未标注中医病证分型,存在较大的不合理用药隐患。国内其他城市社区卫生服务中心的数据显示,全科开具的中成药处方占全部中成药处方的一半以上,且 86.2% 的全科中成药处方不辨中医证型,仅根据西医诊断用药[32]。因此,中医、中医全科、中西医结合和西医全科类别的医师,处方中成药时应书写中医病证诊断。

【陈述 10】含毒性饮片中成药的处方诊断应体现患者的中医病证分型,并与中成药说明书功能主治相符。

认可度:高。推荐度:高。共识水平:100%。

含毒中成药在医疗机构中成药品种中占有较大比重(如 31.1%[33]、35.0%[34]),主要集中在骨伤科和内科(祛瘀剂、止咳平喘剂、祛湿剂、治风剂等)[33-35]。含毒中成药的不良反应一直是医疗机构合理用药的风险点和监控点,其中,毒性因素对于中成药不良反应的发生(频度、广度、难易度)极为重要[36-39]。鉴于此,上述资料均提出,明确适应证和中医病证分型是含毒中成药安全合理使用的第一步。因此,处方含毒中成药时应当书写中医病证诊断,并保证患者的中医病证类型与中成药功能主治相符。

【陈述 11】65 岁以上老年患者使用攻邪类中成药(包括但不限于辛温发汗类、清热泻火类、峻下通便类、祛风寒湿类、破血行滞类、解毒开窍类、涤痰化浊类和驱虫类)时,处方诊断应体现中医病证分型。

认可度:高。推荐度:高。共识水平:100%。

现代医学理论认为,老年人的生理病理特点决定了其选药用药具有一定特殊性,这种特殊性同样体现在中医药领域。传统中医理论认为,女子"五七"、男子"五八"之后,脏腑功能开始逐渐衰退[40],所以老年人发病后具有五脏虚损、正虚易感、兼证常见和情志易伤的特点,在治疗上需要注意扶正祛邪,注意顾护正气[41]。而单纯的攻邪类中成药偏性强、伤正气的潜在可能较大,在给老年患者开具时,应明确中医证型确属实邪,否则可能会导致较为严重的副作用,不建议使用。攻邪类中成药的目录,应综合药品的药味组成和功能主治确定。

【陈述 12】不应给妊娠期患者开具说明书标示为孕妇禁用、孕妇忌用及等价概念,或含有较明确妊娠禁用中药成分(包括但不限于雄黄、水蛭、川乌、麝香、巴豆)的中成药。除外临床经验丰富的中医类别和中西医结合类别的医师,不应给妊娠期患者开具说明书标示为孕妇慎用及等价概念,或含有较明确妊娠慎用中药成分(包括但不限于麻黄、大黄、川芎、枳壳、肉桂)的中成药。

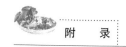

认可度:高。推荐度:高。共识水平:100%。

传统中医药历来重视"妊娠禁忌药",所以,妊娠期妇女使用中成药应谨慎[42]。凡是说明书标注孕妇禁用、孕妇忌用及等价概念,或说明书未标注但组方含有孕妇禁用中药成分的中成药,均应禁用。凡是说明书标注孕妇慎用及等价概念,或说明书未标注但组方含有孕妇慎用中药成分的中成药,应在临床经验丰富的中医师或中西医结合医师的指导下使用,而不建议由西医或全科医师开具。妊娠禁用、慎用中药的目录,参照 2010 版《指导原则》中关于"孕妇使用中成药的原则"执行[27]。

【陈述 13】小儿疾病治疗应首选带有儿童用法用量的专用中成药。选用非儿童专用中成药时,必须按照患儿年龄、体重或体表面积进行用法用量的折算,但不可超过一般成人用量。

认可度:高。推荐度:高。共识水平:100%。

中成药是小儿疾病治疗的常见选择。在选药用药时,应尽可能选择而儿童专用中成药,并且按照说明书要求分年龄段、分体重采用适合的用法用量[43]。选用非儿童专用中成药时,必须进行用法用量折算,折算方法可参考 2010 版《指导原则》[27]《中国国家处方集:儿童版》[44]《中医儿科学》[45]等相关资料。《指导原则》提示非儿童专用中成药的用法用量为"一般情况 3 岁以内服 1/4 成人量,3~5 岁的可服 1/3 成人量,5~10 岁的可服 1/2 成人量,10 岁以上与成人量相差不大即可"。

【陈述 14】不应给肝功能不全患者开具说明书标示肝功能不全禁用、肝功能不全忌用及等价概念的中成药。除外临床经验丰富的中医类别和中西医结合类别的医师,不应给存在肝功能不全的患者开具说明书标示肝功能不全者慎用及等价概念,或含有较明确肝损害中药成分(包括但不限于朱砂、雄黄、川楝子、苦楝皮、何首乌、雷公藤、土三七、千里光、黄药子、补骨脂、延胡索)的中成药。肝功能正常的人群在使用含有上述中药成分的中成药时,应密切监测。

认可度:高。推荐度:高。共识水平:100%。

临床真实的中药药害事件发生原因复杂,涉及药物因素、机体因素和用药因素。其中,中草药相关因素导致的药物性肝损伤越来越受到关注。一般认为,中药对肝脏的毒性作用,一方面是药物本身的毒性成分或中间代谢物引起[46],另一方面与易感人群和病证体质特征有关[47]。所以,已经存在肝功能损伤的患者,不应使用说明书标注肝功能不全者禁用、忌用的中成药,对慎用及含有较明确、较常见肝损害中药成分的中成药,也应严格谨慎。较明确肝损害中药成分的名单来源于《中国药典》[14]《中药不良反应概论》[46]《中草药相关肝损伤临床诊疗指南》[48]和国内外公开发表中药肝损伤文献[49-51]的综述分析报道。肝功能正常的人群在使用含有较明确肝损伤中药成分的中成药时,应密切监测。

【陈述 15】不应给肾功能不全患者开具说明书标示肾功能不全禁用、肾功能不全忌用及等价概念的中成药。除外临床经验丰富的中医类别和中西医结合类别的医师,不应给存在肾功能不全患者开具说明书标示肾功能不全者慎用及等价概念,或含有较明确肾损害中药成分(包括但不限于马兜铃、木香马兜铃、寻骨风、天仙藤、朱砂莲、大青木香、细辛、朱砂、雄黄、雷公藤、苦楝皮,或已禁用中药关木通、青木香、广防己)的中成药。肾功能正常的人群在使用含有上述中药成分的中成药时,应密切监测。

认可度:高。推荐度:高。共识水平:100%。

中药肾损伤同样是常见的中药药害事件之一,机制原因大多与特殊中药的毒性成分以及过敏因素有关[46]。其中,含马兜铃酸的中草药有较明确的肾损害风险,原因是马兜铃酸可以直接导致肾小管坏死或功能障碍,引起肾间质纤维化,损害肾功能[52]。根据国家食药总局 2017 年底的通报,出现在已上市中成药里的马兜铃属中药包括马兜铃、木香马兜铃、寻骨风、天仙藤、朱砂莲、大叶青木香和九月生[53]。其他可能含有马兜铃酸的马兜铃科其他属种的中药材包括细辛、杜衡、乌金七等[54]。曾经使用的马兜铃属中药关木通、青木香、广防己因为马兜铃酸含量较高,已被撤销药材标准并禁用[55]。除此之外,朱砂、雄黄、雷公藤、苦楝皮也是常见具有较明确肾损害作用的中药[14,46]。

四、用法用量和疗程点评

【陈述 16】中成药用法用量点评应以单日总量为基本点评单元,单次剂量和给药频次为辅助点评单元。单日总量符合相关标准(包括但不限于药品说明书、《中国药典》)规定的,虽然单次剂量和给药频次有所调整,可不点评为不合理处方。儿童、老年人、妊娠和哺乳期妇女、肝肾功能不全患者等特殊人群除外,应严格单次剂量控制;含毒性饮片中成药除外,应严格单次剂量控制。

认可度:高。推荐度:中等。共识水平:100%。

传统经典的中药用法是以单日总量和给药次数来确定的,自《伤寒杂病论》开始,中药处方用量即为一日用量,而服法也包含每日一次顿服、每日二次、每日三次、每日五次、不定时服等多种形式[56]。近 300 份现代中成药的说明书整理分析也显示,40.2%的中成药单次剂量采用可变剂量范围的表述形式,28.3%的中成药给药频次采用可变次数范围的表述形式[57],证明这种传统经典用法同样影响着中成药的临床使用。因此,单日总量是中医临床药物治疗的切入点,也是中药安全合理使用的关键点,理应成为中成药处方用法用量点评的基本点评单元。

【陈述 17】含毒性饮片中成药的临床使用应严格遵循说明书用法用量，任何增加安全性风险（包括但不限于增加用量、增加疗程、增加生物利用度或药物刺激性的给药途径改变）的超说明书用药都是不推荐的。

认可度：高。推荐度：高。共识水平：100%。

前已述及，毒性因素对于中成药不良反应的发生（频度、广度、难易度）具有极端重要性[36]。无论是《中国药典》收录的含毒中成药[38]，还是《国家基本医疗保险、工伤保险和生育保险药品目录》（以下简称《医保目录》）收录的含毒中成药[37]，用法用量管控都是安全用药的重要环节。国家食品药品监督管理总局也对含毒中成药的炮制工艺、质量控制、毒理分析、疗程设计、说明书标识等均提出严格要求[58-59]。因此，含毒中成药应严格遵循说明书用法用量使用，不建议进行任何增加安全性风险的超说明书用药，例如增加用量、增加疗程，或者增加了生物利用度或药物刺激性的给药途径变更。

【陈述 18】对于中西药复方制剂，应采用类似于含毒性饮片中成药的严格管理和点评策略，并特别关注西药成分的用药合理性评价。

认可度：高。推荐度：高。共识水平：100%。

中西药复方制剂是指同时含有中药（天然药物）和化学成分的药品制剂。临床使用中，中西药复方制剂常常被患者甚至医务工作者误认为纯粹的中成药，误用、错用多见，不良反应高发[60-61]。国家食药总局也曾多次发布中西药复方制剂的用药安全警示[62]。因此，建议将中西药复方制剂等同于含毒性饮片中成药进行严格管理和处方点评。另外，中西药复方制剂中的西药成分往往具有比较明确的适应证、禁忌证和治疗窗，处方点评时应特别关注。

【陈述 19】用于疾病急症或急性期治疗的中成药不适合作为慢性病稳定期（包括但不限于高血压、冠心病、慢性支气管炎、慢性腹泻、慢性咳嗽）的治疗药物长期使用。

认可度：高。推荐度：高。共识水平：100%。

传统中医理论素有随症加减停药的传统，《伤寒杂病论》用于治疗外感的桂枝汤用法中即包含"若一服汗出病瘥，停后服，不必尽剂；若不汗，更服依前法"的描述[63]，体现了急性病服药的疗程意识。2017 年国家版《医保目录》对近百种中成药的适应证进行界定，其中频繁出现"限急性发作""限急危重症""限抢救时"等急症用药概念[64]，体现了药物治疗的临床定位。根本上看，急症或急性期用药大多药性峻烈迅猛、治疗目的明确[65-66]，不适合作为慢性病的治疗药物长期使用。如果将此类中成药作为慢性病的长期管控药物使用，会因药不对证而增加出现严重不良反应的风险。

【陈述 20】从安全性角度看，一般的中药外用贴膏剂（面积 ≥35cm²）单次用量不宜超过 2 贴，单日总量不宜超过 4 贴，多部位贴敷也需注意总量控

制。对于含铅基质外用贴膏剂（黑膏药）、含化学成分（例如水杨酸甲酯、苯海拉明等）的中药贴膏剂，使用应更为谨慎。说明书有明确用法用量规定的，以说明书为准。

认可度：高。推荐度：高。共识水平：100%。

中药外用贴膏剂含有辛温毒烈性中药，常用于风湿痹痛和跌打损伤，临床使用时应注意用法、用量和疗程。从说明书角度看，许多药品未明确单次用量和给药频次，给临床使用造成一定困惑。汇总分析显示，在 10 种常用的中药外用贴膏剂（面积在 35～104cm^2）中，1 种明确标注"（每次）按穴位贴 1 张"、2 种明确标注"每次 1～2 贴"、1 种明确标注"最多贴 3 个部位（张）"，其余未标注；1 种明确标注"隔日一次"、2 种明确标注"一日 1 次"，其余未标注；3 种明确标注"每次贴敷时间不超过 12 小时"、2 种明确标注"每次贴敷 24 小时"、1 种明确提示"12～24 小时更换一次"，其余未标注；但绝大多数说明书均提示"不宜长期或大面积使用"。同时，中药外用贴膏剂是发生不良反应的高风险品种，需要严格管控[26]。因此，从安全性角度看，对于一般的中药贴膏剂，单次用量超过 2 贴、一日用量超过 4 贴的用法，均存在较大的不良反应风险[67]。另外，有一类中药膏剂（黑膏药）在制剂过程中使用了铅丹（红丹，主要成分为四氧化三铅），此类膏药由于铅蓄积的问题，使用时应更为谨慎[68-69]。也有一类中药贴膏剂会添加水杨酸甲酯（解热镇痛抗炎类）、苯海拉明（抗过敏类）等有效成分，此类中西药复方制剂的使用也应更为谨慎。说明书有明确用法用量规定（例如单次用量、每日用药频次、贴敷部位总数、每日总量等）的中药外用贴膏剂，以说明书为准。各医疗机构可以根据实际情况采取更加严格的管控措施。

五、联合用药点评

【陈述 21】中成药联合使用的品种数与处方不合理风险具有一定相关性。3 种及 3 种以上同一给药途径的中成药联合使用时，潜在不合理风险（包括但不限于重复用药、寒热冲突）会增加。

认可度：高。推荐度：高。共识水平：100%。

2017 年底，工作组开展了中成药处方集中分析，随机抽取全市含有不同数目（1 至 5 种）中成药的处方（各类别≥100 张）并进行统一点评，结果显示，含有 1 种中成药处方的合格率为 85.0%，含有 2 种中成药处方的合格率为 74.0%，含有 3 种中成药处方的合格率 65.0%，含有 4 种中成药处方的合格率为 56.0%，含有 5 种中成药处方的合格率为 36.0%。国内不少专家也指出，联合用药会增加中成药不合理用药的可能性和安全风险[70-73]。因此，中成药联合用药的品种数与处方不合理风险具有相关性，3 种及 3 种以上的中成药

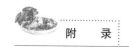

联用时,会增加潜在不合理风险。

【陈述22】无论是否发热,感冒期间均不宜服用滋补类中成药,包括但不限于以熟地黄、阿胶、制何首乌、女贞子、淫羊藿为君臣药,同时在药品说明书上标示"感冒期间不宜服用"或等价概念的滋补类中成药。可用于气虚、表虚外感的平补固表类中药(包括但不限于党参、甘草、桂枝)不在此列。

认可度:高。推荐度:高。共识水平:100%。

传统中医理论讲究外感与内伤之辨,在治疗时强调"以内症多者,是内伤重于外感,补养为先。外症多者,是外感重于内伤,解散为急"[74],而"客邪初至,病势方张,若要补之,未免闭门留寇"[75]。因此,感冒期间不宜服用补益类中药。其中,尤以滋补类中药为最不适宜,因其滋腻之性,重着碍脾最甚,影响药性发散。此类中药往往是在功效术语中具有"滋""补"等词汇、能够补血补肾,并且可能质地黏腻、具有油性或胶质的中药,例如熟地黄、阿胶、制何首乌、女贞子、淫羊藿等。所以,以滋补类中药为君臣药的中成药,并且在药品说明书明确提示感冒禁忌时,不应出现在诊断包含感冒的中成药处方中,也不应与治疗感冒的解表类中成药联用。

【陈述23】治疗目的相同、位于医保目录同一功效亚类,尤其是含有相同君药、或含有至少3种相同中药成分(以炮制品计),或含有的相同中药成分(以炮制品计)数量占比超过30%的两个中成药足量联用时,应当视为重复用药。内服联合外用时、先后交替使用或减量(与说明书标准量相比减少30%以上)联用时、急危重症抢救用药时,可不视为重复用药。

认可度:高。推荐度:高。共识水平:100%。

中成药重复用药的判定是处方点评的难点之一。目前,国内一般采用适应证、药物成分、功效亚类、衍生方、特殊组分和联用品种数等指标来评判[76]。北京市卫计委《关于加强中成药合理使用管理》(2017)中明确规定"同一亚类中成药只能开具1种",用意即为管控重复用药。根据前期实际工作经验,本共识将其拓展为"治疗目的相同、位于医保目录同一功效亚类",并且应该是按照说明书标准量的足量联用,可认定为重复用药。同时,应重点关注含有相同君药,或含有至少3种相同中药成分(以炮制品计),或含有的相同中药成分(以炮制品计)数量占比超过某一中成药全方30%的情况。中成药组方君臣佐使药味的确定参考《方剂学》[77]《中成药学》[78]《中国药典·临床用药须知》[79]等专著。需要注意以下几点:①中药成分是否相同的判断基准应该是中药饮片炮制品,不建议将同一中药材的不同炮制品认定为相同成分。②数量占比是指两个中成药均含有的相同药味的数量分别占各自全方总药味数量的百分比,得到2个数值,只要有其中一个数量占比超过30%,即可认定为符合条件。③一般情况下,1种内服,1种外用的治疗方案,可不认定为重复用药。④一般情况下,先后交替使用,或减量同时使用的治疗方案,可不认定为重复用药。减量的判断标准是与说明书标准量相比,减少30%以上。例如"一天3次"的标准量调整为一天2次服用,即减少33.3%,可认定为减量。⑤一般情况下,急危重症抢救用药时(例如流感高热、脑梗塞昏迷、胸痹心痛急性发作、咳血咯血等),可不认定为重复用药。

【陈述24】组方完全包含且具有衍生方关系的两个中成药足量联用时,应当视为重复用药。内服联合外用时、先后交替使用或减量(与说明书标准量相比减少30%以上)联用时、急危重症抢救用药时,可不视为重复用药。

认可度:高。推荐度:高。共识水平:100%。

除第23条所述之外,当两个足量联用的中成药组方属于完全包含关系,并且具有衍生方关系时,也可认定为重复用药。衍生方的概念来源于经方,是指辨治用在动态中因病证演变而产生的方剂,具有秉承性和关联性的特点[80]。因此,在原方基础上随证加减而来的衍生方,既针对原有病证,也满足变化后的病证,自然无需联合使用。同样,先后交替使用或减量使用的方案,可不点评为重复用药。其他注意事项同第23条陈述。

【陈述25】含有特殊组分(包括但不限于化学药物、毒烈性中药、中草药有效部位、类似单一明确化学药物的中药)中成药的重复使用存在安全性风险,建议根据情况点评为重复用药或联合用药不适宜。

认可度:高。推荐度:高。共识水平:100%。

中成药属于复方配伍制剂,全方的整体性效特征由每一成分组合、涌现而成。其中,某些成分对中成药的安全性具有决定性影响,本共识将其定义为"特殊组分",包括:化学药物(例如中西药复方制剂中的西药成分)、毒烈性中药(例如朱砂、制草乌、冰片)、中草药有效部位(例如中草药提取物、中草药活性成分),类似单一明确化学药物的中药(例如类似洛伐他汀及其同系物的红曲制剂[81-82]、类似铁叶绿酸钠的蚕砂制剂[83])属于此范畴。含有上述特殊组分中成药的重复使用存在较高的安全性风险,建议点评为重复用药或联合用药不适宜。治疗目的相同的药品联用方案,可点评为重复用药;治疗目的不同、但显著增加安全性风险的药品联用方案,可点评为联合用药不适宜。

【陈述26】治疗同一疾病(中医或西医概念)的寒性中成药与热性中成药不宜联合使用,明确诊断为寒热错杂证的处方除外。

认可度:高。推荐度:中等。共识水平:95.6%。

寒热属性是中药药性理论的核心内容之一。一方面,《神农本草经》所述"寒者热之,热者寒之"[84]是中药治疗学的基本原则,《伤寒论》所说"桂枝下咽,阳盛则毙;承气入胃,阴盛以亡"[63]是中药药物警戒的基本认知。所以,中成药临床使用时应根据全方整体的寒热属性和患者的寒热证型来针对性地选用,否则会造成寒热冲突。寒热冲突的本质,既有药性之间的冲突,也有药性与病证属性的冲突。另一方面,并非所有中成药均具有明显、纯粹的寒性或热性(全方整体药性),偏性强度也有所区别,而寒热错杂证、虚实夹杂证等复杂病证的治疗,本就需要寒热并用的组方思路[85]。因此,目前关于寒热冲突的点评思路是:用于同一疾病治疗的寒性中成药(药性纯粹、偏性较强)和热性中成药(药性纯粹、偏性较强)不宜联合使用,明确诊断为寒热错杂证等复杂病证的处方除外。治疗目的不同、用于患者不同疾病治疗的寒性中成药和热性中成药联合使用时,应加强监测。

【陈述 27】由于存在争议,十八反、十九畏可暂不作为中成药配伍禁忌的点评内容,但应当向临床医师提示。同时,含有其中毒性中药的中成药仍需按照含毒性饮片中成药严格管理。

认可度:高。推荐度:高。共识水平:100%。

十八反、十九畏是传统中药配伍禁忌的内容,但一直以来存在争议[86-90]。虽然十八反、十九畏配伍禁忌已经写入教材和药典,但其局限性也十分明显:例如,存在哲学演绎和盲目曲解、历代选药非绝对禁忌等,尤其是煮水共煎增毒的可能机制,使得十八反、十九畏配伍禁忌并不完全适用于中成药之间的联用[91]。所以,联用的中成药如果分别含有十八反、十九畏配伍禁忌的中药成分,可暂不点评为存在配伍禁忌。但是,应该向临床医师提示可能存在的风险。另外,十八反、十九畏配伍禁所涉及的药物中,有不少毒性中药(例如半夏、草乌、甘遂、芫花、砒霜、巴豆、牵牛子),含有这些毒性中药的中成药属于含毒性饮片的中成药,应该进行严格的管理方式,详见本共识陈述4、陈述10、陈述17。

六、相关说明

1. 本共识属于中成药用药合理性的评价技术指南,可供中成药处方点评、医嘱审核、用药咨询、医保报销等相关工作参考。

2. 各医疗机构可以根据实际情况,采取更为严格的点评标准和管理策略。

3. 23 名专家组成员由来自北京市各级各类医疗机构临床一线的中药师、西药师、中医师和全科医师组成,其中包括负责处方点评的行政管理人员。

4. 本共识是专门针对基层医疗机构中成药处方点评的专家共识,但其中大部分内容同样适用于二级及以上综合医院、中医医院和中西医结合医院的中成药处方点评工作。

5. 随着国家法律法规的新要求和中医药领域的新知识,本共识应定期修订。

共识筹备小组及专家组成员:

金　锐　首都医科大学附属北京世纪坛医院,北京 100038(筹备小组副组长)

王宇光　北京中医药大学第三附属医院,北京 100029(筹备小组学术秘书)

薛春苗　北京中医药大学东直门医院,北京 100070(筹备小组副组长)

毛　敏　中日友好医院,北京 100029

谢俊大　首都医科大学附属北京友谊医院,北京 100050

庄　伟　首都医科大学宣武医院,北京 100053

范　峥　首都医科大学附属北京中医医院,北京 100010

郭春彦　首都医科大学附属北京儿童医院,北京 100045

田佳鑫　中国中医科学院西苑医院,北京 100091

孙艳格　首都医科大学复兴医院月坛社区卫生服务中心,北京 100045

孔令伟　北京交通大学社区卫生服务中心,北京 100044

丰端莹　北京市海淀区玉渊潭社区卫生服务中心,北京 100142

王　巍　北京市东城区建国门社区卫生服务中心,北京 100005

李　宁　北京市东城区社区卫生服务中心,北京 100010

王亚松　北京市丰台区方庄社区卫生服务中心,北京 100078

陈　磊　北京市海淀区蓟门里社区卫生服务中心,北京 100191

王学飞　北京市朝阳区东风社区卫生服务中心,北京 100016

王　娟　北京市海淀区羊坊店社区卫生服务中心,北京 100038

韩永鹏　北京市中西医结合医院,北京 100039

杨毅恒　北京大学第三医院,北京 100191

杨明娜　中国科学院中关村医院,北京 100190

周　铭　首都医科大学附属北京世纪坛医院,北京 100038

韩　晟　北京大学医药管理国际研究中心,北京 100191(首席专家)

林晓兰　首都医科大学宣武医院,北京 100053(筹备小组副组长、首席专家)

陈世才　首都医科大学附属北京潞河医院,北京 101149(筹备小组组长)

参 考 文 献

[1] 国务院办公厅.关于推进分级诊疗制度建设的指导意见.2015-9-14.http://www.moh.

gov.cn/yzygj/s3593g/201509/c30041e1016a427f9477774c9e864eb4.shtml

［2］北京市中医管理局,北京市卫生和计划生育委员会.关于加强中成药合理使用管理的通知.2017-3-22.http://www.bjtcm.gov.cn/news/201703/t20170322_212481.html

［3］中华中医药学会.中医临床诊疗指南编制通则(ZYYXH/T 473-2015)［M］.北京:中国中医药出版社,2015.

［4］蒋朱明,詹思延,贾晓巍,等.制订/修订《临床诊疗指南》的基本方法及程序［J］.中华医学杂志,2016,36(1):53-57.

［5］廖星,胡晶,谢雁鸣,等.中医药临床实践指南中“共识”形成的方法和流程［J］.中国中药杂志,2017,42(08):1518-1524.

［6］刘文忠,谢勇,陆红,成虹,曾志荣,周丽雅,陈烨,王江滨,杜奕奇,吕农华,中华医学会消化病学分会幽门螺杆菌和消化性溃疡组,全国幽门螺杆菌研究协作组.第五次全国幽门螺杆菌感染处理共识报告［J］.中华消化杂志,2017,37(06):364-378.

［7］Gordon Guyatt,Andrew D.Oxman,Elie Akl,Regina Kunz,Gunn Vist,Jan Brozek,Susan Norris,Yngve Falck-Ytter,Paul Glasziou,Hans deBeer,Roman Jaeschke,David Rind,Joerg Meerpohl,Philipp Dahm,Holger J.Schünemann,GRADE 工作组,李幼平,杨晓妍,蒋兰慧,沈建通.GRADE 指南:Ⅰ.导论——GRADE 证据概要表和结果总结表［J］.中国循证医学杂志,2011,11(04):437-445.

［8］Howard Balshem,Mark Helfanda,Holger J.Schunemann,Andrew D.Oxman,Regina Kunz,Jan Brozek,Gunn E.Vist,Yngve Falck-Ytter,Joerg Meerpohl,Susan Norris,Gordon H.Guyatt,GRADE 工作组,李幼平,杨晓妍,高霈.GRADE 指南:Ⅲ.证据质量分级［J］.中国循证医学杂志,2011,11(04):451-455.

［9］曾宪涛,冷卫东,李胜,等.如何正确理解及使用 GRADE 系统［J］.中国循证医学杂志,2011,11(09):985-990.

［10］丽颖,刘孟宇,宇文亚,等.Delphi 法在中医临床诊疗指南中的应用探讨［J］.中华中医药杂志,2012,27(10):2637-2639.

［11］朱昊如,闫盈盈,郑虎占,等.改进德尔菲法构建中成药重复用药评价标准［J］.中国药学杂志,2017,52(20):1867-1870.

［12］国家卫生和计划生育委员会.医院处方点评管理规范(试行)［S］.2010.

［13］卫生部.处方管理办法.2006-2-24.www.moh.gov.cn/mohyzs/s3572/200804/29279.shtml

［14］国家药典委员会.中华人民共和国药典［S］.北京:中国医药科技出版社,2015.

［15］中华人民共和国国务院令(第 23 号).医疗用毒性药品管理办法.1988-12-27.http://www.moh.gov.cn/mohzcfgs/pfg/200804/18300.shtml

［16］中医病证分类与代码.中华人民共和国国家标准(GB-T 15657-1995)

［17］中华中医药学会.中医内科常见病诊疗指南:西医疾病部分［M］.北京:中国中医药出版社,2008.

［18］中华中医药学会.中医内科常见病诊疗指南:中医病证部分［M］.北京:中国中医药出版社,2007.

［19］中华中医药学会.中医外科常见病诊疗指南［M］.北京:中国中医药出版社,2012.

［20］中华中医药学会.中医妇科常见病诊疗指南［M］.北京:中国中医药出版社,2012.

［21］中华中医药学会.中医儿科常见病诊疗指南［M］.北京：中国中医药出版社，2012.

［22］中华中医药学会.中医皮肤科常见病诊疗指南［M］.北京：中国中医药出版社，2012.

［23］中华中医药学会.中医肛肠科常见病诊疗指南［M］.北京：中国中医药出版社，2012.

［24］曾聪彦，曹俊岭，梅全喜.中药临床药学几个值得探讨的问题［J］.中国药师，2015，18（10）：1735-1739.

［25］魏新萍，杨耀芳，金蕾.对含毒性中药材的中成药临床应用安全性与管理重要性的探讨［J］.中国临床药理学杂志，2015，31（11）：1060-1062.

［26］王宇光，金锐，强思思，等.骨科中成药"辨证辨量辨毒"合理用药模式的构建与实践［J］.中国中药杂志，2016，41（02）：350-353.

［27］国家中医药管理局.中成药临床应用指导原则［S］.2010.

［28］王蓓，李金鑫，温建民.综合医院西医医师使用中成药情况调查分析［J］.中国中医药信息杂志，2016，23（9）：120-125.

［29］药品未注册用法专家共识［S］.广东省药学会关于印发《药品未注册用法专家共识》的通知（粤药会［2010］8 号）.2010

［30］金锐，王宇光，薛春苗，等.中成药处方点评的标准与尺度探索（一）：超说明书剂量用药［J］.中国医院药学杂志，2015，35（06）：473-477.

［31］金锐，王宇光，薛春苗，等.中成药处方点评的标准与尺度探索（四）：适应证不适宜［J］.中国医院药学杂志，2015，35（13）：1161-1167.

［32］朱海珍，金志凤.某社区卫生服务中心中成药联用处方点评与分析［J］.临床合理用药杂志，2016，9（04）：89-90.

［33］苏爽，王景红，张瑞丽，等.含毒性成分中成药在临床应用中的风险控制［J］.临床药物治疗杂志，2016，14（04）：60-63.

［34］张碧华，胡欣，金鹏飞，等.我院含毒性药材中成药的利用分析和不良反应研究［J］.中国药学杂志，2013，48（13）：1126-1129.

［35］时琳，薛颖.含毒性成分中成药的应用探讨［J］.中成药，2015，37（07）：1626-1629.

［36］王宇光，史新元，金锐，等.基于不良反应/事件文献分析的骨科中成药安全用药通则规律的初步研究［J］.中国中药杂志，2015，40（06）：1192-1197.

［37］孙小霞，张冰，林志健，等.近 30 年医保目录含毒性药材中药制剂的药物警戒思考［J］.实用药物与临床，2016，19（02）：251-256.

［38］翟永松，叶华，王满元，等.含毒性药材中药制剂的风险管理［J］.中国实验方剂学杂志，2012，18（16）：347-349.

［39］夏东胜，张力.含毒性药材中成药合理使用与不良反应预防探析［J］.中国医院药学杂志，2010，30（24）：2120-2122.

［40］周文泉，李祥国.实用中医老年病学［M］.北京：人民卫生出版社，2000：12-13.

［41］金锐，王宇光，薛春苗，等.中成药处方点评的标准与尺度探索（五）：老年人群用药遴选［J］.中国医院药学杂志，2015，35（14）：1253-1260.

［42］金锐，王宇光，薛春苗，等.中成药处方点评的标准与尺度探索（六）：妊娠期人群用药遴选［J］.中国医院药学杂志，2015，35（17）：1529-1534.

［43］金锐，王宇光，薛春苗，等.中成药处方点评的标准与尺度探索（十）：儿童用药［J］.中

国医院药学杂志,2017,37(11):1003-1008.

[44] 中国国家处方集编委会.中国国家处方集·化学药品与生物制品卷(儿童版).北京:人民军医出版社,2013.

[45] 汪受传.中医儿科学[M].北京:中国中医药出版社,2007.

[46] 张冰,徐刚.中药不良反应概论[M].北京:北京大学医学出版社,2005:75-82.

[47] 王伽伯,崔鹤蓉,柏兆方,等.精准医学下的中药安全性评价策略和方法:病证毒理学[J].药学学报,2016,51(11):1681-1688.

[48] 中华中医药学会肝胆病分会,中华中医药学会中成药分会.中草药相关肝损伤临床诊疗指南[J].临床肝胆病杂志,2016,32(5):835-843.

[49] 邓红星.中草药相关肝损伤文献分析及药物性肝损伤回顾性病例系列研究[D].安徽医科大学,2017.

[50] 肖秀英,张弋.169例中草药致药物性肝损伤的文献分析[J].时珍国医国药,2017,28(04):1022-1024

[51] 宋海波,韩玲.中药肝损伤的流行特点、风险因素及评价[J].中国药理学与毒理学杂志,2016,30(04):291-305.

[52] 陈文,谌贻璞,李安,等.马兜铃酸肾病的临床与病理表现[J].中华医学杂志,2001(18):16-20.

[53] 国家食品药品监督管理总局.含马兜铃属药材的已上市中成药品种名单.www.sda.gov.cn/WS01/CL1991/215893.html,2018-4-10.

[54] 国家食品药品监督管理总局.可能含有马兜铃酸的马兜铃科药材名单.www.sda.gov.cn/WS01/CL1991/215894.html,2018-4-10.

[55] 高月,肖小河,朱晓新,等.马兜铃酸的毒性研究及思考[J].中国中药杂志,2017,42(21):4049-4053.

[56] 鞠文翰,姜建国.结合《伤寒论》略谈中药的服药时间[J].山东中医杂志,1983(06):1-3.

[57] 高天慧,王建,陈海媚,等.浅议OTC解表中成药的用法用量[J].中药与临床,2015,6(05):51-54.

[58] 孟祥,韩玲.含毒性药材中药复方制剂毒代动力学研究的探讨[J].中国药理学与毒理学杂志,2017,31(03):210-216.

[59] 王停,周刚.风湿、骨科、外科含毒性药材中药新药研制中需关注的问题[J].中国中药杂志,2012,37(17):2653-2655.

[60] 孙小霞,张冰,林志健,等.医保目录中西药复方制剂3350例安全问题分析与思考[J].实用药物与临床,2015,18(10):1263-1268.

[61] 翟永松,吴嘉瑞,龚慕辛,等.中西药复方制剂的风险管理[J].临床药物治疗杂志,2013,11(06):27-29,62.

[62] 国家药品不良反应监测中心.药品不良反应信息通报——关注中西药复方制剂的用药风险[J].中国药物警戒,2016,13(03):188-189.

[63] 张仲景(汉)著,钱超尘,郝万山整理.伤寒论[M].北京:人民卫生出版社,2005.

[64] 北京市人力资源和社会保障局.北京市基本医疗保险工伤保险和生育保险药品目录

（2017 年版）.2017

［65］姜良铎,肖培新,张晓梅.急症中药制剂之评价［J］.中国中医急症,2002(01):2,3,10.

［66］吴敏.中医急症用药的现状及值得重视的几个问题［J］.中国中西医结合急救杂志,02(01):3-5.

［67］金锐.小金药师说药事［M］.西安:西安交通大学出版社,2017:80.

［68］张友政,张学毅.黑膏药的临床疗效与铅中毒的控制［J］.实用中医药杂志,2008(07):463.

［69］马熙.狗皮膏中毒性成分的检测及其铅的体外透皮吸收研究［D］.成都中医药大学,2011.

［70］舒永全,肖洪涛,童荣生.综合医疗卫生机构临床医师中成药使用的调查分析［J］.中国药房,2016,27(18):2463-2466.

［71］王宇光,李红燕,孔祥文.基于处方点评的中成药临床合理用药关键要素探讨［J］.中国药房,2014,25(11):970-972.

［72］王豫辉,孟菲,李学林.6 家"三甲"医院中成药使用状况分析［J］.中国药房,2011,22(43):4100-4102.

［73］杨娟,林晓兰,李慧.1112 张门诊中成药处方分析［J］.药物流行病学杂志,2011,20(01):28-29.

［74］李中梓(明)著.李中梓医学全书［M］.北京:中国中医药出版社,1999.

［75］程国彭(清)著,田代华整理.医学心悟［M］.北京:人民卫生出版社,2006.

［76］金锐,王宇光,薛春苗,等.中成药处方点评的标准与尺度探索(二):重复用药［J］.中国医院药学杂志,2015,35(07):565-570.

［77］邓中甲.方剂学［M］.第 2 版.北京:中国中医药出版社,2010.

［78］阮时宝.中成药学［M］.北京:人民卫生出版社,2009.

［79］国家药典委员会.中国药典临床用药须知［M］.北京:中国医药科技出版社,2017.

［80］王付.学用经方的思考与探索［J］.中医药通报,2014,13(03):10-12.

［81］宓鹤鸣,宋洪涛,陈磊,等.红曲中降血脂活性成分的研究［J］.中草药,1999(03):172-174.

［82］诸骏仁,高润霖,赵水平,等.中国成人血脂异常防治指南(2016 年修订版)［J］.中国循环杂志,2016,31(10):937-953.

［83］魏克民,曹宝珍,柴可群,等.蚕砂加工物——铁叶绿酸钠治疗缺铁性贫血的临床疗效观察［J］.医学研究通讯,1989(07):30-32.

［84］尚志钧.神农本草经校注［M］.北京:学苑出版社,2008.

［85］金锐,王宇光,薛春苗,等.中成药处方点评的标准与尺度探索(九):寒热并用［J］.中国医院药学杂志,2017,37(03):201-206.

［86］凌一揆,林森荣.对中药十八反、十九畏的文献考察［J］.上海中医药杂志,1982(01):24-27.

［87］李燕梅,关天增,李康清.中药十八反源流探析［J］.中医研究,1996(03):9-11.

［88］王家葵,沈映君.十八反质疑［J］.中国中药杂志,1998(03):49-52.

［89］梁茂新.中药十八反猜想［J］.中华中医药杂志,2011,26(06):1258-1260.

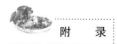

［90］欧丽娜,钟赣生,柳海艳,等.中药中药"十八反"的历史沿革、宜忌争论与思考建议
　　　［J］.科技导报,2015,33(16):88-94.
［91］金锐,王宇光,薛春苗,等.中成药处方点评的标准与尺度探索(三):十八反、十九畏
　　　配伍禁忌［J］.中国医院药学杂志,2015,35(11):969-975.

28检